医学人文精要

主　编　胡佩诚
编　者（按姓氏笔画排序）
　　　王　玥　王　岳　王一方　王红漫
　　　丛亚丽　张大庆　胡佩诚　郭莉萍
　　　韩英红　赖立里　甄　橙

人民卫生出版社

图书在版编目（CIP）数据

医学人文精要/胡佩诚主编.—北京:人民卫生出版社,2017
ISBN 978-7-117-25606-3

Ⅰ.①医… Ⅱ.①胡… Ⅲ.①医学-人文科学-文集
Ⅳ.①R-05

中国版本图书馆 CIP 数据核字（2017）第 290312 号

人卫智网	**www.ipmph.com**	医学教育、学术、考试、健康,
		购书智慧智能综合服务平台
人卫官网	**www.pmph.com**	人卫官方资讯发布平台

医学人文精要

主 编：胡佩诚
出版发行：人民卫生出版社 （中继线 010-59780011）
地 址：北京市朝阳区潘家园南里 19 号
邮 编：100021
E - mail：pmph @ pmph. com
购书热线：010-59787592 010-59787584 010-65264830
印 刷：北京虎彩文化传播有限公司
经 销：新华书店
开 本：787×1092 1/16 印张：20
字 数：487 千字
版 次：2018 年 2 月第 1 版 2024 年 1 月第 1 版第 2 次印刷
标准书号：ISBN 978-7-117-25606-3/R·25607
定 价：60.00 元
打击盗版举报电话：010-59787491 E - mail：WQ @ pmph. com
（凡属印装质量问题请与本社市场营销中心联系退换）

前　言

　　《医学人文精要》是北京大学医学人文研究院的 12 位教授演讲的"医学人文讲堂"系列光盘的配套教材，也是第一次将 12 个主题的医学人文精神向世人展示的图书。

　　健康，是当今我国社会的一个热点话题。随着我国人民物质生活水平的不断提高，对健康的需求越来越高，诚然，精神健康的需求也越来越多。医学人文精神是北京大学医学人文研究的一个重要方向，也是精神健康的重要内容。在当前中国人渴求健康的热潮中，寻求健康的活法，甚至包括平静离开人世的"死法"，都成为人们追逐良好心态与理念的重要内容。由 12 位我国资深的医学人文教授向民众讲述了一系列国际交叉学科的最新成果，把人文与社会科学的知识从健康养生的角度，生动地呈现了一个"精神健康食品"的大餐！本书的 12 章内容能帮助大家特别是医生了解健康与心理、哲学、道德、法律、文学、美学、史学、社会学、人类学、传播学的丰富联系。让人们的生命充满正能量的快乐！让我们的社会充满和谐与温馨！让伟大的中华民族屹立于文明、长寿的世界之林！

　　《医学人文精要》的主要内容为：张大庆教授的第一讲"医学人文概论"：医学是一门需要博学的人道职业；王一方教授的第二讲"医学哲学"：技术主义、消费主义盛行，当代医学的发展亟需哲学关照和理性定位；丛亚丽教授的第三讲"医学伦理学"：生命伦理与人文，是我们医生的精神家园；胡佩诚教授的第四讲"医学心理学"：维护人类的心理健康，享受悠长的人生；甄橙教授的第五讲"医学史"：医学发展的历史见证，以史为鉴，追梦医学；王岳教授的第六讲"医事法学"：患者权利保护是永远的核心话题，帮助和保护今天的患者，就是在帮助和保护明天我们医务人员自己；王红漫教授的第七讲"医学社会学"：全球健康与国际卫生，医学社会学帮助人类重新认识应该知、有所知而又不甚知的咫尺天涯的重大疾病，促进社会健康发展；王一方教授的第八讲："健康传播"：破解医患不睦，医学污名化，医生妖魔化，理性败给迷信，科学不敌江湖等怪象、乱象，促进公众理解医学；韩英红教授的第九讲"医学美学"：给医学以情感的滋润，促进医学回归本真，使生命活力之美绽放！郭莉萍教授的第十讲"文学与医学"：沟通两种文化的桥梁，学会阅读病人这本"书"；赖立里博士的第十一讲"医学人类学"：对身体生命的探询最终指向这样的问题：人之为人，究竟意味着什么？王玥教授的第十二讲"医学社会工作"：医务社工担负起播撒人性关怀种子、传播医学人文精神的使命。

　　在北京大学医学部研究生近年来的培养课程中，加进了这一新的内容，这就是如何把人文精神融入医学生的成长与医学的临床实践中。通过 12 位教授的宣讲以及与学生的互动，使学生了解并深刻体会到医学人文精神的重要性。试想：如若没有健康精神与理念的医生，如何面对繁纷复杂的医学问题与患者？不懂心理、不懂法律、不懂道德的医生如何能做好临床工作？通过对开课若干年来的实践效果的分析，学生们普遍感到收获甚大。学生们反映，通过本课程的学习，提高了医学人文的意识，扩大了看待问题的角度，更加自觉地去解决面临的多种问题。

当前，我国医患关系出现了裂痕，急需有凝聚民众与医生的思想和理念的再武装，也需要有医患关系的润滑剂——这就是医患关系的再解释，医学人文精神的再宣扬。医患和谐之音，应该成为我国社会主旋律之一。让中国人民的生活更美好、更健康，让中国成为世界最长寿与文明之国！

胡佩诚

2017 年 10 月

目 录

第一章

医学人文概论：追寻医学的人文价值

医学人文是应用人文社会科学的知识与方法对医学的本质与价值、卫生保健的目的与意义、医疗保障的公平与公正等问题进行探究的活动。医学人文能激发医务人员对人性、对苦难、对生命的敏感性和洞悉力，能确立医学研究、临床治疗、预防保健以及卫生政策制定过程中自主、尊重、宽容、公正的价值观。

第一节 概 述

一、医学人文的概念

在讨论医学人文的概念之前，首先应对医学与人文的概念有一个清晰的表述。医学是什么？《科学技术辞典》的定义是：医学是旨在保护和加强人类健康、预防和治疗疾病的科学知识体系和实践活动。《自然科学学科辞典》的定义是：医学，狭义可视为医学科学的同义语，广义则应理解为医学科学和医疗保健事业的综合称谓。《大英百科全书》的定义是"医学是维持健康、预防、诊断和治疗疾病的实践活动。"在中国，"人文"一词最早出现在《易经》"观乎天文以察时变，观乎人文以化成天下。"中。贲卦的《象辞》上讲：在此，人文与天文相对，天文是指天道自然，人文是指社会人伦。所谓人文，强调的是人类社会运行所形成的秩序和伦理规范。《辞海》中对人文的定义是："人文指人类社会的各种文化现象"。所谓文化是人类或者一个民族、一个人群共同具有的符号、价值观及其规范。人文就是人类文化中的核心部分，其体现在对人的尊重和关爱。在西方，人文的概念包含有人道的（humane）、人文主义（humanism）、人性（humanity）和人文学科（humanities）等，起源于古希腊人对人的认识，文艺复兴时期人文主义成为抗衡封建神学的思想武器。笛卡尔提出的"我思故我在"的命题最终确立了人的自我意识。马克思非常重视人的发展。马斯洛将人文发展作为人类社会发展的最高等级。由此，我们可以发现人文概念的内涵和具体内容既是人类社会共通的，也蕴含着时代和文化特征。

"医学人文"的概念实际上具有多重含义。其一是指"医学人文精神"，即人类的终极关怀与人性的提升，如批评人类企图控制自然的骄傲自大，承认"医学的限度"，强调尊重人、敬畏生命；其二是指"医学人文关怀"，强调的是对待他人的善行，如医学研究、临床治疗中的伦理价值，良好的医患沟通能力；其三是指"医学人文学科"，即研究与探寻医学本质与价值的人文学科，如医学史、医学哲学、医学伦理学等。医学人文精神与医学人文关怀是观念层面和实践层面，而医学人文学科则介于二者之间，是从观念到实践，从知识到行动的桥梁。而"医学人文素质"是一种综合素质，即医务人员通过医学人文学科的学习，理解医学人文精神的内涵，具备医学人文关怀的能力，并在医疗卫生工作中得以体现。

广义的医学人文学包括与医学相关的法律、社会学、人类学和心理学，亦可称为医学人文社会科学。因此，医学人文是一个多学科与跨学科的研究领域，它从人文学科和社会科学的角度探讨健康、疾病、生命、死亡、疼痛、快乐之于人类社会的意义，考察医学和卫生保健之于人类社会的价值，研究与关注这些学科如何应用于医学教育和改进医疗实践。

二、医学人文的内容

随着医学模式的转变，医学人文社会科学的教育已成为医学教育的重要内容。医学院校与医院开展医学人文教育，提高医学生和医务人员的人文素质，以更好地承担救治病人、关爱病人的责任。医学人文并非仅是医学教育中的一类学科建制，它还是一场社会运动，一种后现代思潮，是对当代医学和保健文化的哲学反思。因此，"医学人文"具有丰富的学术探究和社会文化内容。

1. 医学人文学科　从医学教育的角度来看，医学人文是医学院校和医院开展人文和社会科学教学的活动。从研究的角度看，医学人文是对医学或卫生保健本质和价值问题的探究。通常所说的医学人文学科包括：医学史、医学哲学、医学伦理学、医学心理学、医学法学、医学社会学、医学人类学等。

医学伦理学旨在培养医务人员的伦理意识，使他们能更全面、深刻地理解医学是道德的职业这一特性，能够在尊重生命、尊重人的层面认识医学科学和医学职业，从而能够从哲学的视角或更高的层次去认识和理解医学科学及医学职业的现状、把握其发展趋势，并最终将医学道德理念贯彻于医学实践之中。

医学法学介绍医疗行为与医疗法律关系，医疗纠纷与医疗事故，患者的权利，医疗机构和医务人员的义务，医疗纠纷的技术鉴定制度，医疗事故的相关证据，医疗纠纷的赔偿，医疗纠纷的法律责任，医疗纠纷的救济途径和医疗过失保险等内容。重点针对当前日趋紧张的医患关系给出医务人员应掌握自我保护的基本程序与方法，更重要的是增强法律意识，避免工作中的违法行为。

医学心理学将心理学的理论与知识应用于医学，研究心理因素对人体健康与疾病的影响，通过提高心理素质及沟通能力，使医务人员能自觉地按照生物-心理-社会医学模式去思考与处理健康与疾病问题。

此外，还有其他一些相关的医学人文社会科学分支，如医学美学、叙事医学、音乐医学等，在此不一一列举。医学人文涉及诸多领域或学科，作为国家医师资格考试，重点放在医学伦理、卫生法规和医学心理等学科，主要是因为目前医务人员通过学习这些方面的知识与技能，可以更好地应对医学技术迅速发展和卫生改革所带来的诸多挑战。

2. 病人权利　病人权利是作为社会运动的医学人文。医疗保健服务是民生问题，公民获得医疗保健是一项基本民权，已载入联合国人权公约和许多国家法律。在西方，政党的竞选纲领中都不可缺少卫生福利政策，在我国目前的卫生保健体制改革中亦作为建设和谐社会的重要标志。

病人的权利自18世纪倡导"天赋人权"开始，尊重病人的权利是医学从"家长制"中解放出来的一个标志。20世纪60年代"病人权利"运动得以迅速发展，其主要原因：其一是对第二次世界大战期间纳粹医生的非道德人体实验的深刻反省；其二是在消费者权利、妇女权利、黑人权利等一系列人权运动的推动下，病人意识到了自身在医疗活动中的权利问题；其三是新技术对医生的行为和医患关系产生了深刻的影响，不断更新的诊疗技术导致了医生花费更多的时间在实验室，而不是在病人床边聆听病人的陈述和与病人交谈，医生更加关注病人的躯体问题而忽视病人的情感，以及对医源性和药源性疾病增加的担忧。人们逐渐认识到，单纯无条件地依靠医疗技术来保护和延长生命是有欠缺的。脱离病人去治疗疾病，将病人视为"肉体物质"或"生命机器"的倾向，可能导致医疗保健的畸形发展，给病人和社会带来沉重的经济负担。

20世纪70年代后在西方国家出现的病人权利运动、自我保健运动、自然疗法运动、整体医学运动，以及70年代后期生物-心理-社会医学模式的提出，都充分地显示出医学开始出现从在生物学因素方面探寻疾病的原因和治疗向多维度地审视健康和疾病问题转向。与此同时，随着对生命科学研究的深入，人们更加清楚地认识到生物机械论的局限性和人的整体有机联系，更加强调医学的目的是以人为本，医学不仅只是对疾病的治疗（cure），而且更需要对病人的关怀和照料（care）。于是，1981年世界医学联盟在里斯本所发表的病人权利宣言（Declaration of Lisbon on the Rights of the Patient）指出，病人的权利包括：获得良好质量医疗照护的权利；自由选择医疗方式的权利；自主决定的权利；获得信息的权利；诊疗秘密被保守的权利；获得健康教育的权利；保有个人尊严的权利；以及获得宗教协助的权利。病人权利最重要的观念是病人的生命为病人所有，病人有权利为自己的生命做最好的安排，社会应尊重并协助病人完成他（她）的选择。因此，从狭义观点来看，病人自主权就是病人的基本权利，从病人自主权可衍生出病人应有知情同意的权利。从广义观点来看，社会应保障以下权利给予病人：医疗平等权、安全权、选择权、隐私权、求偿权、医疗文件收取权、医疗拒绝权、医疗尊严权。因此，病人权利运动是医学人文学科发展的社会文化基础。

三、医学人文的任务

医学人文为人们理解医学与卫生保健提供理论基础，为分析从医学研究、临床活动以及国家卫生政策的意义与价值提供方法。这些理解与分析不仅需要知识和理性，也需要感性与直觉。医学人文学的主要任务包括：

1. 阐明医学理论与实践的价值　医学理论和医疗实践都有其价值取向。在理论上和实践中，医学都不能将科学与人文的层面进行分离。医学科学与技术归根结底是为特定的病人作出"正确"和"善"的决定。医学并非仅仅为了获得科学的三段论结论，或者揭示普遍的自然规律，而是立足于临床实践，在这种价值体系中，科学化的"正确"终归要服从于病人的"善"和"益处"。因此，"医学居于科学"。美国著名医学人文学者佩里格里诺（Edmund D. Pellegrino）指出：与人文之间，并且非两者中的任何一方，而是包容了双方的许多特性。医学是最人文的科学，最经验的艺术，并且是最科学的人文。"医学不应仅仅被理解为科学，更应看作复合的学科，医学科学和生物技术不足以表达医学的复杂本质，而人文学则可以帮助我们更好地理解医学的本质。在临床决策时，如延长生命、堕胎、危险的手术与诊断过程，医生都面临着价值的判断，不仅要考虑病人境遇的方方面面，还要考虑到社会的、伦理的、法律的问题。因此，在作出临床决策时，需要从科学与人文两个维度考虑。随着医学技术的发展，知识与权力的扩张已经超越了医学职业的范围。各类诊疗技术的涌现，医学似乎能做更多，但究竟什么应该做什么不该做却变得模糊起来。因此，医学需要调整方向，需要明确目标，方向与目标和人类的理想与价值密切相关。在此，医学人文承担着重要的作用。

2. 理解医学经验的主观性及对他者主观性的理解　在医学人文的框架下，一些科学不能解决的健康和疾病问题可以得到解决。医学人文教育能为医生提供替代选择，尤其是当关注的焦点是病人而非疾病时。医学人文学可以为医生提供四种不同但又相互关联的路径：首先是获取与整合主客观信息以作出最有利于病人的决定；其次能够强化和利用医患关系以达到治疗的目的；再次能理解病人的行为方式；最后是可以开展有效的沟通。

在以往的医学教育中，一般重视认知能力而忽视情感能力的培养。由于情感易受主观影响，会干扰"科学"的判断，因此，医务人员需要与患者在情感上保持距离。临床上也要求医生要客观分析病情。不过，随着医学的发展，情感因素得到了重新评价。首先，在对患者的感觉或情绪缺乏理解的情况下，医生往往无法将患者作为一个完整的人来理解。虽然情感带有主观性，但患者生活中这些主观性情感会影响他们疾病的表现以及疾病的诊断和治疗。医生在面对患者以及他们的疾病时，若无法辨认患者的情绪并对此作出回应，则会对患者的情况了解不够透彻，从而可能会在诊断和治疗患者时出现错误。此外，医生也需要理解自己的情绪，医生可将自己的情感作为对患者的同情融入医学实践中。医学人文可以为医生提供多样的机会来体验自己和患者的情绪，审视自己和患者的反应，并且在无法完全控制的临床环境下更好地处理情绪。情感能力的培养可激发医生观察和解读患者语言和行为的能力；培养对患者体验的想象力和好奇心；增加对患者以及家人的看法的同情心；鼓励与患者建立关系和情感的联系；从而将患者作为完整的人来理解。

3. 提高医学生和医务人员的道德素质、心理素质、法律意识等人文素质　医学实践，包括疾病诊断与治疗、疾病预防与公共卫生、卫生资源分配、医学科研等，都与人文学科具有密切的相关性。例如，在处理卫生资源分配问题、医疗服务的质量与费用问题，临床技术的应用与评价问题等，都依赖于人文学科的审视与估量。在临床实践中，诊断与治疗首要关注的是医患之间的互动关系。医学的核心概念是负载价值的，理解病人的价值观、信仰、生活方式和对痛苦的观点，实际上可能会影响诊断和治疗的选择，而这些不能脱离人文的考量。医学和人文科学在本质上总是相互交织的。

在我国社会经济快速发展和卫生事业改革的新形势下，对医务人员的人文素质要求进一步提高。构建以人为本的和谐社会，尊重人、尊重生命，成为有爱心和高尚职业道德的人类健康的守护者是医务人员的神圣职责。20世纪50~60年代以后，人类疾病谱发生了很大的变化，由社会因素、心理因素、环境因素及行为因素诱发的心脑血管病、精神病、肿瘤等非传染性疾病的发病率明显增加，医学模式已由传统生物医学模式向生物-心理-社会医学模式转变。这也要求医务人员必须调整自己的知识结构，全面提高整体素质，这也是医学人文性复归的客观要求。

4. 培养批判性思维能力　医学人文的理念既可作为医学的一种整合知识，也可以独立于医学，作为一种知识操练。人文学的特点包括反省、沉思、灵感和评判。医学人文学可以培养个人的反思和创造能力，对于临床医生来说，跨学科的训练是重要的，在诊疗疾病的过程中，不仅需要具备生物医学的知识与技能，也应当了解病人的患病经历，认识到临床推理的不确定性。医学人文学也力图从知识上和实践上与当下医疗保健观念和卫生服务体制保持一种张力，制衡医学技术的过度使用，保证卫生保健服务的公平与公正，鼓励医疗保健文化的多样化。

第二节　医学人文的历史

一、医学人文的传统

医学的目的是救治在病痛中挣扎、饱受躯体疾患和精神痛楚折磨的病人，因此，医生除了应具备有用而必要的知识之外，"还应当具有优秀哲学家的一切品质：利他主义，热心、谦虚、冷静的判断、沉着、果断、不迷信"。自古以来，医学就一直被认为是最具人文传统的一门学科，医生是最富含人情味的职业。在中国古代，医学被称为"仁术"，医生被誉为"仁爱之士"，行医治病、施药济人被认为是施仁爱于他人的理想途径之一。在西方，古希腊医学家希波克拉底认为"医术是一切技术中最美和最高尚的。"强调人体的整体性、人体与自然的和谐统一是古代东西方医学思想的共同特征，古代医生在治病过程中并不囿于有病部位的治疗，而是主张机体的整体性康复。他们相信"人体是由其本身的各个部分的一致而又交流着的知觉环构成的，当其中任何一部分受到侵袭时，整个身体都可能受到影响……因此即使人的很小部分受伤，全身就感到疼痛，因为各部分是相互联系的"。所以，医生不仅应当注意有病部位的治疗，而且也应当关爱病人。病人躯体上的不适往往也导致精神上的痛楚，更何况疾病有时被视为上苍对人类不良行为的惩戒，病人从而遭受到躯体和精神上的双重折磨，所以医生舒缓病人的精神压力也有益于躯体疾病的康复。古代医生强调对医疗技术的热爱与对病人的热爱两者之间的密切关联，一方面是因为他们相信医术的目的就是解除病人的痛苦，或者至少减轻病人的痛苦。另一方面则是由于他们缺乏有效的治疗和缓解病痛的手段，于是他们在竭力为病人寻求治疗和缓解病痛的措施的同时，更注重对待病人的态度和行为方式，通过对病人的同情、关心、安慰等，给予病人情感的关照。

在西方，宗教与医学有着密切的联系，拯救生命的宗教观是施医赐药的道德基础。中国的传统宗教——道教和佛教，也把医疗行善作为医疗实践中的一项基本原则。由于文化传统的差异，中西医疗实践在医疗行善的理解上也有所不同。启蒙运动以后，西方更加强调尊重个人的自主性，西方医学伦理学家强调尊重病人自主权是首要的、基本的原则，而行善原则是建立在自主原则基础之上的，医生的临床决定必须首先尊重病人的选择。

儒家思想是中国文化的主干，它在整个中国文化思想上、意识形态上、风俗习惯上都烙上了深深的印痕。中国传统医学深受儒家的影响，儒家的仁爱思想也成为医学道德的理论基础。儒家认为医学为"生生之具"，医学的目的是仁爱救人。《灵枢·师传》指出，掌握医术，即可"上以治民，下以治身，使百姓无病，上下和亲，德泽下流……"儒家的"爱人"原则第一是强调尊重人的生命。中国医学经典《黄帝内经》"天覆地载，莫贵于人。"唐代医家孙思邈说：万物备悉，也强调：有贵千金。因此，应有"如履薄冰"、"人命至重，"儒家要求医生在疾病诊疗中，"如临深渊"之感，处方开药应小心谨慎，以免诊断或用药错误伤害病人。"爱人"原则第二是强调尊重病人。《灵枢》中强调医生要"入国问俗、入家问讳、上堂问礼、临病人问所便"。并且主张对待患者要"举乃和柔、无自妄尊"。不得以施恩者自居，更不得利用医疗职业谋财、猎色。充分体现了对病人尊重的思想。"爱人"原则第三是强调"泛爱众"，提出医生对待病人应该一律平等相待，不论贫富贵贱、老幼美丑，《千金要方》"若有疾厄来求救者，都要一视同仁。孙思邈在中指出：不得问其贵贱贫富，长幼妍媸，华夷愚智，普同一等，皆如至亲之想。"

儒家十分重视个人的美德，认为仁爱救人是医生美德的体现。医生美德的基础是良心，即医生应具备恻隐之心、羞耻之心、恭敬之心、是非之心。由于医患之间事实上的不平等地位，儒家十分强调医生的"慎独"和"推己及人"。仁爱不仅作为行医的指导思想，也成为评价医生的一项重要标准。南齐杨泉在《物理论·论医》中指出："夫医者，非仁爱之士，不可托也，非聪明理达，不可任也，非廉洁淳良，不可信也。"由此可见，强调医生的品德修养是中国医学道德传统的重要内容。

二、医学人文学科的兴起

20世纪医学技术的迅速发展，以往那些威胁人类健康的急性传染病、寄生虫病、营养缺乏性疾病得到了有效的控制，人类的健康状况有了极大的改善。然而，具有讽刺意味的是，在现代医学技术为人类提供越来越多的保健需求的同时，人们对医学批评也日益增加。因此，人们不得不开始反思医学技术发展的价值，反思医学的目的究竟是什么，反思我们到底需要什么样的医学。

1960年，美国新罕布什尔州的达特茅斯医学院举办了"现代医学中良知的重要问题"的讨论会。在此会议的开幕致辞中，达特茅斯医学院院长 S. Marsh Tenney 博士指出，虽然现代医学的基础更加理性，但原本应融科学与人文为一体的医疗实践却越来越偏离人的价值。因此，需要反思医学。考察医学与科学进步的良知问题，不是简单地追问人的生存与存在，而是要追问是何种生存、如何存在对现代科学技术的忧虑是20世纪60年代西方社会的一种较为普遍的情绪。1962年，卡森《寂静的春天》所展示的杀虫剂对人类的危害，以及随之不久发生的妊娠呕吐缓解药物"反应停"导致畸形儿出生的事件所暴露出来的时髦药物的潜在危险，都验证了科学家和人文学者的共同担忧。1969年，美国"健康与人类价值学会"（Society for Health and Human Values）成立，其目标是促进将人类价值作为医疗卫生专业人员教育的基本、明确的内容。健康与人类价值学会成立后，又创建了医学人类价值研究所，致力于研究人文学在医学教育中的地位。在1971~1981年的10年间，研究所成为学会的主要实践机构，并直接或间接地影响了医学人文学的兴起与发展。

20世纪70年代以后，美国许多大学的医学院纷纷成立了医学人文学教学和研究机构。医学人文学科的研究生教育也得到迅速发展，许多大学设立了跨学科的医学人文学研究生培养计划。医学人文学科在美国的发展也影响到世界其他国家，20世纪80年代以后，在欧洲、亚洲、南美洲、大洋洲一些国家的著名大学也陆续建立了医学人文学的教育和研究机构。我国医学人文学科的教学和研究也是在 20 世纪 80 年代以后陆续开展起来的。

虽然医学人文学的概念已为学界所接受。然而，关于医学人文学的学科性质、研究领域、学术范式等却存在着不同的理解。医学人文学这个词具有多重含义，有人仅仅将之视为医学伦理学的同义词，或将其作为人际沟通技巧、行为科学的一部分，也有人提出医学人文学实质上是一种人文的医学。著名生命伦理学家佩里格里诺认为医学的人文学科包括文学、哲学、历史、艺术、音乐、法律、经济、政治学、神学和人类学等。这些学科在医学中具有正当合理的位置，它不是医疗技艺彬彬有礼的装饰，也不是为了显示医生的教养和绅士的品质，而是临床医生在作出谨慎和正确决策中应必备的素质，如同医学科学知识和技能一样。

就医学人文学与医学科学的关系而言，一种看法是医学人文学可"软化"医学科学的"硬核"，但并未在本质上改变医学实践。这种"医学人文"一般被看作医学科学的平衡力量，形成与医学科学的互补。另一种观点认为医学人文学是将人放在医学的中心位置，来重建医学的框架。它提出医学需要哲学上的根本转变，跨越传统的边界，使临床医学不仅基于科学的观察和实验室的数据，也应基于理解和减轻病人痛苦所形成的经验。这种观点期望将病痛的经验、病人的观点带入医学解释的模式。因此，医学人文学应是医学整体的一部分。当代医学发展和医疗卫生服务所面临的难题，不是哪一门学科所能单独解释和解决的，需要多学科的综合研究和跨学科的交流。医学人文学科作为一个由多学科交叉、综合形成的学科群，正是旨在确保医学技术和医疗卫生服务的正当、公正与公平，促进社会和谐与协调发展。2005 年，英国医学人文学会议的主题是"医学与人文学：走向交叉学科的实践"。会议的目标是：推进医学人文学在临床实践中的价值的讨论；关注医学与人文学科交叉研究；创造一个不同专业背景交流思想和经验的场景。

美国一些医学院在 20 世纪 60 年代末 70 年代初创设了一批实验性项目，在医学教育中加入人文学科，培养能够将人文和社会科学运用于医学教育与实践的教育工作者，为来自于人文和医学领域的教师和学生提供互补学习的机会。1984 年，美国医学院协会刊发了《医生普通专业教育和医预科教育专门委员会报告——21 世纪的医生》(Report of the Panel on the General Professional Education of the Physician and College Preparation for Medicine. Physicians for the Twenty-First Century)，报告强调了在医学院和住院医师训练阶段连续性进行医学伦理学教育的重要性。1985 年，美国内科医学委员会出版了《内科医生人文素质的认识与评价指南》(A Guide to Awareness and Evaluation of Humanistic Qualities in the Internist)。指南要求住院医生达到较高的人文修养标准。从那时起，内科住院医生培养计划就有责任培养住院医生的人文品质。在医疗实践中体现人性维度已经成为教育计划的必需内容，在这类训练中人文教育是最有潜力的，也是被全美医学教育工作者广泛接受的。

自 20 世纪 70 年代以来，从生物-心理-社会医学模式的提出到医学目的的讨论，从生命伦理学的诞生到医学跨文化研究的兴起，在我国医学界和相关领域涌动起医学人文研究的潮流。研究者从传统的人文学科，如医学史、医学哲学和医学伦理学扩大到跨学科的文化研究，如医学传播研究、医学的后殖民化研究、医学人类学研究、同性恋研究等，通过多维度地审视医疗保健实践、卫生服务制度以及卫生政策的制定来探讨医学的本质与价值。20 世纪 80 年代以后，我国医学人文学科的教学和研究在各医学院校陆续开展起来，来自医学史、自然辩证法、医学伦理学以及马列课的教学和研究人员，在承担着传统医学人文学科的教学和研究的同时，也开设了一些新兴的医学人文学课程并开拓了新的研究领域，如医学文化人类学、生命伦理学、医学美学等。20 世纪 90 年代，医学人文学科研究的相关机构也有了可观发展，一是传统的医学人文学科研究机构突破原来单一学科的研究局限，开展了跨学科工作，二是部分院校成立了专门的医学人文研究机构。这些举措表明国内学者对医学人文学科学术共同体的建设已有了共识，学科的建制化稳步发展。

三、医学人文学科的发展

1. 从多学科到交叉学科　医学人文学科群究竟囊括哪些学科也是众说纷纭，并无内在的逻辑联系。医学史、医学伦理学等均可追溯到古代先贤对医学的评述并建立了自己的学术传统。这些学科有助于我们理解在文化与社会境遇中生命科学与医学如何发生，文化如何与疾病的个体经验相互作用，理解医疗实践的方式。医学的文学与艺术，有助于拓展和培育我们观察、分析和反省的能力。它不仅包括探讨写作、绘画等创作活动的治疗价值，如鼓励慢性病人进行创作并解释临床症状对他的意义；也涉及文艺作品在公共卫生和健康教育中的作用，如利用各种卫生宣传展览和社区健康教育。

由于医学人文学不是一个单一的研究领域，而是引入现有的学科，如伦理学、哲学、文学和历史等对医学进行批评性反思的多学科活动。这并不否认医学人文的各专门学科的学术价值，例如医学史是相当成熟的一个研究领域，医学伦理学也有其理论体系和研究范式，这些学科的研究依然有它们自己的关注点和亚分科研究。医学人文学科试图将人文学科的观点与研究方法应用于解释和解决医学所面临的问题，研究方法和进路可以是多种多样的。从多学科的视角看医学人文学的发展，最基本的要求是不同学科之间的宽容和合作。医学人文学科各学科都有自己的传统与主要关涉，学者之间也可能是兴趣迥异。对医学技术和卫生保健中问题的多学科解释和理解有时会显现出矛盾。对同一问题不同学科的理解方式也可能不同。所谓理解方式，即人们在试图对某种现象获得某种理解时关注方面不同，所处理的方式亦可不同。例如，当我们讨论器官移植问题时，医史学家关注的是这种观念和技术是如何形成与如何演化的，而伦理学家则关注这种技术的应用是否合乎人们的价值观，但无论是医史学家还是伦理学家，都是通过器官移植来探讨人类观念和社会文化的影响。多学科可拓宽和深化我们对这一问题的理解，即所谓"解释的越多，理解的越好"。

医学人文在正式的医学课程体系和研究领域中，大多沿袭传统的学科体系。欧美国家医学院校开设的医学人文课程不尽相同，但从课程体系上看，大致包括了三个方面的内容：一是关涉知识的价值，如医学哲学和医学史课程，目的是对生命科学与医学发展的理解以及对现有知识的怀疑和批评意识；二是关涉医学技术的道德价值和医学职业的价值，如医学伦理学，目的是强调医学研究和临床技术的应用必须符合伦理准则以及医生的职业精神，如同情、宽容、尊重、理解和正直；三是关涉叙述的价值，如医学与文学、医患沟通学等，增强医生对临床病史和患者经历的敏感性和在交流中使用修辞策略的灵活意识。当然，从广义的医学人文学定义出发，还有一些课程也可列入其中，如医学文化人类学、医学心理学、医学社会学等。

实际上，"医学人文"的概念已超越了"医学"和"人文"本身的含义，"医学"包括了各类卫生保健活动，"人文"包括了艺术和部分社会科学学科。在技术理性的时代，我们需要医学显示出更多的人文性和敏感性。我们希望通过医学人文教育的医生不仅是人道的、伦理的和敏感的医生而且也是医学学科的鉴赏者，评价临床判断的艺术家。这种医生将从简单地应用知识和适应规则走向临床的革新，如熟悉临床知识的解释和直觉方式（应用默会知识），能与患者之间建立起良好沟通，且能做到有目的的自我约束。

2. 跨学科的方法学　医学人文保持其宽泛性，需要多学科的研究路径和分析方法以及宽容不同的甚至完全相反的观念。医学人文关涉的是人性本身，因此没有比选择最宽泛的路径能更好地解释和理解人性问题的了，尤其是有关卫生保健方面的问题。医学人文需要保持一种有活力的、广泛的联盟，鼓励不同学科之间的对话与争论。

在后现代理论的推动下，人文社会科学领域的学者打破传统的学科界限，开展新的人文社会科学的"跨学科"活动，如文化研究、人文地理、性别研究等。这些研究既利用了原来学科的话语，同时又试图发展新的话语体系，鼓励跨文本比较。解释与理解复杂的人文社会学问题，强调单一学科的纯粹性既不必要也不可能。医学人文的跨学科研究才刚刚起步。所谓跨学科，原则上是指不同学科联合在一起研究医学和卫生保健中的问题。例如，神经衰弱作为一种疾病可由医学史来考察该病什么时候出现、如何演化的；文学研究可就某一时期的著名艺术家或作家的作品中描述的病症来研究当时人们对该病的态度；哲学可研究疾病概念的原义和含义。跨学科研究的关键在于不是将这些问题分门别类来考察，而是要研究它们之间是如何关联的。当代医学技术发展和卫生保健服务中涌现出诸多伦理、社会和法律问题，实际上都很难从单一的学科研究中找到答案，其讨论范围也往往超出了任何单一的学科，因此这些问题是真实的跨学科问题。

第三节　医学人文的现状与前景

一、医学人文传统的断裂

20世纪以前，医学技术的进展是十分缓慢的，医生们凭借有限的药物和实践中摸索的经验，为病人解决力所能及的问题。在20世纪，这种局面发生了根本性的变化，医学不仅获得了消灭、控制疾病的武器，而且还掌握了操纵生命的密码。不断涌现的现代化诊断、治疗技术将医生的注意力从关注病人吸引到寻找致病原因、分析偏离正常值的数据、发现细胞或分子的结构和功能变化上。为了更准确、有效地诊治疾病，按疾病的不同位置或类型分类的临床专科和亚专科纷纷建立，在此病人被简化为因机体的某一部位损伤或功能失常需要修理和更换零件的生命机器。医学专业化的发展导致了医疗保健程序的分解，在现代医学的词汇中病人一词被分解为病因、病原、症状、体征等单个的词素，病人的痛苦被转化为检验单上的数值和各类影像图片。于是，作为一个整体的病人就这样逐渐地在现代医学诊疗过程中被逐渐消解了。医学中的人文精神在现代科学技术洪流的冲刷下失去了往日的光彩。

技术的进步助长了医学的权威，医生们普遍认为，病人所需要的就是耐心地配合医生的诊疗，治疗效果就是对病人最好的关爱。人们也相信，医学技术的进步将逐步解决所有的疾病问题，人类可以消除一切病痛，人的所有器官都像机器的零件一样损坏后可以更换。新技术对医生的行为和医患关系产生了深刻的影响。不断更新的诊疗技术导致了医生花费更多的时间在实验室，而不是在病人床边聆听病人的陈述和与病人交谈。医生更加关注病人的躯体问题而忽视病人的情感，因为躯体问题能被测量，情感问题则不能，而且医生们相信如果躯体问题解决了其他问题都将迎刃而解。简而言之，现代医学试图以技术去消解医学的非技术维度。

值得注意的是，张扬技术至善主义背后的潜在动力是追求更大的经济利益。高技术将带来高利润，在此医学界与药厂和生物技术公司分享共同的喜悦。实际上，目前某些受推崇的"高技术"其实既不高明也不高效，或许只是费用高额而已。美国的一份研究报告指出，美国卫生经费有一半用于挽救仅存活半年的病人身上。由此可见，医疗费用虽然在某种程度上与生命存活时间成正比，但并不一定能有效地改善生命质量和健康状况。临床医学强调广泛而昂贵的治疗虽然挽救了某些危重病人的生命，延缓了死亡的进程，但并不能根本解决健康问题。随着时间的推进，人们开始认识到，单纯无条件地依靠医疗技术来保护和延长生命是有欠缺的，这种脱离了病人去治疗疾病，将病人视为"肉体物质"或"生命机器"的倾向，可能导致医疗保健的畸形发展，给病人和社会带来沉重的经济负担。医学的异化越来越受到人们的批评：专科化消解了整体性的人，技术化忽略了人的心理，市场化漠视了人的情感。如何解决发展高新技术与适宜技术之间的矛盾；协调关心病人与治疗疾病之间的矛盾成为现代社会亟待解决的问题。

二、医学的新问题

医学高新技术广泛应用和医疗卫生服务体制改革所引发的社会、伦理与法律问题已为全社会所普遍关注。人们开始关注器官移植、人工生殖、CT、核磁等高技术应用引起的稀有卫生资源分配不公的问题，开始担忧试管婴儿、脑死亡标准产生的负面效应，开始恐惧遗传工程和生物技术发展带来的不良后果，开始不满医疗保健出现的非人格化倾向，开始批评不堪重负的医疗费用。在这种情况下，人们对于通过发展医学技术来提高和改善健康水平和生命质量的承诺感到失望，对于现代医疗保健制度的效益和公正性提出怀疑。有学者指出："医学有时似乎由主要对发展它的技术能力感兴趣的精英领导，而他们很少考虑它的社会目的和价值，更不用说病人个体的痛苦。"他们批评现代医疗保健体系已演变成为"医疗产业复合体"（medical-industrial complex），在自由市场经济体系中，"高技术-高费用-高利益"已成为"医疗产业复合体"的目标。

为此，医学界和社会上的有识之士急切地呼唤医学需要新的转向，需要重新定义医学的目的，需要人文精神的关注。然而，要扭转长期以来生物医学模式所形成的思维定势并非易事。即使到目前，许多医生并未充分认识到生物医学模式的局限性，不理解医学本质和价值。由于经常面对病痛与死亡，若医生忽视病人的价值、不探求生命的意义和医学的目的，其后果是难以想象的。

现代医务人员面临的挑战是在科技知识和人文素养之间保持平衡。解决这一问题的最重要一步是强调成为一个医生不仅需要自然科学知识，而且也需要人文社会科学知识。美国著名医学家、人文主义者奥斯勒（W. Osler）指出，"作为医生需要不断提醒自己，在看病人时，应当坐下来，哪怕只是 30 秒钟，病人会因此放松，更容易交流思想，至少感到医生愿意花时间对他的病人有兴趣。这是医生的基本哲学。"目前，医学界已深刻认识到加强医学人文社会科学知识教育的必要性，世界许多著名大学的医学院和临床医院都设置了相应的课程和实践训练，以促进医学科学与人文精神的结合。

我国传统医学是人文主导型医学，具有丰富的人文精神资源。十分重视医疗实践的伦理价值，强调医疗活动以病人而不是以疾病为中心，把病人视为一个整体的人而不是损伤的机器，在诊断治疗过程中贯穿尊重病人、关怀病人的思想，主张建立医患之间的合作关系，将"医乃仁术"作为医学的基本原则。这些宝贵的医学人文精神遗产在现代社会闪耀出诱人的光芒。遗憾的是，在西方医学技术的影响下，我国医学界也表现出类似的重技术轻人文的现象，甚至在传统医学的临床实践中也出现了忽视人文关怀的倾向。如何重建医学与人文的平衡也是中国医学界面临的难题。

三、医学人文的前景与挑战

1. 医疗服务的人文关怀　随着医学的发展，人们日益深刻地认识到医学各学科间以及医学技术与人文社会科学间的整体联系，更加明确医学的技术发展与人文关怀是密不可分的。正如德国著名物理学家、诺贝尔奖获得者普朗克所指出："科学是内在的整体，它被分解为单独的整体不是取决于事物的本质，而是取决于人类认识事物的局限性。实际上存在物理学到化学，通过生物学和人类学到社会科学的连续链条，这是任何一处都不能被打断的链条。"

在机械唯物论影响下，近代医学从交谈的艺术变成了沉默的技术。许多医生认为在诊断疾病上，客观指征，如找到病灶、发现异常比病人的主观感受更为重要，不需要更多的语言。现代科学研究表明，话语具有治疗价值，尤其是诊断治疗中与病人的交谈应当引起临床医生的重视。临床医生应当了解使用语言作为治疗工具的价值。随着现代神经科学、免疫学和内分泌学的进展，许多研究已涉及情感状态对某些化学物质的产生和某些激素分泌的影响。人们通过对免疫系统、神经系统和内分泌系统之间的相互联系、相互影响的认识，更深入地理解了人体整体性以及人体的功能状态与抗病能力之间的有机联系。因此，医生使用语言作为治疗成为科学上容易理解的事情，因为他知道如何以适当的方式影响病人的情绪状态。在此，科学再次带给我们一些新概念，并对医生讲话的治疗意义作出了合理的解释。

科学技术与人文精神的渗透与融合是现代医学的理想目标。当然，实现这种理想的融合并非易事，还有漫长的路要走。医学技术的发展方向与人类发展的根本目的是一致的，但我们也应当看到医学技术的发展在不断对人类的精神生活、传统道德规范提出挑战。我们已经遭遇了现代医学技术无节制地应用给个人、家庭和社会带来的沉重的经济负担，我们也将面对克隆人、人工大脑等对人类社会产生的尚难预料的潜在影响。

一方面人类需要大力发展医学技术以保障和促进自身的健康，不得不突破传统观念，重建价值观、道德观，如生命质量观、生命价值观、脑死亡观的提出，充分反映出人类社会必须建立一套新的价值体系。另一方面，人类又警惕着高新技术带来的不利影响，设法确保使之为人类利益服务，避免其消极作用。认识到医学技术是既能造福人类，也可能给人类造成灾难的双刃剑，保持医学技术与人文精神之间的这种张力将有利于医学技术与社会文化之间的协调发展。在此，以人文精神确保技术应用的正当性是十分重要的。医学科学指导什么是正确有效的治疗，医学人文确保什么是好的治疗。

2. 医学人文教育 医学教育史上，人文教育在相当长的时间里都是医学教育的重要内容。19 世纪以后，自然科学的迅速发展推动了医学知识和实践从经验转向科学实验与研究，医学课程体系中，自然科学的内容日益丰富，而人文学科内容却逐渐减少。直到 20 世纪中期，这种趋势才引起医学界的反思。其主要原因一方面是医学高新技术的不断涌现，挑战了人类传统观念，另一方面是在临床实践中遇到了多重难题。而这类问题都不是医学技术自身能够解决的，需要人文社会科学的理解与阐释。因此，最早在美国的一批医学院校开设了医学人文科学的相关课程。这类医学人文课程涉及以下四个方面的内容：一是怀疑和批评意识，如医学哲学；二是技术价值问题，如医学伦理学；三是患者沟通问题，如医学心理学、医学社会学和医学人类学；四是职业精神，如医学史等。2002 年，英国医学总会（General Medical Council，GMC）在《明天的医生》报告中提到，医学人文学教育有益于培养临床医生与患者的交流能力，能更深入地洞察病人的叙述，寻找更多样的促进健康、减少疾病和残疾影响的方法。特别是对于慢性病，通过将治疗与个体病人经历的适当评价相结合，可以使患者获得更好的服务，并可以避免开过多的处方和过度依赖药物。

2003 年，美国 Academic Medicine 杂志介绍了欧美 40 所医学院校医学人文学科的情况，其中大多为"增补模式"。如开设文学阅读与创作、哲学讨论班、死亡学讲座、医学史选修课等，以丰富医学生的人文社会科学知识。这种模式，关注医学的人的维度，见到疾病背后的人，关注社会文化方面对医学的影响，是医学教育的一个重大转变。但有学者认为，当下更需要一个综合的医学人文学模式。医学人文学还应深入到疾病概念、诊断程序、医疗技术应用以及其他医学中的"硬"问题之中。目前的疾病概念仍主要基于生物医学科学，这种概念被认为基本上是价值无涉（value-free）的。然而，越来越多的研究证明，医生的诊断和治疗是负载价值的。医学不仅是关于身体的，而且是关于这些身体的人的。人不仅是生物学上的"构造"，也是文化上的创造物。人的生命体是意志性与物质性的统一，是主体与客体的缠绕。因此，我们的疾病观和治疗标准涉及生物学的和人文学的术语交叉与融合，而这些术语也是相互影响、相互转化的。

目前，我国的医学教育正在深入发展。《中国医学教育改革和发展纲要》（2001—2015年）是 21 世纪初我国医学教育改革和发展的纲领性文件。《纲要》提出"根据医学的特点，加强医学生全面素质、创新精神和实践能力的培养，加强并完善毕业后教育与继续教育，不断提高卫生技术队伍的整体素质。"医学教育改革中至关重要的是提高医学生的综合素质，尤其是应加强医学生的人文社会科学素质教育已成为共识。为了确保医学生能适应医学和社会发展的需要，我国也根据世界医学教育联合会制定的《医学教育全球标准》，提出了医学生（医生）必须具备相应的医学人文学科知识。在中华医学基金会（China Medical Board，CMB）支持下，国际医学教育研究所（The Institute for International Medical Education，IIME）制定的《全球医学教育最基本要求》（Global Minimum Essential Requirements，GMER）也得到国内医学界的认同，GMER 包括"医生职业价值、态度、行为和伦理"、"医学科学基础知识"、"沟通技能"、"临床技能"、"群体健康和卫生系统"、"信息管理"和"批判性思维和研究"等七个领域，医学人文学科的教育也显示出其重要价值。

近十多年来，我国的医学人文教育开展了一系列工作并取得了一定的成效。

3. 卫生政策　以人为本、公平与公正是人类永恒的理想。公平包括机会的公平和结果的公平，一般而言，结果公平被认为是一种难以实现的绝对的理想状态，因此，现实社会中更多的是强调机会的公平。所谓机会公平，即所有的人在初始的起点上权利是平等的。就卫生政策而言，就是人人享有卫生保健的权利。

中国政府提出，到 2020 年建立健全覆盖城乡居民的基本医疗卫生制度，实现人人享有基本医疗卫生服务。"人人享有基本医疗卫生服务"代表的是最具普适性的价值理念——公平和公正，这个提法来自世界卫生组织在 20 世纪 80 年代提出的"人人享有基本卫生保健"的"全球策略"。

健康权是公民的基本权利。健康权和生存权是人权的最基本要求，是"人人享有基本医疗卫生服务"的政治伦理基础。随着社会的发展和生活水平的提高，人类对卫生保健的需求日益增加。因此，建立健全医疗卫生服务体系，坚持公共医疗卫生的公益性质，着眼于实现人人享有基本医疗服务的目标，建立满足人民群众基本医疗服务需求的国家公共卫生服务体系是我国卫生体制改革的核心问题。医学发展到 21 世纪已不再仅仅是一门复杂的科学技术体系，同时它也成为一个庞大的社会服务体系。医学科学与人文精神的融合，不仅意味着对患者个体的关照，而且还蕴意着对群体的关照：确保每个公民都能分享医学技术的成就。尽管在为所有公民提供医疗服务上是有限的，但它体现了对人人享有卫生保健的公平原则的追求和起码的社会良知，确保医学技术沿着造福全人类的道路前进。因此，提倡医学的人文关怀是 21 世纪医学发展的主旋律，它不仅是对医生的要求，也是对整个卫生保健服务的期望。

综上所述，医学人文具有多重含义，如医学人文精神、医学人文关怀、医学人文学科以及医学人文素质等。医学人文既是学科群，也是社会实践活动，还是一种理想与信念，是医学和卫生保健事业的一个重要领域。随着人类社会的发展和人类对健康需求的提升，医学人文的价值和作用必将日益彰显，其观念也将融入医学的各领域。医学人文的教育与培训也将作为医务人员综合素质培养的重要内容。国家医师资格考试将医学人文作为一项重要的测试内容，体现了国家在顺应医学模式转变、培养新一代医务人员方面的共识与努力。

（张大庆）

参 考 文 献

1. 梁浩材. 社会医学. 第 2 版. 长沙：湖南科学技术出版社，1999.
2. 卡斯蒂格略尼. 世界医学史·第 1 卷. 北京：商务印书馆，1986.
3. Adams F. (trans.) The Genuine Works of Hippocrates. Baltimore：The Williams & Wilkins Company，1939.
4. Jackson M. Back to the Future：History and Humanism in Medical Education. Medical Education，2002：36.
5. Pellegrino ED. Humanism and the physician. Knoxville：University of Tennessee Press，1979.
6. Evans HM, Macnaughton J. Should medical humanities be a multidisciplinary or an interdisciplinary study？ Medical Humanities，2004，30（1）：1-4.
7. Schneiderman L. Empathy and the literary imagination. Ann Intern Med，2002：137.
8. Wildavsky A. Doing better and feeling worse：The political pathology of health policy. In：Doing better and

feeling worse：Health in the United States. Daedalus，1977.

9. 罗伊·波特. 剑桥医学史. 长春：吉林人民出版社，2000.

10. Golub ES. The Limit of Medicine. Chicago：The University of Chicago Press，1997.

11. Callahan D. Setting Limits：Medical Goals in an Aging Society. Simon & Schuster，1987.

12. 张大庆. 近代医学史上的一位名医 [J]. 中华医史杂志，1989，（19）：54-60.

第二章

医学哲学：医学的精神建构与价值反思

第一节 引 言

哲学,哪一个哲学?

提起哲学,人们可随意联想到哲学智慧、哲学思想、哲学态度、哲学眼光、哲学境界、哲学反思等,这份联想也映衬出哲学所具有的精神价值,包含人类智慧、思想、态度、眼光、境界、反思等智力活动与学术关怀,未必是一门高深莫测的学科,一群穷经皓首的学究。

医学哲学是什么? 医学哲学为何? 简洁的答案是,它聚焦于医学职业的精神困惑,它表现为医学的终极关怀与医者的命运关切。从学术上阐释,医学哲学大致有三重理解,一是医学中的哲学问题,可细分为三种境遇,医学实验探索与理论钩沉中的哲学思辨,临床诊疗中的哲学洞悉与彻悟,医学教育中的哲学导入与引领;二是步入哲学(思辨)化幽境的医学或医者,较之于非哲学化的医学(医者),他们显得更深刻、更悠远,有更多哲学境界的开启,更醇厚哲学气质的养成;三是医学与哲学两大学科主体的交集与交流,相互参照与相互渗透。放大语境,可扩展为科学与人文,技术与人性的对话。

在哲学的大家庭里,医学哲学作为应用哲学谱系中的一个学术流脉,具有与生命、健康、疾苦、救疗相关的主题和领域,如身体哲学、生死哲学、苦难哲学、医疗技术哲学、医学道德哲学、女性主义医学与哲学、进化(演化)论医学等,医学哲学的掘进为元哲学提供了独特的视点和智慧开阖。譬如生死关怀,应当归于人的终极本质与终极关怀。在现代哲学的话题谱系与学术路径呈现出某种专业(形式)化倾向,离具体生命与真实生活越来越远的情形下,医学哲学的研究旨向恰恰十分贴近生命和生活,具有鲜明的理论还俗(接地气)价值。

从学科特质而言,医学学科具有特定的生物学、心理学、社会学、人类学语境,有别于科学哲学主流的物理学语境(当下科学哲学大多偏于数理化及技术层面哲学命题的探究)。同时,本学科内也有源于认知情境的不同哲学话题。实验室哲学研究转化医学、精准医学的哲学问题,临床哲学关注新诊疗范式中的哲学基础与反思,如循证医学的哲学基础与反思、叙事医学的哲学基础与反思,公共卫生(预防医学)哲学视野广大,更关注人类疾病与自然环境(生态)的关系,疾病几率背后的偶然性、偶在性与必然性。医学现代性困境的探究是一类横断性的现代哲学命题，有助于医改的理论建构。

一般认为，哲学与医学的学术位阶（位序）不同，哲学是形而上（二阶）之学，关注价值理性，医学是形而下（一阶）之学，关注工具理性。医学哲学则是将价值理性与工具理性统一起来的复合视角。如果在医学与哲学的对话中加入历史维度，还可分为古代（传统）哲学与古代（传统）医学、近代哲学与近代医学、现代哲学与现代医学、后现代哲学与后现代医学等时代组合。历史上，柏拉图认为哲学能提供普遍而绝对的真理；康德则认为哲学是反省人自身的认知与意志活动的节目，哲学的功能转变向了解和理解人或心灵为主，他的哲学诉求经历了纯粹理性、实践理性、判断力批判的不断跃迁；现代哲学语境中，逻辑经验主义流派（卡尔纳普）认为哲学的主要功能是解释并建构科学语言；现象学（胡塞尔）之后，以及存在主义（萨特）都关注起主客间性（意向性）及人的主体（主宰）性来，这一取向对于探究临床中的不确定性与医患之间的复杂（躯体-心理-社会因素交织，随着肿瘤及慢病的疗护升级，灵性照顾得到重视，灵性空间有待开启，故全人医学倡导身-心-社-灵的全方位关照与介入）境遇的探究提供了一个有益的径路。无疑，哲学化的医学有利于打通工具与价值、解释与建构的关系，将视野涵盖于生命的实在与存在（生死、健康、疾苦、救疗），同时，也赋予生命以丰富的哲思意义，帮助医学提升精神海拔。此外，在医学史上，有一群富有哲学气质与洞察力的医学家（古代如希波格拉底、近代如魏尔啸、现代如莫诺），可以称之为医生哲学家。已有一些对医学哲学命题情有独钟的哲学家（如福柯），对于他们学术境遇与成果的研究有助于厘清哲学与医学的融会之道。

总之，研究医学哲学，哲学是语义的主导，哲学是什么，医学哲学就会有什么主题。

一、哲学是智慧之学

Philosophy 的本意是爱智慧，其实，爱本身也是一种智慧，医学哲学就是关于生命困境（生死、苦难）中的爱与关怀，以及健康、疾苦、救疗、照顾、预防、康复活动中的生命智慧。从纯粹意义上看，哲学是一种特立独行的生活方式，而不仅是一门高深的理论或学问，因此，医学生或医师研习哲学绝非要成为哲学家，而是学习或尝试哲学地思考生命及医学命题，继而成就一种豁达且通透，敬畏又崇高的精神人格。

二、哲学是价值之学

哲学家奉行"近距离观察，远距离思考"的认知策略，常常跳出事实（实然层面）的有无、是非、真伪，进一步拓展到规律（必然层面）的因果递进，将认知延伸到价值（应然层面）的优劣、善恶、高下、清浊向度。医学哲学必然要回答什么是医学的理想与理想（好）的医疗、理想的（好）医生，叩问医学的目的究竟是什么？要回答智慧与道德、技术与人性、知识与信仰、知识增长与精神发育的关系与张力命题。关注健康观、疾苦观、生死观与医疗观以及医疗行为的微妙互动。

三、哲学是反思（否思）之学

这是一种以解构（学术批评）来丰富理论建构的策略，先哲苏格拉底曾经反复提醒人们要"认识你自己"（针砭自我），就是要将批评的矛头转向知识建构自身，追究、叩问知识是如何有效建构的，知识的合理性如何，局限性何在？

四、哲学还是一种特定的修辞范式，以及思考、批评与书写的类型

如果说文学修辞增加文辞之美，那么，哲学修辞就是要凸显思维的路径优势、展现精神的辉光、思想的深度、智慧的高度，展现某种类型思维的特征，一般哲学思维包括原点思维、系统思维、战略（趋势）思维、范畴思维、辩证（思辨）思维、隐喻思维等，开启批评、反思的路径，在建构与解构的双向认知中展示事物正-反-合的不同向度。

医学哲学与医学辩证法两个概念在中国大学的课程建设与学术建构中常常互见也互通，顾名思义，医学哲学是生命、健康、疾苦、死亡等医学主旨话题与观念的哲学探究，术语上与哲学、科学哲学有二级子学科的隶属关系，而医学辩证法则源自自然辩证法学术指向的学科细分，探究医学中的辩证法则与对立统一规律，在哲学史层面，辩证法研究是哲学研究的一个主题、一个流脉，哲学的内涵与外延都比辩证法要宽泛一些，因此，尽管医学辩证法有独立的学科与课程建制，但医学哲学定义有更大的学术半径与价值容涵。

第二节　医学哲学的核心观点

既然医学哲学的研究立足于生死、疾苦、健康、救疗、预防、康复这些独特的人类生命境遇，必然有一些基于这些生命境遇的认知基线，构成医学哲学的核心观点、基本原则。

一、生命的多样性与丰富性

生命多样性不同于生物多样性，它要揭示的真理是每一个生命都是唯一，每一个个体都有自己不同于他者的指纹、基因图谱、脑象图、心理特征、行为偏好、灵性觉知，所以，信奉普遍性原则的现代医学必须学会谦卑、敬畏，在许多认知与诊疗场合尊重疾病的个别性，外科大夫要知道，有些阑尾炎患者的阑尾长在左边，甚至还有全反位的解剖镜像。内科大夫也不要把感冒药"白天吃白片，晚上吃黑片，大人吃两片，小孩子吃一片"的医嘱滥用。每一个患者需要量身定制一个诊疗方案，而非照着指南画葫芦，千人一药，万人一术。

二、对生命的神圣感与敬畏感

接受生命的多样性与丰富性并不难，在现代诊疗装备面前仍然接纳生命的神圣感，继而接纳医学的神圣感却不容易。什么是神圣？那就是基于生命多样性、丰富性的神秘、神奇、神灵、神通、圣洁、圣明。坚信在生命的深处有一个不可抵达的黑洞（无知之幕），人类必须保持谦恭、虚怀若谷。唯有保持这份神圣感，才不会在现代技术的催化下过度膨胀，才会在医学探索中、诊疗实践中永葆敬畏、悲悯、共情、关怀。

三、疾苦感受的意向性

人类疾苦既是镜像，更是境遇（遭遇），具有鲜明的主体性、亲历性、体验性、默会性，而疾苦体验常常因人而异，且不被理化检测所捕获，表现得既不可测（无法检测出阳性指征），痛苦就无法显影，也不可言说（词不尽意），多以"难受"之类的模糊语言来形容，他者的洞悉无法代替主体咀嚼（煎熬、折磨），因此，对于苦难仅有同情是不够的，还需要共情（人情，同理心），对于苦难个体而言，仅有肉身的穿越（其间）是不够的，还需要哲学与宗教（精神）的超越（其上），才能实现拯救和救赎。

四、医学的不确定性

它包含了诊疗局面的复杂（混沌）性、生死的偶然性，医患之间的主客间性，临床干预的双向性，医学认知的无限延展性，生命永远存在一个不可知的盲点，真理的彼岸不可终极抵达，也就是说疾病也不会在医学探索和技术拷打面前吐露全部秘密，医学总是有缺陷的，不可能做到全知、全能、全善。这份生命觉悟是敬畏之心的理论基石。

五、诊疗活动的艺术性

奥斯勒认定医学具有"科学-艺术"的二元性，康德就将艺术判断力看作超越纯粹理性与实践理性的认知形态，杜威是实用主义的鼻祖，但其晚年的体悟却是"艺术即经验"。在炉火纯青的艺术境遇中，没有绝对的主客两分，主体性囊括了客体性。其实，任何临床操作都不是机械重复的工艺流程，而是"心摹-手追"的手艺活，每一天的太阳都是新的，每一台手术都是初相逢，都形同初恋，因此，手术大师每每追求"心手合一"、"出神入化"的境界，在这里，直觉、灵感、悟性才是成功的引擎。高明的中医大夫（意匠）也会在临床中追求"医者意（艺）也"（主客一体的意境）的境遇。

第三节 医学的哲学隐喻

哲学修辞的最高境界不是高头讲章的学术阐述，而是世俗化、生活化的智慧隐喻（借喻）。也就是说，这些以熟语或成语形式表达的隐喻里包含着辩证思维的智慧，即对传统语境中生命"存在"与客观"本体"的挑战，揭示其内在的矛盾性（异化）与否定性（反思），使得在传统形而上学那里被凝固、板结、僵化的生命存在与本体灵动起来，从而激活人们的惯常思绪，抵达生命认知自我超越的新思域。

一、"柏拉图囚徒"

"柏拉图囚徒"是柏拉图的经典隐喻，一群囚徒被困在洞穴里，身后有舞者在表演，囚徒通过火光映在洞壁上的光影来观摩表演，他们无法直视真正的表演，映入眼帘的只是光影，而光影投射的表演并不是真表演。这个隐喻警示人类，即使在生命研究的现场，也无法获得完全、真实、精细的健康图景。在这个寓言中，柏拉图通过"身在现场却不明了真相"的洞穴叙事，颠覆了"眼见为实"的认知自负，揭示生命认知、诊疗驾驭中无所不在的"可见的不可见性"。

二、"病入膏肓"

"病入膏肓"这一隐喻出自《左传》。在这个寓言中，晋景公体内的病魔化作两个调皮的小顽童，为躲避秦国名医医缓无敌针药的追杀，躲藏到一个叫膏肓之间（膏之上，肓之下）的地方，医缓应诊时也束手无策，甘愿认输。其实，人体中并无"膏肓之间"的解剖部位，膏肓不是具象空间，而是绝对空间，人格化的疾病躲在膏肓之间，再高明的医生也无能为力，如今，现代影像技术十分发达，人体内几乎没有探测盲点，但"膏肓之间"却依然存在，那是人类疾苦的未知（难知）之境。

三、"芝诺悖论"

"芝诺悖论"是古希腊数学家芝诺提出的一系列关于运动的不可分性的哲学悖论。芝诺悖论共有四个，其中以"阿基里斯无法追上乌龟"最为知名。芝诺的假设是阿基里斯要追上乌龟必须先达到乌龟所在的地方，而这段时间内乌龟又向前爬了一程。阿基里斯要追上乌龟必须达到现在乌龟所在的那个地点。在这段时间内乌龟又向前爬了一程，这样一直有新的起点在等着他，于是，阿基里斯永远也追不上乌龟。虽然如今芝诺悖论已得到破解，但隐喻的价值不在于谜底的破译，而在于生命、健康、疾病认知"天花板效应"的揭示。特鲁多著名的墓园箴言"有时去治愈，常常去关爱，总是去抚慰"即在提醒人们必须明了技术有盲点、有缺损，关爱与抚慰可以弥补。

四、"盲人摸象"

"盲人摸象"这一隐喻出自《大般涅槃经》，讥讽以局部体察代替全貌认知的迷失。生命本是一头大象，被还原论肢解的现代医学技术部门已经无法驾驭生命的全貌，盲人摸象的隐喻就是呼唤人们睁开智慧的双眼（技术-人文），系统地把握生命的全貌与全程，开启全人医学（身心社灵）的视域。

五、"醉拳平衡"

醉拳是一种境界，生活中，醉汉的脚步总是跌跌撞撞，却踉跄而不倒，武林高手缘此发明了似醉非醉，动态周旋中克敌制胜的"醉拳"。看似随机（偶然），实则蕴含着必然，生活中，漂浮（泊）性、随机性（偶然性，偶在性）主宰着我们的健康，因为健康测定与系统误差，人们可能遭遇假阳性与假阴性，看似不确定，实际上是混沌中的秩序。生命研究境遇中，混沌（chaos）模型、湍流模型（turbulent model）都是最富有挑战的复杂系统。

六、"拉锁卡住了"

"拉锁卡住了"这一隐喻源自英国作家麦克尤恩的小说《切瑟尔海滩上》，拉锁取代绳索、纽扣是现代服装、箱包的潮流，但拉锁卡住的尴尬提示人们，拉锁两翼的完好并不能阻止被卡住的厄运，医学的现代性魔咒也如同被卡住的拉锁，技术与财富兼备，临床上常常落个人财两空，继而伤医毁院的境地，进步也伴随着异化，医学越来越发达，技术越来越进步，医生却越来越沮丧，他们"做得越多，抱怨越多"，病人针对健康问题却越来越焦虑，他们"了解越多，误解越深"，医学得到了真理，失去了真诚，占据了技术制高点，却失守道德制高点，因此，唯有寻求科学与人文，技术与人性的和谐才能平复技术与财富的肆意脱轨。

七、"老虎机与破试管"

"老虎机与破试管"这一隐喻源自诺贝尔医学奖得主卢里亚的同名传记，在卢里亚看来现代医学需要认真检讨，为何花费了大量的社会财富（老虎机），却只提供了一个支离破碎的生命图景（破试管），"老虎机"不只是卫生经济考量的失败，也有生命探索跳不出"撞大运"的偶在性（青霉素的发现就源自一次偶然的"事故"），"破试管"则暗喻缺乏整体意识和整合思维的还原论研究方案似乎已经走到了尽头，如何走出还原论（单向度细分的研究指向）的迷失，或许是未来一段时期生命科学以及医学科学亟待解决的一个战略性也是方法论命题。

第四节　医学哲学的基本范畴

医学的哲学洞察有一个特点，就是不拘于现象的纷繁变迁，运用范畴思维来透视事物的本质，因此，范畴思维追求并完成从现象到本质的认知跃迁。范畴是精神对话、交流，也是思想对垒、交锋的触媒，许多观念之争都源于范畴的对话与抗辩。

一、生命与生物（物理化的生物）之别

医学究竟是生命科学，还是生物科学，生命等同于生物吗？在生物技术飞速进步的今天依然是一个待估和不断重估的命题，生物学境遇中，生命的内涵如何阐释？医者是否应该认同人是万物之灵，因为人在各方面都超越了动物性，有灵性觉知、灵然独照、灵魂安顿，才有生命神圣与敬畏生命的意识，还是就认同人是机器。拉美特利的著名观点，强调人的理化、纯生物特质，薛定谔后来做了些修正，不是普通的物理学、化学，而是更高的、更新的生物物理学与化学，但是生物物理不是生命物理，生物化学也不是生命化学，它们不能充分揭示人类生命的全部奥秘，由此产生了著名的活力论与机械论的范畴（之争）。生命神圣的语义中包含有神秘、神灵、神奇、神通的内涵，因而才圣洁，究竟是生命无常，还是冥冥中命数（宿命）已定？又产生了偶然性与必然性的范畴之辩，即使有"生死有命"等宿命的约束，人们也面临各种长生、不老、不死的诱惑和纠缠，尤其是在财富社会、高技术时代里，这份欲求更加炙热，于是，宿命与诱惑，财富、技术与生命极限的纠结也凸显出深刻的范畴意义。

二、医学的科学与人学之辩

医学的科学与人学之辩即医学的科学属性与人学属性之争，当今时代，人们基本上都会不假思索地认定（公认或默认）医学是一门科学。但是，在100年前，医学大师奥斯勒却不曾将医学看成是一门纯粹的科学，称之为"不确定的科学"，这似乎有些耐人寻味，不确定如何还是科学？生命是一个谜，是一个灰箱，真相无法大白（甚至都无法中白，只能小白），相当多的病因、病理不明确，病情的进展不可控，疗效不确定，预后（向愈、恶化、残障、死亡）不可测。美国医学哲学家穆森更是认为医学不应该成为科学，一旦成为科学，就会必然遮蔽、偏离医学的职业愿景、目的与精神、价值与终极关怀。在奥斯勒

眼里，医学也是"可能性的艺术"，艺术即个性，即经验，如何凸显理性？譬如同样的疾病，不同医生的诊疗应对有别（同病异治），即使运用同样的疗法及药物，有人效果显著，有人却人财两空，这样的个体性差异，构成临床诊疗的不确定性，因此，现代医学是不完善的，更是不完美的，存在着缺损配置，诊疗节目是必需的，花费是必需的，而且越来越大，医院、医生的技术、精力投入是必然的，医疗探索与职业进取是积极的，依然不能改变这个"不确定性"的现实困境。现实中的心理失衡：对于某一个患者和家庭来说，可能的局面是以确定的（高昂的）经济支付与难以忍受的苦难体验换来完全不确定的疗效和生死预后，以高代价、高风险，低（零、负）医疗获益，可能出现人财两空的结局。至于医学科研与教学的不确定性的案例比比皆是，无需一一列出，于是才有随机应变与因材施教的呼唤。

三、医疗的技术与人性之辩

即医学的技术化生存与人文（艺术）化生存方式的选择。二战期间发生了纳粹医生与731部队医生以医学之名参与人类杀戮，23位医生遭受纽伦堡审判的职业蒙羞，对此，战后反思的核心是人性先于、高于工具理性、知性。人性在临床医学中具体表现在医患交往中感受性的差异，这份感受的差异性来自个人经历、社会关系、心理禀赋以及灵性修炼的不同投射以及生命信仰与生死观、疾苦观、健康观、诊疗观的积淀，因此，在诊室里、病房里，同一种疾病，同一类病人的病态、心态、求医行为截然不同，因此，同一位医生，其医患关系可能千差万别，有人感恩，有人抱怨，有人结缘，有人结怨。因为人不仅只是生物学层面的躯体，还是社会交往复杂的公关人、心理感受丰富的情绪人，更是具备灵性开阖的万物之灵。因此，医疗技术比一般技术的半径要大，一般技术追求有理、有根、有用、有效，医疗技术除了这些诉求之外，还必须追求有德、有情、有趣、有灵，才能在跟患者的交往与交流中入情入理、情理交融，技术与人性丝丝入扣。

四、医生职业生涯中理性与经验、理性与良知的冲撞

医生职业生涯中理性与经验、理性与良知的冲撞以及背后流淌的客体与主体、客观与主观、躯体与灵魂、知识与信仰、绝对与相对、真理与真谛、真相与真如、正确与正当、理性与感性（情绪、意志）、观察与体验、经验与概率、经验与超验、理性与猜想（假说、想象）、理性与悟性（直觉、顿悟、意外发现）、循证与叙事、全球化与本土化等一系列认知与行为的纠结。临床医学的历程绝非只是"求真务实"的本质还原，而是雾中花、云中月的不断澄明，真可谓行医越久，临床哲学的谜团越多，当然，深究起来的思维乐趣也越多。而且医疗业很长一段时间走的是技术创新谋发展的路子，在德性与伦理、服务与管理方面提升明显不足，硬件太硬，软件太软的问题十分突出。医疗的本质不是卖药、卖手术，而是关于人的关怀与服务，是苦难的呵护与死亡的抚慰，患者在乎的不只是医院楼有多高，技术有多先进，而是医疗过程中有无仁心、人性，医患之间有无共情，医护人员有无同理心和耐心，医疗服务有无温度。

第五节　医学哲学的前沿话题

医学哲学如果不直面学术的前沿话题，就没有理论生命力，但是，哲学化地界定医学

前沿话题并对此进行哲学思辨不是一件容易的工作，以下列举的主题仅是近30年来生物技术聚光灯所映照的学术强光带里的几束光环，并非当代医学思想史的全部峰峦。尽管如此，也为医学哲学的时代之辩提供了难得的挥洒之地、编演舞台。

一、医学模式的演进趋势与奇点谋变

医学模式是对历史上某一时期与阶段的医学认知特征、研究类型与学术发展水准做出的归纳与刻画，也是一种知识与价值的建构。从古至今，自然哲学医学模式、神灵主义医学模式、博物学医学模式、机械论医学模式、还原论的生物医学模式、生物-心理-社会医学模式、身心社灵全人照顾医学模式之间存在明显的递进关系，但医学模式之间并不存在绝对的优劣和替代关系，譬如传统中国医学秉持的自然哲学医学模式与博物学医学模式依然具有强烈的类型意义和研究余裕；同样，生物-心理-社会医学模式与全人照顾的新医学模式标志着身-心-社的递进，灵性空间的开启，在价值倡导上占据优势，但在实践指导层面却并未与对象化、客观化、证据化、大样本、随机化、统计化的循证医学无缝对接，展现出超越还原论的生物医学模式的理论活力，因此，现代医学依然秉持生物医学模式。何时出现认知变化的奇点（拐点）和库恩所期待的革命性的范式转换，还需要冷静观察。

二、基因组学的哲学寻根

人类基因组计划的成就是生物医学在还原论认知原则的惯性驱使下所取得的巨大勋业，使得人类疾病起源（深度回答"人为什么会生病"）的解释获得了一份新的科学地图，随后的基因治疗个案成功的星火更为生命内源性疾病解读与干预的路径选择提供了有力的支撑，但是，内在化与外在化（基因与环境）、内在化与内在化（基因图谱与心理龟纹、灵性觉知与灵然独照）、微观与宏观、局部与整体（单基因与复合基因）、简约化与复杂性的张力依然令基因生物学家困惑与不安。无疑，基因是还原论放歌的牧场，但基因之下（亚基因）是否还有可供还原的层次？未来转场的疆域在哪里（是否是暗物质）？还原论认知是否已经抵达了生命无限细分的天花板（极限），如果是这样，如何寻求哲学突围，恐怕都会在一定时期内让基因组学研究者辗转难眠。

三、转化医学的哲学审视

转化医学旨在激活医学研究各部门与上下游之间的边际效应，例如：基础与临床、学术与应用、实验室与病房、实验室与市场，早年的办法是把实验室建在病房里，但是，随着实验室建制的日益精密化，后来不得不独立出来成为专门的研究所或研究院等部门，由此，产生了一类有别于临床医生的临床科学家，这是一群职业研究者，他们在这个平台上汲取现实需要的动力与养分，催生了许多新药和新器械，转化医学的哲学范畴与张力包含着探索性与应用性的张力及漏斗效应，从转化到精准，确定性与混沌性的张力，先锋性与可操作性三大张力。转化医学的哲学基础是医学科学与医疗技术之间的适度融合，即科学的技术化与技术的科学化。不过，真理诉求不会与效用追求完全重叠，医学探索性研究的独立价值（纯粹价值与定力）与实用理性之间也必须若即若离，保持必要的张力，这是一份哲学清醒，不能因为功利诱惑而刻意压缩科学探究和技术应用的距离，在马拉松式的长距离上、续跑耐力上保持基础研究的定力。

四、循证医学的哲学基础

循证医学（EBM）被誉为 20 世纪医学发展的里程碑。现代医学理性化的哲学内涵不外乎躯体化、对象化、客体化、客观化、数据挖掘，占有充分、必要的证据与资源，循证医学便是这种理性精神坚定的倡导者、实践者。循证医学坚信，实事（证据）才能求是（推理、决策），没有证据（调查）就没有发言权。循证医学从 20 世纪 90 年代初兴起，如今已发展成能认识到证据局限性，并更多强调要结合证据的严格评价、病人的价值观和偏好来共同决策；求真务实是循证医学的哲学基础，相反，对循证医学的哲学批评也源自实证的拘泥，如对象化、客体化，数据化倾向，致使实证主义、实用主义、证据主义矫枉过正，换言之，统计崇拜、证据至上，唯客观论、唯证据论的迷失可能导致循证医学在应用中剑走偏锋。循证的表层诉求是确定性最大化的追求，冰山底座是理性与表象、绝对与相对、群体与个体、内在化与外在化、技术与人文，生物医学模式与全人医学模式的张力。无疑，临床思维具有非线性、混沌性、朦胧性、不可知性，现实的诊疗悖论常常会动摇证据决定论的根基，首先，证据总是有限的，而且，有效证据未必带来合理决策，有时医者手中握有充分证据，却做出了不合理决策与无效治疗。医学的真谛是永恒的不确定性、限定性、艺术性，不确定就是不完美，既包括证据的不完整，也包括决策的不合理，生命有盲点，无法取证，苦难无法显影，灵魂、膏肓、经络皆无法还原，也无法做形态-功能-代谢的病理取证。因此，大卫·萨基特关于循证医学最新也是最完整的表述是它既追求最好的证据、充分的资源，也要顾及患者和社会的价值（伦理、哲学、人生）取向，这是对证据主义立场的自我修补，循证不应该只局限于躯体指标，还要兼顾卫生资源考量、伦理考量、价值观评估，但感受、方法、路径差异性很大，无法轻松整合。

五、叙事医学的哲学基础

叙事医学是 21 世纪钟声催生的临床医学新学说，它重新定义了医学的目的，不只是完成疾病的生物学干预，还要努力回应、见证、抚慰患者的痛苦，通过解除或缓解疾病，让患者重新获得尊严。叙事医学理论通过时间性、独特性、因果偶然性、主体间性、伦理性的辨析开启了临床哲学的新视野，首先，倡导临床叙事（讲故事、听故事）实现客观性与主观性的对话，其次，通过"共情"与"反思"挖掘主客间性的丰富内涵，软化医生坚硬的他者立场，推动医患共同决策，和谐医患关系。叙事医学的鲜明特点是重视医患之间的相遇，通过相遇，更加全面深入地认识患者，尊重并见证（医护、亲人在场，知晓、共情、抚慰的过程）他们的痛苦，给医学带来更多的尊严与公正。在叙事医学的价值谱系中，医学无法承诺治愈、康复，但是可以承诺倾听、尊重、见证与照顾。完成了从观察视域到体验视域、生物科学视域到人性视域，从疾病关注到生命关怀，信息、知识、技术交流到情感交融、意志交映的身-心-灵的整体互动。总之，叙事医学推动了临床医学的转身，也推动了临床哲学的提升，临床思维从一元（躯体）到多元（全人），临床研究的焦点从客观性到主体间性，从疾病关注到疾苦抚慰，从寻找证据拓展到倾诉-倾听苦难故事，由此去洞悉患者的价值取向，包括健康观、生死观、疾苦观、救疗观，临床医生从价值中立到参与、对话、体验、移情。临床医学从事实描述、证据采集到疾病意义的诠释、建构，从追求科学、崇尚技术到彰显人文，表达人性。

追新拂旧，继往开来，作为精神桅杆、思想风帆的医学哲学理应为医学巨轮的远航提供更厚重的价值引领，更深沉的精神塑造，让这一时代的医学书写出超越技术、超越现实的思想画卷来，身在其中，我们不仅是呼唤者、见证者，更是亲历者、创造者。

第六节 临床大夫如何与哲学结缘

临床大夫需要培育哲学气质，那是一种不同凡响的职业穿透力、学术领悟力、临床领导力，从领地狗到荒原狼，从战士到将军。临床生活中富含哲学内核，如范畴与张力，知识与信仰，工具与价值，战略与策略等。哲学思辨是对生理、心理空间的哲学抽象，通过正反合的思维镜像转换，开启新的思维空间，实现认知的深化，观念的升华。

临床大夫不需要经院哲学，需要临床哲学。临床哲学包括生存哲学与干预哲学两个侧面。首先是患者的生存哲学：疾苦境遇，死亡不安、恐惧境遇下的生存，如何接纳痛苦、豁达生死，医者通过共情抵达患者的生存境遇，实现以信息共享、情感相通、价值诉求相近的共同决策。其次是医者的干预哲学（即思维容涵性），要干预，不要干预主义，要适度干预，不要过度干预，着眼于扶弱，而不是助强、甚至助狂，不仅在躯体层面干预，还要在心理、社会交往、灵性层面干预，不仅要救助，还要拯救、救赎，接纳姑息妥协，顺应生命的自然归途；要技术，不要技术主义，手中有技术，也不滥用，有高新技术，依然保持对生命的敬畏；要科学，不要科学主义，科学不是万能的，医学不是纯粹科学，接纳、探究临床中的不确定性、混沌性、偶然性、偶在性、艺术性；要规范，不要教条主义，追求个性化，适度讲规范，适时讲变通，因人应时因地制宜；要创新，不要猎奇主义，反对"新就是好"、"老就是朽"的刻板印象。

经过不断地思索与磨砺，就可登堂入室，渐入佳境，从结缘到结合，从有哲学气质的医生到医生哲学家。最初始于自发地寻求哲学修辞镜像，与哲学思辨的透析，寻求独到的认知范畴，寻求全新的价值归纳，深刻的思想洞悉，达成有内容的精神发育。包括对患者生理、病理境遇的哲学认知、归纳，对医者干预模式与尺度的哲学思辨。继而自觉地将临床事实与观察、体验与感悟、理论与方法哲学化，纳入哲学的认知轨道、体系、框架之中去建构，去反思。

（王一方）

参考文献

1. 柯杨，张大庆. 医学哲学. 北京：人民卫生出版社，2014.
2. H. Tristram Engelhardt. The Philosophy of Medicine：Framing the Field. New York ：Kluwer Academic Publishers，2000.
3. 杜治政. 医学哲学，不是多余的话. 南京：江苏科学技术出版社，2012.
4. 杜治政. 医学在走向何处. 南京：江苏科学技术出版社，2012.
5. 亚历山大·伯德. 科学哲学是什么. 贾玉树，荣小雪，译. 北京：中国人民大学出版社，2014.
6. 曾健. 生命科学哲学概论. 北京：科学出版社，2007.

第三章

医学伦理学: 生命伦理学与医学人文

生命伦理学最先在美国产生,而且学科发展已甄完善,表现在大学中普遍开设了生命伦理学课程,而且医院建立了医学伦理咨询委员会、科研伦理审查委员会。在学会建制上,既有全国的学会,也有总统生命伦理委员会。同时,每年都有大量的出版物和会议讨论生命伦理学问题。我国的生命伦理学发展方兴未艾,基本的学科建制也在发展中。

第一节 生命伦理学发展的历史背景和现状

《生命伦理学百科全书》(第2版)对此词条的解释的第一句话这样讲:"圣经中有一句话说太阳底下没有新事物。但自从20世纪五六十年代起,从生命伦理学的兴起看出,这句话并不正确。"由于新科技的问世和文化及观念的改变,人们重新对生与死、疼痛的忍受、自己生命的权利、他人和社会的义务等进行思考,于是逐渐产生了一个全新的领域——生命伦理学。

生命伦理学被认为代表一种全新观念的转变,它不仅是指开创一个新领域(伦理学和生命科学的交叉),而且代表一种学术思想、政治因素对医学生物和环境的影响等。狭义地说,生命伦理学仅指在面向生命科学技术的巨大变化时产生的新领域,广义地说,它已经延伸到法律、政策、文化、历史学科、大众媒体、哲学、宗教、文学等人文社会科学学科。这里所说的生命伦理学多指广义的,即它的研究范围已从临终病人床边的医务人员个体所面对的道德上的困惑,延伸到全社会公民和立法者在努力制定平等的健康或环境政策时所面对的公众的和全社会的选择。

Daniel Callahan 在《生命伦理学百科全书》(第2版)中把生命伦理学与医学伦理学进行了对比。他认为,"医学伦理学是古老的学科,代表的范围很窄,只强调医生的道德义务和医患关系,虽然在现今这仍很重要,但已不足以囊括所有的问题"。"生命伦理学则是指生命科学中更广阔的道德领域,包括医学、生物学、环境、人口和社会科学等方面。医学伦理学作为一个部分包括在生命伦理学当中,与其他题目和问题共同构成生命伦理学。"在本章中,作者认同这种看法,即其生命伦理学有更广阔的内容,已经涵盖了医学伦理学的内容。

一、生命伦理学在美国发展的历史背景

生命伦理学在美国产生，主要源于两个因素相互作用的结果。一个因素来自于西方的整个文化传统（尤其是宗教和哲学传统），美国是这个传统的一个主要的继承者。另一个因素来自 20 世纪 60 年代以来科学技术的发展对人类的伦理生活的冲击。这个冲击主要是由于新技术在医疗保健领域的应用而出现的，相对于许多传统的伦理观念，它产生了大量有待于澄清、解释和阐明的问题。

1900 年前后，科学的医学已成为医疗实践中不可分割的一部分，美国医学会改革医学教育制度，以提高医疗服务的水平。政府不断支持医学科学，尤其是在二战期间和之后，把科研引进医学教育和对病人的照护之中。20 世纪 50 年代美国国立卫生研究院开始成立并支持临床科研，受试者可能是病人和健康的志愿者，且数量在不断增加，于是涉及受试者的医学实验问题也接踵而来。

医院角色的变化、科学技术的主导性和医学专业化的发展是诸多生命伦理问题产生的三条主要线索。早在 19 世纪晚期，美国的医院在数量上以很快的速度在增加，最终成为提供医疗服务的主要源泉，随着医疗器械和技术在诊断和治疗中介入的不断增加，在医院中集中提供医疗服务变得比较有效并经济，且能满足人们的需要。1946 年的 Hill-Burton 法案，为地方性的医院提供联邦支持，新的普遍性的医疗保险倾向于给医院性的医疗服务而非私人诊所或家庭式服务提供补偿，这为美国医院的革命打下基础。由于医学科学和技术知识的增加，使很多的医生走进越来越窄的领域，只能使自己局限于某一专业。随着 1917 年眼科学会的成立，越来越多的专科学会成立。20 世纪上半叶，医生的社会和经济地位明显得到提高，渐渐从中等升至上等，这些非常明显地使他们与很多病人在生活态度和生活方式等方面不同。20 世纪 60 年代之前，医生的伦理职责主要体现在某些传统的方面，例如，要具有良好的技能，抵制庸医，公开秘方等。在实施他们的职责上，他们很少面临让人头疼的伦理困境和伦理困境。然而，至少自 20 世纪 60 年代后期以来，随着人口爆炸和新的医疗技术出现，那种认为古老的伦理是清晰的和充分的乐观主义开始变得动摇。原来的礼貌受到了在医生和病人之间介入的机器的挑战。传统的职责受到挑战，因为不再清楚什么是有益的什么是有害的：当生命丧失了意识，或者被痛苦完全毁坏，维护那个生命是有益的吗？对一个即将死去的病人进行实验以便得出一些治疗疾病的更好方式，这是伤害吗？随着医疗与政府、商业和新技术的生产者的日益错综复杂的关系，社会伦理也受到了挑战。医疗大大地依靠于技术，这使得医疗变得昂贵；谁来负责照料那些无法支付医疗费用的人们？文化和宗教的变化也对曾经是这个职业之特权的权威产生了怀疑。以前没有受到困扰的医疗良知现在开始感到一些疑虑。即，一个至关重要的问题就是：究竟什么是好处（benefit）？什么是害处（harm）？谁应该生存？谁应该死亡？昂贵的保健资源应该如何被分配？应该由谁来作出这个决定？生、死和正义，这些长期以来一直是由哲学家、神学家和法学家来沉思的问题，现在则在医疗领域中突出地表现出来。

在 20 世纪 60 年代期间，一些领先的医学科学家率先打破沉默，他们通过发起、组织和召开一系列会议来表达对这些问题的困扰和不安。对于生命伦理学的诞生具有开创意义的一次会议是于 1960 年 9 月 8~10 日在达特茅斯学院召开的，会议标题是"现代医学中关于良心的重大问题"。他们提出了一些重大的问题，例如，电离辐射的效应、水和空气污染、食品的化学掺假、传染病的入侵、医疗发展与人口爆炸和基因池污染的关系、是否应该延长受病痛折磨的老年人的生命，等等。这次会议的目的不是在于解决这些问题，而是提出它们以引起学术界和世人的关注。1962 年由 Ciba 基金会资助在伦敦召开了"人类与它的未来"会议，会议关注农业产品、世界资源、环境退化、遗传和脑科学等相关问题。1965 年首次诺贝尔奖会议也探讨了"遗传学和人类的未来"主题，对优生学进行了探讨，并有倡导利用绝育、克隆、人工授精，甚至提到精子库等方式来提高人类的智力水平的提法。

在 20 世纪 60 年代结束之际，这些会议的文集和论文已经形成了一个小规模的图书馆。一些有见识的参与者建议成立一个生命伦理学的专门研究机构，以便对生命伦理学的问题进行多方位的综合研究。1969 年 3 月，一些学者聚集在纽约的普林斯顿俱乐部开始筹划一个称为"价值研究和人学中心"。11 月，这个中心更名为"社会、伦理和生命科学研究所"（现在通常称为"海斯汀研究中心"），当年年底，这个研究所从洛克菲勒基金会和国家人文科学基金获得赞助。这个中心有四个研究小组：死与死亡、行为控制、遗传工程和咨询服务、人口控制。1971 年 6 月，该中心开始出版《海斯汀研究中心报告》。另一方面，在华盛顿，一些学者在 1970 年年底向肯尼迪基金会递交了一项提议，倡导建立起"肯尼迪人类生殖和发展研究中心"。次年春天，这个中心在乔治城大学正式确立，几年后更名为现在众所周知的肯尼迪伦理研究所。通过与该校的哲学系合作，这个研究所在 20 世纪 70 年代率先设立生命伦理学方向博士研究生培养方案。

1978 年，在国家人文科学基金的赞助下，《生命伦理学百科全书》首次以四卷本的形式出版。1976 年，弗吉尼亚大学的神学家 James F. Childress 接受肯尼迪伦理研究所提供的一个教授职位，来到乔治城大学，他与该校哲学家 Tom Beauchamp 合作，于 1979 年出版了第一本生命伦理学的专著：《生物医学伦理学原则》。迄今，此书已经出到第 7 版。随着这些研究机构和相关的协会建立，生命伦理学在美国开始蓬勃地发展起来。国家设立了各种各样的专门委员会来讨论、研究和处理在新的生物医学领域出现的道德上具有争议的问题，并且制定一系列相关的政策和对策。

从具体事件看，20 世纪 60 年代以后，人们广泛使用肾透析、器官移植，但在透析对象的选择上遇到难题；1967 年心脏移植的成功引起死亡标准的讨论以及哈佛提出了脑死亡标准；流产在医学上很安全、避孕药丸、产前诊断、ICU 的广泛使用、人工呼吸机等均已普遍出现，但昆兰案件的撤掉呼吸机和安乐死问题引起普遍关注；人们从传统上死在家里到现在死在医院里，观念上发生了戏剧性的转变；二战后生物医学研究取得成果后的应用，美国的几起未得到病人的知情同意所做的人体实验引起道德上的谴责；Rachel Carson 的《寂静的春天》的出版，掀起了保护环境的浪潮；美国的民主权利运动、个人主义、女权运动也在兴起……但人们在与之平行的文化进程方面又远未跟上这些变化，这是生命伦理学为何能引起公众如此关注的一个主要原因和历史背景。

二、生命伦理学在中国的发展状况

生命伦理学在中国起始于 20 世纪 80 年代初。它的兴起与 20 世纪 70 年代末自然辩证法这门学科的发展也相关。20 世纪 80 年代，邱仁宗、杜治政、石大璞、何兆雄等老一辈学者开始了生命伦理学理念原则的翻译和引入、国内教材的编写和学术期刊的创立。1981

年 6 月 25～29 日在上海召开了第一次全国医学伦理学术会议。1988 年中华医学会医学伦理学分会成立，标志医学伦理学/生命伦理学有了初步的学科建制。

中国医学伦理学的学科队伍组建时是从医德学教师队伍开始的。由于我国在 20 世纪 90 年代末才渐渐在一些大学和研究所设立了医学/生命伦理学硕士研究生招生点，因此，当时的队伍多是从其他学科转过来的。有一些临床医生对临床伦理问题感兴趣，加入教学队伍，作为兼职教师，帮助共同推动了此学科的发展。目前几乎所有的医学院校均开设医学伦理学，综合性大学的哲学系，也开设生命伦理学。

20 世纪末，一些年轻学者开始对生命伦理学本土化问题进行反思，其中以范瑞平教授提倡并践行的儒家生命伦理学为代表，其中讨论的一个焦点问题在于临床情境中应该是患者自主决定，还是应该为现实中的家属参与甚至代替做辩护。"在临床决策方面，是转向病人独立自主的现代西方自由主义、个人主义的生命伦理价值，还是坚持中华文化的个人、家属和医生之间的相互依从、相互协商的和谐主义的生命伦理价值？这些问题仍在争论中。近年来，受到西方个人主义生命伦理观的影响，中国的一些生命伦理学家过分强调病人的个人权利、独立、自主，好像只要中国人从儒学的家庭主义、关系主义、和谐主义逐渐转变成为西方的个人主义、自我决定，一切问题都会迎刃而解……"。2009 年 11 月，由西安交通大学医学院和香港浸会大学应用伦理学研究中心共同主办，中国医学伦理学杂志编辑部等多家报刊协办，召开了"构建中国生命伦理学及深化卫生改革"会议。恩格尔哈特在题为"美国生命伦理学与中国生命伦理学问题与前途"的主题发言中概括了东西方社会之间的道德差异、道德多元化的事实。他解说美国生命伦理学在渊源、问题、理论及前途方面都有其根源，很难设想中国生命伦理学会在这些方面同美国生命伦理学相同。他认为中国生命伦理学家应当根据自己的道德传统提出自己的理论，解决自己的问题开创自己的前途。

从 2010 年开始，《医学与哲学》和《中国医学伦理学》等杂志，都在对医学伦理学 30 年的发展进行反思和梳理。从学科或者领域整体上说，中国医学伦理学在学科建设上取得了诸多进展，但仍然有几个方面能力上的不足："一是缺少能够与哲学、伦理学进行直接对话的能力；二是欠缺流畅地与医学直接对话的能力；三是缺少与社会对话的能力。""30 年前中国的社会现实没有给中国医学伦理学的产生提供孕育和生长的条件。而 30 年后的今天，中国社会急剧转型中所出现的问题，同样让社会产生了一种对医学道德强烈的需求。"与社会公众的对话、与科学界的对话、与政府的对话、与各级决策机构的对话、与高等医学教育的对话、与媒体的对话等，这种对话本质上是一种学科依靠自身的能力与社会政治、社会管理和各种权力的对话，也是一种社会文化对话。在一定意义上说，在中国进行这种对话甚至比与哲学、与医学的学科和领域间对话更具挑战性和复杂性，也更能体现生命伦理学这门学科对社会发展的促进作用。

第二节　生命伦理学与医学人文的关系

一、生命伦理学的学科性质

1. 生命伦理学是应用伦理学　较早探讨生命伦理学的学科性质的是 Daniel Callanhan、

Danner Clouser 和 Bernard Gert 等生命伦理学前辈。他们倾向于认为，尽管生物医学的新进展提出了关于什么是善、什么是伤害等不同寻常的问题，但这些问题并没有否定传统伦理学的基本准则，生命伦理学似乎是传统伦理学对于由新发现和新技术带来的特有压力和紧急情况作出的回应。生命伦理学并没有超出把传统伦理学理论应用到医学问题的范围，它为古老的伦理学在一个新的、令人眩晕的时代找到了新路。即，生命伦理学作为应用伦理学，主要在于解决特殊案例中的道德问题，它更注重实践和行为，而伦理学理论主要在于考察道德推理的标准与原则，更注重理论和知识。

生命伦理学作为一门应用伦理学，它并不侧重在对伦理学基本理论的探讨，而主要以问题导向来进行一些相关概念、分析问题的方式和解决问题的路径以及相关制度的探讨。但同时，生命伦理学的一些问题反过来对某些伦理理论造成冲击。正如有学者提出，当今的应用伦理学，是伦理学的当代形态。"在我看来，应用伦理学不是伦理学原则的应用，而是伦理学的一个独立学科体系和完整的理论形态；应用伦理学的意义不是应用的伦理学，而是被应用于现实的伦理学的总和；它的意义不是相对于伦理学一般或道德哲学而言的，而是相对于现在已经不能被应用于现实的传统伦理学而言的；就是说，应用伦理学是伦理学的当代形态。

2. 生命伦理学还是个交叉学科　生命科学的发展对人们的传统观念、宗教意识，甚至法律法规等都提出了诸多问题，对这些问题的分析和解决，需要社会学、宗教、哲学、心理等多学科的合作。因此，生命伦理学一开始就注定了它作为多学科交叉的学科性质。对此，有学者提出，对这些生命科学产生的伦理问题，需要卫生专业人员、哲学家、神学家、律师、经济学家、心理学家、社会学家、历史学家和人类学家等共同合作，才能完成对此类问题的探讨。

二、医学人文学科与生命伦理学的关系

R. S. Downie 和 Jane Macnaughton 在《Bioethics and Humanities-Attitudes and perceptions》一书中的第一章，专门论述了生命伦理学与医学人文的关系。关于什么是"医学人文"？本书作者提出，"医学人文"这个术语有三种含义。这些含义涉及三个可能有所交叉的研究群体，但是它们的目标、方法和参加者是不同的。首先，是被称作"治疗的艺术"的含义。这可能是最古老的含义，很多年来用音乐或绘画艺术或创造性写作作为健康治疗的一部分。其次，是近年来被称作"健康的艺术"的活动。它有两个分支：一个是社区背景下的艺术，另一个是医院、医疗实践、学校和其他机构背景下的艺术。社区艺术家常常和健康运动结合在一起，在一些内部城市和偏远的地区也有成功的经历。第三个含义，运用艺术和人文，教育医学专业和护理专业的学生、研究生以及进行继续教育。当然，很多艺术和人文都会对医学产生影响，特别是我们应该关注：哲学（包括它的分支，如道德哲学、逻辑学、认识论、政治哲学和美学）、文学（包括诗歌、散文和戏剧）、美术和建筑艺术。

关于医学人文能为生命伦理贡献什么？作者提出，这些学科并不是对生命伦理产生同样的影响。大体上来讲，它们和生命伦理的关系可以初步分为两种作用，我们称它们为核心作用和补充作用。这些作用互相交叉而且互相促进。哲学主要起核心作用，而文学和美术则主要起补充作用。

哲学：核心作用。哲学可以被看做是旨在对论证和假设进行严格地批评性检验的一门学科。我们可以把它描述为第二次序（二阶）和"在……之后"的行为。换句话说，哲学是立足于第一次序的活动，例如科学的或政治的或艺术的或道德的活动之后，并试图揭开它们的设想，并把它们放在一个更广泛的系统中理解它们。通过哲学的逻辑学和认识论分支更容易理解哲学的本质。作为哲学的分支，认识论或者知识理论关注我们知道的哪些事情是真实的，哪些是可以确定的。当哲学的这个分支指导医学时，我们发现医生和科研工作者广泛认为，我们仅能确定那些可以计算或测量的因素。因此测量尺度的观点在医学中很流行。即使我们忽视一些可笑的尺度——精神尺度、同情尺度、道德尺度等——我们必须注意到这种认识论设想的伦理涵义。它鼓励我们把人类看做有着特定的个人同一性——我们的同一性由不同的相互独立的和可以测量的因素组成。仔细检测这种设想将有益于医生看待病人的方式，而医生看待病人的方式将决定他们如何看待什么是病人的最佳利益和什么是符合伦理的治疗。

道德哲学与生命伦理的联系比逻辑学和认识论与它的联系更明显，但实际上它也更容易被误解。其实误解经常发生。道德哲学和其他哲学分支一样也是第二次序的活动。无论是作为日常生活中的道德主体还是医生，它都是从第一次序的道德生活中分离出来的。它的真正作用是评论道德生活中第一次序的行为，并且通过调查它们的假设，以及它的辩护中所用论据的强和弱来了解它们。道德哲学不能告诉我们胚胎是否是人或者安乐死是否应该合法化。它所能做的是仔细检验在特定立场上所提出的观念。这当然和实践有联系，但这种联系是间接的。

使用"伦理"这个单词时会产生混淆，因为"伦理"要么用来指道德哲学中第二次序的理论活动，要么用来指道德中的第一次序的实践行为。因此，哲学家撰写冠以"道德基础"之名的书，而医生则受到伦理法典和手册的指导。但这是两种不同意义的伦理，这种不同在讨论医学伦理时会产生混乱。医生和护士参加过一周的医学伦理的讲座后，会倾向于使用诸如"义务论"或"准则功利主义"或"康德主义"的术语，但是对它们的意义并没有真正的理解。当然用这些术语并不能解决任何实践的第一次序问题。其实，口号"尊重病人的自主决定"是从康德的背景下摘出来后，在医学伦理中用得非常模糊。例如，它无法区别一个病人有能力拒绝一个治疗还是需要一个给予的治疗，也无法弄清楚"尊重自主的决定"是指执行它，还是在治疗时考虑它。

我们认为，道德哲学家应该呆在他们的象牙塔中，并远离竞技场的尘土。但是这个观点必须改进以防误解。从一个象牙塔里看问题可能比在竞技场的尘土里看得更多和更清楚。道德哲学家更有优势评论在生命伦理第一次序的实践中将发生什么。政治哲学作为医学人道也可以做出同样的贡献。政治哲学对公共卫生领域的伦理问题有直接的影响，在这里我们找到区分平等和公正的伦理学意义。

作为第二次序的学科，远离生命伦理学的哲学的重要性在 Carl Elliott 的一篇文章里被提了出来。Elliott 主要谈论美国的情况，但是他所讲的内容可以应用到英国和其他一些西方的国家。他主要关注，生命伦理学是怎样从产生它的学术领域里分离出来的，并如何成为资助它的行政机构的建议提供者。他写道："随着美国生命伦理学的发展，它逐渐成为一个半自我包容和半职业化的实体。它在容纳它的官僚机构中变得异常不同——不但不同于产生它的传统学术领域，而且不同于它有时候渴望与其靠拢的临床学科。"

例如，20世纪60年代，外科手术的发展使器官移植发展起来，这一领域的成功导致需要移植的人体器官广泛缺乏。缓解这一缺乏的一个方法是从动物身上移植器官给人，例如猪。制药公司对这项研究投资百万英镑，以进行器官异种移植。政府机构设立一些由律师、伦理学家和科学家组成的委员会来监督和规范这项研究及可能的治疗。其他主要的医疗前沿领域，如基因检测、人体干细胞研究、克隆和辅助生殖也有同样的设置。一旦出现了伦理方面的不确定性，就会建立委员会在共识的基础上制订规则。Carl Elliott提出，委员会的生命伦理学家更愿意提供如何使体系更好的讨论，而不是挑战体系本身。这意味着雇佣生命伦理学家的机构将设定生命伦理学家的职责、忠诚和职业要求。我们当前目标的关键之点——强调哲学最核心的作用——生命伦理学家可能对生物医学事业整体提出的批评变少了。他们更关注于如何把整个体系做得更好，而不是反对和批评此体系本身。这样做的一个结果就是生命伦理学家不再对技术说"不"，而是热情地说"是"。从Elliott的文章中我们可以体会到，除了给一些行政机构如英国医学会伦理委员会（BMA）、医学理事会（GMC）或其他国家的其他相应机构提供一些建议和管理的作用外，哲学的核心作用还应该保持。

文学和美术：辅助性的作用。为了更好地进行解释，我们对医学人文的核心作用（主要指哲学学科）和辅助作用（主要指文学和美术，包括建筑）做了基本的区分。为了更好地理解文学和美术的辅助作用，还需要对生命伦理学的历史做一个简单的回顾。医学实践领域关注伦理的考虑最早来自希波克拉底，从希波克拉底时期到20世纪50年代，医学伦理大致处于静止状态，它的主要原则就是希波克拉底所认识到的——医生不可伤害病人，而是应该寻求病人的最佳利益，医生必须保护病人隐私，医生不可对病人有性倾向，不可支持堕胎，他们必须忠于自己的职业。当然在这个历史时期里也能找到一些医学方面的作者，他们发展了这些观点或者有其他的医学伦理的观念。但是总体上来说，直到第二次世界大战，医学伦理有着一些特征，即，少量的伦理原则加上职业礼仪，这些一直规范着医疗实践。正如我们看到的，与医学伦理相关的新的行为和观念直到20世纪60年代才出现。公众和医学领域对这个问题的关注由多种原因引起，其中一个原因是纳粹对医学试验的滥用。第二个原因是新的更有效的医学治疗的出现，使医生有可能通过手术和新药来延长生命，于是很自然地就出现了是否有必要这么做的问题。第三个原因是我们在广义上称之为"消费主义"的兴起。两千年来，医生对什么是病人的最佳利益做出自己的判断被认为是足够的了，甚至不必告诉病人治疗方案是什么。但是20世纪60年代，在医疗领域病人对知情同意的要求增加起来。至少在西方，公众希望对治疗有更多的知情，对所提供的治疗方案进行咨询。

对此，医学伦理学只能通过补充、更新规范和准则来调节我们的医疗行为，它的学理基础是正义；而对医生的各种困惑、情感方面，它并不是一个好的形式。而医学人道，尤其是文学和美术，则能提供好的形式。例如，信件或电话或面谈可能会使脆弱的病人受到打击。当提到这些问题时，医生常感到震惊，他们对自己的语言所带来的影响并不知情。明白口语或书面语言的微妙，这是文学对伦理学做出的辅助性贡献。或者，当一个医生被病人指责为粗鲁时，他（她）可能借口说他们过度工作和过度劳累，解决这个问题需要采用艺术的方式。病人感到他们能够信任自己的医生，这在伦理上很重要。如果病人觉得除了技术上的不同，医生和他们并没什么区别的话，信任就会产生。

这个观点在医生和病人关于乳腺癌交流的最近研究中可以显现出来。研究显示病人珍视与医生的关系——他们希望被看做是一个人。"看做是一个人的观念可以通过多种方式来表达。非语言的暗示包括目光的接触、微笑和抚摸。最简单的语言策略是病人被告知他很特别。最常见的策略是病情之外的简短交流。"

作为一个完整的人，需要对生活有一个外部的整体的看法。但是医学本身是一个只有内部看法的学科，这有许多原因，医学教育是其中的一个。学生很快地成为"医学生"，而且主要和其他的医学生建立友谊。这种职业化在某种程度上是件好事，但缺点是医生整个人都被医学气质所统治。这将出现很多问题，我们会发现医生的观念局限于把病人的最佳医学利益当作是病人的最佳利益。例如，医生会真诚地认为病人的最佳利益是进行下一轮的化学治疗，即使成功的希望不到15%。当然，病人可以拒绝治疗。但是倾向于医学最佳利益的医生常以一种鼓励接受的方式提供信息。拥有更广泛的人道观念可以使医生以一种更平衡的方式来看待病人的处境。文学是拓展观念的一种方法，而且能为伦理规则提供帮助。

三、生命伦理学和医学人文在医学教育中的职能

每一个人都想过、都能过一种有意义的生活，这就是人文学科探求的理由。作为一种人文探讨，生命伦理学研究不是为了呈现事实，而是要理解不同时代的文化和人们遇到的问题、答案和价值选择。这种选择体现了不同文明创造者对于生命的想象，展现了他们的希望和梦想。

总的来说，医学人文学以历史、文化、宗教、哲学的视角，审视医学的演化、追问医学的意义、重塑医学的价值，从而更好地理解健康与疾病，理解病患与治疗，重新定位医患关系，重建卫生政策和医疗服务的基石。那么，医学人文学科能为医学带来什么呢？英国学者伊文斯认为，医学人文学可以从两条路径来改变医学：一条是"修饰"途径，即通过倡导人文关爱来软化技术导向的医学实践，但本质上并未改变生物医学的性质。另一条是"综合"路径，即将医学人文精神整合入医学之中。医学人文学通过提高临床医生与病人的交流能力，更深入地洞察病人的叙述，寻找更多样的促进健康和减少疾病与残疾的方法。

这里，我们需要思考，医学人文对生命伦理来说，是手段还是目的？

前面谈到医学人文对普遍的医学和特殊的生命伦理学带来的启示，这是否意味着医学人文仅仅是手段或者是伦理目的的工具？人文主义者一般认为人文学本身具有价值。人文主义者常引用亚里士多德对行为的区分，即一种是实现其目的具有工具性价值的行为，一种是最高的善、善本身、内在善或终极目的。亚里士多德认为如果一个行为作用取决于它带来什么，那么它本身不会是善的。因为最高的善必须是本身善而不是它的用途。亚里士多德把"沉思"或者理论（指类似纯哲学的东西）（即使不是伦理也是对好的生活的指导）看做是本身善，也可以把艺术看做是和沉思一样的种类。

根据工具善——一些作为手段的善，和内在善——一些作为目的的善之间的区分，我们如何看待医学人文在医学教育中的位置呢？目前我们看到了医学人文教育的目的和以明显的工具性来评价它们。这是否意味着文学、戏剧等课程本身没有价值呢？

Jahn Macnaughton 医生在《医学人文》第一期中区分了医学教育中人文学科的工具性

作用和非工具性作用。在开阔教育视野方面，她提到了三个非工具性的价值：扩大教育视野，例如介绍给学生看待世界的其他方式、帮助医生和学生的个人发展和介绍非主流文化。我们可以通过某种方式增加理解人类及其相互行为的能力。这个能力通过欣赏艺术得以培养起来，Macnaughton 医生的观点是说某种人文学习本身具有价值，但是必须包含在医学教育之中，即使它本身是非工具性的。

在《医学伦理学》期刊上，Gillon 教授对医学人文的出现写了一篇非常概括的欢迎辞。在这篇文章中，他沿用了 Jahn Macnaughton 关于工具性和非工具性价值的区分。他并不反对艺术和人文的内在价值，其实他认为他们具有这样的内在价值。同时也具有非常高的"工具"性价值（非常不同于内在价值），即为了培养更好的医生。设想绘画的例子，画一幅画，画家首先需要工具的帮助，如画刷、画架和模型。其工具性价值的理由依赖于最终的产品——画。画刷、画架、模型等对画有工具性价值，但是当画完成时它们不存在了。但是画布、颜料和形状也对创造画有工具性价值，区别是它们是最终产品不可缺少的一部分。如果我们把这些区分应用到人文学、受教育的人和好医生的关系问题上，那么可能会有下面的区分。我们可以说享受和实践人文的活动本身具有价值，它们意味着创造文明的、发展的和幸福的人类生活。但是它们不是这个过程的工具，而是这样生活的不可缺少的组成部分。换句话说，它意味着作为一个受教育的、文明的人是能够享受到文明本身的。

一个好的医生应是受到良好的教育的、全面发展的人。他必须同病人打交道，必须和病人在一起，这是医生与科学家或数学家的不同。用一个表演乐器的类比来说，一个好的音乐人，如果只有好的表演，而没有充满感情的话——他将丧失他的地位。他的感情就在他的指尖上。医学也一样，他必须从外部观察，医生需要意识到从整体上看，对于某个病人，什么是好的，而且要对病人的愿望、同意或者拒绝等问题保持敏感。换句话说，医生必须做出考虑成熟的判断，而且这个判断必须有人文的因素在里面。这就是为何人文学科是医学伦理规范性作用的重要补充，而不能单纯归因为手段还是目的。

第三节　生命伦理学的基本原则

在规范伦理学的领域，功利主义和康德的伦理学已经在很长一段时间内相持不下。自从 20 世纪 50 年代以来，美德伦理学的倡导者开始加入这场争论，对前面两种伦理观点进行了激烈的批评和攻击，形成了规范伦理学领域三足鼎立的局面。然而，在人们的社会、政治和伦理生活领域，更进一步的分化在进行着。女权主义和关怀伦理学通过强调情感和特殊的个人关系在人们的生活中的重要性，加入美德伦理学来反对像功利主义和康德伦理学这样的以强烈的不偏倚性（strict impartiality）为基础的规范伦理学。社群主义者（communitarians）通过强调共同体在个人生活中的价值和意义而成为以权力为基础的自由的个体主义（right-based liberal individualism）的对手。在伦理观点上的这些分歧不仅渗透在人们的日常生活中，而且也严重地影响了生命伦理学本身的思维，影响了医疗领域中那些伦理上相关的决策。换句话说，这种影响既体现在生命伦理学本身的理论建设上，又体现在具体的伦理决策者身上。

与伦理学的理论探究不同，生命伦理学主要侧重在中层的原则探讨。James F. Childress 与 Tom Beauchamp 合作的《生物医学伦理学原则》教材，系统阐述了生命伦理学主张的四个基本原则：不伤害、行善、尊重和公正。

一、不伤害原则

希波克拉底誓言说道："我将按照我的能力和判断使用治疗来帮助病人，但是我将永远不用它来损害病人或者不公道地对待他们。"这表明医生有义务不对病人作恶。不伤害（nonmaleficence）原则断言了不要有意地造成伤害的义务。

一般认为，不造成伤害是一个消极的责任，而行善则指一种积极的责任。例如，一个人应该努力避免恶或伤害，应该努力消除恶或伤害，应该努力促进善。不伤害原则支持许多具体的道德规则，例如，"不要杀人"，"不要对他人造成痛苦或苦难"，"不要致使他人残疾"，"不要冒犯他人"，"不要剥夺他人生命中好的东西"，等等。这些特殊的原则是医生在医疗实践中必须首先遵守的，因为不伤害的消极义务被认为道德上优先于行善的积极义务，一个人不行善只是表明他没有按照行善这个道德目标去生活，但是作恶则意味着他诋毁和破坏这个目标。

在此原则框架下，两位作者在呼吸机的撤销和是否上呼吸机这个临床很纠结的问题上进行了分析，也对常规治疗和非常规治疗、对鼻饲的医疗技术和维持生命的医疗技术的使用，以及对医疗结果的期望和可预期的效应进行了探讨。新版教材还对生命质量、群体伤害等问题补充了一些内容。

二、行善原则

道德不仅要求我们应该把他人看做是具有自主性的平等的人，抑制自己不要去伤害他们，而且也要求我们应该以某种方式对他们的幸福作出贡献。实际上，在不伤害和行善（beneficence）之间并没有截然分明的界限，因为不作恶有时被广泛地看作包括避免伤害和消除造成伤害的条件，而这些都要求采取正面的行动来使他人受益。所以，如果我们承认我们能够和应该保护他人免受某些类型和某些层次的伤害，那么我们也有一个积极的义务来促进他们的幸福，尤其是因为人类是生活在一个相互依赖的共同体当中。

但是，行善和不作恶之间仍然有一些规范的差别。刚才已经提到前者是一个积极的义务，而后者是一个消极的义务。按照康德的伦理学和一些日常的道德观点，不作恶是一个完全的义务，一种在任何情况下我们都要尽可能服从的义务，而行善则是一个不完全的义务——我们对他人的幸福的促进依赖于我们的能力、处境和意图，因此是有选择性的。但是，这个区分并不意味着行善不是一个义务——它只是不是一个强制性的义务。在有的情形中，我们有义务对他人行善，例如，如果我们有能力，我们就应该保护和捍卫他人的权利，避免伤害落到他人的头上，消除将会对他人造成伤害的条件，帮助那些残疾的人，救助处于危险之中的人，等等。但是，不像不作恶的规则，行善的规则一般来说对行动提出了正面的要求，而且并不需要总是被不偏不倚地服从。

在医疗伦理学当中，一种常见的冲突是在行善和自主性之间的冲突。尽管行善在古代就被看做医疗中的主要义务，对病人自主性的尊重是否应该具有对行善的优先性近来已经成为生命伦理学中的一个中心问题。病人具有自我决定的权利，医生对病人具有寻求同意、保护隐私和机密的义务，这些都是按照尊重自主性的原则被确立起来的。一些理论家认为，医生的首要义务是要为病人的最佳医疗利益服务，不是要促进自主的决策。而另一些理论家则认为，对自主性的尊重应该是医生的首要职责。这样，在自主性模型的倡导者和行善原则的倡导者之间就产生了争论。这个争论重要地影响在一些生命伦理问题上的决定，例如堕胎、安乐死和医生援助的自杀。目前对这些问题没有一致公认的看法。但是一些生命伦理学家试图按照"生活的质量"、"好处和坏处的平衡"等思想来探究这些问题。但是不管怎样，许多生命伦理学家认识到，好处和坏处只有在具体的情景中才具有具体的道德涵义。因此，对行善原则的适用也就取决于特定的共同体的判断。在这样一个共同体之外，没有合理的办法决定什么样的行动是好的，什么样的行动是坏的。

也有将行善原则译成"仁慈原则"。从某种程度上看，这种翻译更加符合中国文化对此原则的解读。例如，在新药临床试验中，试验本身并不是为了受试者个人利益，受试者本身原意是志愿者的意思。汤姆·L·比彻姆等人认为，仁慈是否为义务是一个尚未解决的问题，在他们看来，从普遍道德意义上说，并不包括需要作出重大牺牲和极端利他主义的仁慈原则。仁慈行为是理想的，而不是义务的，但在仁慈的情况下，义务与道德理想的界限并不十分清晰。尽管存在着各种看法和争论，但在某些职业中，帮助他人本身就是一种义务，至少在诸如护理、医学和研究的职业角色中如此。因此，在生命伦理学中，仁慈一直是一个重要的道德原则。

三、尊重自主的原则

由于存在着多元的和冲突的价值观念，在一个世俗的社会中，想为生命伦理学难题找到合理辩护的解决方案，存在着很大问题。理性的人们只能通过相互同意来确立起一种共同的道德结构。这就是说，人们必须相信，为了能够从根本上解决一个伦理问题，他们必须设想每个人都具有同样的价值和尊严，由于这种平等的地位，有关一个具体行动的适宜性或者不适宜性的问题只能通过主体间相互的同意来解决。如果人们接受这个观点，他们就有可能确立起一种相互尊重的道德实践，并在此基础上对一个行动得到的地位进行判断。这样，对自主性的尊重，这个在西方自由主义运动中突现出来的思想，便成为生命伦理学中至关重要的原则。

对自主性的尊重，意味着通过强制来解决道德争端和道德分歧本身是道德上不允许的。因此，如果人们的道德感是多种多样的，那么基本的道德原则是在共同协商和创造具体的道德世界的过程中的相互尊重原则。然而，在具体的医疗实践中，如何运用这个原则、甚至如何恰当地理解"自主性"的概念都存在着争议。一般认为这个原则的理论基础来自于康德的"尊重人"的思想——人总是要被处理为目的而不仅仅是手段，因为只有人才具有尊严（而不仅仅是具有价值）。它要求涉及他人的行为必须得到他人的允许，每一个有健全思维能力的成年人对于涉及自身利益的行为都有自决权，例如在讨论一位思维正常的患者是否有权拒绝一种医疗干预时，尊重自主性原则强调要作出适当的道德反应，认真听取和解答患者的问题，尊重他们的选择，这也就是人们通常所说的知情同意。

知情同意的提出，与二战期间人体实验问题相关。知情同意要求行为者是有胜任力（competence）的、要求信息的透露（disclosure）是完全的、要求行为主体能理解（understanding）所透露的信息、并强调其同意是自愿（voluntariness）的，没有外在压力和胁迫。知情同意对于"家长制"的医患关系提出挑战。"家长制"医患关系即是应用"家长制"思维框架思考和研究问题，认为患者不懂医学，医生知道什么情况符合患者的利益，于是没有充分考虑到患者自己的价值判断。"家长制"思维模式也一味地强调原则，忽视了情境、关怀和关系，以及人与人之间的情感纽带；一味地贯彻一种线性的思维方式和统一化的标准，忽视了差异性和多样性，以及不同人群的利益。

对自主性的理解并没有一致的看法。例如，一些理论家要求自主的人应该是格外真实的、完全是自我拥有的、能够独立地为自己作出决定、不受权威的影响和控制——总之，他必须是自己的价值、信念和生活计划的创造者。一些其他的理论家则认为，一个自主的人应该能够评价和接受他据以行动的每一个理由。这些自主性概念提出了很少有人能够满足的标准。尊重自主性原则需要人们考虑一些特殊情况，例如当我们面对未成年人和思维能力不健全的人、重病以至丧失思维能力的人时，应当如何获得知情同意？不同的文化对于这一问题有不同的解决办法，在我国的医疗实践中，一般的做法是监护人同意和病人"亲属同意"。然而，在一些特殊情况下，医生出于对患者生命的维护和专业的义务，存在医生的特殊干预权与患者的自主权之间的矛盾。

在医疗领域，人们通常使用的是一个弱化的自主性概念。按照这个概念，如果一个人有意地行动，能够理解他的行动的目标、意义和后果，而且不受某些强制性的因素的影响，那么他就是自主的。然而，即使人们普遍地接受这个自主性的概念，在医疗伦理学的领域中，就像在其他领域中一样，尊重自主性的原则能够与其他原则发生冲突。一个典型的例子就是在自主性和家长主义之间的冲突，这提出了在医疗实践中什么样的家长主义是恰当的复杂问题。

四、公 正 原 则

公正原则关系到社会利益和负担的分配。一般说来，"公平"、"平等"等词语与公正是同义的，而最接近于公正一般含义的一个词是"应得的赏罚"（desert）。几乎所有西方社会的公正理论都认同亚里士多德的"相同的相同对待，不同的不同对待"，即形式的公正原则。这里的"形式"意味着这一原则并没有指明在哪些特定方面人们应当被平等地对待，只是原则性地表明如果人们在一些方面是平等的，他们就必须被平等地对待。显然，这一形式公正原则是缺少实质内容的，根据这一原则还无法达到现实中的分配公正，所以人们还探讨了公正的实质原则。

西方学者也由此提出六条具体的分配公正准则：①给每一个人平等的利益；②按每个人的需要进行分配；③按照每个人在自由市场上的获得来分配；④按照每个人的努力分配；⑤按照每个人的社会贡献分配；⑥按照每个人的价值分配。这六条准则主要来源于三种公正理论：平等主义公正理论、自由主义公正理论和功利主义公正理论。然而，从特定的意义上说，公正与平等又不能完全地等同。英语中有两个词 equality 与 equity，分析起来，它们的伦理价值承载并不相同。equality 意味着平等，比如政府每月给每一个人都发放 100 元的医疗补助费，而无论他的社会地位、经济状况、性别和年龄如何，这就是平等，就是 equality。根据罗尔斯正义论中的差异原则，如果某种分配方式对社会中处于弱势地位是有利的，那么这种不平等是可以接受的。毫无疑问，这一原则的实现需要社会制度与政策的调节，而这种制度和政策本身也体现出一种伦理价值观，取决于我们为了什么人、从什么样的伦理价值观出发来定义"公平"和"公正"。

在医疗领域，尤其是面对某些稀有的医疗资源的分配，如器官移植，谁得到器官就意味着谁能活下去，它这是非常困难的伦理问题。另外，从宏观层面看，卫生资源的配置问题，实质上就是关于资源配置由谁决定、配置给谁和怎样配置的问题。它既是一个典型的经济学问题，更是个伦理学命题。资源配置问题的背后，则反映了谁拥有决策的权力、不同利益集团怎样对资源配置决策产生影响、资源配置的结果对不同人群的基本权利有怎样的影响等，都是与卫生资源配置密切相关的伦理问题。处理这些问题的困难主要在于：不论是在普通人当中还是在理论家当中，对公正并没有一个一致认同的理解。例如，在美国，功利主义的公正理论、极端的自由主义的正义理论、社群主义的正义理论、平等主义的正义理论都对正义提出来截然不同的、甚至有冲突的看法，而且都有不同群体的支持者和信奉者。即使大多数人同意每个人都有权利享受一个最低限度的保健，但是在其底线设在何处仍然是有争议的。对保健政策的建设性的反思要求一个恰当的正义概念，但是这样一个概念目前仍然是不可得到的。

小结：原则的冲突与协调

尽管生命伦理学基本原则为我们提供了分析问题的工具，但在实践中，许多具体的伦理问题并不能仅仅通过求助于原则来解决。况且，生命伦理学基本原则的完善也任重道远。在生命伦理学理论与实践的发展中，一些学者也愈发地认识到，道德原则并不拥有绝对价值，它也不可能是不变的，各种原则之间的冲突也无法在原则内得到解决。在这种情况下，人们也试图寻找其他途径来协调原则的冲突，解决生命伦理学问题。在解决具体的生命伦理学道德冲突时，我们既需要借助普遍化的道德原则提供基本的道德选择和评价的向标，也需要普遍原则的具体化以及原则使用的灵活性，联系情境对具体情况作出具体的分析。任何原则都不是万能的，也没有人能够提出一个完整的方案一劳永逸地解决原则之间的冲突。伦理原则尽管对社会有普遍的约束力，但它并不具有法律的强制力，在生命伦理问题层出不穷的今天，在人们道德选择能力日益增强、道德取向多元化的今天，我们更需要对原则的具体灵活的应用和不同文化、不同社会群体和不同人们之间的交流和对话。

第四节 生命伦理学主要关注的问题领域

案例：张某某，女，36岁，农民，因人工流产手术后不孕6年，要求助孕生育二胎。患者1990年结婚，1999年足月平产一女孩，1992~2000年共早孕人工流产3次，以后同居未避孕，不孕至今。患者2003年子宫输卵管通液与碘油造影显示，双侧输卵管完全性阻塞。2006年就诊某医院，要求采用"试管婴儿"技术助孕。经过常规的体外受精的术前准备，签署相关知情同意书后，患者于2006年6月开始接受助孕。共获卵12枚，受精8枚，移植3枚优质胚胎，另冻存3枚胚胎。移植后14天确定妊娠，28天经阴道超声检查发现宫内3胎早孕。医生嘱患者半月后复查B超，酌情减胎。院方多次与患者联系，但夫妻双方均拒绝到医院就诊，拒绝减胎。2006年底，患者早产2女1男，均为低体重儿，出生后24小时内相继夭折。临床上鉴于多胎妊娠引起的母婴危险后果，现今医学界多数人主张对双胎以上的多胎妊娠，采用胎儿减胎术，以保证存活的胎儿能够健康成长，使孕母安全地度过妊娠、分娩期。方法是以超声引导下穿刺，将 2~3ml 的 10%~15% 氯化钾注射入胚囊或胎儿的心脏。

这个案例提示我们思考如下的问题：减胎是个技术问题，还是技术与伦理的混合问题？如何看待被减的胚胎的命运？谁有权利决定减谁（哪个）？行减胎术的医务人员如何看待自己的这个行为？行减胎术是对已经出生的生命负责，还是对未出生生命进行扼杀？

一、人工流产的伦理问题

关于流产的争论首先要求回答有关人类生命的本质和道德地位的问题。此问题的分析和澄清决定了人工流产问题是生命伦理学中的基本问题。关于流产的争论主要集中于我们对胎儿具有的义务以及胎儿具有什么权利（如果它们确实有权利的话）的伦理问题。但是这首先要求对胎儿的地位加以分析。在法律中，"地位"（"status"或"standing"）这个术语指的是一个人在社会、经济和道德关系中的位置。为了弄清楚胎儿的本体论地位，哲学家们已经区分了几个问题：①胎儿是一个特定的有机体吗？②胎儿在生物学上是一个人类存在者（a human being）吗？③胎儿在心理上是人类存在者吗？④胎儿是一个人（person）吗？许多学者愿意承认在受精是一个特定的生命就开始了，但是不承认在这个时候就有一个人类存在者或者甚至一个人。其他学者声称胎儿在受精时就是一个人类生命但不是一个人。还有一些其他学者则把充分的人格（personhood）赋予受精卵。

我国多数人认为人工流产不是伦理问题，只是个人的行为选择而已，没有从生命的起点——胚胎角度来思考问题。对于生命的尊重，如果没有从胚胎开始予以关注，那么，我们在追求生命平等和尊重的道路上，还有很长很长的道路要走。

二、辅助生育技术引发的伦理问题

辅助生殖技术引发的伦理问题，主要涉及人工授精、体外受精、代孕和克隆人相关的伦理问题。本文主要论述前三种情况。

1. 人工授精引发的伦理问题 人工授精主要是为了解决男性不育而产生的生殖技术。它采用人工的方法将精子注入女性体内，使之受孕和生育。人工授精主要分两种情况，其一是伴侣中的男方或者丈夫是精子的捐献者，英文缩写为 AIH（artificial insemination by husband）；其二是精子的捐献者并非授精女性的丈夫或者男朋友，简称供体精子人工授精，英文缩写为 AID（artificial insemination by donor）。1970 年，人类第一例人工授精获得成功，此后便有不断增长的趋势。我国在 20 世纪 80 年代开始实施此技术。

人工授精技术引发的伦理争论主要围绕以下问题展开。首先，表现为谁是孩子的父亲的界定问题，精子身份的保密问题，其中也掺杂着一些家庭的心理障碍，以及精子的商业化问题。

其次，对于是否应当建立名人或博士精子库存在道德争论。在一些西方国家，如英国、美国、法国、意大利等国已经建立起名人精子库。尽管此库为男性不育提供手段，但是否可以导致优生问题一直是争论的问题。

再次，对于是否应当满足单身女性利用供体精子怀孕、生育子女并建立非正统家庭问题。一些西方女性主义者强调说，即便一些女性没有与异性结婚，也不能剥夺她们生育子女的权利，如果一个女性有经济、情感和身体上的能力，她就可以选择用供体精子与自己的卵子结合人工授精怀孕、做母亲，这与她们是否与男人结婚没有关系。

鉴于这些争论，在人工授精问题上，我们还需要思考许多伦理问题，例如应当如何采用这一新的生殖技术？如何解决 AID 给现有婚姻以及未来的父母与子女关系带来的道德冲突？如何避免接受人工授精术的伴侣为了"优生"而四处寻求"超人"基因？精子应当成为商品吗？在道德上是否能够接受运用这项新技术建立起来的非传统意义上的家庭关系？名人精子库或博士精子库是否应当建立？等等。

2. 体外受精 体外受精即试管婴儿，使受精在体外进行，然后用人工方法把胚胎植入子宫，代替了自然生殖过程中的性交、输卵管受精和自然植入子宫。体外受精旨在解决女性不育症和男性精子缺少症。这一技术在英语中表示为 in vitro fertilization：in vitro，为拉丁语，意味着 in glass，指精子和卵子在玻璃试管中结合，从而产生胚胎的过程。在这一过程中出现了两种分离：缔造生命的行为与性行为的分离以及胚胎与母亲的分离。因为在胚胎形成之后，可以植入提供卵子的女性子宫内，也可以移植给另一个试图代为生育的女性。

体外受精与人工授精的区别只是方式的不同，人工授精仍旧是体内授精，而体外受精是在身体之外受精，因此，体外受精也面临着同人工授精一样的伦理学争论。但人们对体外受精也提出另一些伦理争论。如体外受精是否自然，用妻子之外的其他人的卵子受精是否道德？或者用夫妻之外的其他人的精子或卵子受精生育子女在道德上是否可以接受？应当说，体外受精若是与 AID、卵子捐献以及代理母亲结合起来，情况就更为复杂，涉及的伦理困惑更多，它关系到精子与卵子的来源和精子与卵子是否应当商品化问题、父母的身份认定问题、对受精卵或胚胎的操纵以及对未来子女的心理影响等问题。此外，体外受精还具有费用高和成功率低等不足之处。

西方国家首例试管婴儿路易·布朗于 1978 年 7 月 25 日在英国布恩医学研究室诞生。随后美国也成功地诞生了试管婴儿。我国首例大陆试管婴儿于 1988 年 3 月 10 日在北京诞生。目前我国在这一技术的使用上有着严格的规定，其宗旨是坚持以这项技术为不育症患者生儿育女服务，反对这一技术使用的商品化，不主张以营利为目的。而在一些西方国家出现了以营利为目的的试管婴儿，引起了许多道德和法律争论。

面对体外受精等生殖技术被滥用的危险，更有进行伦理学争论的必要，因为这种争论可为这一技术真正造福于人类提供保障。

3. 代理母亲 代理母亲（surrogate mother），既可指妇女不提供卵子，只是代人妊娠，也可以指提供卵子经人工授精后妊娠，分娩后交给他人抚养。1985 年，美国一对夫妇，比尔·斯特恩（Bill Stern）和伊丽莎白·斯特恩（Elizabeth Stern）支付 1 万美元请玛莉·贝丝·怀特海德（Mary Beth Whitehead）做代孕母亲，为他们生育一个孩子。他们利用辅助生殖技术，先对比尔·斯特恩的精子和怀特海德的卵子进行人工授精，然后将胚胎置入怀特海德的子宫。1986 年 3 月 27 日，孩子在新泽西州的一家医院出生，取名叫梅利莎·斯特恩（Me lissa Stern）。怀特海德夫人对这个女婴产生了强烈的母爱，依依不舍，拒绝把她交给斯特恩夫妇。斯特恩先生威胁说诉诸法律。怀特海德夫人带着孩子逃到了佛罗里达，后被发现，随后又回到了新泽西。由此，这一代孕行为在美国引发了一场著名的诉讼。简称为 M Baby 案例。

一般说来，能够使用这项技术的人多是经济上较富裕的人，而愿意代孕的人往往是在经济上处于劣势的人。虽然存在无偿代孕的现象，但是实际上除了亲属之间的互助，很少有人愿意无偿代孕。在我国早期禁止代孕之前，医疗机构实施过一些在姐妹之间代孕的服务，后来随着一些地下商业代孕机构的出现，便出现商业代孕的现象。也是我国出台禁止代孕的初衷。

无疑，至少存在两种关于代孕的态度：支持和反对。支持代孕的，一般会把代孕称为"合作生殖（collaborative reproduction）"的模式，认为代孕是当事人自由选择的、非强迫的契约行为，双方按照契约精神履行各自的义务和责任，可以达到互相尊重而不将孕母仅仅当作工具。只要把双方权利与义务、可能的风险和利益等有完善的理解，并且在自由意志之下做出决定和选择，即契约建立在双方知情同意的基础之上，代孕就是合乎道德的互惠的经济行为。

但是，代孕行为的商业化是难以回避的一个重大问题。大多数伦理学家认为，代孕母亲应该仅仅出于利他的、非商业性的动机为他人代孕。代孕的商业化一方面违背了康德哲学有关人的内在价值的命题，另一方面，还会加剧社会的不公正。或者说，这是在利用社会的不公正，对经济上处于劣势地位的女性进行剥削和胁迫。若酬金高，对贫穷妇女而言就会产生不当诱导，把女性当成生育工具，而降低女性的尊严。另外，代孕也存在因父母与子女关系的复杂而引发的母亲身份的确定问题，分娩后把孩子交给委托方而对孕母心理的伤害问题；同时也存在是否把婴儿商品化了的质疑。

目前，国外多数国家一般都采取极为审慎的立法态度，基本上有"完全禁止型"和"限制开放型"两种类型。2001 年，我国卫生部出台了《人类辅助生殖技术管理办法》，其第三条中规定：医疗机构和医务人员不得实施任何形式的代孕技术。到底法律上该如何规范，正如伦理争论一样，也是无休止的。

三、器官移植

与器官移植有关的伦理学问题主要集中在器官的来源、摘取时机、分配方式、排队与急救的矛盾等方面。

1. 移植器官的来源　在世界范围内，器官的来源总的来说都很缺乏。从病人和医生角度，急切需要增加来源；从社会角度，会因为存在黑市和犯罪，而持审慎态度。帮助病人本身是善的，但帮助病人应通过合理合法的手段，而不能损害死者和家属的利益。

为了增加器官来源，有人提出可使用死刑犯的器官。对此有学者从正反两方面进行论证，分析了其中的利弊。从国际共识上看，由于人们难以保障死刑犯是否处于真正的同意，并不主张把死刑犯作为器官的潜在来源，多数国家通过立法来推行无偿捐献。

以肾移植为例，目前随着活体移植的增加，亲属的捐献成为主要模式，在救助众多患者的同时，相关的伦理问题主要以亲属间的商品化现象，和亲情压力的存在，而使得一些器官的捐献没有实现真正的自愿。

禁止商品化，已是器官移植界的国际共识。现实中黑市的存在并不是器官可以商品化的理由。如中国的一些大医院门口经常贴有卖肾或角膜等可供活体移植的器官的广告，国际上黑市买卖器官更是频繁发生，多表现为儿童被绑架、失踪（归来后发现被切掉一个肾脏）或被谋杀（体内有用的器官皆被取走）。这更说明需要用法律的手段来控制器官移植的犯罪。

2. 器官的分配　在器官的分配上，国内外的医学伦理学书籍都从理论上给出 5 个原则：余年寿命原则、回顾性原则、前瞻性原则、家庭角色原则和科研价值原则。但现实中主要是使用经济承受力原则。近年讨论（主要是国外）较多的是关于是否给那些吸烟、酗酒和滥用药物静脉注射等病人进行器官移植。有调查表明：多数人认为他们不应平等地得到这类稀有资源，即便移植后的效果可能好于其他人群。

在器官的分配上，排队与急救的矛盾也有体现。一般情况下，一个国家需建立一个器官供体和受体的网络，当有器官时会从网络上查找排在前面的受体，通知做好手术准备，然后，通过直升机把器官送到待术地点。但遇到需要急救的情况时，便会出现排队与急救的矛盾，这给医学伦理学提出了难题。

四、安乐死问题

死亡问题因与美国人切身相关，而成为生命伦理学中的主要被关注问题之一。其背景原因之一在于随着医学的发展不仅可以挽救本来没有希望的生命，而且可以延长死亡的过程。当延长死亡的过程本身不是被希冀，而是成为人们的困惑时，安乐死的问题便越发突出。安乐死的提出是医学科学成功延缓死亡的悖论性结果。现代医疗设备可以使危重病人延续生命。假如一个人在心肺功能丧失之后，仍旧可以靠呼吸器、心泵和心脏起搏器等设备活下来，这就使人们对生命质量和意义有了不同以往的关注和思考，而这种思考为安乐死的理性选择奠定了基础。

"安乐死"一词源于希腊文 euthanasia，原义指"善终"或者"无痛苦"的死亡。也解释为"仁慈杀死"，指医生遵照病人或家属的要求，对于身患不治之症，濒临死亡，而又处于极度痛苦之中的病人，使用医学手段使其无痛苦地死亡。

与安乐死相关的概念，还有"听任死亡"、"仁慈助死"和"仁慈杀死"。"听任死亡"承认这样一个事实，即对于任何晚期疾病而进一步的医疗处置毫无效果的时候，此时应当听任处于这种状况下的患者在舒适、平静和尊严中自然死亡，但这并不意味着对患者无所作为，也不意味着主动遗弃患者，听任其在病痛和痛苦中死亡。它的真正含义是，医学科学不去冒险拯救临终患者，而当业已开始的此类努力对患者及家属显然无助益时，则要停止努力。"仁慈助死"是指根据患者的要求，采取直接行动结束其生命，实际上等于一种受助自杀。慢性或晚期病患者往往无力自杀，因而要求有人（通常是医生）"使其摆脱痛苦"。这些患者不仅允许人们结束其生命，而且在的独生女情况下，恳求乃至强求人们终结其生命。"仁慈杀死"指的是不经患者同意，由某人采取直接行动结束其生命。这一决定的前提是，患者的生命被认定为不再"有意义"，或以认定患者若能讲话，他一定会表达求死的愿望为前提。"仁慈杀死"与"仁慈助死"的区别在于，前者是非自愿的，后者是自愿的。

尽管人们对安乐死的概念有不同的看法，但事实上，安乐死的宗旨只有一个，使临终患者无痛苦地尊严地死去。在研究安乐死问题时，应当注意作出两种区分：①就安乐死的方式而言，包括了"被动安乐死"和"主动安乐死"。"听任死亡"相当于"被动安乐死"，而"仁慈助死"和"仁慈杀死"可以理解为"主动安乐死"。1986 年，美国医学会伦理司法委员会宣布，对于晚期癌症患者和植物人可以根据伦理判断，停止包括食物和饮水在内的"所有维持生命的医疗手段"，这实际上是对被动安乐死的认可。②就当事人的意愿而言，包括了"自愿安乐死"和"非自愿安乐死"。"自愿安乐死"或是由行为的接受者来完成，或是应行为接受者的要求来完成，而"非自愿安乐死"是指在没有当事人同意情况下完成的安乐死，这或是因为患者没有能力作出决定，或是因为患者的意愿无法知道。安乐死也能够在违背某人意愿的情况下完成，这也是"非自愿安乐死"。多数安乐死的讨论拒绝任何形式的"非自愿安乐死"，尤其是在后一种意义上。这里，人们也很容易把行为接受者自己完成的"自愿安乐死"与自杀混淆起来，然而，这两者还是有区别的。首先，自杀是对生命过程的终止，这通常发生在非医疗的背景之下。其次，安乐死是在人们已经预料到患者由于某种疾病在近期内必然死去的情况下完成的。

对于安乐死的伦理学争论有多种表述，无非是赞成和反对。

反对安乐死的理由主要有：①没有人真正想死，求生是本能；②即便安乐死的请求是病人提出的，但在病痛、恐惧和精神压力的情况下，病人或许作出了非理性的决定；③"好死不如赖活着"是很多人的真实想法；④安乐死可能使医生放弃挽救病人生命的努力，而不能帮助医学进步；⑤如何把安乐死与谋杀区分开？⑥宗教人士反对冒充上帝来干预决定人的生死。

赞成安乐死的主要理由有：①安乐死可以免除临终病人的痛苦，对于垂危病人的痛苦不采取措施是不人道的；②安乐死能帮助病人维护最后的尊严；③安乐死是人们自主性的最终体现，人们有权自己决定是否采取安乐死的方式结束生命。

1996年7月，澳大利亚曾通过了世界第一部《安乐死法》，但由于反对意见，1997年3月便废除了。之后的2002年4月，荷兰议会通过了安乐死法案，标志着荷兰成为目前世界上第一个使安乐死合法化的国家。该法案对医生实施安乐死作出了严格的规定：首先，病人必须在意识清醒的状态下并多次提出相关请求，医生则必须与病人建立密切的关系，以判断病人的请求是否出于自愿或是深思熟虑的决定；其次，根据目前的医学发展，病人所患疾病必须是无法治愈的，而且病人所遭受的痛苦和折磨是难以忍受（unbearable）的，即便使用减轻痛苦的方法，也会造成缩短生命的副作用的效果；再次，主治医生必须与另一名医生进行磋商以获取独立的意见，而另一名医生应该就病人的病情、治疗手段以及病人是否出于自愿等情况写出书面意见；最后，医生必须按照司法部规定的"医学上合适的方式"对病人实施安乐死，在安乐死实施后必须向当地政府报告。Vander Heide, A. 等人在新英格兰杂志上撰文，阐述了荷兰的安乐死历程，是在30年的探索之后审慎立法的。20世纪90年代早期，安乐死和医助自杀还是有被检察官起诉风险的，1993年荷兰正式出台了安乐死报告程序，只要符合规定的，就不会被检察官（prosecutor）起诉，而且公众也支持这种做法，报告的比例持续增加。2005年其调查结果表明，在所有当年死亡的病例中，1.7%是采取安乐死的方式，0.1%采取的是医助自杀。这个数字比2001年的2.6%死于安乐死和0.2%死于医助自杀的比例低。降低的原因与近年来欧洲等推行的姑息镇静（palliative sedatin）方式相关。

其他国家，如比利时也通过了安乐死法案。近年，瑞士、卢森堡等也都通过了安乐死法案。美国的俄勒冈州也有医助自杀尊严法案。

需要注意的是，国内有些人提出安乐死可以免除巨额的医疗费用，不仅解除病人家属的经济负担，而且有利于社会医疗资源的公正分配。这种说法犯了一个逻辑错误，安乐死的结果可能会是这样，但如果这是安乐死的初衷，则是有悖安乐死的本意的，只能说是借安乐死之名，行不人道之实。我国人大代表多次提案安乐死问题，但因我国在医疗保障方面还没能很好地解除民众的医疗救济问题，如果此时推行安乐死立法，势必把一些非常弱势的临终病人推上绝路。另外，安乐死问题还涉及死亡教育以及其他相关的法律衔接等问题。

五、科研伦理问题

1865 年，法国的生理学家 Claude Bernard 出版了开创性的著作《实验医学研究导论》，提出医学必须通过对健康和疾病的生理条件进行严格的逻辑观察来获得坚实的科学基础。自此，在 19 世纪期间，对实验的热情与日俱增。1898 年，美国的医务部长 George Sternberg（他自己是一个在黄热病方面的专家）就在美国医学界的领袖人物面前批评了意大利医生 Guiseppe Sanarelli 的工作（在病人不知情或者不同意的情况下，他把候选的杆状菌注射进入五个医院病人的体内）。这个问题引起了关注，结果，两年之后（即在 1900 年），美国确立起一个议案：在哥伦比亚特区对人进行科学实验的管理的议案。这个议案对出于科学研究的目的以人来作为实验作出了种种规定和限制。

但是，对这个问题的普遍关注是在第二次世界大战之后。在联军击败轴心国后，胜利者认为德国、意大利、日本的某些领导的行为已经超越了谋划和实施一场战争的残酷的政治学，进入了反对人性的犯罪王国。法庭被确立起来审问这些作为战争罪犯的领导。1947 年 8 月，其中的一个审判，称为医师的审判，在为期 7 个月的法庭作证之后告结。22 个医生和 3 个医疗行政官员，被指控"以医学的名义犯了谋杀、拷打和其他残暴的罪行。"这个事件主要涉及纳粹分子惨无人道地使用牺牲者来做所谓的"科学实验"，致使他们死亡、畸形和残疾。其审判则成为著名的"纽伦堡法典"。

纽伦堡准则界定出十个基本原则，这些原则是为了满足道德的、伦理的和法律的概念而必须服从的。其中，第一个准则说道："人类受试者的志愿的同意是绝对必要的。这意味着所涉及的这个人应该被置于这样一种状况中，以致他能够行使自由的选择权力，而不受到暴力、欺诈、欺骗、监禁的任何要素或者隐蔽形式的约束或胁迫的干预。"这表明，在科学研究中使人类受试者必须对自由的和知情的同意提供特殊的保护，以便保证充分的信息得到交流，同意是不受强迫地做出来的。第二个准则说道："实验应该是这样以致对社会的善产生富有成效的结果。"这个准则要求研究应该指向一个人类的善而不是一个意识形态的目标。其他的原则要求应该首先对动物进行实验，保证没有死亡或者致残的损伤发生，对研究者的科学资格应该进行审查，受试者有权利、实验者有责任终止有伤害的实验。

纳粹实验的恐怖震惊了世界的医学界。在第二次世界大战结束之后不久建立起来的世界医学会，在它于 1954 年在罗马举行的大会上确认了"对进行研究和实验的人规定的原则。"世界医学会在 1964 年的赫尔辛基举行的第八次大会上，出台了著名的《赫尔辛基宣言》，此后经过多次修订，成为国际公认的涉及人的研究所遵循的伦理准则。

总的来说，涉及人类受试者的科研伦理学的历史发展，大的背景可以从对人权利的保护历史，到病人权利的历史，到现在的受试者权利的保护线索来看。若是单纯从科研伦理学角度看，赫尔辛基宣言是一个非常明显的主线。但在 1964 年、1975 年的赫尔辛基宣言和最新版的赫尔辛基宣言之间，最重要的要算美国 1978 年的贝尔蒙特报告，其他重要的还有 1996 年的 ICH 和 1993 年和 2002 年的 CIOMS（Council for International Organization of Medical Sciences）等其他文献。这些文献所强调的方面不一样，比如赫尔辛基宣言关注比较普遍的总的准则，贝尔蒙特报告主要是原则归纳和对弱势人群的保护、CIOMS 比较关注不同国家文化的差异和协调，尤其关注发展中国家的利益。

另外，还要注意观念的变化。从 20 世纪 40 年代初开始，西方世界认为医学研究是很危险的，加上 20 世纪 50~60 年代，不仅是研究者个人，还是政府机关都经常忽视受试者的知情同意这个问题，发生许多令人发指的事件，使受试者被置于危险的境况中，公众往往认为研究者剥削受试者。因此，人们普遍持有的伦理观念是对受试者保护的强调。表现在从纽伦堡法典到 1964 年直至 1975 年的赫尔辛基宣言中，都是在如何保护受试者方面做工作。但 20 世纪 80 年代以后，慢慢有人提出并持有参加实验是有益的观念。原来儿童和孕妇作为弱势人群被排除，现在也同样被作为弱势人群被保护，但被提供参加实验的机会。尤其对于艾滋病患者，参加实验是其唯一的可能被救治的机会。无论如何，即便是科研的危险性在降低、人们对待科研的态度在变化等，对受试者的保护是科研伦理学永远的主题。

1975 年的赫尔辛基宣言就提出需要建立独立的伦理审查委员会，保证对参加涉及人的研究中的个体予以保护。最早建立并完善此制度的是美国。我国于 20 世纪 90 年代，逐渐在一些医科大学和医疗机构成立了伦理审查委员会，我国卫计委和药监局也相应出台了相关规范，使得此工作有个基本的规范框架。但由于我国的法律法规还相对粗糙，对很多审查中遇到的问题并没有规范到，保护受试者的工作便落在了机构上。目前，科研伦理领域是生命伦理学在机构建制上体现最充分的一个领域。

生命伦理学的问题领域还涵盖有很多另外其他领域，如，基因增强问题、转基因食品和安全问题、环境伦理问题、动物保护问题、甚至医患关系问题等。此学科有极强的生命力，并在探索和自我完善一些应用领域中的伦理问题的解决途径。

第五节　生命伦理学的研究方法

生命伦理学的研究思路与方法与很多其他医学人文学科相似。狭义的医学人文仅指通过文学、艺术和其他哲学形式对健康和疾病的研究。文学艺术可以加深人们对疾病的理解，但是不能通过医学人文的研究提供有效的论证和数据，这也决定了医学人文、生命伦理的研究方法更多的是对医学中的问题进行理解和说明，不能仅以此作为政府决策的依据，而是需要多学科的合作才能完成。

有生命伦理学自身学科特点的研究方法，主要指多学科交叉的方法和案例分析方法。

一、多学科交叉法

生命伦理学问题具有重要的法律、政治、社会和政策含义，道德决定通常也需要通过法律决定、法令和各种规章制度得到表达，即便是个人的道德决定也会体现出公共标准，因而，生命伦理学的讨论与道德决定的作出需要有许多学科来参与。当我们面对一个具体的生命伦理学问题时，不应当单纯地就问题说问题，而是要把它对于人生、社会生活与生活方式的意义挖掘出来，多学科、多角度地思维。由于生命伦理学的跨学科性质，我们不能仅仅以一种严格的、狭隘的方法论对其进行研究，而是要以开放的视角，把不同学科的方法论整合起来进行研究。现实在医院和高校中建立的伦理委员会，其实就是在运用这种方法，进行问题的分析，探讨解决问题的途径，同时也体现了民主的工作机制的实行。

二、案例分析法

生命伦理学从问题入手的特点，决定了案例分析是非常有效的方法之一。如果把一个理论框架套入到一个案例中，无论如何，都会觉得过于简单化的操作对医生没有切实的帮助。案例推理的方法，并不是否认伦理学理论，而是只有在理论与案例相关时，采取援引理论。美国在这方面相对成熟，并通过对一些经典案例进行分析，而生命伦理学研究必须有针对性，这就要求研究者需引入社会学方法，自己发现和编排现实案例。道德概念除了关注人类福利的实质要求之外，也通常具有一种普遍化的形式要求，这也就是进行案例讨论的意义。无论使用什么样的语言，这种形式特征都要求我们以相似的方式对待相似的案例。

生命伦理学还在发展中。无论从一般人所接受的意义上说，还是从学科标准、完善的准则、清晰的教学法以及评价标准来说都是如此。然而，正是由于这种不成熟，生命伦理学才有一种前所未有的历史机遇来发展自身，定义自己的问题，研究自己的方法论策略和决策程序。这不仅要求人们发挥想象力和培养自身的选择能力，也要求人们在发展自己的方法论策略时，结合传统哲学的分析方法——逻辑、连贯性、理性证明和情感应用，并且要考虑政治和社会对行为的影响。

（丛亚丽）

参考文献

1. Jacques P. Thiroux, Keith W. Krasemann. 伦理学与生活. 第9版. 程立显, 译. 北京：世界图书出版公司, 2008.
2. Tom L. Beachamp, James F. Childress. Principles of Biomedical Ethics. 5th ed. Oxford：Oxford University Press, 2001.
3. Stephen G. Post. Encyclopedia of Bioethics. 3th ed. Macmillan Reference USA, 2004.
4. 徐向东. 自我、他人与道德——道德哲学导论（下）. 北京：商务印书馆, 2007.
5. 丛亚丽. 医学伦理学与生命伦理学, 医学与哲学, 2001, 22（9）：62-64.
6. 格雷戈里 E·彭斯. 医学伦理学经典案例. 聂精保, 胡林英, 译. 长沙：湖南科学技术出版社, 2010.
7. Van der Heide, A. End-of-life practices in the Netherlands under the Euthanasia Act. New England Journal Med, 2007, 356：1957-1965.
8. 雅克·蒂洛, 基思·克拉斯曼. 伦理学与生活. 第9版. 程立显, 刘建, 译. 北京：世界图书出版公司, 2008.
9. 托马斯·A·香农. 生命伦理学导论. 肖巍, 译. 哈尔滨：黑龙江人民出版社, 2005.
10. 丛亚丽. 器官移植的伦理问题. 哲学动态, 2000,（8）：11-13.
11. Albert R. Jonsen. The Birth of Bioethics. Oxford：Oxford University Press, 1998.
12. 赵敦华. 道德哲学的应用伦理学转向. 江海学刊, 2002,（44）：44-49.
13. Matti Hayry, Tuija Takala. Scratching the Surface of Bioethics. Amsterdam-New York, 2003.
14. Elliott C. The soul of a new machine：Bioethics in the bureaucracy. Cambridge Quarterly of Healthcare

Ethics，2005，14：379-384，380.

15. Wright EB，Holcombe C ，Salmon P. Doctors' communication of trust，care and respect in breast cancer：a qualitative study. British Medical Journal，2004，864-867.

16. 张大庆. 医学人文学：锦上添花还是雪中送炭？中国医学人文评论，2008 年卷首语.

17. Macnaughton J. The humanities in medical education：context，outcomes and structures. Jounal of Medical Ethics：Medical Humanities，2000，（26）：23-30.

18. Gillon R. Welcome to medical humanities- and why. Journal of Medical Ethics，2000，（26）：155-156.

19. 卢凤，肖巍. 应用伦理学概论. 北京：中国人民大学出版社，2008.

20. 丛亚丽. 从体外受精——胚胎移植技术看有关胚胎的伦理问题（二）. 中国生育健康杂志，2008，19（5）.

21. 胡林英. 代孕母亲：伦理不能承受之重. 中国生育健康杂志，2009，（2）：129-130.

22. 朱红梅. 代孕的伦理争议. 自然辩证法研究，2006，（12）：12.

23. 丛亚丽. 器官移植的伦理问题. 哲学动态，2000，（8）：11-13.

24. Van der Heide，A. End-of-life practices in the Netherlands under the Euthanasia Act. New England Journal Med ，2007，（356）：1957-1965.

25. 范瑞平. 构建中国生命伦理学. 中国医学伦理学，2010，（5）：7.

26. 范瑞平，王明旭. 构建中国生命伦理学 促进卫生改革与发展. 中国医学伦理学，2009，12：13-14.

27. 边林. 医学伦理学：形而上学承诺与从现实问题出发. 医学与哲学，2010，31（10）：4-5.

第四章

医学心理学：维护人类的心理健康

医学心理学是一门将心理学与医学结合的新兴学科。其研究的目标是用心理学的方法来从事医学的处理，并特别提倡心理的保健与维护。主要内容涉及一个人的基本心理发展的规律，从而使个人懂得如何维护个体的心理健康；同时要研究如何用心理的方法去解决临床中常见的问题，从而改进临床的工作，提高临床治愈的效果。本章将要涉及医学心理学的对象与任务；医学心理学的基本观点；医学心理学的主要内容；心理健康的概念，心理健康的维护，如何战胜压力，应对应激，维护和促进人类心理健康的发展等一系列相关问题。

有一则这样的报道：一位成年男子，由于过胖的身体，可能将永远地被锁在自己的房间。这则报道震惊了当时的该国社会。到底是为什么？该男子之所以出不来，其一是因为其胖到他的房门已经不够其身体出入的尺寸，其二，该男子从心理上也永远不愿意走出其家门，因为他有社交恐惧。到底有没有解决的办法，这是后话。仅从这个严酷的事实，我们能发现：这是一个什么样的问题？这里既有医学的也有心理的问题。

当今社会已进入一个经济与科技高速发展的社会。但是随着经济的日益发达，人们生活的日益富足，心理上可能会出现偏差，心理健康成为当代社会的一个巨大的问题。医学心理学的研究，随之也被日益紧迫地提到日程上来。

第一节 医学心理学的生命力

一、一门重要的交叉学科

医学心理学（medical psychology）是心理学与医学相结合的一门交叉学科。这门学科是将心理学的理论知识和实验方法应用于医学领域，研究心理因素在人体健康以及疾病的发生、发展、诊断、治疗、预防、康复与护理中的作用的科学。由于交叉学科具有传统学科所不具备的优势，它将两个或两个以上的学科结合起来，或者说，它在两门学科的基础上，运用原若干个学科的发展的手段或技术，发现新的问题，提出新的观点，找到新的生长点。因此，我们可以认为，医学心理学的发展速度会非常快。事实也证明了这一猜测，医学心理学正在一个高起点上迅速地发展完善。从事该门学科的人员也在不断壮大。该学科已成为医学与心理学的一个新的结合点，国际与国内的影响力也在不断扩大。许多从事交叉学科的人也越来越受到关注。在美国的 NIH、中国的科学院，都有这样的学者，他们的工作有重大发现。

医学是研究人的生命活动的本质、研究疾病的发生发展规律以及如何正确地诊断和防治疾病、保持健康和提高健康水平的科学。心理学是研究心理与行为现象或者大脑运动规律的科学。心理学现在已发展为 40 多个分支。其中许多分支有着极强的发展势头，如运动心理学、咨询心理学、临床心理学、健康心理学等。一位认知心理学家，提出了解决世界经济难题的观点，从而获得世界关注的诺贝尔经济学奖。

医学与心理学之间的一个重要相同之处是，它们都以人作为主要的研究与服务对象。从传统上看，医学研究偏重于人的生理方面，而心理学研究偏重于人的精神方面。然而，人的生理活动同心理活动是相互联系、相互影响的。这一点是医学与心理学之间相互联系的重要基础。这也是为什么医学的考试中，要考察其心理的素质；心理学的研究中，要以医学的许多重要的规律作为研究的基础。

现代心理科学的诞生，或者说心理学从以思辨为主的哲学方向中分离出来，一般认为是以 1879 年德国心理学家冯特（Wundt W.，1832~1920）建立第一个心理学实验室为标志。这一实验室的建立是在当时许多临床医学和生理学家所作的关于感知觉的生理学研究的基础上取得的。实验室的建立，作为一门学科建立的标志，是非常有意义的，因为它是科学研究的开端。

100 年后，1979 年，北京大学医学部，当时的北京医学院建立了我国的第一个医学心理学教研室，由伍正谊教授领衔，开创了我国医学心理学现代的历史。

二、人类医学观念的演化

医学模式（medical model）是指一定时期内人们对疾病和健康的总体认识，并成为医学发展的指导思想。也可以说是哲学观在医学上的反映。

人类对健康需求的不断变化与提高，使得医学模式不断发展和完善，其终极目标是运用医学模式思想，不断充实、发展、深化和完善医学理论与实践，满足人类对健康的追求。医学模式的发展，一般人们认为，人为地划分，可能经历了以下几个阶段：

1. 神灵主义的医学模式　大约在 1 万年以前的原始社会。由于当时的生产力水平极为低下，科学技术思想尚未确立，人们对健康和疾病的理解是超自然的，相信"万物有灵"，认为人类的生命和健康由上帝、神灵主宰，疾病和灾祸是天谴神罚。因此，当时治疗疾病的方法是祈求神灵和巫医、巫术，看病的这些人们被称为"巫婆"或"神汉"。这种模式随着生产力水平的提高虽然已经失去存在的意义。但在我国一些偏远地区和某些文化群体中还可见到它的遗迹。目前，有些学者正在对这一模式进行更深入的研究，有些学者认为是"民俗治疗"。如在有些祠庙里，收受了某些精神病患者，采用了民俗治疗，居然还能取得一定的疗效，这些精神病人可以从事管乐演奏或武术表演。人们正在探讨其中的奥秘。

2. 自然哲学医学模式　公元前 3000 年前后开始出现。例如，我国中医学就是在其阶段发展起来的。有一些中医著作中提出"天人合一"、"天人相应"的观点，正是这一模式的反映。我国的第一本医书"黄帝内经"，讲述了大量人类与自然的关系的观点。阴阳五行的中医理论观点，也都是这一医学模式的必然产物。在西方，医学之父希波克拉底（Hippocrates）指出"治病先治人"、"一是语言，二是药物"的治疗观，也正是自然哲学的医学模式的观点。这些观点至今仍有一定的指导意义，但毕竟是朴素的唯物论，带有一定的局限性。目前，在有些发达国家，还保留着一种传统的医学治疗方法，称为"同种治疗"，该方法的原理也是以自然物质作为其治疗疾病的主要药物，有一些方法也是十分朴素的，可以认为，这类方法也是在此医学模式下的一种产物。

3. 机械论医学模式　14世纪以来，随着工业革命运动高潮和实验科学的兴起，笛卡儿（Descartes R.）等人的《动物是机器》等文章把人体看成一台机器，把血液循环看成由心脏、动静脉组成的机构系统，把肺看成鼓风机，把胃当成研磨机。医病就是维修机器，保持健康就是保养机器。医生在此时的工作地位还不十分高，与维护机器一样在维护人体的这台机器，看病的手段与方法均不太先进。机械论医学模式的观点，忽视了人体生命力的复杂生物性，更忽视了人的复杂心理和社会性。但是，其观点对于医学的发展具有一定的推动作用。

4. 生物医学模式　从15世纪文艺复兴以后，西方医学开始摆脱宗教的禁锢，哈维（Harvey）等人提出的血液循环学说，把医学推向了一个新的时期，这就是以生物躯体为中心的医学整体观的时期。人们已经采用杀菌灭虫、预防接种和抗菌药物等手段，取得了人类第一次卫生革命的胜利，也使的医生的地位在许多国家有了迅速的提高。医生的职业在目前世界大多数国家处在非常高的位置，也是因为治疗的手段有了快速的发展。但是随着医学科学的发展，特别是感染性疾病的发病发生了重大的改变，逐渐暴露了生物医学的片面性，即忽略了人体具有整体性和社会性的特点。

5. 生物-心理-社会医学模式　随着经济生活的改善，医学科学的发展和防治手段的进步与提高，使许多国家的民众在疾病谱和死亡谱发生了根本变化，人们的不良生活方式、行为、心理、社会和环境因素成为健康的主要危害因素。1977年美国医生恩格尔（Engle G. L.）在学术界十分重视的美国《科学》杂志上著文《需要新的医学模式》，批评了生物医学模式的"还原论"和"心身二元论"，并提出了一个新的观点，这就是生物-心理-社会医学模式（bio-psycho-social medical model）。这一模式的观点认为，对于疾病和健康问题来说，无论是致病、治病、预防及康复，都应将人视为一个整体，充分考虑到病人的心理因素和社会因素的特点，综合考虑各方面因素的交互作用，而不能机械地将它们分割开。这一观点的改变，开启了一个崭新的医学时代。20世纪90年代，中国有些专家学者又提出了"整体医学模式"（holistic medical model），这是对新的医学发展更为新颖的观点。

医学心理学正是适应了这一新的医学模式观点的转变，在医学与心理学之间架起了一座桥梁，医学心理学的科学研究工作，必将更加有力地推动医学科学的进步。

医学心理学作为医学科学的一门基础理论课程，阐明心理社会因素对健康和疾病的作用和机制，寻求人类战胜疾病、保持健康的心理途径，为整个医疗卫生事业提出心身相关的辩证观点和科学方法，同时提供了恰当的临床技艺和合理的养生保健措施。目前，医学心理学已作为我国医师资格考试中的一门必修课。也足以说明了医学心理学已对我国的医学发展起到至关重要的作用。

三、医学心理学的丰富内涵

医学心理学需要对医学和心理相关的问题进行研究，医学心理学研究的内容表现为：对人的心理活动的过程、个性性格特点和生理心理的基本规律的研究；同时用心理学的知识来解答心理因素在疾病的发生、发展、诊断、治疗、护理和预防工作中的作用。在临床上，不仅要对精神疾患的心理障碍现象进行研究，而且还要对人体各种躯体疾病的心理问题进行探讨。具体的研究内容为：

1. 心理学及其相关的基础理论与规律的研究　这里涉及心理学的基本概念，心理的实质，人的感知觉现象，人的学习与记忆的规律，人的想象、情感、人格的理论与规律的研究和探讨。

2. 心理学与医学研究的桥梁部分　这里要研究医学中的精神病理现象，心理健康的概念与基本问题包括心理健康的识别、现状与维护，人的一生发展中可能会遇到的心理发展与健康的问题。

3. 心理社会因素在疾病的发生、发展和变化过程中的作用规律　在人类的疾病谱中，大体可以分为三类：一为躯体疾病，二为心身疾病，三为精神疾病。在后两类疾病中，心理社会因素不仅是致病或诱发因素，也可以表现在疾病的症状上。在第一类疾病中，心理社会因素虽然不是直接的原因，但在患病后不同的心理状态也影响着疾病的进展，有的还产生明显的心理障碍。

4. 心理评估手段在疾病的诊断、治疗、护理与预防中的作用　心理评估是医学心理学研究的重要内容，也是使医学心理学变得可操作的一项重要任务。要了解病人的心理状态和心理特征，搞清生物功能、心理功能和社会功能在病人身上的相互影响以及心理障碍的类型，明确心理治疗与护理的效果及预后，这些均离不开心理评估手段的应用。

5. 运用心理治疗的方法达到治病、防病与养生保健的目的　心理治疗是医学心理学研究的核心与精华。随着医学心理学的发展，逐步建立一套改变认知活动与情绪障碍的方法，并且作为一门独立和专门的技术应用于临床各科工作中。

6. 病人心理活动的特点以及心理护理方法的运用　研究病人在被护理过程中的特点，才能实施最佳的心理护理。恰当而又熟练的沟通技术可以很快使护患之间关系融洽；巧妙的积极的暗示可使病人身体和心情进入积极状态；热情的鼓励可以鼓舞病人战胜疾病的信心和斗志。这种心理护理不仅是一门复杂的技术，更是一门艺术。

四、观念的转变与引导

我国医学心理学工作者根据多年的工作实践和科学研究，并引进最新自然科学的思想和概念，已经对人在健康和疾病的若干关系问题上建立了自己的理论体系。概括起来，大致有六个基本观点：

1. 心身统一的观点　一个完整的个体应包括心、身两个部分，两者相互影响。对外界环境的刺激，心、身是作为一个整体作出反应。因此，在医学心理学的研究中，心身或者说精神与躯体是相辅相成的。至于现在有的学者提出是否在心身之外还有"灵"的存在，目前对于这个问题的观点，还有很大的争议。

2. 社会影响的观点　一个完整的个体不仅是生物的人，而且是社会的人。他生活在特定的环境之内，生活在不同层次的人际关系网中，即人生活在一个多层次多等级的系统中。各层次之间既有纵向的相互作用，又有横向的相互影响。因此，在医学心理学的研究中，不能忽视社会对个体的影响。社会对于人的健康作用已越来越多地受到当代许多工作和研究领域的关注。

3. 认知评价的观点　心理社会因素能否影响健康或导致疾病，不完全取决于该因素的性质和意义，还取决于个体对外界刺激怎样认知和评价，有时后者占主导地位。也就是说，在相当程度上，认知评价决定了是否发生疾病以及可能的预后。人往往难以改变周围的环境以及自身的生理状况，但是可以从自身的认识入手，改变认知，重新评价。这是医学心理学研究的重要内容，也是当前心理治疗界非常关注的一个新的发展角度。

4. 主动适应的观点　个体在成长发育过程中，逐渐对外界事物形成了一个特定的反应模式，构成了相对稳定的个性特点。这些模式和特点使个体在与周围的人和事的交往中，保持着动态平衡。其中心理的主动适应和调节是使个体行为与外界保持相对和谐一致的主要因素，是个体保持健康和抵御疾病的重要力量。心理治疗实际就是运用这个观点来进行工作的，也是把心理治疗区别于医学治疗的重要思想与理论基础。

5. 情绪作用的观点　情绪与健康有着十分密切的关系。良好的情绪是健康的基础，不良的情绪是疾病的原因。有许多疾病的发病过程，人的情绪起到了十分关键的作用。心身疾病的不断发现与疾病原因的探讨，越来越对情绪的作用给予了关注。因此，在医学心理学的研究中，人的情绪变化因素，是疾病发生、发展与预后状态不可忽视的因素。

6. 个性特征的观点　面对同样的应激状态，有的人得病，难以适应，有的人则"游刃有余"，很快渡过"难关"，这之中与个性特征有着十分密切的关系。许多疾病的发病，现在的研究也发现与个体的人格与行为特点是有关的。如：A 型行为特征与冠心病，C 型行为特征与癌症均发现有着十分密切的关系。对于个性的研究，使医学心理学更具特色。

上述六个观点贯穿于医学心理学各个领域，指导医学心理学各个方面的工作和研究。因此，把握这些观点，对我们进一步地研究和思考问题，均具有引领性的作用，也是我们思考问题的基础。

五、历史的回顾与演变

医学心理学的诞生是心理学发展到一定阶段的产物。要研究医学心理学的历史，还要从心理学的发展来全面审视。德国心理学家艾浩斯说过这样一句名言：心理学有一个长远的过去，却只有一个短暂的历史。言外之意是在说，心理学是一门既古老而又年轻的学科。

（一）古代心理学的思想

1. 中国古代的心理学思想　中国是世界心理学最早的发源地之一。许多古代思想学家有关哲学、伦理、教育、医学、文明、军事等问题的论述中，都包含有丰富的心理学思想。其中比较有影响的观点有：

（1）人贵论：认为万物以人为贵，也就是"人为万物之灵"、"人定胜天"等观点。在我国历史上的许多领袖也十分强调"人多、热气高、干劲大"，人是第一个宝贵的因素，这也成为当代我国社会强调"以人为本"的基础观点。

（2）形神论：即心身论，是说明心理与生理学关系的理论。荀子提出了"形具而神生"（《天论》）的唯物心理观。该理论强调了心身统一的观点，这也是当代医学心理学所提出的重要基础观点。

（3）性习论：是说明人性、个性与习染等问题的理论。孔子所说"性相近也，习相远也"（《论语·阳货篇》），意思是每个人"先天"的素质（秉性）是差不多的，但是由于"后天"环境、教育的习染作用而使个性心理差别很大。

（4）知行论：是着重说明认知与行为关系的理论。中国古代的心理学思想中，曾有过长期争论，"是知先行后，还是行先知后？"。随着争论的不断深入，问题也逐步明确，清初的王夫之提出"知行相资以互用"，比较接近辩证法。

（5）情欲论：是关于情感和欲望、需要的理论。我国古代关于情的基本形式有不少说法，常见的有七情说，即"喜、怒、忧、思、悲、恐、惊"；还有四情说、六情说。古代王夫之把人的欲望分为"声色、货利、权势、高功"四种。

此外，在中国古代历史上，还有许多心理实验与测验的萌芽，如明朝李时珍提出的"脑为元神之府"；清初刘智提出的"大脑功能定位"；清朝的王清任在解剖生理的基础上提出"脑髓说"，该学说提出的锥体束交叉的发现比西方早了几十年。南朝的刘勰设计了一个注意分配的实验，即让同时完成左手画方，右手画圆的任务，证实了"心不两用"，则手不并用。我国非文字智力测验，如七巧板、九连环，比世界多国的智力测验都要早。

2. 西方古代的心理学思想　欧洲16世纪以前没有"心理学"这个名词。梅兰克森（1679~1754）在一次讲演中首先使用"心理学"这个名词，沃尔夫使这个名词流行于世。中国古代文献中出现心理一词，应首推陶渊明（365年~427年）的诗："养色含精气，粲然有心理"。从这个意义上说，在中外心理学思想史中，"心理"一词的使用，可能中国要早于西方近千年。

古代巴比伦阿尔克美恩（Alcmaeon，公元前500年），据说是西方第一个从事解剖动物的人，他曾提出"人体是小宇宙"的观点。古希腊希波克拉底（约公元前460年~公元前370年）总结前人的医学成就，长于外科手术，并且善于诊断和治疗，被称为西方医学之父。他在《论人的本性》等书中提出了"脑是心理的器官"、"人体含四液"之说。中国的第一部医学著作——《黄帝内经》，其中包含了大量的心理学思想。早在公元前5世纪，孔丘等先秦诸子已有关于性善恶之争论、性与习染的关系的论述。以致心理学史家墨菲（Murphy）认为"世界心理学的第一故乡是中国"。

欧洲文艺复兴后，在自然科学迅速发展的基础上，产生了唯物主义的经验论哲学。如法国哲学家笛卡儿等，均将人的感觉、意识、本能等问题作为哲学上的主要概念去讨论，扩大了心理学的研究领域。德国哲学教授洛采（Lotze）于1852年出版了第一本医学心理学的著作。但在当时，心理学并未形成一门独立的学科。

17世纪至19世纪中叶，西欧的心理学主要有两条思想线索：一条是英法两国的经验论，其主要的代表人物是哈特莱；另一条是德国唯理论的心理思想，莱布尼菲和黑格尔是其重要的代表人物。

从19世纪30年代以来，奠定心理学、生理学及心理物理学基础的重要事件有：贝尔的感觉神经和运动神经差异论；缪勒的感官神经特殊能力学说；赫尔姆赫茨的视觉三色说和听觉共鸣说。

（二）现代心理学的诞生

德国心理学家冯特于 1879 年创办了第一个心理实验室，标志着心理学真正脱离哲学而成为一门独立的学科。在此之后，大批的哲学、生理学、医学、教育学家，按照各自的理论对心理现象进行研究，最终形成了 20 世纪初百家争鸣、学派林立的局面。其中比较有影响的学派是：

1. 构造主义 构造主义心理学是 19 世纪末叶产生于德国而发展于美国的一个心理学流派。德国的冯特是其创始人。冯特认为心理现象可以分为不同性质的元素，一种是感觉，另一种是情感；心理过程与大脑的生理过程是两个独立的系统。这种观点具有一定的局限性，但是在当时人们对于科学的心理现象的研究还是不十分清晰的时代，也是难能可贵的一种观点。

2. 功能主义 功能主义心理学是 19 世纪 90 年代产生于美国的一个心理学流派。先驱是詹姆士（James）。他主张心理学的研究对象是具有适应性的心理活动，反对构造主义的观点，主张意识是一个连续的整体。这个观点可以解释许多心理学的现象，是一个重要的进步与发展。

3. 行为主义 行为主义心理学是 1913 年产生于美国的一个学派。它的创始人华生（Watson）提出心理学研究的对象不应是意识，而应是人和动物的行为或对现实的顺应。他把 S（刺激）-R（反应）作为解释行为的公式。其强调环境的重要，虽然有些偏颇，但是由于行为主义而诞生的行为治疗为心理学特别是医学心理学的发展奠定了极其重要的基础。

4. 完形心理学 完形心理学是 1912 年产生于德国的一个学派。其代表人物是德国心理学家韦特墨（Wertheimer）。他反对构造主义和行为主义，强调经验和行为的整体性。他认为整体不等于部分之和。该观点逐步形成了完形心理治疗，而且这种治疗的应用是当前心理治疗中的一种极其重要而且具有重要影响的方法。

5. 精神分析 精神分析产生于 1900 年，创始人是奥地利的精神病学家弗洛伊德。他主张把无意识作为精神分析心理学的主要对象，并提出人格结构的理论、人的"性欲"理论等。该方法的诞生标志着心理治疗这一方向的确立。精神分析治疗是目前世界上发展较为完备的一种方法，有着其特有的培训与认证体系。在各国的心理治疗方法中，该方法已是较为公认的一个学说。弗洛伊德也成为 19 世纪犹太人三大科学家之一，与爱因斯坦、马克思齐名。

6. 皮亚杰学派 皮亚杰（Piaget）是当代著名的瑞士心理学家，致力于儿童思维发展的研究。20 世纪 50 年代后，提出了一系列认识发展的理论。皮亚杰据历史记载，是一个神童，其 10 岁就发表了一篇关于鸟类生存的论文。其置身于儿童心理学的研究，提出了一系列非常有益的观点，是当前我国和世界儿童心理学与治疗学重要的基础理论的奠基人。

7. 人本主义心理学 人本主义心理学产生于 20 世纪 50 年代末 60 年代初。创始人是美国心理学家罗杰斯（Rogers）和马斯洛（Maslow）。他们主张心理学必须说明人的本质，研究人的尊严、价值、创造力和自我实现。他们对于行为主义将外显行为的过分强调以及精神分析人之初性本恶的观点持有不同的态度，并自称为心理学"第三阵营"。这个新的观点受到了美国以及世界心理学家的密切关注，该方法也迅速发展为人本主义治疗学派，使用其方法的学者越来越多，也越来越具有世界的影响力。

8. 认知心理学　认知心理学是 20 世纪 50 年代后期产生于美国的一个学派。创始人是美国心理学家奈塞尔（Neisser）。他 1967 年出版了第一部名为《认知心理学》的书，正式将认知心理学推上了心理学的历史舞台。他主张用信息加工、综合整体的观点研究人的复杂认知过程，博得了"认知心理学之父"的尊称。该方法的出现，改变了心理学的面貌，其对于心理学本身以及对于其他学科例如经济学发展均具有巨大的影响。该方法发展起来的认知治疗或认知行为治疗也越来越具有影响力。

由此可见，科学心理学的发展已遍及欧美等世界各国，虽然在理论和方法上各不相同，甚至有些学派有某些对立，但是心理学确实非常迅速地发展起来。

（三）医学心理学的发展

西方心理学在 19 世纪末传入我国。1917 年，北京大学哲学系开设了心理学课，陈大齐教授首次建立了我国的心理学实验室，标志着我国的心理学进入了科学的时代。1920年，南京高等师范学校筹建了心理学系。1921 年成立了中华心理学会。1922 年创办了中国第一个心理学的杂志《心理》。1936 年 4 月，在南京成立了中国心理卫生协会，次年因抗战爆发，工作被迫停顿。

建国后，仅少数医院有专职的医学心理学工作者从事心理诊断和心理治疗的工作，个别医学院开设过有关课程，但很快就停顿了。直到 1958 年，中国科学院心理学研究所成立了"医学心理学组"，心理学工作者联系医学实际，针对当时为数众多、久治不愈的神经衰弱病人开展了以心理治疗为主的综合快速治疗，短期内获得显著疗效。但在"十年动乱"中，心理学和医学心理学都遭到严重的摧残。直到 1976 年末，医学心理学的工作才如雨后春笋般地在全国各地陆续开展起来。

世界医学心理学建立的两个显著标志是：1852 年法国的洛采出版了第一部《医学心理学》，1896 年第一个临床心理诊所在美国的宾州建立。以后的医学心理学发展经历了三个主要阶段：

第一个阶段是初创阶段（19 世纪 80 年代~20 世纪 20 年代）。在这个时期的主要事件有：1883 年魏特曼（Witmer）在美国建立第一个儿童心理学实验室；1889 年《临床心理杂志》创办发行；1890 年卡特尔首先提出了"心理测验"这一术语；1908 年美国建立了第一个心理卫生协会。

第二个阶段是应用阶段（20 世纪 20 年代~20 世纪 50 年代）。在这一阶段，由于第二次世界大战，一些国家，特别是美国的临床心理学大大发展起来。许多临床心理学工作者不但在战时成为受欢迎的专业人员，在战后也成为某些退伍军人管理局中的最大雇主。

第三个阶段是发展阶段（20 世纪 50 年代至今）医学心理学有了极大的发展，如 1977年行为医学研究会的成立，1985 年中国心理卫生协会的恢复成立，均标志着医学心理学有了长足的发展。

第二节　人类心理健康的发展

一位心理学家，在文化革命中，被错判、批斗，并被关进了牢房整整 10 年之久。他在这漫长的 10 年中，没有消沉，没有丧志，而是不断学习与研究，写出了经过深思熟虑、广泛调查研究的"犯罪心理学"，并在出狱后投入了各种心理的工作与研究中，取得了更为可喜的成果。这就是一个心理上十分健康人的生活。他能更加耐受人生的挫折与逆境。

讲究一个人的心理健康，已成为当前我国社会的一个最强音。

一、心理健康的观念

心理健康（mental health），也称心理卫生，是指以积极、有益的活动，平稳良好的心理状态，对适应当前和发展着的社会和环境以及对自我内环境的变化具有良好的适应和调节。

（一）心理健康的提出

人人希望健康，健康是人的基本权利，也是人人都希望拥有的最大财富。但是在不同历史时期，人类对此问题的理解却不尽相同。

"健康就是没病"，这是人们对健康的最初的认识。虽然是个传统的概念，但却有不全面与消极的意义。实际上，健康和疾病是人体生命过程中两种不同的状态，从健康到疾病是一个从量变到质变的过程，而且健康水平还有不同的等级状态，如图4-1。

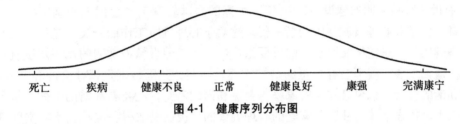

图4-1　健康序列分布图

这一模式图表明：

（1）健康水平的分布中，人群总体健康呈常态分布，中等健康水平者居多。

（2）某一个体的健康状况，会根据他所处的自然与社会环境的变化及其自身内环境的适应状况不断变化和发展。

（3）真正完满的健康（康宁）状态是一种理想，只有少数人或在个别情况下才能达到。大多数人在通常情况下都能比较"健康"地生活。

现代医学模式强调健康包括身体、心理、社会三个方面。也就是说，人们不仅要注意饮食卫生、环境卫生及生理卫生以保证身体健康。目前世界范围内出现的饮食不安全的状况，令世人担忧。希望此种情况不要再继续下去。与此同时，心理卫生的关注，也是人类健康非常重要的一个方面。

（二）心理健康的意义

1981年，联合国大会通过了关于《2000年人人享有卫生保健的全球战略》的决议。根据这个决议，世界卫生组织（WHO）制订了第7个总体工作规范，规定了"卫生科学和卫生技术"的7项内容，其中之一就是"维护和促进心理健康"。心理健康问题已成为一个全球性的问题。心理健康的重要性越来越受到全世界的专家和各阶层人士的关注。注重心理健康的意义在以下几方面越来越显现出来。

我国从21世纪以来，特别是近些年来，对于心理健康的认识逐年在增加。一些危害社会的恶性事件不断敲响了维护一个人心理健康的重要的警钟。工矿企业、大学、中学、小学、甚至幼儿园均频频出现了与心理精神健康有关的事件。科技部将心理疾患的防治设置成了重点发展的课题。教育部要求大学、中学等相关部门均要设立心理咨询机构，为学生心理健康的发展服务。2017 年，国家 22 个部委联合发文要求心理健康服务全覆盖。

为什么要重视心理健康的发展呢？其意义何在呢？

1. 有助于心理疾患的防治　随着社会变革和社会价值观的急速改变，人们的心理矛盾和冲突以新的内容和形式表现出来，心理疾患与精神疾病的发病呈现上升的趋势。根据最近的权威发布，我国患有精神疾病的终生患病率为 15%，其中 1% 为重型精神疾病，14% 是轻型的精神疾病。心理健康运动的开展，将使人们更好地适应社会，从而减少心理疾患与精神疾病的发生，有助于心理疾患与精神疾病的防治。

2. 有助于心理健康的发展　心理健康知识的普及，将有助于促进个体的心理健康。一般说来，心理健康的人，其学习成绩优于心理不健康者；其工作效率高于心理不健康者；更为重要的是，心理健康的人更能耐受挫折和逆境，更容易稳妥地渡过社会变故和灾难。同样的身处逆境，同样的面临困难与危险，不同的人与个体可能会表现出极其不同的应对方式。这就是心理健康状态起的作用。我们鼓励人们要有心理健康的知识，就是建立起战胜挫折与困难的勇气与信心。

3. 有助于精神文明的建设　1999 年，中国的全国教育工作会议上明确提出了要推进素质教育，要培养心理素质健康的新一代。这对于心理健康工作的开展，是一个很好的促进。心理健康事业是精神文明建设的重要组成部分，是建设精神文明的基石。没有心理健康事业的蓬勃发展，就不会有真正的精神文明。当前，我国特别重视社会的和谐的建设。要建设和谐的社会，就要有和谐的家庭，要有和谐的家庭，就要有和谐的个体。从每一个的个体入手，加强个体、社区、家庭的心理健康的建设，是取得我国社会不断文明进步的关键问题之一。

二、心理健康运动的回顾

关于维护人类健康要注重预防、注意心理健康的思想源远流长。早在 2000 多年前的《黄帝内经》中就已强调"圣人不治已病治未病"。认识到"……故智者之养生也，必顺四时而适寒暑，和喜怒而安居处，节阴阳而调刚柔。如是，则避邪不至，长生久视。"通过修身养性，达到健康和益寿延年的目的。有学者从该书中，找寻了许多有益的心理健康的思想编成了另一本书。古罗马的西塞罗（Sicelow M. T.）在《论友谊》一书中也把友谊列为有利于健康的因素。这些都表明，人们早已认识到健康与社会和谐及心理平衡的依存关系。

直到 19 世纪前，人们对精神疾病还没有明确、科学的认识。许多有精神疾病的人常在人格上和行为上受到非人道的管束和虐待。1792 年皮纳尔（Pinel P.）医生提出要使精神病患者得到康复，除了不受束缚外，他们应该从事有益的劳动。人们要以关心的态度来倾听他们的诉说，并且在他所管辖的精神病院中迈出了解放病人的第一步。这是从如何认识精神病和给病人以人道主义待遇开始的当代心理卫生运动的萌芽。

1908 年，美国的一位大学生比尔斯（Beers C.）以自己患精神病后又恢复健康的亲自体验所著的《一颗失而复得的心》（A Mind That Found Itself）又一次使心理卫生运动得到迅速发展。他的书使人们了解到当时精神病患者被当作疯子，在近乎监狱的精神病院中所遭受的非人的待遇，从而提出要最终结束这样的"看护"和"管理"。这次心理卫生运动迅速得到医生、心理学家、精神病学家及社会各界的广泛支持。并于 1908 年 5 月成立了世界第一个心理卫生协会"康涅狄格州心理卫生协会"。协会宗旨有5项：保持心理健康；防治心理疾病；提高精神病患者的待遇；普及关于心理疾患的正确认识；与心理卫生相关机构合作。

心理卫生运动迅速发展，于1930年5月5日在华盛顿成立了国际心理卫生委员会。其宗旨是"完全从事于慈善的、科学的、文艺的、教育的活动。尤其关心世界各国人民的心理健康的保持和增进对心理疾患、心理缺陷的研究、治疗和预防以及全世界人类幸福的增进。"中国也有代表参加，并于1936年4月在南京成立了"中国心理卫生协会"。后因日军侵华使活动停顿。

从比尔斯到第二次世界大战，心理健康的中心内容是对精神病的三级预防与治疗。但当今心理健康的含义已不再局限于此，其着眼点已转向健康人群的心理保健。人们已经认识到只有从个体生命萌发之始就打好基础，才能逐步培养健康的心理和完善的人格，才能从根本上预防精神疾病、心身疾病、变态人格和心理行为适应不良的发生。正如1961年世界心理卫生联合会出版的《国际心理卫生展望》（Mental Health in International Perspective）中提出的任务："在生物学、心理学、医学、教育学和社会学等最广泛的方面，使居民的心理健康达到尽可能高的水平。"

在20世纪70年代，心理健康运动由于受到预防医学的重视，再次在美国兴起。当时的调查表明，求医病人中，60%声称有躯体不适又无躯体疾病的症状和体征。他们一般具有某些感情障碍（焦虑、苦恼等），在接受心理治疗后，90%缓解了症状，且医药费大大减少。关键在于如何认识对待工作生活中的"紧张因素"，以保证心身健康免遭损害。相同的认识使国内学者也迅速联合起来，并于1985年在山东泰安召开了中国心理卫生协会成立大会。从此，心理卫生工作和各类学术活动在我国如雨后春笋般普及推广开来，对维护人民健康起到了不可低估的作用。

三、心理健康标准的探索

（一）心理健康的研究角度

任何事物都有对立面，因而对其判断也都是相对的。健康心理的对立面是病态心理，或者说心理异常，都是指心理和行为偏离正常而言，但"病态"与"常态"，"异常"与"正常"都是相对的，人世间也无所谓"标准人格"或"绝对正常"。心理学家研究心理健康与否常常从以下几个方面观察。

1. 病理学角度　心理是人脑的功能。假定脑在结构和生理生化方面发生障碍，如颅脑损伤、中毒、感染、营养缺乏、遗传或代谢障碍等，即使心理异常现象较轻微，也可定为异常。这一标准比较客观，但局限性较大。此外，大脑没有明显的结构损害，但由于强烈的精神刺激而引起大脑功能失调，例如出现幻觉、妄想等症状，也可认定有心理异常存在。这一标准的存在，是精神疾病诊断的重要依据。由于精神疾病的诊断还难以与其他医学的学科比较，在诊断的确定上，还有很多人为的因素。因此，从病理角度分析问题，就显得更为重要。目前也有越来越多的发现表明，一些人格、行为障碍与大脑内的某些物质的出现或缺失是有关联的。

2. 统计学角度　许多在变态心理学看来是属于异常的现象，在正常人身上也会或多或少的有所表现，与心理异常患者之间的差别只是程度上差异而已。用统计学方法，把大多数在统计坐标上分配居中（即接近平均数）者视为正常，把属于两端者视为异常。如神经系统活动有兴奋和抑制两种相反的状态，某些人兴奋呈优势，另一些人则抑制呈优势，但只有极少数人在统计分配上处于两侧极端。这种统计学方法在很复杂的情况下可以采用，但简单地以纯数量为依据来界定极为复杂的心理现象，不能不带有一定的局限性。例如智力的常态分布曲线中在极端的特别聪明的超常者，不能认为他们都有问题，除了个别人的社会适应性缺陷外，大多都属正常人。这一分析问题的角度，也较多的带有人为的因素，在实际临床工作中，要十分谨慎的使用。

3. 文化学角度　人总是在一定的社会文化环境中生活。在正常情况下，人与其文化氛围应是协调一致的，即可依照其社会生活的需要来适应和改造环境。因此，可以从人的心理和行为是否符合其生活环境所提出的要求，是否符合社会行为规范、道德准则等方面来判断。符合者为正常，否则为异常。不同的民族，不同的地域，不同的文化，都会有不同的行为准则。心理健康与否，不能一概而论。有些少数民族有自己的特有婚俗与习惯，在其他民族看来有些异常，但是在该少数民族看来，则是正常的。当然，民族与文化的某种标准也不是一成不变的，往往也会随着时间的变迁而变化。

（二）健康心理的标准

关于心理健康的标准具有相对性，诸多的心理学家提出了自己的看法，其中美国心理学家马斯洛（Maslow）的10项标准得到了较多的认可。他指出：

①有充分的适应能力；②充分了解自己，并对自己的能力作恰当的估计；③生活目标能切合实际；④与现实环境保持接触；⑤能保持人格的完整和谐；⑥有从经验中学习的能力；⑦能保持良好的人际关系；⑧适度的情绪发泄与控制；⑨在不违背集体意志的前提下，有限度地发挥个性；⑩在不违背社会规范的情况下，个人基本需求能恰当满足。

此外，我国的心理学家还从适应能力、耐受力、控制力、意识水平、社会交往能力、康复力、愉快胜于痛苦的道德感等方面阐述了心理健康的标准。

目前，我国的部分学者提出了5条心理健康的标准值得重视，这就是智力正常、情绪良好、人际和谐、社会适应、人格完整。具体来说：

1. 智力正常　智力正常是人正常生活的最基本的心理条件，是心理健康的首要标准。美国的《精神疾病诊断和统计手册（DSM-Ⅳ）》，世界卫生组织的国际精神疾病分类体系（ICD-10）以及中国的精神疾病分类标准（CCMD-3），均把智力发育不全或阻滞视为一种心理障碍和变态行为。智力包括一个人的观察力、注意力、想象力、思维力等能力的综合。凡是在智力正态分布曲线之内以及能对日常生活做出正常反应的智力超常者均应属于心理健康的人。如果一个人没有了智力正常的反应，无法完成正常智力能够完成的活动，其心理的状态就没有健康，也没有快乐而言。

2. 情绪良好　情绪在人的心理健康中起着核心的作用。心理健康者能经常保持愉快、开朗、自信的心情，善于从生活中寻求乐趣，对生活充满希望。当然，并非一个人不能有喜怒哀乐的情绪变化，而是说，一旦有了负性的情绪，能够并善于从不良情绪状态中调整过来，即具有情绪的稳定性是非常重要的。情绪与人的健康是息息相关。良好的情绪是健康的基础，不良的情绪是造成人疾病的重要原因之一。一个人能否经常保持一种良好的情绪状态是其健康状态的基础问题。

3. 人际和谐　和谐的人际关系是心理健康必不可少的条件，也是获得心理健康的重要途径。个体的心理健康状况主要是在与他人的交往中表现出来的。人际和谐表现在：一是乐于与人交往，既有稳定而广泛的人际关系，又有知己的朋友；二是在交往中保持独立而完整的人格，有自知之明，不卑不亢；三是能客观评价别人，取人之长补己之短，宽以待人，友好相处，乐于助人；四是交往中积极态度多于消极态度。有许多国家的学者认为人际关系是一个人情商的表现环节之一。有没有良好的人际关系，就意味着其情商的高低，也是一个人事业成功的基础。

4. 适应环境 能否适应变化的社会环境是判断一个人心理上是否健康的重要基础。不能有效地处理与周围现实环境的关系是导致心理障碍乃至心理疾病的重要原因。能适应环境主要指具有积极的处世态度，与社会广泛接触，对社会现状有较清晰正确的认识，其心理行为能顺应社会改革变化的进步趋势，勇于改造现实环境，以达到自我实现与社会奉献的协调统一。有的孩子小学不错，到了中学就表现出难以适应；有的孩子中学不错，到了大学则难以适应，诸如此类，均在说明，一个人适应环境与否，表现为其心理健康的状况。要寻求一个心理健康的状态，实际就是在不断调整自身适应环境的状态。接受现实，适应现实，而不是让现实适应自己，让他人围着自己转。不切合实际的、对他人过高要求的想法过多，往往内心就不平衡，或者说内心失衡，则无心理健康而言。

5. 人格完整 心理健康的最终目标是使成人保持人格的完整，培养健全的人格。人格障碍是精神障碍中常见的形式。一个人人格形成的标志要有两个条件：一是自我意识的确立，二是社会化。人格完整应主要表现在：①人格的各个结构要求不存在明显的缺陷与偏差；②具有清醒的自我意识，不产生自我同一性混乱；③以积极进取的人生观作为人格的核心；④有相对完整统一的心理特征。在我国过去的教育中，某些地区、某些学校、某些时间，出现了要求每一个学生都要达到的某一分数，太追求分数，太追求整齐划一，忽视了学生的个性，忽视了每一个人还有他们的"自我"。有些个案出现惨剧，不能不是忽视这个标准的体现。

四、人口质量与优生

1. 人口数量 全世界人口已于 1999 年 10 月 12 日达到 60 亿，2017 年已达到 75 亿。进入 20 世纪 80 年代以来，根据人口专家的理论计算，平均每秒钟出生 4 个新生儿，那么每天净增 34 万 6 千人，每年则净增 1 亿 2 千万。这里没有计算死亡人数，那么到了公元 2600 年，则地球上的人均占地面积要小于 1 平方米，到了公元 2900 年，全世界的陆地上则要站满了人。当然，这是个理论的增长的估计，但却说明了人口的增长是个不容忽视的世界性问题。中国的计划生育取得了有效的成果。近年来的增长，呈现下降的趋势。

2. 人口质量 人口数量的增多，常常会带来质量的下降。据某资料报道，全世界患有先天遗传病的患者达总人口的 10.8%，大脑发育障碍是其主要原因。

智力低下在我国的发病率是不容忽视的，有的地区为 2‰~5‰，某些山区和偏远地区高达 13‰。有些地区出现所谓的"傻屯"、"呆村"，这是由于近亲结婚造成的遗传缺陷所致。我国近年来加强了出生缺陷的检测，并取得了一定的成果。

3. 优生学 优生学是研究改善物种遗传素质，特别是通过社会控制和改善人类配偶生殖的科学。

英国科学家高尔顿（Galton），在达尔文的进化论学说的影响下，提出了选择配偶、淘汰劣种、繁殖优秀以改良人种的学说。他认为人类有可能运用自己的智慧和才能，比大自然更有效、更成功地改善人类自身的遗传素质。为促进优秀个体的繁衍，就要从配偶、婚姻、受孕、胚胎开始进行一系列有关心理卫生工作。

4. 优生的措施　在一系列优生的措施中，禁止近亲婚姻、进行婚前检查以及提倡最佳的妊娠年龄是最重要的。一般说来，女子在23岁以前，月经开始不到10年的时间，生殖器官未达到成熟的阶段，35岁以后，某些卵细胞老化，生殖器官的功能减退，先天愚型及其他畸形儿的发生率也相应增大。因此，23~28岁左右是最佳的妊娠年龄。

表4-1和表4-2中的资料表明了孕妇年龄与疾病的关系。

表4-1　孕妇年龄与先天愚型发生率的关系

孕妇年龄（岁）	先天愚型发生率
25~29	1/1350
30~34	1/800
35~39	1/260
40~44	1/100
45 岁以上	1/50

表4-2　母亲年龄与围生期胎婴儿死亡的关系

母亲年龄（岁）	孕后期死产（‰）	早期新生儿死亡（‰）	总计（‰）
~19	21.7	10.2	31.9
20~24	11.7	5.7	17.4
25~29	10.6	5.2	15.8
30~34	13.2	6.1	19.3
35~39	23.1	9.7	32.8
40~	45.2	14.7	59.9

五、胎教的新方法

1. 什么是胎教　胎教指在胎儿期的教育，是孕期心理卫生的重要问题。目前，我国对于胎教的研究还处在不断的成熟与完善阶段。

孕妇的情绪状态对胎儿的发育起很大作用。情绪困扰的孕妇，往往在妊娠期和分娩期引起合并症。严重焦虑的孕妇经常伴有恶性妊娠呕吐，并常导致早产、流产、产程延长或难产。这种孕妇的胎儿，不但在胎内运动多，出生后也往往多动、易激惹、好哭闹，甚至影响喂奶和睡眠。因此，重视胎教是培养健全发展儿童的一个重要基本问题。

2. 胎教的理论基础　依据神经解剖学和神经生理学的研究表明：孕4周的胚胎已生出一根头大尾细的神经管，对直接或间接的刺激能做出反应。第8周时，胎儿的大脑已略能分层，脑细胞发育迅速，对母亲传来的信息较敏感；第10周时，压觉、触觉感受器已形成；第20周时，对音响有反应；第23周时，胎儿大脑皮层结构形成，沟回逐渐增多，到出生前，脑细胞分裂基本完成，脑发育基本定型。

此外，通过子宫内镜的检查发现，胎儿的眼睛能随着被送入光波而活动；用细棍触胎儿手心，手指会握紧；触足底，趾可动、膝可屈曲。根据多普勒仪的监测，在不同音响出现时，胎儿的心跳次数有变化。这说明，声音可传入胎儿听觉器官，通过生理反射而引起心跳变化。比利时一医生观察到：孕妇做梦时，8 个月的胎儿和母亲有同样特点，身体不动、眼动迅速；胎儿与母亲的慢波、快波睡眠是同步的。

3. 胎教的方法

（1）音乐胎教：是古今中外各种学派的学者在进行胎教时通常使用的方法。专家认为，优美的音乐能促进孕妇分泌适量有益健康的激素和酶，起到调节血流量及兴奋神经细胞的作用，从而改善胎盘供血状况，增加血液中有益成分。实验证明，对于频率为 250~500Hz，强度为 70dB 的音响，胎儿能做出应答反应。

一般认为，音乐胎教可以从孕 16 周起，在胎儿觉醒时每天做 1~2 次，每次 5~20 分钟，孕妇距音响 1~2 米。选择自己喜欢的胎教音乐带（最好不带歌词），随着音乐的进行，做自由的情景联想。借以调节情绪，达到心理平和、心旷神怡的意境。千万不能用质量低下录音磁带，放在孕妇的腹部，让其聆听，并持续一个夜晚。这样，非但不能起到胎教的作用，反而会造成严重的后果，例如婴儿的听力出现问题。

（2）运动胎教：可以促进胎儿触动觉、平衡觉、肢体运动的发展。主要方法有抚摩，孕妇临睡前排空小便后，仰卧床上，放松腹部，双手由上而下、由下而上、从左向右、从右向左慢慢沿腹壁抚摩胎儿，就像爱抚生后的婴儿一样，每日 5~10 分钟即可。

（3）言语胎教：各国胎教的研究似乎都从不同的角度证实了一个有趣的事实，即父母在孕期经常喜欢与胎儿"聊天"的，子女生后往往言语乃至智力发育都好于一般孩子。主要做法是要像孩子已经出生、懂事那样，认真地带着感情去与孩子进行语言交流，并始终保持安详、稳定的情绪，把精力集中在孩子身上。

同一年龄阶段的人群存在着大致相似的生理和心理特点，而与其他年龄阶段的人则存在着明显的差异，再加上不同年龄阶段所扮演的社会角色往往不同，所以各年龄阶段间便存在不同的心理矛盾，构成各年龄阶段独特的心理卫生问题。根据个体不同年龄阶段生理、心理发展特点，研究不同年龄阶段各自独特的心理卫生问题，即个体心理卫生。下面则介绍不同年龄阶段的心理卫生问题与应对的方法。

六、儿童心理卫生

1. 儿童时期心身发展的特征

（1）新生儿期：即出生到生后 28 天。这是人生中极为短瞬的时间，但这期间对人一生有极其特殊的意义，主要特点表现在心身重新适应方面。一朝分娩，新生儿就要通过自身的吸吮动作来获得生存给养，新生儿不仅具备了视、听、嗅、味、触及本体感觉，心理功能也在迅速发展。

（2）乳儿期：指小儿 1 周岁以内的哺乳期。此期的特点是，各种心身发育几乎是一生中最快时期之一。神经系统的发育指数呈直线上升；运动能力已达到可以受意识控制的水平，已经学会了翻身、坐起、爬行、站立、行走、会双手及手眼协调玩玩具，会表达需要和情感。

（3）婴儿期：3 岁以前的儿童称为婴儿。此期的脑重已增至 1000g 左右，相当于成年人（平均脑重 1400g）的 2/3。此期是语言发展的关键期，运动功能进一步发展，记忆特点是以无意识记、机械识记、形象记忆占优势。两岁左右有 20 多种复杂的情绪，3 岁左右可以表现出一定的个性特征。

（4）幼儿期：3 岁到 6~7 岁的儿童处于幼儿期。脑重已接近 1300g。此段时期是儿童智力发展的关键时期。语汇量和语法结构发生了质变。思维出现了简单的逻辑思维和判断推理，模仿力极强，并出现了独立的愿望，开始自行其是，称为"第一反抗期"。

（5）学龄期：6~7 岁至 14~15 岁的儿童称为学龄期。此期神经系统的成熟度已达 97%，一般系统的成熟度达 60%，生殖系统的成熟度只有 15%。行为中最大的变化是从游戏为主的生活过渡到以学习为主的校园生活。有极强的求知欲和想象力，但破坏力也很强。保护其可贵的自尊心是重要的。

2. 儿童心理发展中的常见问题

（1）爱抚是儿童重要的心理需要：婴儿最初的微笑是身体处于舒适状态的生理反应和表情。大约 2 个月左右，微笑就具有社会性，成为影响成人的信息，可以吸引母亲更乐于接近他（她）。

母亲给婴儿喂养，不仅供给营养，而且也供给了感情温暖。母亲的爱抚、微笑、伺弄和话语可以引起婴儿全身的活跃、微笑和喁喁作语。有否母爱，对婴儿的身心发育关系极大。

有一报告说，某育婴院，因缺少保育员，采用自动化喂奶，每到一定时间，就往婴儿嘴里灌进羊奶，而婴儿整天躺着，结果传染病和其他病死亡率很高。后来增加了保育人员，规定每天抱起数次，除喂奶外，边拍边走，结果死亡率大大减少。

美国一儿童心理卫生中心贴有这样的标语："你今天抱了你的小孩没有？"他们认为，美国普遍是小家庭，父母忙于工作，对婴儿关心很少，连抱的时间都没有，这给婴儿的身心健康带来不利影响。

（2）关于儿童的"感觉统合失调"：儿童感觉统合失调是指儿童期表现出来的注意不集中、学习效果差、躁动不安、胆小、害羞、动作不协调、平衡能力差、反应迟钝或过于敏感等一系列症状。该失调是造成儿童学习困难的基本原因之一。专家认为感统失调是由于大脑较低级部位对信息进行有效应用和组织上的失败造成的，或是由于近几十年来现代化的发展造成的都市化和小家庭，极大限制了孩子与自然接触、与人交往的机会，从小在电视、电脑陪伴下长大，缺乏身体多种感官和信息的输入。纠正的办法是通过一系列游戏式的训练，或称为感觉统合训练。

（3）关于寄养问题：寄养是我国特有的养育方式。年轻父母都要工作学习，不可能整天在家带孩子。也有少数年轻父母贪图玩乐，把孩子往老人或其他照料人家里一放就不管了。等到孩子大了，回到父母身边，由于亲子之间失去了早期的感情联系，父母不了解自己的孩子，孩子成天思念朝夕相处的爷爷、奶奶或其他照料他的人，久而久之，本来聪明正常的孩子会出现口吃、遗尿、孤独或其他精神疾病。因此，南京陶国泰教授曾提出：寄养问题是造成儿童心理缺陷或精神疾病的原因之一。他建议：如果寄养，母亲至少要亲自带 3 个月至半年；没有特殊原因，不要寄养出去；没办法也争取托养，上午送，晚上接；必须寄养的，应该经常去看望；接回身边有一个过渡，不良习惯要慢慢纠正。

3. 儿童期的心理保健

儿童时期是进行语言训练与智力发展的关键期，也是培养孩子良好习惯和独立意识的最好时期。

（1）抓住关键期，促进全面健康发展：发展心理学研究表明，在儿童发展的连续过程中具有阶段性，每个阶段有特定的发展主题，即关键期。不同学派对于关键期有其特定的解释。弗洛伊德按心理性欲发展阶段学说划分、皮亚杰根据儿童认识发展过程划分、埃里克森则从心理社会发展角度分析人格发展的各阶段，认为人格的发展也有相应的关键期，并将贯穿人的一生。李惠桐曾对婴儿动作发展进行训练的最佳期作了研究。认为成熟早期（指 10% 的婴儿在自然条件下能完成该项动作的年龄）作为该项动作训练的开始年龄是最适当的。到成熟中期（指 50% 的婴儿在自然条件下能完成该项动作的年龄）开始训练，效果虽不如早期，但比晚期（即 90% 都完成）开始要好。成熟晚期开始训练，效果不如早、中期，但比不训练组要好。这说明了训练的必要性，且成熟早期是最佳学习期。

一般认为：儿童阶段是人一生认识功能发展，特别是感知、母语等语言智力因素发展最关键的时期。随着神经细胞的迅速发展及髓鞘化的进展，适时地给予孩子发展所需的不同颜色、形象、声音及触动觉、温度觉的相应刺激，并进行相应的音乐、绘画、运动的训练，也就给儿童一生多种功能发展奠定了较高的起点。而 3~7 岁是人格、情感和意志发展的重要时期。在这个阶段注重培养孩子良好的生活习惯、自理能力、克服困难的勇气、坚韧的意志以及与人交往的技巧和诚实、善良的品质，都将使孩子受益终生。

（2）家长与教师的身教作用："父母是孩子的第一任教师"。我国多数孩子在 3 岁入幼儿园之前多是在家里成长的。这段时间孩子对书本教育的接受能力还很差，判别能力也不强。但已经高度发展的观察和模仿能力使他对父母的一举一动都感兴趣，言语、行为中有许多模仿。说"孩子是父母的镜子"就是这个原因。因此父母一定要非常注意自己的言行，特别是身教的作用。如果父母一有空就"搓麻"、"跳舞"，却又口口声声叫孩子"努力学习"、"关心国家大事"，那么孩子就会感到迷茫和矛盾。父母若很专横或爱背后对人说三道四，又怎么能培养孩子民主的、宽厚的、理智的品德呢？父母教育的不一致，也会令孩子无所适从，感到焦虑、困惑。只有父母共同创造一个民主、和睦的家庭气氛，才能使孩子无忧无虑地愉快生活、发展才华、形成良好个性。

老师在幼儿心中是至高无上的。在入幼儿园和小学以后，孩子心目中的老师将逐渐取代父母的地位。因此老师的言行对孩子的影响是十分重要的。每位老师都应该懂得儿童心理，自觉地维护"教师"在孩子心目中神圣、高尚的形象。临床中常见因老师对上课淘气、没答对问题的孩子随口说一句"神经病"、"笨蛋"，就使孩子对自己的评价一落千丈，自信心受到极大挫伤，甚至从此"破罐破摔"，或者导致对教师的敌对心理。

心理学中有个著名的"皮格马利翁效应"（Pygmalion effect）：皮格马利翁是古希腊神话中的塞浦路斯国王。他在雕一座少女塑像时对她产生了爱情。最后他的期望竟使少女变为真人，成了他的伴侣。据此，心理学家罗森塔尔（Rosonthal R.）曾对小学儿童做过"预测未来发展的测验"，然后，随机抽取部分孩子告诉老师："这些孩子有发展的可能性。" 8 个月后测查，发现教师的期望行为发展了这部分孩子智力，于是称这种现象为罗森塔尔效应。这对教师应该是一种启示，因为启蒙教育中婴幼儿的心理健康更直接地依赖于父母与教师的心理素质与健康行为。

七、青少年心理卫生

青少年时期是生动活泼、最讨人喜欢的时期。也是淘气逆反、最令人头痛的时期。青少年时期是心身逐渐成熟的时期，也是为中年发展打基础的时期。

1. 青少年心身发展的特点　青少年心身发展快，达到了一生中的最高峰。但由于变化快，稳定性差，又像一个疾风怒涛的时期。

体质发育快，生理功能不断成熟，特别是当青春来临时，体格发育突然加快，骨骼加快生长，身高加速增长，达到人生发育的第二高峰。性激素的分泌使得男女两性伴随着第二性征出现巨大变化：男性声音变粗，出现胡须，肌肉骨骼粗壮和皮肤变粗；女性乳房发育成熟，因皮下脂肪沉着使形体变得丰满；男女阴毛出现不同分布特点等。

躯体各个器官的生理功能不断成熟，呼吸、循环、消化、心血管、免疫、泌尿系统均在不断发育完善，特别是生殖系统的功能迅速成熟，男性的雄激素分泌使得男性的睾丸开始生成精子，女性的雌激素分泌也使得女性的卵巢生成卵子并排放。

2. 心理发展快，心理功能不断完善

（1）认知全面和均衡发展：青少年时期是一个人的认知水平由较低级向较高水平发展的时期。思维形式由直观形象的思维发展到抽象逻辑的思维；记忆进入最佳时期，表现为理解记忆强；智力发展到一个新的水平，表现为概括能力、解决问题的能力全面提高。

（2）情绪体验敏感而不稳定：随着青少年接触大量的新生事物，而出现的大量内心体验，使得他们的情绪和情感不断分化和成熟，但此时的情绪特点是敏感而不稳定，反应快而强烈但不够持久。

（3）人格逐渐形成：青少年在接触外界的过程中，不仅在学习知识和积累经验，也在不断地接受家庭、学校和社会的教化，使得自己的行为社会化，从而完成从自然人到社会人的过渡。随着个体对社会的反抗，自我意识也发展到一个新的高度。当社会化过程基本完成，自我意识基本确立时，各种心理品德也就基本稳定了，人格也就基本形成了。

（4）性心理不断成熟：在与异性的接触过程中，不断地形成、修正着恋爱观、婚姻观等重要的性观念。青春期后进入成年期，对性问题有了比较系统和稳定的认识和态度，性观念已基本形成，即性观念的稳定期。

3. 青少年心身发展中的常见问题　由于青少年心身发展快，在发展过程中必然会遇到各种各样的问题。在社会发展变化较快的时期，青少年的行为和心理问题增多。

小学生心理问题的发生率估计在13%左右，主要问题是学习问题、品行问题、教育问题。中学生心理问题发生率估计在20%左右，主要问题是学习问题、人际关系问题、恋爱问题、教育问题等。大学生心理问题的发生率估计在16%左右，主要问题是学习问题、人际关系问题、恋爱与性问题等。

（1）学习问题：是青少年的家长所关注的焦点问题之一。孩子成绩不理想，家长往往不惜时间和金钱，到处求医问药。其实，成绩不理想的原因很多，主要涉及智力因素的影响、学习兴趣的影响、注意稳定性的影响以及是否存在考试焦虑等。

（2）情绪、情感问题：青少年的情绪、情感有了较快的发展。表现为情感丰富，自我情感和社会情感都日益丰富；情感倾向的定型性，青少年的自我意识逐步发展，爱憎变得十分分明；情绪的强烈性，有人形容此时的青少年处于狂风怒涛时期，对很多事情均反应十分强烈；情绪不稳定，时高时低，甚至上午情绪良好，下午就想自杀；情绪心境化，可能出现较长时期的心情郁闷不乐，大多由某些生活事件所致。

（3）恋爱与性的问题：进入青春期后，就有了恋爱和性的问题，并从此贯穿一个人的一生。性是个体发展到一定程度后必然产生的心理生理现象。人从动物进化而来，具有动物的生物学本质。但人之所以是人，是因为人具有自我意识，只有人才能认识到性活动的实质和影响，从而使得人类的性活动不仅具有生物学意义，而且具有社会学意义。性意识的萌发是很美好的，但也是很敏感的，有时会令少男少女们感到焦虑、不安或恐慌，迅速变化的激素作用有时会出现性冲动甚至性攻击。

4. 青少年的心理保健

（1）青少年自身的不断学习：学习不仅指的是学习科学文化知识，也是指从自己的成功和失败中学习直接的经验和教训，从别人的成功和失败中学习间接的经验和教训，只有这样，才能使自己不断充实、发展，保持心身健康成长。学习是青少年成长的关键推动因素。保持学习的状态，是使其心理健康成长的重要环节，即要保持与周围环境的接触，心理上才能更健康的成长。

（2）父母为青少年健康成长创造良好的家庭气氛：在青少年成长过程中，父母对孩子心理特点的形成是非常重要的，可以说孩子相当多的问题往往都是父母的问题所引起的，父母对孩子心理的形成有着不可推卸的责任。父母对孩子形成个性的影响，除了遗传外，还表现在父母的个性和父母对孩子的态度上。家庭是孩子最初的生活环境，是孩子社会化过程的开端。若家庭气氛不健康，则社会化过程一开始就偏离了健康的轨道。这种偏离是造成社会适应不良的根源。

（3）学校和社会为青少年健康成长提供良好的环境：假如把家庭环境作为青少年成长的小环境的话，学校和社会就是青少年成长的大环境，这个大环境的好坏直接影响到青少年能否健康成长。因此，在学校里五讲四美三热爱，在社会上的打击制黄贩黄包括打击网络淫秽，打击卖淫嫖娼，净化社会风气很有必要，因为受到毒害的首先就是青少年。

八、中年心理卫生

中年期是一生中发展最成熟，精力最充沛，工作能力最强，同时也是社会负担、心理压力最大的年龄阶段。中年人是整个社会的中坚力量。

1. 中年人的心身特点

（1）生理上从成熟走向衰退：进入中年期以后，人的各个系统、器官和组织的生理功能逐渐从完全成熟走向衰退。由于组织器官功能开始衰退，罹患各种疾病的可能性也日益增长。

（2）智力发展到最佳状态：中年人的心理处在相对稳定和继续发展的阶段。中年人的知识积累和思维能力达到了较高的水平，智力发展到最佳状态。中年时期是最容易出成果和获得事业上成功的阶段。

（3）个性的成熟与稳定：继青年时期情绪情感有较大波动和变化之后，中年人的情绪则比较成熟、稳定。中年人对自己既定的目标已有明确的意识，能努力克服前进道路上的各种困难和挫折，有百折不挠的坚强意志。

进入中年期以后，个体在个性方面的变化是不明显的。这种稳定的个性和个体表现出的突出特点，有助于排除干扰、坚定信念，以自己独特的方式建立起稳定的社会关系和社会支持体系，并顺利完成每一个目标。

2. 中年人心理发展中的常见问题　中年人的心理变化是个动态过程，个体差异很大。中年人心理发展中的常见问题有：

（1）反应速度与记忆能力下降：中年时期的反应速度和机械记忆能力已经明显不如年轻人，常以为自己"老之将至"，从而产生悲观失望的情绪。

（2）渴望健康与追求成就的矛盾：中年人都希望自己有健康的身体，但是在繁忙的工作和高度责任感的驱使下，他们往往无暇关注自己的身体健康，甚至无暇参加体检。

（3）人际关系错综复杂：中年期的人际关系最为复杂。既要处理好与老年同事的关系，还要处理好上下级、同级间的关系以及亲属的关系。有的人事业发达，却在人际关系上栽了跟头。

（4）家庭与事业的双趋冲突：中年人要在事业上有所作为，需要一个安定、和睦的家庭作后盾。事业的成功和发展又有助于家庭的稳定。然而家庭和事业对中年人的要求和期望，又往往形成一对矛盾。

3. 中年人的心理保健

（1）建立可行的保健制度和监测体系：中年是各种心身疾病和精神疾病的高发年龄段，但真正能就诊的比例仅是其中一小部分。这就需要医疗保健部门、社会保险机构及心理咨询机构联合起来，建立新型的管理监控体系。特别是加强社区的医疗卫生服务和中年人的定期体检制度。

（2）加强自我心理保健的方法：调查表明，我国知识分子的平均寿命比人均寿命整整少10年。因此我们建议：中年人特别是知识分子要在工作上量力而行，停止超负荷运转；淡泊名利、陶冶性情；掌握自我放松技巧，及时进行自我心理调节；广交朋友，建立社会支持体系；必要时应求助于心理医生。

九、老年心理卫生

人到老年，生理功能和心理功能都已经过了鼎盛时期，进入了下降的状态。

1. 老年心身发展特点

（1）老年期的生理变化：到了老年后，随着年龄的增长，各器官的生理功能逐渐衰退。老年人感觉器官的退化使得老年人感觉功能下降，耳聋眼花，肌肉萎缩，形体缩小，肌力下降，易骨折，应变能力下降，体弱多病。

老年人的大脑皮层开始萎缩，脑回变窄，脑沟变宽，整个大脑的功能下降。大脑调节内脏的功能下降，使得躯体、内脏不适感增加。

（2）老年人的心理变化：认知功能下降。认知功能是一个人认知外界客观事物的能力。到了老年后，认知功能随着年龄的增长而减弱。武汉曾对351名老年人测试认知功能：正常者占81.3%；轻度认知障碍者是12.9%；中度认知障碍者是4.1%。

智力水平开始下降。人到老年，随着年龄的增长，智力逐渐下降，痴呆的概率也将增长。

2. 老年人心理发展中的常见问题

（1）不适应离退休生活：离退休的实质是一个人功能的转变。这种功能的转变意味着社会角色的转变。为了更好地适应离退休生活，应该确立生活的意义；找回并从事自己的兴趣和爱好；重视社交活动；社会应该为老年人提供丰富多彩的活动场所。

（2）主观健康评价差：随着老年人体质的下降，躯体各器官功能的减弱，特别是80岁以后，衰老现象尤为明显，抵抗外部刺激的能力也随之降低。老年人会更多地关注自身躯体内部的变化，主观评价逐步变得十分悲观。

（3）老年人的性生活不和谐：更年期后，虽然没有了生殖功能，但对异性的要求还是存在的，只有适当的性生活才能满足这种需求。老年人的性功能随年龄的增加而衰退但不消失，性的欲望与兴趣会持续存在，男女老年人特别要注意性生活的和谐问题。

（4）对死亡的恐惧：老年人最忌讳的词就是"死"。对死亡的态度是否恰当直接影响到晚年的心理健康的水平。恰当的态度能使一个人划上圆满的句号，不恰当的态度则能使一个人痛苦地离开这个世界。

3. 老年人的心理保健　老年人心理保健的目的是提高老年人的生活质量，使老年人能度过一个愉快幸福的晚年，并能有效地应对"死亡"，给自己一个圆满的结局。因此应该注意以下问题：

（1）确立生存意义：老年人有丰富的经验，更要增强自我意识，确立生存意义。不仅应老有所养，老有所医，也要老有所乐、老有所学、老有所为。

（2）适度锻炼运动：老年人参加各种体育运动，包括体力与脑力运动，克服或延缓增龄所带来的各器官功能的衰退。

（3）加强人际交往：离退休后影响老年人心身健康最大的因素就是与世隔绝，把自己封闭起来。世界上有许多男性在进入领养老金时，却出乎意料地不久就死亡，在德国人的生活中称为"养老金死亡"。只有走出家门，加强人际交往，才能克服"养老金死亡"，找到生活的意义。

第三节　人类心理健康的维护

迄今为止，中国在南极已经建立了多个考察观测点。一批志愿者奔赴南极在对人类这样一个极其罕见的环境进行科学考察。面对着许多复杂的生活与工作的问题，他（她）们经受了常人难以克服的障碍。然而在这些考察队员的所患疾病中，哪种疾病是最多的呢？不是感冒、冻伤、胃肠疾病，而是精神与心理的疾病与问题。如何在这样一个基本上"与世隔绝"的状态生活？没有现代社会的人群、聚会、冲突，但是要经受孤独、寂寞、单调？在这样的环境下，人的心理健康如何来维护呢？

心理应激（stress）是一种人人都能体验到的情绪状态，它对我们的生活、工作以及身体健康起着重要的影响，时而对我们有益，时而对我们有害。近半个世纪以来，心理社会因素在人类健康和疾病中的作用变得日益突出。在心理社会因素同疾病的联系中，心理应激是一个十分重要的环节。因此，心理应激所表现的心理和生理特征已成为医学心理学中的一个重要的研究领域和心身医学的核心问题。本节将介绍心理应激的概念、所引起的心理与生理反应、心理应激同人的健康和疾病间的关系、心理应激的调节。

一、心理应激的概念

心理应激是个体"觉察"到环境刺激对生理、心理和社会系统过重负担时的整体现象，所引起的反应可以是适应或适应不良的。

（一）心理应激具有刺激物

来源十分广泛，包括躯体的、心理的、社会和文化的，构成了心理应激源。

（二）把心理应激看作是一种反应

认为心理应激是紧张性刺激物作用于人的结果，在心理应激状态下，人不仅产生生理反应，而且也发生心理或行为反应。塞里认为心理应激是一种机体对环境需求的反应，是机体固有的，具有保护性的和适应性功能的防卫反应，从而提出了包含三个反应阶段（警戒期、阻抗期、衰竭期）的一般适应综合征。

（三）心理应激是一种觉察到的威胁

心理应激发生于个体处在无法应对或调节的需求之时。它的发生并不伴随于特定的刺激或特定的反应，而是发生于个体察觉或估价一种有威胁的情景之时。这种估价来自对环境需求的情景以及个体处理这些需求的能力评价，由于个体对情景的察觉和估价存在差异，因此个体对应激性刺激——应激源（stressor）作出的反应也存在差异。

二、输入部分——心理应激源

心理应激源是指环境对个体提出的各种需求，经个体认知评价后可以引起心理及生理反应的刺激。可分为四类：

（一）躯体性应激源

指作用于人的躯体、直接产生刺激作用的刺激物，包括各种理化和生物学刺激物。例如，高温、低温，辐射、电击、强烈的噪声、损伤、微生物和疾病等。这些刺激物在引起生理应激反应的同时，往往也引起人们心理对于躯体损伤的恐惧和焦虑。

（二）社会性应激源

指那些造成人生活风格上的变化、并要求对其适应和应对的社会生活情境和事件。改变生活风格的应激源从社会群体的角度有社会动荡、战争、灾荒、社会经济制度的重大变化等；从个人在日常生活中的变化有考试、就业、结婚或离婚、亲人患病残废等。近几年来的研究发现，不仅重大的生活变化，而且日常生活琐事也可以导致心理应激反应。例如，每天挤车上、下班，频繁接待生人，处理各种家庭事务等，都可归入社会性应激源。

（三）文化性应激源

指因语言、文字、生活方式、风俗习惯、宗教信仰乃至民族性格等引起心理应激的刺激或情景。当一个人由一个民族聚居区（或一个国度、一种语言环境）迁移到另一个民族聚居区（或另一个国度、另一种语言环境）时，就会面临着生疏的文化环境挑战，就可能产生适应和应对的需要和心理应激反应。

（四）心理性应激源

包括人际关系的冲突，个体的强烈需求或不切实际的预测、凶事预感、工作压力、心理冲突和认知障碍等。

三、心理中介机制——对应激源的觉察与评价

人生中会遇到无数的心理社会性事件，但不是所有的事情都会引起人的心理应激反应，有些事情引起某些人的心理应激反应，而同样的事情对另一些人来说却不会引起心理应激反应，因为只有那些对人有意义的刺激物才能引起心理应激反应，某种事物对一个人的意义，在很大程度上取决于他对事物的认知评价。一件事情不管它是否真正对我们有威胁，但只要我们"认为"它是有威胁的，就可能引起我们的心理应激反应。

四、心理应激引起的心理反应

（一）情绪反应

心理应激状态下的主要情绪反应有焦虑、愤怒、恐惧和抑郁，这些情绪反应又称为"情绪应激"反应。

1. 焦虑　是人对环境中一些即将来临的、可能会造成危险或灾祸的威胁需要作出重大努力进行适应时，主观上出现紧张和一种不愉快的期待。

焦虑是心理应激下最常见的反应。适度的焦虑可以提高人的警觉水平，促使人投入行动，以适当的方法应对应激源，从而对人适应环境是有益的。过度的焦虑则是有害的，因为它妨碍人准确地认识、分析和考察自己所面临的挑战与环境条件，从而难以作出符合理性的判断和决定。

2. 恐惧与愤怒　恐惧和愤怒均属于人与其他动物共有的原始情绪，常具有较高的紧张性。

如果把焦虑看做是尚未接触应激源，危险或威胁尚较模糊时产生的情绪反应，那么恐惧便是一种认为自己已经处于危险之中并企图摆脱明确的特定危险的逃避情绪（虽然两者有时难以截然区分）。恐惧多发生于身体安全和个人价值与信念受到威胁的情况下。对身体安全的威胁，多来自于躯体性刺激物，如躯体性疾病、动物和理化刺激物。对个人价值和信念的威胁多来自于社会性刺激物，如人际关系紧张、考试失败和不能晋升等。在这些情况下，一个人也可产生厌恶的情绪体验，伴随着回避或逃避行为和恶心呕吐等生理反应。

愤怒多出现于一个人在追求某一目标的道路上遇到障碍、受到挫折的情境。如果一个人认为这一目标是值得追求的，而障碍是不合理的、恶意的或有人故意设置的，便会产生愤怒、忿恨和敌意。这种情况在治疗受挫的病人中常常可以见到。

3. 抑郁　包括一组消极低沉的情绪，如悲观、悲哀、失望、绝望和失助等。

悲观、悲哀常常是与"丧失"有关的情绪反应，所失去的是当事人所重视或追求的东西。例如患病（失去健康）、衰老、丧亲、失业、不被重用、高考落榜和子女离家等。这类情绪反应的强度取决于当事人赋予所失去的事物的主观价值。失望意味着失去希望所向往的奖励，故也同丧失有关；绝望则是失望的进一步发展。

失助又称"无助"，是一种类似于临床抑郁症的情绪状态，表现为消极被动、软弱、无所适从和无能为力。

上述焦虑、愤怒、恐惧和抑郁性情绪反应如果在人身上时间过长、强度过高，可以严

重地损害人的认知功能，即在上述负性情绪的影响下，人观察和评价任何事情都是悲观的。同时破坏人的心理平衡，而心理平衡是准确感知、记忆和逻辑思维的前提。

（二）行为反应

心理应激会引起不适的心身症状，因此人们总是会采取一些行动来减轻或消除其影响，这就是适应和应对行为反应。可将这些行为反应分成两类：①针对自身的行为反应，②针对应激源的行为反应。

1. 针对自身的行为反应　指通过改变自身以顺应环境的要求，包括远离心理应激源，或改变自身条件、自己的行为方式和生活习惯等。例如，心理应激下的人可能采取逃避或回避的方式来应对应激源的挑战。逃避是指已经接触到应激源后而采取的远离应激源的行动；回避是指事先已知应激源将会出现，在应激源到来之前而采取的避免同应激源遭遇的行动。例如，一个由于学习问题而受到教师和家长训斥的学生会逃学或离家出走。

在日常生活中，逃避和回避并非总能做到，何况这种行为不能从根本上解决问题。在这种情况下，有的人可能求助于烟、酒和某些药物。这些物质可以暂时缓和心理应激反应，但吸烟、饮酒过多对人体有害，许多药物有毒副作用，因此这也不是积极的应对方法。

针对自身的较积极的行为反应是服从新的安排，努力学习，使自己的能力，知识和经验足以应对应激源的挑战；或者改变自己的行动方式或路线，进行新的尝试。此外，从事文体活动、寻求社会支持和医生的帮助等，也属较积极的行为反应。

2. 针对应激源的行为反应　指通过改变环境要求（即应激源）而不是改变自身的方式来处理心理应激，包括消除或减弱应激源的各种活动。例如将家搬到厂区附近，以消除长途乘车上下班这一工作应激的来源；直接解决紧张的家庭关系或夫妻分居问题，改变工作的过高要求等。

（三）自我防御反应

借助于自我防御机制对环境挑战、对自己或自己的应对效果做出新的解释，以减轻心理应激所引起的紧张和内心痛苦，称作自我防御反应。这是除了行为反应外，减轻心理应激的另一类常用的方法。

五、心理应激引起的生理反应

应激期间发生的生理反应，既是身体对应激的适应调整活动，又是在某些情况下导致疾病的生理基础。因此这些反应有助于身体对抗应激源所造成的变化、恢复内稳定；但如果它们过于剧烈、过于持久，便会损害人的适应能力，从而引起身心症状和机体对疾病的易感状态与疾病。

各种紧张性刺激只要达到一定的强度、持续足够的时间，都可既引起生理反应，又引起心理反应。这个结论有其神经解剖学基础。躯体性、社会性和文化性应激源作于人的感官所引起的神经冲动，通过感觉通路被传递到丘脑与网状结构，而后又继续传导到涉及特殊生理（运动、植物神经和内分泌）和心理（认知与情绪）功能调节的那些脑区，包括负责认知评价和运动的皮层区，主要负责自主神经和内分泌活动的下丘脑和主要负责情绪反应的边缘系统。

对应激的生理反应涉及全身各个系统和器官。在应激条件下，大脑皮质统一指挥和控制着人的各种活动；身体的生理反应主要是大脑通过自主神经系统、下丘脑-腺垂体-靶腺轴和免疫系统进行调节的。这些生理反应又通过反馈机制影响着神经系统、内分泌系统和免疫系统的功能，使机体尽可能从心理应激所造成的紊乱中恢复过来。

1. 交感-肾上腺髓质系统 当机体遭受某些应激源的强烈侵袭时，这个系统的活动常有明显增强。心率、心肌收缩力、心排血量和血压增加；呼吸加深加快；每分钟通气量加大，脾脏缩小，皮肤与内脏血供减少，脑血流量增多；肝糖原加速分解转化为葡萄糖，使血糖升高；交感神经动员脂类，使血中游离脂肪酸增多；与此同时，凝血时间缩短，儿茶酚胺分泌增多，中枢神经系统兴奋性升高，机体变得警觉、敏感。Cannon 认为，这些生理反应似乎都是为动物做好准备，或者投入搏斗，或者从危险情境中逃脱。因为这些反应既为应对应激源提供了必要的能量，又可保护动物不致由于操作而过多流血。由此他又提出"或战或逃反应"的概念。在急性应激时，人类也可产生"应急反应"，但常常不伴有战争或逃跑（fight or flight）的行为反应。

一些研究发现，在应激状态下，不仅交感-肾上腺髓质轴活动增强，迷走-胰岛素系统也发生兴奋，只是后者的效应被掩盖而不易发现而已，前者兴奋导致血糖升高，而后者兴奋则促进血糖的利用；两者相互配合以适应和应对应激源的挑战。

在某些情况下，某些个体可出现副交感神经活动相对增强的情况，如心率减慢、心排血量和血压下降、血糖降低等，可导致眩晕和休克等。

2. 下丘脑-腺垂体-靶腺系统 下丘脑肽能神经元分泌的神经肽调节着腺垂体的活动，而肽能神经元的活动又受到脑内神经递质和体液中性激素、肾上腺皮质激素与多种代谢产物的调节和控制。腺垂体是人体内最重要的内分泌腺，起着上连中枢神经系统、下接靶腺的桥梁作用。

肾上腺皮质是腺垂体的重要靶腺之一。在应激状态下，下丘脑-腺垂体-肾上腺皮质轴活动增强。血内 ACTH 和皮质醇、尿中 17-OHCS 增多；肝糖异生过程加强，同时抑制葡萄糖的消耗，从而使血糖水平升高。有时盐皮质激素也增加，从而引起血容量增加。血管对儿茶酚胺变得敏感。研究表明，去肾上腺髓质动物可以应付应激而不出现严重后果；但缺乏肾上腺或肾上腺皮质功能不全时，应激反应减弱，严重时可发生生命危险。这说明在心理应激反应中，ACTH 和糖皮质激素起更重要的作用。

塞里用"全身适应综合征"（GAS）来概括下丘脑-垂体-肾上腺皮质轴激活所引起的生理变化。他将 GAS 分成三个阶段，①警戒反应，②抵抗，③衰竭阶段。他描述了每个阶段的生理反应特点，认为进入衰竭阶段的人将不可避免地出现病感和疾病状态，严重时可导致死亡。

在心理应激状态下分解代谢激素，如皮质激素、髓质激素、甲状腺素和生长激素，分泌增多；而合成代谢类激素（如胰岛素和睾丸素）分泌下降。在恢复阶段，则发生相反的变化；合成代谢激素分泌增多，分解代谢减少。他认为，这些生理变化对机体适应环境有意义：应激期间的变化为机体对付应激源提供了燃料，恢复阶段的变化可帮助机体从应激所造成的消耗中恢复过来。

3. 免疫系统 长期严重的心理应激可造成内环境的严重紊乱；从而可导致胸腺和淋巴组织退化或萎缩，抗体反应抑制，巨噬细胞活动能力下降，嗜酸细胞减少，以及阻断中性白细胞向炎症部位移动等一系列变化。从而可造成免疫功能抑制，降低身体对抗感染、变态反应和自体免疫能力。

心理神经免疫学的研究表明，大脑作为环境同免疫系统间的协调者，在调节机体对各种应激源的免疫防御中起重要作用。一些研究已证实，脑同免疫系统间有解剖和神经体液联系，包括α和β肾上腺素能、胆碱能和淋巴细胞上的受体，以及自主神经系统对胸腺和淋巴组织的支配。这些联系为心理刺激影响免疫系统提供基础。心理因素不仅影响动物的胸腺大小，而且影响对抗原的细胞免疫反应，甚至影响移植物肿瘤的生长速度。调查发现，天然杀伤细胞活性（NKCA）同一个人近一年来所遭遇到的生活事件、精神状态有密切联系。

适度的心理应激对人的健康和功能活动有促进作用，使人产生良好的适应结果，长期的超强度的应激则使人难以适应，最终损害人的健康。

不同个体有不同类型强度的生理应激反应。一个人的生理反应的类型与强度取决于：①应激源的性质与特点；②他本人的身体特点，包括遗传素质、身体健康状况、身体器官的脆弱性、年龄和性别等；③情绪反应的性质、强度及影响情绪反应的心理因素，如人格、信念、对应激源的认识评价，以往的应对经验、应对能力、应对方式、行为类型和自我防御等；④环境因素，包括自然和社会环境。由于不同个体这些方面不尽相同，所以即使对同一应激源，不同个体的生理反应也往往有所不同。

有些人在遭到各种应激侵袭时，虽然产生不同的情绪体验，但其生理反应却往往只涉及某一特定的内脏器官。例如，无论面对何种紧张性刺激，有的人都倾向于表现出消化系症状（腹痛、腹泻和呕吐），另一些人则可能仅出现心血管反应。这些人可分别称为"胃肠反应者"和"心血管反应者"。在这些特殊反应者中，有的人对各种刺激都倾向产生心血管功能增强的生理反应（如心率、心肌收缩力、心排血量和血压增加）。而另一些心血管反应者则多产生"血管迷走反应"。不同个体有不同或独特的生理反应形式，这有助于专业解释：为什么在同一应激因素影响下，不同的人患不同的疾病？这些独特的生理反应形式可能出自遗传和环境的双重影响。

心理应激同人的健康有密切联系。心理应激对健康的影响，包括积极影响和消极影响两个方面。

六、心理应激对健康的积极影响

适度的心理应激对人的健康和功能活动有促进作用，这类应激被称为"良性应激"。心理应激对健康的积极影响至少表现在两个方面：

1. 适度的心理应激是促进人的成长和发展的必要条件　人的成长和发展涉及人的身、心和社会功能的成长和发展，遗传和环境是影响成长和发展的两大重要方面，人从小到大经历的各种心理应激在这里可看作是一种环境因素。

心理学家的许多研究表明，幼年期的适度心理应激可以导致明显的发展变化；早年的心理应激经历可以提高个体在后来生活中的应对和适应能力，从而能更好地耐受各种紧张性刺激物和致病因子的侵袭。日常观察也告诉我们，那些小时候受过"过分保护"的孩子，待他们脱离家庭走上社会后，往往容易发生适应问题，在遭遇到长期或剧烈的心理应激后可能出现中断学业、工作或患病等严重后果。

2. 适度的心理应激是维持人正常心理和生理功能活动的必要条件　人离不开刺激，适当的刺激和心理应激有助于维持人的生理、心理和社会功能。关于感觉剥夺和单调状态的许多实验研究证实，缺乏适当的环境刺激会损害人的身心功能，包括造成脑电图的不良改变、错觉、幻觉和智力功能障碍。

工业心理学中有许多关于流水线工作的研究。工人们在流水线上从事比较单调的、缺少变化和挑战性的工作，很容易进入疲劳状态，注意力不能集中，情绪不稳定、易激动和厌烦。在这种情况下，工作效率下降，事故和缺勤率增加。一旦增加工作和环境的刺激性和挑战性，就可以改善工作人员的身心功能，提高工效。心理应激可以消除厌烦情绪，激励人们投入行动，克服前进道路上的困难。正因为如此，人们主张学习和工作要有点"精神压力"、有点"紧迫感"。考试、评比、检查和比赛等，是引起适度心理应激以促进工作和学习的常用手段。

在日常生活中，一个人总会碰到各种矛盾，遭受各种应激源的侵袭。解决矛盾、应对挑战既能引起我们紧张、劳累、苦恼和痛苦，又可为我们带来成功的喜悦、轻松和欢乐。没有紧张，就无所谓松弛，没有痛苦就难以品味幸福。如果某一阶段里生活缺少变化，人们就会主动地寻求紧张性刺激。例如参加各种充满紧张性的比赛，从事某些冒险活动，或通过看小说、电影和电视获得"替代性的"冒险体验。

七、心理应激对健康的消极影响

长期的、超过人适应应对能力的心理应激会损害人的健康。心理应激对健康的消极影响，主要表现在下述三个方面：①心理应激引起的心理和生理反应可以以症状和体征的形式见之于临床，成为人们身体不适、虚弱和精神痛苦的根源和就医寻求帮助的原因；②心理应激可以加重已有的精神和躯体疾病，或使这些疾病复发；③心理应激可以造成对疾病的易感状态，并在其他因素的共同影响下导致新的精神和躯体疾病。

（一）心理应激下的人的临床表现

1. 急性应激（acute stress）的临床表现　处于急性心理应激状态的人，常有较强烈的心理和生理反应，由此而形成了三种常见的临床综合征（表4-3）。这些综合征具有同某些器质性疾病类似的症状和体征，例如甲状腺功能亢进、冠心病、低血糖和肾上腺髓质瘤（嗜铬细胞瘤）等。在临床工作中，医生应熟悉这些综合征，以免作出错误的诊断，或由于不能为这些症状和体征找到身体器官受损的依据而感到迷惑不解。

急性焦虑反应是急性心理应激下的人最多见的综合征，其应激源常常难以清楚地加以识别。病人担心会出现严重后果，怀疑自己患了重病，这又会引起继发生情绪反应；从而可形成恶生循环，导致惊恐状态。对于这样的病人，医生要尽可能帮助他们消除疑虑并提供情绪支持；必要时也要给予镇静药物，以便使他们尽快地安定下来。

血管迷走反应多见于突发性事件（如事故、伤害）、剧烈疼痛和严重的情绪紊乱之后，有时可导致意识丧失。许多症状和体征同心排血量的急剧下降、血压降低和脑血流减少有直接关系。

表 4-3　急性心理应激的临床综合征

综合征	症状	体征
急性焦虑反应	烦躁不安，过敏，震颤，呼吸困难，心悸，出汗，厌食，恶心，腹部不适	皮肤湿冷、苍白，瞳孔扩大，心动过速，气促，深大呼吸，血压升高
血管迷走反应	虚弱，头锚与晕厥，精神错乱，出汗，恶心，腹部不适	面色苍白，出汗，皮肤湿冷，心动过缓，血压下降
过度换气综合征	头晕，虚弱，呼吸困难，窒息感，胸部压迫感，心悸，指端麻木	手足抽搐的体征：Chvostek 和 Troussesu 征，手足痉挛

过度换气综合征也可引起眩晕和昏厥，由于过度通气造成 CO_2 的丢失，导致呼吸性碱中毒：P_{CO_2} 的急剧下降又会造成脑动脉收缩和脑血流量的减少：同时碱中毒增加了氧合血红蛋白，这又会降低组织（包括脑）的氧合作用。如果碱中毒严重，也会造成血钙降低，从而产生手足抽搐的症状和体征，此外在过度换气期间可以出现类似心脏病的心电图改变和胸痛症状，可导致医生作出心脏病的错误诊断。

2. 慢性应激（chronic stress）的临床表现　慢性心理应激下的人也可出现上述的症状和体征，但一般不像急性心理应激那么强烈。慢性心理应激下的人常常感到疲劳、头痛、失眠、消瘦，可以产生各种各样的躯体症状和体征。为此，他们可能四处奔走寻医求药，怀疑自己患了难以诊治的疾病。

慢性心理应激的典型综合征是"神经血管性虚弱"。病人感到呼吸困难、易疲劳、心悸和胸痛。胸痛常局限于心尖区。也常出现焦虑的情绪反应和交感-肾上腺髓质轴活动增强的征象，如心率加快、血压升高、脉压加宽和心脏收缩期杂音等心血管功能活动加强的体征。

此外，慢性性心理应激下的人也可以出现紧张性头痛、背痛、腹泻、便秘等症状。

（二）心理应激对已有疾病的影响

大量的研究和临床观察已经证实，心理应激下的心理和生理反应，特别是较强烈的应激反应，可加重一个人已有的疾病，或造成复发。例如，一个高血压病人由于家庭纠纷之事使病情加重，一位冠心病病人看紧张的足球比赛后发生心肌梗死，病情已得到控制的哮喘儿童在母亲离开后哮喘发作。对于已有的精神疾病，心理应激也有类似的影响，导致精神疾病的复发。

（三）心理应激同其他因素一起引起新的疾病

心理应激是心理社会因素损害人的健康的一条重要途径。心理应激引起内环境紊乱，引起过度的心理和生理反应，从而使人处于对各种疾病的脆弱易感状态。在这种情况下，如果有其他致病因素的侵袭或个体有不良遗传素质因素，就很可能发生新的疾病。至于患哪种疾病，主要取决于其他致病因素的性质和遗传素质（即哪个身体器官脆弱易损），心理应激主要是作为一种非特异的致病因素而起作用的。

我们可以将人类的躯体性疾病分成两大类：心身疾病和非心身疾病。在心身疾病中，心理应激是一种重要的致病因素；但它不是唯一的致病因素，而只是最终导致疾病的一系列环节之一。心理应激所引起的心理生理反应必须借助于脆弱的身体器官方能产生致病作用。

在非心身疾病中，心理应激可以作为一种促发或诱发因素而在疾病的发生中起辅助作用。以结核病为例，直接的病原微生物是生物性的，结核杆菌感染是结核病的直接原因和必要条件；没有结核杆菌感染，就不会发生结核病。然而采用皮肤试验和 X 光检查所作的结核病调查表明，虽然许多人受到过结核杆菌的侵袭，但只有少数人有临床结核病。这说明结核杆菌感染虽然是结核病的必要条件，但不是充分条件；除了结核杆菌感染外，结核病的发生还须具备其他条件。心理应激可以降低人体对结核某些菌的抵抗力，从而促使人发病。

在精神疾病中，心理应激起更为重要的作用。心理应激不仅可以成为许多精神疾病的病因因素，而且常常会影响精神症状的组成。

八、心理应激的调节与应对

人的心理应激在发生发展的过程中受到很多因素影响，调整这些影响因素就会对心理应激状态产生调节作用，具体的方法有很多。

（一）消除、逃避与回避应激源

心理应激的发生，来源于各种应激源。如果消除了应激源，则意味着应激不再发生，人们所面对的环境则会有巨大的变化，对人类的影响也就随之发生改变。逃避、回避也是起到相同的作用。这对于人们战胜应激，是最为有效的一个途径。如 2003 年的"非典"，给人类带来的危害巨大。但是，随着非典的消失，世界变得安静了，恐惧与不安也随之减弱。消灭人类的传染病源头，是降低对人类精神与躯体威胁的重要环节之一。

（二）调整对刺激事件的认识态度

人要想回避所有心理社会刺激因素是不可能的，人要想永远轻松、没有任何紧张情绪陪伴的生活也是不现实的。在外界刺激因素面前，采取一个科学的认识态度，有助于缓解人的紧张程度，使应激水平保持在一个适度水平。某著名哲学家说过这样一句话："扰乱人精神的，与其说是事件，不如说是人对事件的判断"。GLASS 和 SINGER 等人的一个研究显示：让两组人接受完全相同的噪声侵袭，告诉第一组人可以通过房间里的电钮关掉噪声，但劝告他们尽量不要关掉，对第二组人则没有提供任何关闭噪声的电钮和指导。结果是在相同的时间范围内，第一组没有一个人按电钮关闭噪声，但第二组应激反应强度显著高于第一组。这说明，在刺激事件面前，如果一个人对事件具有这样一个态度，即相信事件是可控的，可预测的，也同样可减轻心理应激。当人们感到外界刺激越不可预测越不可控制时，越容易感到心理紧张。许多事情本身是中性的，它之所以引起心理应激，仅仅是由于人们对它作出的错误估计和判断。另一方面，一个本来属于消极性质的事件，却可由于一个人对它作出积极的评价而不引起心理应激。

因此，降低对某些目标的期望值，往往也会达到一个非常好的应对效果。例如，高考生面临高考，抱着非考上某个学校的态度与期望，往往事与愿违；抱着无所谓的态度，往往取得更好的成绩。高考状元，大多数并未有第一名的期望，而是考后感觉良好，意外之中发现了自己成为状元。

（三）培养良好的人格

一个一向乐观、性格豪爽的人即使遭到比较严重的生活事件，也不会把问题看得过于严重。应当把自己的健康、生活和事业当作是在自己的控制之下，完全取决于自己的努力。对解决问题的期望值要适中，即不要过分高于实际效果，也不要过分低于实际效果。过分高于实际效果，在应对和解决问题的过程中容易使人产生过度紧张，导致强烈的心理应激反应，而一旦结果是失败，更使人陷入巨大的痛苦之中。而个人期望值过分低于实际效果，则容易使人缺乏奋进的动机，同样不利于问题的解决。

（四）利用社会支持

一个人赖以生活的心理或社会环境，既是心理应激的来源，又可以为他摆脱心理应激的影响提供社会支持。当一个人由于心理应激而陷入困境时，社会支持可以帮助他改善情绪，找出解决问题的出路，重新面对现实，帮助他从痛苦中解脱出来。所谓社会支持，主要指来自于家庭、亲友和社会各方面（同事、组织、团体和社区等）的人给予的精神和物质上的帮助。

（五）适当利用防御机制

防御机制是弗洛伊德精神分析的核心成分之一。他将防御机制视为逃避焦虑及其他负性情绪的一种方法。个体在心理应激情景下并非有意识地去"选择"其中某种防御机制，而是在心理应激情景下不允许采用比较直接的应对方法时，潜意识地自动运用防御机制。例如：

否认，是对无法接受的、可能会引起心理冲突或恐惧焦虑的事情加以否定，以此来"阻挡"心理痛苦的发生。有些癌症病人就经常运用这种机制。

合理化，是对某种过错或缺陷作出表面上很合理的解释，以消除内心的焦虑。这是一种无意识的、情感上的回避过程。

防御机制在心理应激初期的使用，可以减轻心身反应，保持暂时的心态平衡，但长期使用，并不能从根本上消除紧张。

（六）学会放松技术

人处于放松状态，骨骼肌松弛，自主神经系统及内分泌系统均处于低活动水平，有效的放松训练，对于降低心理应激水平是有效的。

放松训练的方法很多。最常用的是：对照放松法、腹式呼吸法等。

（七）适当用药

当人们难以渡过难关时，寻求医生的帮助，开一些有助于情绪改善的药物和各种医学的处理，往往是有效地应对应激的一个方法。安定类的药物对于改善焦虑是有效的。如果发生抑郁，则要使用抗抑郁的药物，种类繁多，效果也都不错。

（八）寻求心理医生的帮助

心理医生是经过训练的帮助人们摆脱心理困境的医生。当人们面临精神与心理的痛苦，难以自拔，则此时需要心理医生的直接帮助。我国目前有越来越多的训练良好的心理医生可以提供此种服务。应该相信他（她）们，这是取得战胜应激的最后也是最为有效的办法。

九、情绪心理健康的保持

怎样来保持情绪的心理健康呢？关于这个问题的著作很多，也有很多技巧，在这里给大家介绍一些实用的方法。

什么是情绪？情绪就是一个人对待客观事物的态度。也就是说，今天听某个讲座能满足我的需要，我感到高兴；又或者，今天这个讲座讲得乱七八糟，没有一点内容，我不高兴。这两种态度就是情绪。又比如，今天的气温很适宜，我觉得很舒服；又或者今天很燥热，我就觉得不舒服。这也是情绪，是一种体验。

情绪和外界是相关的，客观的外界环境会影响一个人的情绪状态，而且人们会把情绪表现出来，尤其是通过面部表现出来。

影响一个人情绪的重要因素有三个。第一是生理状态，换句话说，我的身体舒服不舒服，会通过我的情绪表达出来。第二是外部环境，空气、住房、交通好不好，对人的情绪有很大影响。第三是人的认知，所谓人的认知就是他能不能对周围的事情有一个良好的判断和认识，这些也会影响到人的情绪。

情绪和健康有什么关系呢？可以总结为两句话：不良的情绪是造成疾病的原因之一，良好的情绪是一个人健康的基础。我们可以通过一个动物实验来理解这两句话。有人找来了两只同窝生的羊羔，把这两只羊羔放在两个不同的地方，给它们相同的养料、水分、阳光，但是有一个条件不同，就是在某只羊羔的窝旁边拴了一只狼。窝边没有拴狼的羊羔会健康地成长起来，而窝边拴了狼的羊羔会处于惊恐状态，不思饮食而死掉。这是什么原因造成的呢？是情绪。动物的情绪造成了它的死亡。所以情绪和健康的关系非常密切，对于人和动物都一样。

这个例子告我们，特别是家长们，不要做孩子身边的那只"狼"，不要给孩子过大的压力，提过高的要求，否则会揠苗助长，适得其反。有的家长说，"孩子一定要成为钢琴家"，那么多人学钢琴，为什么他一定要成为钢琴家？所以，我们在培养孩子的过程中，千万不要让孩子感到恐惧和害怕。家庭的温馨、和睦、自由是孩子健康成长的一个重要前提。

如何保持良好的情绪呢？首先，要学会点幽默。幽默可以大大地改善尴尬的处境。毛主席在晚年的时候眼睛视力下降，看不清书，就要请人来读书。一位给毛主席读过书的历史老师讲了这样一个故事。她第一次见毛主席时十分紧张，因为全国人民都非常崇敬毛主席。那天，毛主席刚洗完澡，穿着一件睡衣就出来了。毛主席见到这位历史老师时，说了这样一句话："你看，我像不像个和尚？"当时，这个老师一下子就笑了。这么伟大的领袖说了这么一句普通的话。所以，幽默能化解一个人的紧张情绪，对调整一个人的情绪非常重要。

其次，增加正性生活的体验。什么是正性生活的体验？举个例子，你要经常想自己的过去还是不错的，从小学、中学、大学到现在做了公务员；从科长、处长现在做了局长；原来挣很少的钱，现在收入提高了，觉得自己的一生很有成就感。实际上，经常想想自己奋斗中的成功经历，就会感到非常欣慰的。

再次，适当的疏泄。就是适当地把一些不良情绪疏泄出来，找人聊天，找人谈谈。现在一些心理咨询室甚至准备了拳击设备、可以摔打的东西，人们可以进去发泄。这也是一种很好的调整情绪的方法。

最后，要多看看事物的积极面。很多人小时候都学过塞翁失马的故事。一个老先生家里面只有一匹马，但这匹马还丢了，过了些天，这匹家马把外面20多匹野马引了回来，他又发财了。但后来，他的孩子学骑马把腿摔断了，大家说，你又倒霉了。没想到后来战争爆发了，别人家的孩子被抓去当了壮丁，在战场上战死了，他家的孩子却因为腿摔断了，没有上战场而保留了性命。这个故事还可以讲下去，但是，这里说明了一个道理：事物总是处在不断转化的过程中，我们每个人也都处在矛盾转化中。一个人目前面临的挫折可能就是下一步成功的基础。

所以，我们常常说，心态决定成功，这是一个非常有哲理的名言。

（胡佩诚）

参考文献

1. 车文博. 人本主义心理学. 杭州：浙江教育出版社，2003.
2. 钱铭怡. 心理咨询与心理治疗. 北京：北京大学出版社，2002.
3. 杨韶刚. 人本主义心理学与教育学. 哈尔滨：黑龙江教育出版社，2003.
4. Barry A. Farber. 罗杰斯心理治疗. 郑钢，译. 北京：中国轻工业出版社. 2006.
5. Carl R. Rogers. 罗杰斯著作精粹. 刘毅、钟华，译. 北京：中国人民大学出版社，2006.
6. Carl R. Rogers. 当事人中心治疗的实践、运用和理论. 李孟潮、李迎潮，译. 北京：中国人民大学出版社，2004.
7. Carl R. Rogers. 人形成论-我的心理治疗观. 杨广学、尤娜、潘福勤，等译. 北京：中国人民大学出版社，2004.
8. 胡佩诚，宋燕华. 心理卫生和精神疾病的护理. 北京：北京医科大学出版社，1999.
9. 李心天. 医学心理学. 北京：人民卫生出版社，1991.
10. 姜乾金. 医学心理学. 北京：人民卫生出版社，1998.
11. 胡佩诚. 医学心理学. 北京：北京医科大学出版社，2000.
12. 梁宝勇. 医学心理学导论. 长春：吉林大学出版社，1994.
13. 车文博. 心理治疗指南. 长春：吉林人民出版社，1990.
14. 张苏范. 生物反馈. 北京：北京科学技术出版社，1987.
15. 傅安球. 实用催眠心理疗法. 上海：上海人民出版社，1995.
16. 洪炜. 医学心理学. 北京：北京医科大学、中国协和医科大学联合出版社，1996.
17. 王登峰，谢东. 心理治疗的理论与技术. 北京：时代文化出版社，1993.
18. 刘芳. 情绪管理学. 北京：中国物资出版社，1999.
19. 钱信忠，李艳芳. 助您健康长寿. 北京：北京体育大学出版社，1998.
20. 张雨新. 行为治疗的理论和技术. 北京：光明日报出版社，1989.
21. 曾文星，徐静. 心理治疗：理论与分析. 北京：北京医科大学、中国协和医科大学联合出版社，1994.

第五章

医学史： 医学发展的历史见证

　　历史是一幅画卷,记录了事物从无到有、从弱到强、甚至是从昌盛到消失的过程,其中有进步的喜悦也有衰落的辛酸。医学史是历史长河的一部分,从人类出现在历史舞台上开始,人类就用自己的智慧探寻着生老病死的规律,寻找着维持健康和延长生命的办法。在人类积累医学知识的原始阶段,就已经开始书写这部传奇的医学史诗。医学史将人类参与的医学活动真实地保存下来,不仅将医学成果传承后世,也希望后人能够在阅读医学历史的过程中,认真地解读其中的玄机,梳理医学发展的脉络,反思其中蕴含的深奥哲理,把握医学的未来方向,医学史这门学科因为肩负着如此伟大的使命而诞生,吸引着数代学者献身于其中,在医学历史的海洋中徜徉,挖掘人类已经发现的医学历史的宝藏,毫无保留地把先辈的研究成果奉献给世人,给后人尤其是选择了医学职业的人带来无限的快乐和遐想……

第一节　怎样定义医学史

　　在给出医学史的定义之前,首先应该明确三个问题:什么是科学? 什么是医学? 什么是历史?

一、什么是科学

　　医学史是科学。谈及科学,其内涵非常丰富。溯及历史,科学在拉丁语中写作scientia,是汉语"学问"或"知识"的意思。英语中的 science 却实际上是 nature science 的简称,所以在英语中,"科学"等同于"自然科学"。在德语中,表示科学涵义的词汇wissensehaft 含义最广,包括一切有系统的学问,不但包括汉语中所谓的 science(科学),而且包括历史、语言学及哲学。所以,科学可以说是关于自然现象的有条理的知识,也可以说是关于表达自然现象的各种概念之间的关系的理性研究。

　　在中国,"科学"一词是 1893 年康有为在翻译日本书籍时首先译出的,认为科学是反映客观世界的本质联系及其运动规律的知识体系。以后关于什么是科学和科学精神曾经在中国展开了讨论。1916 年留美学生任洪隽在《科学》杂志月刊上发表《科学精神论》,认为"科学精神者,何求真理是也"。1922 年梁启超在南通《科学精神与东西文化》的讲演中,认为"有系统之真知识,叫做科学,可以教人求得有系统之真知识的方法,叫做科学精神"。1935 年 8 月，竺可桢在《利害是非》的讲演中阐述了科学精神与科学的关系，他说"科学精神就是只问是非，不计利害。这就是说只求真理，不管个人的利害，有了这种科学的精神，然后才能够有科学的存在。"1939 年 2 月，竺可桢把科学精神具体化为'求是'"。尽管不同学者在不同时期对科学的认识不完全相同，但"科学精神"的基本内涵是追求真理，这一点是一致的。综合以上内容，可见科学的本质是要揭示研究对象的客观规律，因此医学史的任务就是要揭示医学发展的客观规律。从这个意义上也可以肯定地说，医学史是科学。

但是，医学在具备科学属性的同时又具备特殊属性。虽然不可能把医学简单地还原为物理学、化学、生物学，但它可以从这些科学中部分推导出来；医学还具有艺术性，因为它与艺术都有朝向一个实践目的进行创新性推理的特征。医学既不是纯科学，也不是纯艺术。医学是科学与艺术、理论与实践的独特结合。在这个层面上，西方医学凸现了科学性，而传统中国医学则更加彰显艺术性。

二、什么是医学

医学是以人作为研究对象的生命科学。那么究竟哪些问题属于医学问题呢？从古至今，从东方到西方，各个不同历史时期的医学家们，都曾经试图寻找这个问题的答案，但是直到今天，历史的车轮已驶入 21 世纪，关于这个问题依然难以得到统一的答案，因为医学本身太复杂，医学的研究对象太复杂，与医学相关的因素太繁杂。人是自然界中一种最高级最复杂的生命形式。人既是生物实体，又是精神载体；既具有自然属性，又具有社会属性；既有物质属性，又有精神属性。人是躯体与大脑的统一，是自然、社会、思维三大领域的结合，用任何技术破坏了三者的统一，都是把人视为"非人化"的生物机械论观点。作为医学研究对象的人，不仅具有生物学属性，同时更具有社会学属性，有着与其生存的历史文化环境休戚相关的意识思维活动、文化心理积淀和民族风俗信仰。人所具有的"生物、社会"双重属性，决定了研究人的生命状态的医学，必然要追寻生命过程的客观规律、为战胜和预防疾病所采取的措施以及人与自然和社会环境之间和谐统一的大趋势。医学与自然科学不同，物理学、化学等自然科学是以研究物质、分子、原子的运动规律为内容的科学，是研究非生命的科学；医学以人为研究对象，与人相关的各种活动都与医学研究有关，人的复杂性决定了医学要比物理学、化学更复杂，更艰巨。人类的很多梦想依靠自然科学的进步逐渐变为现实，唯有医学领域，人类对自己的认识，还显得非常幼稚，已知以外的未知空间还很广阔。

医学是一门实践性、社会性和服务性都很强的应用学科，医学实践的主体人群是医生、护士和病人。医学职业的特殊性，限定了医生要与形形色色的人，尤其是身体不适的人接触，而人是有多种情感的高级的社会生命体，病人的情感就更复杂，因此特殊的服务对象注定了医疗实践是一个错综复杂的过程，这就要求医护人员尤其需要具备人文关怀素养。因此，医学院校的人文素质教育就显得十分重要。在医学领域，对医生人文素质的要求无论是从健康、疾病的概念到临床决策过程，还是从人类基因组研究的伦理问题，到对患者的照护，都蕴涵着对人类价值的终极关怀，体现出人文精神的传统。而医学史可以使医护人员从历史中获得营养，汲取经验，因此医学史成为沟通医学与人文的重要桥梁。

三、什么是医学史

医学史以研究医学问题为核心，不仅关注医学理论和医学技术的发展演化，而且也关注社会经济、文化传统、哲学思想、宗教信仰等因素对医学发展的影响。因此，医学史是通过医学与社会、政治、经济、哲学、科学、文化等关系来研究医学的发展规律。医学史并不仅限于考察过去的人物和事件，更重要的是从历史中得到经验和启迪。正因为如此，医学史是介于自然科学和社会科学之间的一门学科。医学史作为一门融合医学科学和人文学科的交叉学科，在医学院校的人文素质教育中具有不可替代的作用。医学史教育对于学生全面理解医学的内涵及其与社会、经济、文化互动关系，正确认识医学的目的，把握医学发展的趋势，意义重大。所以，在医学院校的医学研究机构开展医学史教学和研究非常必要和重要。

医学史与科学、历史交织在一起。一方面它是医学发展的历史再现，另一方面它是科学发展中的医学反思，因此医学史不仅是医学中的历史，也是历史中的科学。科学知识、医学知识、历史知识，三者成为讨论和研究医学史必备的知识基础。当然，除此之外，研究医学史还需要掌握更广博的知识。

第二节　医学史的分类

一、医学史的分类

医学史的领域十分广阔，不仅囊括了医学的各门学科，而且还涉及丰富多彩的人类医疗卫生活动。医学史是思想的历史，人类历史上生命观、死亡观、健康观和疾病观的更替，东西方医学理论的变迁，勾勒出人类思想演化的轨迹；医学史是事件的历史，从古老的钻颅术到现代的腔镜外科，从器官病变的定位到病原微生物的发现，从显微镜、血压计到 CT 和基因诊断，医学技术的发展为防治疾病、促进健康提供了有效的保证；医学史是人物的历史，伟大的医学先驱者们以自己的智慧、经验甚至生命奉献给人类健康和完美，激励年轻一代在探索生命和疾病奥秘的道路上攀登。年轻一代可以从先辈积累的知识源泉中汲取精华，从遥远年代智者的教诲中唤起思想的共鸣。当然，医学史并非仅在于列举发现和成就的清单，也不只是为古今中外医学英雄所做的列传。医学史应当超越简单地讲述医学故事的局限，应当分析医学与科学发展的前景、人类对医学的期望、医疗保健与社会文化之间的关系等一系列问题，使人们通过学习和了解医学史对医学有更加全面、深入的理解。

医学史有多种分类方法，医学通史（如：世界医学史）、国别史（如：中国医学史）、断代史（如：20 世纪医学史）、专科史（如：免疫学史、外科史）、地方史志（如：北京卫生志、青岛卫生志）、社会史、思想史、疾病史等。一般来说，可将医学史分为医学综合史和医学专门史两大类。医学综合史是对医学的演化历程及其与社会政治经济文化之间的相互关系的综合研究，包括医学通史、国家医学史、地区医学史、民族医学史、断代医学史等。医学专门史则是对医学的某一分支、某一部分的历史研究。专门史研究的范围十分广泛，如医学的各分支学科史、疾病史、医疗技术史、医学交流史等。此外，还有介于两者之间的交叉性研究，如疾病社会史、医学思想史、医学文化史等。

二、怎样学习医学史

医学史对于医护人员掌握具体的临床技能和实验室技术似乎没有直接的指导意义，但是它可以启迪我们去思考医学史上的重要事件和著名医学人物的思想，评说医学进步的意义，评价医学对社会的影响及社会对医学的要求，学会独立思考，拥有批判精神，这是学习医学史的核心所在。

1. 认识发展过程，把握发展方向　唐太宗曾说："以铜为鉴，可以正衣冠；以史为鉴，可以知兴替；以人为鉴，可以明得失"。因此历史不仅仅是研究过去的事件和人物，历史的现实作用是不容忽视的。所以在某种意义上说，历史是一门古老而又充满生机的年轻学科，历史学对现实的意义是任何其他学科所不能代替的。医学史也不例外。

人类进入奴隶制社会以后，随着生产力的发展和认识能力的提高，一些人开始对自然现象进行思考，于是产生了朴素的自然观念。当试图用哲学思想来解释医疗经验时，于是产生了"医学"。在西方古代有希波克拉底提出的"四体液学说"，在中国有"阴阳五行学说"，在印度有"地、水、火、风"四大学说。欧洲的中世纪，被称为最黑暗的时代，神学渗透到一切领域，医学掌握在僧侣手中。他们为人治病，替病人祈祷，呈现出僧侣医学的特征。这种笼罩在宗教神学之下的医学陷入停滞状态。在文艺复兴以后，西方医学以人体解剖学为基础，先后建立了生理学、病理学、细菌学等学科。随着诊断技术的进步，临床医学发展起来。20世纪抗生素的应用和外科手术的发展，使人类迎来医学的新时代。20世纪中期以后，人们开始关注影响人类健康的心理和社会因素。1977年美国医学家恩格尔哈特提出了"生物-心理-社会"医学模式。21世纪医学将朝着整体化、综合化、多元化方向发展；"生物-心理-社会"医学模式将更加趋于完善，基因组医学的发展将会成为新世纪人类医学的主流。

医学史是医学生必须学习的一门知识，这种观点已经引起了世界各国医学家的广泛重视。现在欧美各国的医学院校都设有医学史教学与研究机构。俄罗斯多数医学院校，也将医学史作为必修课列入教学计划中。

2. 总结经验教训，推动学科发展　解剖学是近代西方医学的发展基础。从解剖学的发展历程来看，古罗马医学家盖仑曾被尊为解剖学权威，他的解剖学经验主要是基于动物解剖的结果，应用到人体中难免发生许多错误。但由于盖仑的权威学术地位，使他的解剖学结论在千余年的历史中没有被改变。欧洲文艺复兴运动的来临，意大利科学巨匠达·芬奇完成了从艺术到解剖的追求。在对盖仑的经验进行继承和对其谬误进行批判的基础上，达·芬奇进行了人体解剖研究，使人体解剖向前迈进。直到16世纪比利时解剖学家维萨里的出现，才从根本上否定了盖仑的错误，通过人体解剖学实践，终于建立起真正的人体解剖学。

3. 明确职业责任，提高自身修养　学习历史是提高人生修养的最佳途径之一。对医护人员和医学院校的学生来说，学习医学史是培养道德情操的最佳手段。学习医学前辈的高尚品德，明确自己肩负的责任，努力提高自身修养。

医学史教育不仅是普及医学发展的知识，也是宣扬中国传统医学的重要手段。20世纪 80 年代改革开放以后，医学史的桥梁作用日益凸现，不仅成为从基础医学到临床医学的桥梁，也成为自然科学和人文社会科学之间的纽带。20 世纪 90 年代后，随着提倡素质教育，医学史成为医学院校人文素质教育的重要内容。

德国柏林大学胡费兰德（Hufeland）教授曾说过："医生活着不是为了自己，而是为了别人，这是职业的性质所决定的。不要追求名誉和个人利益，而要用忘我的工作去救活别人，救死扶伤，治病救人，不应怀有其他目的。"这充分体现了医学人道主义精神。选择了医学就等于选择了奉献。不仅是医生需要奉献，医护人员要有为病人做奉献的精神，要让病人感觉到"美"，这种美不仅指形象的美，还包括谈吐、举止、发自内心的微笑，这是医护人员应该具备的基本素质。

4. 了解医学历史，把握中西异同　中西医学问题是发生在中国特定环境下的特殊产物，因此要分析中西医问题必须从历史讲起。在明朝末年，也即 17 世纪中叶西医传入我国，其中罗雅谷（Giacomoho）作《人身图说》，邓玉函（Tean Terreny）作《人身说概》，因为明朝很快就灭亡了，所以影响不大。也因为仅仅是解剖学著作。清朝康熙年间，17 世纪末叶，巴多明（Domimgue Parrerun）作《人体解剖学》满文版，全名《钦定格体全录》，由于太医的反对，没有出中文版，所以影响也不大。1840 年之前虽然已有西洋医学的传入，但影响都不大，除了上述原因之外，更重要的原因是当时西医学自身的幼稚。16 世纪的西医是解剖学发展的时期，17 世纪哈维发现血液循环，生理学开始了一个兴旺的时期，18 世纪主要的成就是病理解剖学和普及牛痘。病理解剖学就是找病灶的学问，这种方法一直影响到今天，但当时西医还没有建立细胞学和细菌学，其临床治疗方法更是无法和中医比。19 世纪西医的诊断学逐渐发达起来。1840 年西医传入中国时，细菌学尚未建立，细胞病理学刚刚建立，所以这时西医的内科、外科全不行。西医内科治疗真正兴起于 20 世纪，尤其是有了维生素、磺胺、抗生素之后，这才赶上了中医内科的治疗。然而中医是从阴阳五行论疾病，用哲学名词概括中医理论，所以有些概念就显得模糊。我们知道，哲学是关于自然、社会和思维的最一般的方法的科学，拿这种最一般规律的科学来代替具体的医学，所以就有些含糊不清。由于不能解剖，就必须进行深入细致的外部观察和研究，这是中医的优点。用实验的方法不能揭示的病理现象，可以被观察概括出来，中医的这种长处是西医至今所不能完全代替的。

在讨论中西医问题的时候，应该坚持两个最基本的观点。第一是发展的观点。世界上一切事物都是发展的，永远没有止境。人对人体的认识，对疾病的认识也应该有这样一个观点。第二，必须承认目前的医学，包括生命科学还是很落后的，比起其他的自然科学来说，人对人体自身的认识还是很幼稚的。根据这两个基本观点，我们再看中西医问题就很清楚了。我们承认中医对人体和疾病的认识，远远没有达到高级的阶段，西医也是这样。比如说现在的西医是按照脏器分类疾病，但再过数百年之后是否还会按脏器分类呢？由于分子生物学、遗传学、免疫学等学科的发展，现在我们所说的许多脏器的疾病，只不过是病灶，是疾病发展的结果，是病变在脏器局部的表现，而不是病因和疾病的主体变化。现在的医学正向着辩证唯物主义指导的方向发展，这不是空洞的哲学概括，从目前各个医学新兴的学科中可以看出这种趋势。所以未来的疾病治疗，也许不是治疗某个病灶，而是修复身体内发生改变的基因，治疗更具个体化，更有预见性。在这种高水平的治疗学来临之前，传统中医学能发挥其不可替代的作用。学习中医不只是为了向过去看，而是为了向前看。我们决不能用一种不变的眼光、静止的观点来看医学，无论是西医还是中医。

5. 结合中国实际，发展中西医结合 在目前的中国，中西医结合医学是一支与中医、西医并列的医疗卫生力量。自 20 世纪 50 年代中期以来，中西医结合方针逐步确立，人才队伍不断壮大，科研、医疗、教育机构不断增多，相继取得举世瞩目的科研成果对世界医学的影响日益扩大。系统回顾中西医结合学科创立和发展的历史，总结经验教训，对中国卫生事业的发展和医学科学的进步，具有重要的历史意义和现实意义。

当历史的脚步跨入 20 世纪的年轮，西方医学的大量传入，打破了中国传统医学一统中国的格局，中西医学的碰撞、交流与互补，形成了中国医学发展的时代特征。中西两种异质医学体系的交流并不是一帆风顺的。具有不同历史背景和知识结构的学者，先后提出了"废止中医"、"中西医汇通"、"中医科学化"等多种不同的主张，形成了长期而激烈的学术争鸣，争鸣的焦点在于面对西医学在中国的迅猛发展，应当对中国传统医学采取怎样的态度。

20 世纪初期中国新文化运动逐渐兴起，以阴阳五行学说为理论基础的中医学同其他中国传统文化一样，遭到了日趋激烈的批判。一些西医界人士以西医学为标准力斥中医学之"短"，提出了"废止中医"的错误主张，企图通过政府立法消灭中医于一旦。中医界人士奋起抗争，为维护传统中医学的传承和发展发挥了重要作用。中医药界反废止、图生存的根本立场是一致的，但在与废止中医派的论战中所反映的学术观点及关于中医发展前途的认识却各不相同。"中西医汇通"和"中医科学化"是当时最具代表性的学术主张，这两种主张影响深远，在中西医结合方针确立之前，成为指导中国中、西医学发展的主要思想。

"中西医汇通派"是在西医的传入和发展使中医学和中医界面临严峻挑战和严重危机的情况下产生的一个学术流派，其主张两种医学相通互补。中西医汇通派的方向是符合历史潮流的，其融洽中西、创立统一的新医学的思想为现代中西医结合所传承、改革和发展。然而，在汇通学派的队伍中，几乎都是谙练中医学术的名家，而缺乏精于西医的新型学者，更缺少兼通中西医的饱学之士。与其说他们创造了一个新的医学体系，毋宁说是他们为中医学的存续寻求一种合乎时宜的手段和途径。

现代中西医结合医学研究者用思辨和类比的方法，将西医学知识融于传统中医学的体系中，建立新的中医学，即站在两种医学之上，用现代科学即实证科学的方法，阐释传统中医学的规律，发掘中医学的理论精华和经验真知，使之与现代医学体系相互交叉和融合。"中西医结合"对"中西医汇通"既有继承又有发展，而发展是主要的，是一种质的飞跃。

继"五四"新文化运动之后，中国科技界著名学者又发起了一次影响深远的"中国科学化"运动。"中医科学化"就是在中国科学化运动中提出的一种改良中医的主张。主张"中医科学化"的学者虽然充分肯定了传统中医学的经验，但对中医学理论没有给予足够的重视。新中国成立后，"中西医团结"和"中医科学化"成为第一次全国卫生工作会议酝酿形成的中医政策的两大主题。虽然"中西医结合"继承发扬祖国医药学遗产、建立中国新医药学所运用的现代科学（包括现代医学）的知识和方法，与"中医科学化"所提倡的"科学方法"同属于实证科学范畴，但是在对于中医学理论的态度方面，"中西医结合"却是对"中医科学化"的直接否定。科学史同其他门类的历史学一样总是在辩证的否定中逐步前进的，这是一条客观的规律。

第三节　怎样研究医学史

虽然医学史的研究方法经历了历史变化，但许多具体的研究手段仍然可以为今天的研究提供借鉴。

一、储备多学科知识

医学史主要是考察医学的历史。在这个考察的过程中，需要思考疾病的历史变迁、医学技术的发展变化、医学理论的不断更新，需要借助历史、哲学、宗教、社会学、伦理、法律等多学科的知识评价医疗和护理活动在人类社会生活中的重要作用。需要我们能够站在现实中，依据史料，借助思维，回顾过去，展望未来，对医学的发展作出较客观的评价。因此广博的知识是学习医学史的必备基础。

二、掌握辩证分析的哲学方法

历史的魅力，在于超越时空的限制，重新展现事物发展变化的本来面目。不仅需要借助可靠的史料尽可能地揭示历史的真实，更需要通过哲学层面的分析，描述医学发展的轨迹，分析发生各种变化的原因，预测可能出现的种种问题。在医学问题上，不讲整体不行，只讲整体也不行；不研究局部不行，只研究局部也不行。因此研究人体科学必须用辩证的方法，以克服还原论方法的不足。所以学习一些哲学知识十分必要。

三、力争收集完备的史料

利用目录、文献索引、网络资源去寻找有价值的信息，这是医学史研究的初步工作。史料分为直接史料和间接史料。直接史料包括医学著作、刊物、报告、法规、手稿、遗物等。间接资料包括史书、文艺著作、美术作品、评论等。口述、访谈也是获得史料的一种途径。运用史料要注意辨析取舍，通过一定数量的阅读，对史料进行分析、比较、判断、综合，形成对某些问题的基本看法后，梳理思路，以便进行深入的研究。

四、做一些必要的实地考察

医史学家李涛生前曾经到陕西耀县调查孙思邈故里，见到千金宝要的石碑和当地的石柱，由此联想到石刻工艺与医学推广的关系。到华佗的故里考察，看到当地老人的相貌特征，从而悟出历代名人画像中的华佗像确有根据。这些实地考察为医学史研究提供了佐证。博物馆文化是历史文明的再现，参观医学博物馆是学习医学史的上佳选择。例如英国的真纳故居博物馆可以使我们身临其境感受到真纳的平凡与伟大，南丁格尔博物馆使我们可以体验到南丁格尔为护理学发展作出的杰出贡献，弗莱明实验室博物馆可以让我们认识到青霉素对于战胜细菌的重要性。

五、重视中国近现代的医学研究

近代以来，中国医学取得了突飞猛进的发展。但以往的中国医学史研究过多地强调了古代史部分，忽视了近现代医学史研究。网络时代的到来为历史研究（包括医学史和科学史研究）带来了新契机，近现代医学史研究应该得到加强。

第四节　医学史的历史

一、医学史的开端

每一门学科的诞生都有其特定的缘由。对于多数的专门史来说，一开始一般只是历史学研究的一个很小的领域，然后逐渐精细化，不断发展壮大直到强大，最后从历史学中分离出来，形成一门独立的学科，然而医学史的演变却显得与众不同。无论是中国医学史还是西方医学史，开创阶段都离不开医学人物传记的创作。汉代司马迁所著《史记》中有"扁鹊仓公列传"，这是中国最早的医学史记载。在西方医学史著作中，涉及人物传记的作品不胜枚举，对于盖伦（Galen）、哈维（W Harvey）、莫尔干尼（G B Morganni）、巴斯德（L Pasteur）、南丁格尔（F Nightingale）这些医学史上著名的医学家都有传记流存。人们逐渐发现对健康和卫生保健的历史有所了解是一件非常快乐的事情，而且这种乐趣体现在各种不同的层次上，最初只有医生们体会到这种快乐，然后逐渐把这种快乐传播到更多的人，这样也就有了医生、历史学者、医学史爱好者逐渐加入到医学史的队伍中，逐渐形成了专业的医史学者和业余的医史爱好者，我们将在后面的内容里比较详细地介绍这个过程。

二、渐成体系的医学史研究

最早记述医疗实践、医学思想和医学思想家的编年史，从17世纪的时候就开始了，并且一直持续到19世纪。这一时期的医学史，重视医学本身的发展变化、揭示医疗实践的具体过程、反映医学人物的活动和思想，这种风格的医学史对于今天的医学史研究和医学实践也是非常有帮助的。

从18世纪直到19世纪早期，医学史的主要任务是书写医学的发展细节，并且对经典医学著作做出具体阐释，重视医学的进步，如医学上的新发现和新发明等构成了这个时期医学史的主要内容。

19世纪中期和末期以后，随着自然科学的迅速发展，医学史开始皈依于科学史。1870年法国医史学家达姆贝格（Chares Daremberg，1817—1872）出版了著作《医学科学史》（The History of Medical Science），将医学与科学紧密地联系在一起。这个时期医学史的主要研究者依然是医生，在强烈的科学观念的影响下，他们为医学史确定了四个主题。首先，他们从这时起开始强调，所谓进步不仅仅意味接纳新知识，也意味着摒弃陈说。其次，医史学家的目光专注在医学的发现，使得伟大的发明者被抬得很高。第三个方面是医生们的知识不断完善和人们的人道主义精神使得医学可以被描述成西方历史上时时处处对文明贡献良多的一大因素。第四个方面，通过强调医学活动的贡献与重要性，正统医生、非正统医生及江湖医生之间形成鲜明对比，三者均成为这个时期的医学史研究的鲜活的材料，医史学者成为正统医生的坚决支持者。

20世纪初的医学史已经呈现星火燎原之势，欧洲的许多医学院已经设立了医学史教习，开设了医学史课程，医学史学科的建制化逐渐完成。德国莱比锡大学的医史学家苏德霍夫创立了医学史领域的专业刊物，今天通称为《苏德霍夫档案》（Sudhoffs Archive），至今仍然继续出版，国际医史学会也在1920~1921年间正式成立。医学史的研究内容更加丰富，弘扬医学光辉成就的同时也敢于批判医学史上的谬误。医生的权威地位开始受到质疑，与医学相关的非医学问题也开始在医学史领域展开讨论。

三、医史学科建制化的完成

西方医学的历史研究源远流长。古希腊《希波克拉底文集》中的"论古代医学"是西方医学史中较早的文献。19世纪末，西方医学史研究的建制化，使医学史成为一门独立的学科。在西方医学史研究方面贡献较大的学者，首推德国的医史学家苏德霍夫（Sudhoff，1853—1938），继之有奥地利的纽伯格（Neuburger，1868—1955）、美国的嘉里逊（Garrison，1870—1935）、意大利的卡斯蒂格略尼（Castiglioni，1874—1953）、瑞士的西格里斯（Sigerist，1892—1957）、英国的辛格（Singer，1876—1959）、日本的富士川游（1865—1940）以及前苏联的彼得罗夫（Б. Петов）等。他们在医学史领域内进行了各方面的工作，为医学史成为独立的学科奠定了基础。

医学史研究在我国也具有悠久的历史。在历代王朝编纂的正史中，有医事制度、疾病流行、医药交流、官府收藏的医书目录以及医学家传记等丰富的医史资料。唐代甘伯宗的《名医传》是我国最早的医学史的专著。其后，有宋代周守忠的《历代名医蒙求》、明代李濂的《医史》，清代王宏翰的《古今医史》及徐灵胎的《医学源流论》、近代陈邦贤的《中国医学史》，王吉民、伍连德的《中国医史》、李涛的《医学史纲》等医学史著作。20世纪80年代以后，我国医史工作者编纂出版了多种中国医学著作，从收集的资料和论题的广度上看，都有了新的进展。医学史作为一门学科，在我国已经获得了较大的发展，特别是近几年来，我国的专业医史工作者和业余爱好者的队伍逐步扩大，加上同相关学科的交叉融合，中国医学史的学术水平已有明显的提高。

四、医学史研究的变迁

随着医学史学科的日渐成熟，一些潜移默化的变化逐渐呈现出来，使医学史领域呈现出更加丰富的色彩。

从医学史的研究对象来说，最初的医学史是单纯的医学本身的历史，由于这一时期医学史的撰写者主要是医生，所以出自他们笔下的医学史不可避免的代表了医生的观点，因此这一时期的医学史可以说是医生的历史。正如有作者指出，"医学史最初是一块遗世独立的狭小的园圃，完全由医生们为了他们自己的目的而灌溉栽培着。只是到了20世纪，特别是20世纪后期，这个题目才吸引了其他类型的历史学家的兴趣，这些人把这个专门化的题材携入了更加宽广的社会史研究领域。与此同时，他们也把社会史的方方面面都引进了医学史的研究领域。"大约从20世纪20~30年代开始，由于社会史家进入医学史领域，医学史研究开始关注与医学相关的一些社会问题，而与医学最直接相关的群体就是病人，因此20世纪以后的医学史逐渐转向病人的医学史和社会的医学史。

从医学史的研究队伍来说，这支队伍由小逐渐壮大，其参加者的身份也从单一变得多元。最初医学史领域就是医生的领地，这种局面一直维系到19世纪。20世纪初职业历史学家的介入，使得做医学史研究的医生从历史学家那里学到了很多有关史学研究与史学写作标准的知识，历史学家加入医学史队伍推动了医学史研究的转向。纵观人间的过去者便是历史，横观人间的现在者便是社会。20世纪60~70年代开始，随着美国新史学运动的爆发，社会史家逐渐成为医学史研究的主导者。

从医学史的研究视角来说，19世纪以前的医学史研究属于褒扬的医学史，因为这时期医学史的话语权掌握在医生们的手里，医生们重视宣传医学的进步，常常忽略医学发展过程中的负面影响，所以阅读19世纪以前的医学史作品，通常只感受到医学的进步，仿佛医学这门学科永远都会给人们带来生的希望。但是到了19世纪20~30年代以后，历史学家和社会史家加入到医学史的研究中，这些人更多的是以批判的眼光来研究医学史。从19世纪60年代开始，伴随职业化医史学者的出现，专业的医史学者开始从伦理和社会学角度不仅批判医生的绝对权威性，甚至作为医生权威身份的医院也开始成为被批判的对象。

从医学史研究方法来说，也经历了许多改变。医生撰写的医学史主要利用通史和传记的方法。19世纪中期以后，伴随着科学史的兴盛，科学史研究方法逐渐影响到医学史的研究。20世纪初大批职业历史学家出现在医学史领域，又将历史学的治学方法带入医学史。20世纪60年代以后，社会学研究方法在医学史研究中方兴未艾。医疗制度史、医疗机构史、医学社会史、医学文化史成为医学史研究的热门话题。如此看来，一方面医学史逐渐丢失了其原有的研究方法，另一方面现代的医学史研究又融合了多学科的研究手段，这或许也可以认为是医学史研究的一个进步。

从医学史的研究内容来说，医生创作的医学史多是人物史、医疗实践史和医疗技术史，历史学者创作的医学史多是医学思想史，社会史学者创作的医学史多是医学社会史和医学文化史。

医学史在完成其学科建制化的同时，也走向了其与其他学科的融合过程。医学史的创始阶段是一种强势学科，独立于科学史和历史学等其他学科之外，但19世纪以后随着科学史的发展壮大，医学史受到了冲击，与科学史强大的研究队伍相比，医学史毕竟因为单一的学科门类而显得身单力薄。历史学者和社会史学者的加入，虽然给医学史研究队伍汇入了新鲜的血液，但也使医学史的纯洁队伍发生改变，动摇了医学史的学术地位，在人们的普遍印象中，医学史仿佛成为历史学或社会学的一个分支或一个部分。

第五节　重要的世界医学史资源

世界上最早的医学史研究机构当属1905年苏德霍夫在德国莱比锡大学创办医学史研究所。1924年在波兰克拉科夫成立医学史研究所。1929年，在洛克菲勒基金会的资助下，美国约翰·霍普金斯大学创办医学史研究所，该所开展了广泛的研究工作，编辑杂志，出版专著，培养了一批医学史人才，成为国际著名的医学史研究所之一。1935年，德国慕尼黑大学成立医史研究所，是目前欧洲研究中国医学史的主要学术机构。1962 年，英国的维尔康医学史研究所建立，成为国际上最著名的医学史研究机构之一。

世界上最早的医学史教学开始于 18 世纪末巴黎医学院设立的医学史教学。19 世纪中期，德国许多大学都建立了医学史学科。1898 年，奥地利医史学家纽伯格在维也纳大学执教医学史。19 世纪后半叶，英国和美国一些著名医学院都开设了医学史课程。目前，世界著名大学的医学院大多设有医学史教学研究机构，其中哈佛大学、耶鲁大学、约翰·霍普金斯大学、剑桥大学、慕尼黑大学、东京大学等学校的医学史系设立有博士培养计划。随着医学史教学和研究的推广，大批医学史著作出版，中国学者积极翻译其中的优秀作品，并在中国出版中文译本。中国当代著名医史学家程之范，根据其从事医学史教学和研究 60 年的经验，对 20 世纪 80 年代以前在中国能够收集到的医学史著作进行剖析，总结出一些重要的医学史参考书目，并分别对每部著作给出言简意赅的评价，现归纳如下：

一、世界医学史参考书

1. 中文世界医史书　（前苏联）彼得罗夫著《医学史》中译本，1957 年出版。主要缺点有两个：一是认为一切都是前苏联第一、前苏联好；一是过分贬低德国人，或者不提。但本书试图用辩证唯物主义和历史唯物主义的观点来研究世界医学史，这一点是可取的。

李涛著《医学史纲》，1940 年出版。这是李涛先生于 20 世纪 30 年代在协和医学院时写的，包括中外医学史，其中虽有些缺点，但此书有一个很大的优点是每一章节后面所附的参考书，既注出了材料来源也为我们研究提供了线索。这些参考书可以在中国协和医科大学图书馆和北京大学医学图书馆查到。

程之范编《世界医学史纲要》，1984 年印刷。这是为卫生部举办的厅局长进修班写的小册子，篇幅不大，但条理清晰，重点突出。

2. 日文世界医史书　大鸟兰三郎：《近世医学史から》，1975 年出版。该书简明扼要，页次不多，是从文艺复兴时期写起的。

小川鼎三：《医学の历史》，1949 年出版。作者是日本医史学会的会长，1984 年去世，生前从事解剖学研究。先研究解剖史，后来改编简化过富士川游的《日本医学史》，出了一个小册子，然后写了这本《医学の历史》。

富永孟：《世界医学史》，1928 年出版。这本书虽然成书很早，可惜没有预见后来的医学发展。但其内容简明而实用，很有参考价值。

藤井尚贝：《医学文化年表》，1942 年出版。内容很全面，包括了文化史。

川喜田爱郎：《医学史の基盘》（上下册），1982 年出版。作者是东京医科大学的名誉教授，1996 年去世，他的专业是微生物学。这部书很详细，部头很大，尤详微生物部分。书中日本气息很浓，看起来很费劲。现北京国家图书馆有此书。

3. 英文世界医史书

加里逊（Fielding Hudson Garrison，1870—1935），《医学史导论》（*An Introduction to the History of Medicine*），1913 年出版。这本书写得很早，如富永孟的书一样，很简明实用。关于这本书有一个故事：我国医史前辈王吉民看到此书中很少有论述中国医学的部分，就和伍连德一起给加里逊写信，问他为什么没有写中国医学史部分。加里逊回信说：这不是我的错，怨你们中国人自己，你们中国人自己都不写中国医学史，我到哪里去找材料。后来，王吉民和伍连德用英文写了一本《中国医学史》，尽管其中有些观点尚待讨论，但其爱国主义之心是非常可贵的。

辛格（Charles Joseph Singer，1876—1960），《医学简史》（*A Short History of Medicine*），1944 年出版。这是英国人写的医学史著作，很简短，通俗。辛格是一位科学史家，写过《1900 年代以前科学思想简史》（*A short history of scientific ideas to* 1900）。

古瑟里（Douglas Guthrie，1885—1975），《医学史》（*A History of Medicine*），1946 年出版。这是一部中等篇幅的医学史，份量比较恰当，简单明了。

卡斯蒂格里尼（Arturo Castiglioni，1874—1952），《医学史》（*A History of Medicine*），1947 年出版。这是一部大型著作，作者为意大利人，先后在意大利的锡耶纳、帕多瓦和佩鲁贾等大学教授医学史课程，曾经是苏德霍夫的学生，所以写文艺复兴时代的医学史部分很详细。1932 年在纽约由 P. B. Hoeber 公司出版《意大利医学》（*Italian medicine*），1934 年在美国约翰·霍普金斯大学出版《意大利的医学复兴》（*The Renaissance of medicine in Italy*）。后移居美国，担任耶鲁大学医学史教授。作者将医学史放在其所在的社会和科学的背景上来考察，很有参考价值。中华人民共和国成立初期，医史学家李涛、鲁德馨等专家计划翻译出版由意大利医史学家卡斯哥尼完成的世界著名的医学史作品，但是在中华人民共和国成立初期的年代里，社会主义阵营和资本主义是需要严格划分的，翻译意大利学者的著作是不符合时代要求的，而且原著中的一些内容也不适合到当时的中国去介绍。但李涛等老专家对时事政治不太了解，于是组织一些人来摘录翻译这本巨著，1957 年中国的反右运动开始，翻译工作就此搁浅。直到改革开放以后，当时任职于北京医科大学医学史教研室的程之范重新组织译者，大家一起翻译，没想到又遇到出版困难，20 世纪 80 年代仅由商务印书馆出版了第一册。21 世纪初，程之范重新组织人力，把过去的翻译稿加以补充整理，2003 年终于由广西师范大学出版社分上下两册完整地出版了这部一百万字的译著，那一年也正是卡斯蒂格里尼逝世50 周年，此书中文译本的再次出版也算是对这位伟大的医史学家卡斯蒂格里尼的纪念。2014 年，程之范与甄橙携手，再次完态翻译此书，并由南京译林出版社第三次出版，广受读者好评。

Major H.，《医学史》（*A History of Medicine*）2 卷，1954 年出版。是一部两卷的、中型部头的医学史。

乔治（Rosen George，1910—1977），《公共卫生史》（*A History of Public Health*），1958 年出版。是一部公共卫生学史。

西格里斯特（Henry Ernest Sigerist，1891—1957），《名医传》（*The Great Doctors*）又称（*A Biographical History of Medicine*），1958 年出版。是一部名医传，作者是著名的世界医史学家，把社会史的方法和路径引入医学史研究的开拓者。瑞士人，1917 年在苏黎世大学获医学博士学位，曾经在瑞士军队进行医学服务，后投身于医学史研究，先后执教于瑞士苏黎世大学和德国莱比锡大学。1931 年移居美国，加盟约翰·霍普金斯大学，次年，接任韦尔奇教授，执掌约翰·霍普金斯大学医学史研究所，直至 1947 年退休。作者晚年回到瑞士，准备再写一部大部头的医学史，但仅写了一卷，便于 1959 年逝世。西格里斯特的主要著作还有：《医学与人类的福利》（*Medicine and Human Welfare*，1941）、《人与医学》（*Man and Medicine*）、《文明与疾病》（*Civilization and Disease*，1943）、《卫生史上的印记》（*Landmarks in the History of Hygiene*，1956）。

杰哈罗（Venzmer Gerharol），《医学五千年》（*Five Thousand years of Medicine*），1968年出版。这是一位德国作者写的《医学五千年》，由马伯英等人翻译，人民卫生出版社，1985年出版中文译本。

20世纪80年代以后，随着中国改革开放步伐的加快，中国的发展日益受到世界瞩目，中国学者与国外学者的交流日益增多，医学史领域的学术交流亦是如此，不断地有国外医史学者来到中国进行学术交流，也有越来越多的中国医史学者走出国门，主动地与国外学者进行交流合作，这种双向交流的大好形势促进了中国的医学史研究，使中国的医史学者有机会了解到国外最新的医学史研究成果，并且能够比较及时地将这些著作翻译成中文出版，便于更多地中国学者及时掌握世界医史学界的最新研究动态和研究趋势。除上面介绍的世界医学史著作外，比较有影响的医学史著作中译本，还有玛格纳（Magner Louis N）著的《医学史》（*A History of Medicine*，Marcel Dekker公司，1992年第2版）。第2版不仅涵盖了西方医学的全貌，还对丰富多彩、互有差异的东方医学传统作了生动的介绍。书中描述了在哥伦布到来之前美洲大陆的医学史和美国建立之后的医学进程，还对近几十年来医学理论与实践中的重要事件、基本概念、思想方法等进行了更深入的研究。在第2版中作者将医学史纳入整个社会历史的大框架中。罗伊波特（Porter R.）著的《剑桥插图医学史》（*The Cambridge Illustrated History of Medicine*，Cambridge University Press，1996第1版，）. 由张大庆主译，2007年山东画报出版社。该书以大众的目光和专业的视角考察了两千多年来人类社会的疾病、健康与医学的历史及其相互关系，回溯了从古至今医学史上所取得的辉煌成就和重大事件，同时关注了医学史上的发现、争论以及困扰医学进步的诸多问题。

西方的医学史著作数量繁多，内容丰富，视角广泛，如卡纳德（Canrad L I）等著的《西方医学传统》（*The Western Medical Tradition*. London：Cambridge University Press，1995）、罗瑟曼（Rothman D J.）著的《医学与西方传统》（*Medicine and Western Civilization*. NJ：Rutgers University Press，1995）、哈曼（Hellman H.）著的《医学大冲突》（*Great Feuds in Medicine*. NY：John Wiley & Sons，Inc. 2001）都是20世纪90年代以后出版的优秀医学史作品。

4. 教材及科普类著作　20世纪90年代以后，中国学者为了满足世界医学史的教学需要，出版了不同用途的医学史教材，如姒元翼主编的《医史学》（湖北科学技术出版社，1988年）；程之范主编的《简明医学史》（北京医科大学中国协和医科大学联合出版社，1997年）；李志平主编的《中西医学史》（人民卫生出版社，1999年）；程之范主编的《中外医学史》（北京医科大学出版社，2000年第2版）；张大庆主编的《医学史》（北京大学医学出版社，2003年）；张大萍、甄橙主编的《中外医学史概要》（中国协和医科大学出版社，2007年）；甄橙主编的《医学与护理学发展史》（北京大学医学出版社，2008年）。

医学史是向公众宣传医学科普知识的重要阵地。除了翻译世界医学史著作，编写医学史教材之外，为了普及医学史知识，中国学者还编写了一些简明的医学史读物，如程之范编写《世界医学史纲要》，谢德秋编写《医学五千年》。张大庆与梁永钰合著《血液生命体内的河流》入选中国科普大奖典藏图书。甄橙主编的《走进神奇医学》不仅被评为首批进入社区的优秀科普图书，而且在2010年首届中国科普作家协会举办的中国优秀科普图书的评选中获奖。在科普著作评选的各类奖项中，医史图书能够获奖足以反映出社会对医史类著作的需求和肯定。在国外，医史学家也不仅仅从事医学历史的学术研究，他们也经常把目光聚焦于现实，通过活泼的文笔和通俗的文字，将现实中出现的医学问题结合医学历史进行讨论，颇受公众的欢迎。如罗伊波特所著的《剑桥插图医学史》就是颇受欢迎的医学史科普著作。

二、重要的医学史期刊

19 世纪 20 年代德国已经发行医史杂志，1925 年美国出版医史杂志。最早的医学史期刊是德国医史学家黑克尔（J. Hecker, 1795—1850）于 1825 年在柏林创办的《医学文献编年史》（*Literarische Annalen der gesammten Heilkunde*）。迄今，许多国家都有医学史期刊，其中较著名的有美国约翰·霍普金斯医学史研究所主办的《医史通报》（*Bulletin of the History of Medicine*），1966 年创刊。耶鲁大学医学史和科学史系主编的《医学史和相关科学杂志》（*Journal of History of Medicine and Allied Sciences*）1946 年创刊。英国维尔康医史研究所出版的《医学史论文索引》（*Current Work in the History of Medicine*），因为互联网的迅速崛起而停办，日本医史学会创办《日本医史杂志》等。

《医史通报》（*Bulletin of the History of Medicine*）是美国医史学会和约翰·霍普金斯大学联合主办的杂志，是医学史领域的权威杂志，由约翰·霍普金斯大学出版社出版。此刊涉及世界范围内有关医学史的社会、文化、科技等研究内容。该刊创刊于 1926 年，为季刊。每期主要包括文章、新闻事件和书评等几大栏目。该杂志所收录的文章内容十分丰富，在地域范围上不局限于美国本土，而是将视角扩大到各大洲的许多国家；在时间范围上从古至今跨度很大；同时还有很多文章从不同的角度探寻医学史上众多发人深思的问题。新闻事件栏目刊登最近一段时期世界上发生的与医学史相关的新闻。杂志在每期的最后有书评，介绍最近出版的医学史方面的书籍。有时还会在期刊中不定期的增设一些栏目，比如有关医学史的最新评论和介绍医学史网络资源的网络注释，从中可以获取许多有用的医学史网上资源。阅读《医史通报》，可以使我们多角度地看待医学史上的众多问题，不仅适用于医学史专门人员，对医学人文有兴趣的读者也会从中获益匪浅。

《医学史》（*Medical History*）1957 年创刊，由英国维尔康医史研究所出版。季刊，英国医学史学会主办，是世界医学史杂志中颇有影响的一本刊物。

三、重要的医学史网站

1. 国外医学会网站

（1）American Society for the History of Medicine

http：//www. mla- hhss. org/

http：//www. mla-hhss. org/histlink. htm

http：//www. histmed. org/index. html

http：//muse. jhu. edu/joumals/bulletin_oL the_history_oLmedicine/

（2）The Canadian Society for the History of Medicine

http：//meds. queensu. ca/medicine/histm/cshmweb/cshmhome. html

http：//meds. queensu. ca/medicine/histm/cshmweb/news-nouvelles. html

http：//meds. queensu. ca/medicine/histm/cshmweb/australia % 20conf. html

（3） History of Science Society

http：//www. hssonline. org/

http：//www. hssonline. org/mLsitemap. html

http：//www. hssonline. org/guide/

Columbia University（Center for the History and Ethics of Public Health）

2. 图书馆和档案馆资源

History of the Health Sciences Libraries and Archives

University of Pennsylvania-Health Sciences Libraries

http：//www. uphs. upenn. edu/paharc/collections/

http：//www. uphs. upenn. edu/paharc/collections/archive. html

http：//www. who. int/library/historicall index. en. shtml

World Health Organization Library-Historical Collections

http：//www. who. int！ library/historical/index. en. shtml

http：//info. med. yale. edu/library/historica11

http：//www. med. yale. edu/library/books/

Electronic Books

http：//www. med. yale. edu/library/books/

http：//www. med. yale. edu/library/sir/bookssubj. php3? proLsubject＝Medicine：Medicine&proLcat＝Electronic + Books

3. 医学史研究项目

History of the Health Sciences Educational Programs

Johns Hopkins University；（Maryland）

http：//www. hopkinsmedicine. org/gradua1eprogramslhistory_of_science/

http：//www. hopkinsmedicine. org/graduatepiugr8mslhistory_oLscience/fac~ty/index. html

University of Pennsylvania-History and Sociology of Science

HSSC-165：Science and Social Problems

HSSC-308：History of American Medicine

Columbia University（New York）-Program in the History of Public Health and Medicine

Yale University（Connecticut）-History of Medicine and Science

http：//www. harvard. edu/

4. 医学史博物馆

Organizations and Museums with History of the Health Sciences Interests

The florence Nightingale Museum

The florence Nightingale Story

http：//www. mla-hhss. orglhistlink. htm

Important Figures in Health Sciences-Their Lives & Works

Alexander fleming

http：//www. mla-hhss. org/histlink. htm # liv

Sigmund Freud

The Nobel Prizes

http：//www. nobel. se/medicine/index. html http：//www. mla-hhss. orglhistlink. htm # liv

Chi Med：History of Chinese Medicine Webpage

5. 医学史杂志及书目

Journals

http：//www. mla-hhss. orglhistlink. htm # journals

Bulletin of the History of Medicine

http：//www. mla-hhss. orglhistlink. htm # journals

Books

http：//www. amazon. com/

http：//etext. lib. virginia. edu/ebooks/ebooklist. html

http：//www. adobe. com/products/ebookreader/main. html

http：//librarydemo. adobe. com/library/download. asp

http：//www. free-ebooks. net/

四、重要的医学史博物馆

1901 年法国在鲁汶建立法国医史博物馆，1907 年丹麦也建立了医史博物馆。目前，许多国家都建立国家的医史博物馆，其中最著名的是英国的维尔康姆医史博物馆，该馆于 1913 年由维尔康姆创办，以收藏医史文物资料著称。世界上各类的医学博物馆众多，美国的陆军医学博物馆，德国的药史博物馆。世界上著名医学家的博物馆已经非常之多，如英国的南丁格尔博物馆、弗莱明实验室博物馆、贞纳故居博物馆，匈牙利的斯迈尔维斯博物馆，德国伦琴博物馆、奥地利弗洛伊德博物馆等。这些医学博物馆都建立了相关的网站。

五、中国的医学史研究

1. 主要的医学史及相关期刊

（1）《中华医史杂志》：《中华医史杂志》是由中华医学会医史学分会主办、中国唯一的医史学专业学术期刊。该杂志的前身为《中华医学杂志》的《医史专号》，该专号从 1936 年始，共刊出 9 期。1947 年《医史杂志》正式在上海创刊，季刊，中英文合刊，傅连璋题签中文刊名。1949 年停刊，1951 年复刊；1953 年《中华医史杂志》的杂志社由上海迁到北京，杂志的主编是李涛，当时编辑部名义上是中华医史学会，实际上就在北京医学院的医史教研组。由于当时的稿源不充足，所以刊登了许多翻译稿件。在栏目设计上，分为三大部分：第一部分是中国医学史，第二部分是世界医学史，第三部分是苏联医学史。世界医学史的稿件来源主要是翻译国外的相关文章，其次由中国学者自己编写。向杂志投稿没有稿费，也不收版面费。1956 年停刊；1957 年增加保健组织内容，改名《医学史与保健组织》；1959 年与《中华医学杂志》合并，改名《人民保健》，1961 年停刊；1980 年 10 月复刊，仍名《中华医史杂志》，一直连续出版至今。1999 年加入"中国期刊网"并从同年开始改为双月刊。2009 年由季刊改为双月刊。1987 年开始被英国维尔康姆医史研究所主编的《医学史论文索引》收录；1991 年美国出版的《史学文摘》和美国《历史与生活》载录本刊论著摘要和目录索引；同年，中国台湾《中国科学史通讯》收载目录；1994 年被世界卫生组织 Extra MED 光盘收录。1996 年被中国《中国学术期刊（光盘版）》全文收录，1997 年成为 ChinaInfo 网上电子期刊。2001 年加入万方数据——数字化期刊群。

《中华医史杂志》设有特载、述评、专家笔谈、医史论著、文献研究、论坛与争鸣、史记、人物、短篇论述、研究生园地、讲座、史料钩沉、医史教学、医药史话、精点回放、书刊评介、学术动态、简讯、读者作者编者等栏目。及时报道国内外医史界、科技史界、文史界、医史爱好者的医史研究成果，为医务工作者、医学教育者、卫生政策制定者、医药产业经营者、广大医史爱好者介绍医学发展的历史史实和规律性认识，是目前我国最重要的医学史学术刊物。《中华医史杂志》作为中国唯一的医史学专业学术期刊，不仅为医史学者在中国医学史和世界医学史领域中所取得的研究成果提供交流的园地，而且能够及时反映中国医史学的研究动态；不仅是传承中国传统医学的重要载体，而且是对外进行医史交流的重要平台，也是中国医学史事业发展的重要历史见证。

世界医学文献数据库（PubMed）是由美国国立医学图书馆（NLM）下属的美国国家生物技术信息中心（NCBI）开发的检索工具。NCBI 成立于 1988 年，专门提供生物医学期刊引文和摘要的免费在线检索。Medline 是 PubMed 最重要、最权威的数据库。PubMed 在期刊选择上依据 NLM 的文献选择技术审查委员会（LSTRC）的要求，需要考察：专业内容和覆盖范围是否为世界性或区域性的生物医学类相关期刊；学术质量是否具有可靠性、重要性、创新性及对其学术领域的贡献程度；编辑质量、出版质量、读者因素、文章类型、地域覆盖范围和非英文期刊英文摘要的质量等多项指标。截止到 2006 年，我国经过审批正在出版的医学期刊共计 1052 种（除外港澳台地区）。依据中国科学技术信息研究所 2009 年发布的《2008 年度中国科技论文统计结果》显示，2008 年 Medline 收录中国内地科技期刊仅为 86 种，《中华医史杂志》为其中之一。可见，《中华医史杂志》的学术水准逐渐得到国际学术界的认可。

（2）《中国科技史料》（现名《中国科技史杂志》）：《中国科技史料》于 1980 年 5 月创刊，由中国科学技术史学会、中国科学院自然科学史研究所主办，季刊，邓小平为该杂志题写刊名，致力于科学、技术和医学史的诸多方面，主张采用多元的视角开展科学技术史研究。1959 年 4 月，周恩来总理就曾号召全国政协的老年人士特别是老科学家、科技工作者要把亲身经历记录下来，传之后代。可是这项工作开展不久，就因"文化大革命"的爆发而中断。20 世纪 70 年代末，人们在十年文化浩劫的废墟上拨乱反正，全国上下各行各业百废俱兴。由此创办《中国科技史料》杂志，作为专门征集、整理和发表我国科技史料的阵地。《中国科技史料》含有明显的"抢救"性质，因而刊物的重点是在于刊登现代的科技史料。主要刊载经过征集、整理、考证的中国科学技术史料，是中国唯一系统汇集中国科技史料的学术性期刊，以中国近现代、尤其是近百年来的科学技术发展为主，在搜集、抢救和整理史料的基础上，通过对学科史、科研机构、人物以及科技发展与文化、社会、经济、军事、政治等方面的互动关系的研究，揭示中国科学技术的发展历程，积极推进中国近现代科学技术史的研究。从 2005 年第 26 卷起改名为《中国科技史杂志》。目前的主要栏目有：自述与传记、口述科技史、研究与综述、资料与考释、史实与图像、比较与交流、科技史与科学史家、书评、年表与大事记、学术信息等。作为国内唯一系统刊载中国科学技术史料的大型学术资料性期刊，《中国科技史料》发表了大量有关中国古代特别是近现代科学技术发展及其与社会经济、文化、教育、军事等方面相互关系的史料，总字数达 1100 多万字，其中有不少属于深度挖掘或带有抢救性质的内容，颇为珍贵。改革开放以后，《中国科技史料》的各项工作逐步走上正轨，取得了显著成绩。虽然该杂志不是医学史的专业期刊，但有医学史研究成果在该杂志发表。

（3）《自然科学史研究》：《自然科学史研究》(*Studies In The History Of Natural Sciences*) 杂志（季刊）由中国科学院自然科学史研究所、中国科学技术史学会主办，创刊于 1982 年，其前身是 1958 年创办的《科学史集刊》)。《自然科学史研究》是中国在科学史、技术史和医学史领域的多学科综合性刊物。致力于学术创新，支持学术自由和平等的方向，积极反映海内外科技史的最新成果，促进学术交流。发表科学技术史领域的综合性研究、科技史理论和各学科史的论文、研究讨论、评论、书评和学术信息等。医学在学科划分上属于自然科学，所以有关医学史的论文在该杂志亦有发表。

（4）《医学与哲学》：《医学与哲学》杂志由中国科学技术协会主管、中国自然辩证法研究会主办，创刊于 1980 年。自创刊以来，一直遵循"开阔眼界，启迪思维，提供方法，促进发展"方针和"关注热点，挑战现实，放眼世界"的思路，受到各方的热情支持与鼓励，时任卫生部副部长崔月犁在为本刊撰写发刊词，号召"医务人员学点哲学，学会用正确的思维去分析、研究征服疾病的途径和方法。"钱信忠、于光远、崔月犁、陈敏章、黄家驷、白希清、张孝骞、苏德隆、吴阶平、韩启德、吴咸中、吴孟超、汤钊猷、刘德培、陈竺等多位院士和著名学者为本刊撰写精彩文章。

目前，《医学与哲学》杂志已成为中国医学人文学方面的一份主要刊物。《医学与哲学》杂志人文社会医学版以突出医学人文为特色，重视理论研究和现实研究。目前的主要栏目有：医学人文学研究、医学哲学研究、生物医学哲学、医学伦理理论研究、高新技术伦理、中国传统文化与生命伦理学、跨文化伦理学研究、医学思想史研究、现代医学研究、医学人物研究、医学心理学、医学人文关怀、卫生保健改革、保健政策研究、医学社会学、医学教育思想研究等。

（5）《自然辩证法通讯》杂志：《自然辩证法通讯》杂志（双月刊）创刊于 1979 年，首任主编为于光远，首任社长为钱三强。由中国科学院主管。1985 年 5 月，中国科学院利用杂志社的司局级建制，将中国科学院政策研究室与杂志社合并，成立中国科学院科技政策与管理科学研究所。《自然辩证法通讯》遂由该所主办，由其下属的科学哲学研究室负责编辑、出版工作。1991 年，中国科学院决定把《自然辩证法通讯》移交中国科学院研究生院主办，遂由其下属的人文社科部负责编辑、出版至今。该刊是国家一级学术期刊、哲学类和人文社会科学类核心期刊。

《自然辩证法通讯》杂志涉及科学哲学、历史（包括医学史）和社会学等诸多学科，是联结自然科学、社会科学、人文学科的纽带，沟通科学文化和人文文化的桥梁。以弘扬科学精神、撒播人文情怀为旨趣，科学与人文比翼齐飞，学术与思想圆融一色。目前该杂志的主要栏目有科学文化、科学哲学、科学社会学与科技政策、科学技术史、人物评传以及学人论坛、学问人生、学术评论、科学前沿、问题讨论、教学与研究、学术动态、读者作者编者等专栏。《自然辩证法通讯》是以反映中国科学技术哲学为主要内容的期刊，而科技哲学以科学史为基础，医学史是科技史中非常重要的组成部分，所以该杂志也是展现医学史研究成果的平台。

（6）《中西医结合杂志》（现名《中国中西医结合杂志》）

《中西医结合杂志》创刊于 1981 年，1981~1982 年为季刊；1983 年为双月刊；1984 年改为月刊；1989 年更名为《中国中西医结合杂志》。现出版《中国中西医结合杂志》（中文版）、（*Chinese Journal of Integrative Medicine*）（中国结合医学杂志，英文版）；曾出版《中西医结合》（日文版）、《中国中西医结合杂志》（韩文版）。《中国中西医结合杂志》（中文版）由中国科协主管，中国中西医结合学会和中国中医科学院主办，是国内第一本全国性中西医结合综合性学术期刊，国内外公开发行。主编为中国科学院陈可冀院士。《中国中西医结合杂志》为中国科技论文统计源期刊（中国科技核心期刊）、中国学术期刊综合评价数据库统计源期刊，2004 年被编入《中文核心期刊要目总览》。1983 年被美国 MEDLINE 收录，2004 年被美国《化学文摘》、俄罗斯《文摘杂志》及日本《科学技术文献速报》（JST）收录，还被中国科学引文数据库、中国生物医学文献数据库等国内多个权威数据库收录。

《中国中西医结合杂志》主要宣传中医药政策和中西医结合方针，报道中国以及其他国家和地区中西医结合在临床、科研、预防、教学等方面的经验和成果，探讨中西医结合的思路和方法，介绍国内外有关本专业的进展，促进中外学术交流，开展学术争鸣，为继承和发扬我国传统医药学，提高中西医结合学术水平，促进我国医学科学现代化，为人类健康服务。创刊早期曾经开辟医学史专栏，可惜未能坚持。

（7）《医古文知识》杂志（现名《中医药文化》杂志）

《医古文知识》杂志（季刊），由上海市教委主管，上海中医药大学、中国中医药学会、医古文研究会主办。以提高中医工作者的古代医学文献阅读和研究能力为宗旨，着力介绍中华传统医学文化，融医理与文理于一体，剖析医古文中疑难问题，内容深入浅出，雅俗共赏。2006 年，《医古文知识》杂志正式更名为《中医药文化》杂志，凸显该杂志以传承中医药文化精髓，提高中医药工作者学术素养，弘扬中医药文化，在阐发中医学的传统文化思想，介绍中医名家学术和名家行为与风范等方面发挥作用，从而推进中医药事业发展。《中医药文化》杂志栏目繁多，内容丰富，重视理论，注重实用。中国医学发展史是中国医药文化的根基，因此成为该杂志探讨好研究的主要内容。

（8）《中国中医基础医学杂志》

《中国中医基础医学杂志》创刊于 1995 年，时为季刊，1996 年改为双月刊，1998 年改为月刊。由国家中医药管理局主管、中国中医科学（研究）院基础理论研究所主办，以集中、快速反映我国中医基础理论研究最新成果、最新进展为特色的全国唯一的中医理论研究期刊。该杂志以树立推动中医基础理论研究，促进中医学术发展的办刊宗旨。立足于中医基础理论研究前沿，坚持继承与发展并重，探索新理论，研究新方法，提倡理论研究带动实验研究，基础研究结合应用研究。鼓励探索争鸣反思，支持继承发扬与创新。着重发表具有启迪创新内容的有关基础理论探讨，基础实验研究，方法学探讨，临床理论总结等研究论文。目前《中国中医基础医学杂志》开设的主要栏目有：理论探讨，专家论坛，学术争鸣，实验研究，临床基础，中医方法学，多学科研究，中医文化，医家学术思想研究，经络研究，基层园地等。中国传统医学史是中医基础理论研究的基石，因此成为该杂志收录的主要内容之一。

（9）《杏苑》杂志（现名《中医文献杂志》）

《杏苑》杂志，创刊于 1956 年，初为上海市中医文献馆内部刊物，不定期出版。时任上海市中医文献馆馆长董廷遥亲笔题写刊名。1987 年《杏苑》杂志被上海市新闻出版局批准为正式内部刊物，以季刊形式出版发行，并更名为《杏苑中医文献杂志》。随着该刊在国内外的影响日益扩大，1994 年正式批准该刊在国内外公开发行，并更名为《中医文献杂志》，由上海市中医文献馆、中华中医药学会主办。2002 年成为"中文科技期刊数据库全文收录期刊"；2003 年成为"中国学术期刊综合评价数据库刊源期刊"；后又成为"中国核心期刊（遴选）数据库收录期刊"。是现今全国唯一的一份中医药文献专业类学术期刊。《中医文献杂志》以"继承发扬老中医学术经验，整理研究古今中医药文献"为宗旨，不断丰富学术内涵，拓展交流空间，开辟特色专栏，使之成为中医药文献研究、源渊考证、真伪辨鉴、历史追踪、古今论道、医海拾遗、学验交流的特色期刊。中医发展史与中医文献的关系非常密切，二者常常互为参照。因此《中医文献杂志》也是展现中医学史的平台。

除了上述介绍的主要期刊外，《健康报》、《中国中医药报》、《中国卫生画报》都开辟了介绍医学史知识的专栏，很受读者的欢迎。

2. 中国早期医史学家　中国的医学史研究，无论是世界医学史研究，还是传统中医学史研究，能够有今天的研究成果和基础，离不开老一代医史学家的努力，他们在信息不畅、交通不便、经费紧张的情况下，克服重重困难，各尽所能，开始了中国的医学史研究与教学。

丁福保（1874—1952）是我国近代著名的医学家。江苏无锡人，留学日本，精通日文，翻译了很多近代西医学日文著作，对医学史也非常关注，认为现实的中国缺少医学史研究。以"中西医全科"挂牌，临诊以中医辨证论治为主，兼用西医诊断方法。主张中西医学应不分门户，对待中外各种医学流派。翻译和著述的书籍多达 160 余种，以《临床病理学》、《近世内科学全书》和《丁氏医学丛书》最为著名。

伍连德（1879—1960），近代公共卫生学家、医史学家。字星联，祖籍广东新宁（今台山），生于马来西亚。1895 年及 1896 年两次考取英国皇家奖学金，1896 年赴英就学于剑桥大学意曼纽学院（Emmanuel College），后入圣玛丽医院实习，1905 年毕业，获剑桥大学医学博士。同年回到马来西亚，除开业行医外，积极参加华侨社会活动。1907 年受袁世凯邀请，1908 年回国。1910 年东北鼠疫流行，伍连德受命担任北满防疫处总医官，有效控制了东北鼠疫流行，并主持了该年在奉天举行的世界鼠疫大会。1902 年任东三省防疫总处总医官。1918 年建立中央防疫处，伍连德任处长，1920 年东北再次流行鼠疫，东北防疫处起了很大作用。1926 年由于形势需要，东北防疫处医官林家瑞等人提出，成立哈尔滨医学专门学校，聘请伍连德任校长。伍连德亦为中华医学会的发起人之一，连任第二、三届会长，曾先后多次出席国际医学会议，在国际上颇有影响。在国内创建多家医院，又注重医学史研究，是中华医史学会创始人之一，建国后仍为中华医史学会名誉会员。伍连德主要从事公共卫生，对近代医学教育、医药管理、中西医问题等也多次撰文论述。重视防疫，力促发展近代医学，但认为不能完全照搬西方卫生制度，并支持研究中医。

王吉民（1889—1972），近现代医史学家、中华医学会医史博物馆创始人。又名嘉祥，字承庆，号芸心，祖籍广东东莞。七岁到香港圣保罗书院读书，1904 年进香港西医大学堂习医，1910 年毕业后担任外商轮船公司船医，随船到过美国及墨西哥一些海港。辛亥革命时期，任中国红十字会第一救护队队长。1935年，王吉民与伍连德、李涛等发起在中华医学会组织"医史委员会"。1937年，王吉民受聘到上海协助筹建中华医学会。抗日战争期间，任上海中华华医学会副会长、中文版《中华医学杂志》副总编辑、医学名词审查委员会委员、《中华医界指南》编辑及中华基督教医事委员会干事。20世纪20年代，王吉民在行医之余，开始钻研医学史，曾陆续撰写医史论文。他与伍连德联手写作，完成了著名的英文医学史著作，这就是后来在医史学界非常著名的《王伍医学史》，书中记载的近代中国医学发展的内容比较翔实，但是受基督教思想的影响，书中对传教士的评价有些夸大。王吉民本人非常爱国，正是因为不满意外国作品中对中国医学史的描述，他才与伍连德合作写下了这部医学史著作。王吉民与伍连德合作，花了十余年时间，用英文撰写《中国医史》（*A History of Chinese Medicine*）一书，在国内外产生重要影响。王吉民于1937年倡议筹设中国医史博物馆，1938年7月在上海创立"中华医学会医史博物馆"，并担任首任馆长。王吉民性格耿直，寡于言谈，致力于医学史研究垂五十年，用中、英文撰写的医史论文与文章一百余篇。此外，曾主编《中华医学杂志医史专号》、《中华医学杂志三十周年纪念号》、《中华医史学会五周纪念特刊》、《中文医史论文索引》、《中国医学外文著述书目》及《中国医史外文文献索引》等著作，将毕生精力贡献给医学史和医史博物馆事业，值得后人钦佩。

《中国医史》是王吉民、伍连德用英文合作编撰的第一部中国医学史专著，至今仍在国内外享有盛誉。王吉民、伍连德虽然是西医师，但对中国传统医学文化有着深厚的感情。王吉民受其祖父的影响很大，历年来注意收集我国古代文献与中医古籍，连同其祖父遗留的各种医籍文献共400余种。1913年美国医史学家加里逊出版的近700页的《医学史》一书，其有关中国医学的内容介绍尚不满一页，且有谬误时，伍连德先生即致函加里逊提出质问，然加里逊复函曰："中医或有所长，顾未见有以西文述之者，区区半页之资料，犹属外人之作，参考无从，遂难立说，简略而误，非余之咎"。这一回复对伍连德、王吉民震动极大。出于民族自尊心和爱国思想，为"保存国粹、矫正外论"，王、伍俩人花费16年时间，收集大量古代文献与中医古籍，运用广博的原始资料，探索我国传统医学的源流和发明创造，以史学的笔法，于1932年用英语完成《中国医史》（*A History of Chinese Medicine*）一书，客观地展现了中国传统医学发展的历史，受到国内外医史学家的高度重视，并在国际医史学界产生重要影响。除此之外，代表著作还有《论肺型鼠疫》、《鼠疫概论》、《鼠疫斗士：一个中国现代医生的自传》等。

陈邦贤（1889~1976），近现代医史学家。字冶愚。江苏人。1910年，21岁结识丁福保。受丁福保的影响和嘱托，陈邦贤开始着手整理中国医学史。勤奋工作，直到80多岁高龄。主要著作有《中国医学史》，是中国第一部中国医学通史著作。（1919年刻印出版），1937年经修订收入商务印书馆《中国文化史丛书》，并由山本成之助译为日文在日本东京出版出版。1957年修订再版，使之有了明显的充实和提高；在国内外学术界有较大影响。此外，从十三经和二十六史中摘录医药卫生史料，编成《中国医学史料汇编》一书，颇有史料价值。

宋大仁（1907—1985），中国近代著名医史学家、画家、文博家。曾名泽，别号医林怪杰，海煦。生于澳门，原籍广东中山。1982年宋大仁调入广州中医学院、任医史博物馆顾问兼医史文物资料研究室主任，并捐赠大量珍贵文物。宋大仁一生撰写医史学术论文百余篇，编辑医药图书 90 余种，出版医史专著十余种，医史科技绘画、人物像 200 多帧。1953 年翻译日本医史学家富永孟著的《世界医学史》（惜未出版）。

李涛（1901—1959），当代医史学家。字友松，祖籍河北良乡（今北京房山）。1926 年毕业于北京医学专门学校（北京大学医学部前身），后到北京协和医学院细菌学科工作，旋调至该校中文部，负责搜集中国历代医书达数千种，使当时协和医学院图书馆的中医藏书甚丰，同时兼授中外医学史课程。1942 年北京协和医学院停课后，他与友人创建北京清源医院（任院长），业余仍专攻医学史。1946 年到北京医学院医史学科任主任教授。1955 年兼任中医研究院医史研究室主任，直至去世。1940 年出版《医学史纲》一书，包括中外医学史，是为中国第一部中西医史合编的医史著作。1936 年曾与王吉民共同发起在中华医学会组织医史委员会。建国后任医史学会委员会主席。1947 年《医史杂志》创刊，李涛先后任编辑委员及主编。李涛重视宣传和研究祖国医学的伟大成就，他带领北京医学院医史教研组的同志，将北京各大图书馆历代中医书籍重新阅读、整理，从中发掘祖国医学的成就，撰写断代史论文多篇。积极培养医史人材，1956 年受卫生部委托在中医研究院主办"全国医史师资进修班"，亲自查阅资料，精心授课，因劳累过度而病逝。一生发表中外医史论文百余篇。

程之范（1922—　）当代医史学家。1945 年就读于北京大学医学院医学系，1948 年在北京大学医学院医史学科实习，1950 年毕业后留在医史学科（1952 年改称医学教研室）工作，历任助教、讲师、副教授、教授。从 1957 年至 2000 年，一直担任医史教研室主任工作，主讲中外医学史课程。1989 年与有关专家组织成立北京医科大学医史学研究中心并任主任，2000 年 4 月中心更名为"北京大学医史学研究中心"，程之范任名誉主任。1990 年被聘为博士研究生导师，是当时中国西医高等院校医学史专业唯一的博士研究生导师。20 世纪 80 年代曾兼任卫生部科学委员会委员，《中国科技史料》《自然科学史研究》等杂志编委，中华医史学会名誉主任委员，《中华医史杂志》总编辑。作为中国当代著名的医史学家，程之范不仅精研教学方法和讲课艺术，还把科研当做教学基础不断地推陈出新。早在 1955 年时就撰写论文《医史课在我国医学教育中的任务和有关问题》，首次提出"医学史是要描述医学活动的规律，而不是只介绍些古代医家和文献"的观点。1987 年首先提出医学史的研究要分为三个层次。即：低层——历史事实的解释、描述；中层——将史实联系、分析、归纳；高层——用哲学分析史学。这一认识使我国当代医学史的研究有了实质性的进步。虽然身处西医院校，程之范教授对中西医问题颇有独到见解，他认为由于人体的复杂性，目前的西医学知识和自然科学知识尚不能解释全部的中医问题，因此不能盲目否定中医学，21 世纪除了从基因方面研究解决问题外，中医还可以解决一些西医解决不了的问题，中医整体性和辨证思维的模式可以为今后的医学发展提供借鉴。程之范教授在医学史领域耕耘 60 载，发表学术论文百余篇，出版书籍 20 余种，对我国医学史，尤其是世界医学史的研究和医学文化的普及做出了重要贡献。

蔡景峰（1927—　），中国当代中医史学家。福建厦门人。1954 年毕业于湘雅医学院，后在北京中央人民医院任住院医师。1958 年分配至中国中医研究院从事中国医学史研究。主要研究中国医学通史，重点为魏晋南北朝断代医学人物评价、疾病史及专科史。以中西医结合的观点研究疾病史，并对重要历史学家司马迁在医学思想方面进行的探讨，是国内唯一的一次尝试，在历史界有一定影响；在专科史方面，曾撰写过中国古代麻醉史、经络学说形成和发展史；提出我国古代在医学上的多项发明和发现。晚年研究兴趣转向中国少数民族医学史，重点是藏医学史，对藏医早期、特别是吐蕃时期的历史有较深入的研究。对藏医古代医药挂图"曼汤"曾做过系统的研究，对藏医经典著作《四部医典》进行了比较文献学的研究，倡导建立中国民族医学史。

马堪温（1927—2016），河北安次人。1950年毕业于燕京大学，后在北京医学院任医学史助教。1960—1962年参加北京中医学院西医离职学习中医班，后长期在中国中医研究院从事医史文献研究工作。曾任研究员、教授、中华医学会医史学会常务理事并荣任许多国内外学术团体委员和大学教职，如国际医史学会执委会常委、国际亚洲传统医学研究会副主席、伦敦大学高级研究员、维也纳大学客座教授等，从事医学史研究50余年，发表《中国医学简史》专著和"欧美研究中医药介绍"等，中英文论文百余篇。曾在德、英、奥等国进行考察研究和讲学，多次应邀出席国际学术会议。重视东西方比较医学史研究，为国际著名医史学者。

李经纬（1929—　），中国当代中医史学家。陕西咸阳人，1955年毕业于西北医学院（今西安医科大学），1956—1958年在卫生部中医研究院首届全国西医学习中医研究班学习，毕业后留中医研究院（今中国中医科学院）医史研究室工作。1979年开始负责筹建中医研究院医史文献研究所，并担任首任所长。历任中华医学会医史学会主任委员、《中华医史杂志》总编辑。积极培养医史人才，并招收新加坡、韩国以及中国台湾的中国医学史研究生。先后接待日、美、德、新、中国台湾学者进修考察。积极开展古代中国医学发明创造、隋唐医学史、外科学史、疾病史、医史理论研究，主持编撰中医、医史工具书。代表性著作有《中国古代医学史略》、《中国古代医史图录》、《中国医学百科全书医学史》、《中医大辞典》、《中医人物辞典》等20余种，发表论文百余篇。

3. 中国的医学史教学和研究机构　在中国，医学史教育长期是中医教育中的重要内容。20世纪初，中医教育改革，医学史被列为必修课程。目前，全国多数高等中医学院开展了中国医学史教学，或单独或合建医学史教室。西医院校的医学史教育以1934年李涛在北京协和医学院开设的医学史课程为先导。1939年，陈邦贤在江苏省立医政学院和国立江苏医学院讲授中国医学史与疾病史。医学史在高等医学院校正式设立教研室，则以1946年在北京大学医学院建立的"医史学科"为最早。近年来，我国西医院校也开始重视医学史教学，2000年时全国约有40多所西医院校开设医学史课程。目前开设医学史课程的高等医学院校不断增加，一些学校获得了医学史的硕士和博士学位授权点。但总体来说，对西医史研究和教学重视程度不及中国传统医学史。

1951年，中央卫生研究院中国医药研究所建立的医史研究室是我国最早的医史研究专门机构。1955年中医研究院成立后，医史研究室划归该院领导，由医史学家李涛、陈邦贤等共同主持。1956年，中医研究院医史研究室及北京医学院医史教研组受卫生部委托，开办全国第一届医史师资培训班，为中国医学史的教学、科研培养了一批骨干人才。1982年中医研究院医史研究室更名为中国研究院医史文献研究所。1989年，北京医科大学建立医史学研究中心，是当时国内高等学校建立最早的医学史研究机构，2000年北京医科大学与北京大学合并后更名为"北京大学医史学研究中心"。

与中国医学史研究密切相关的中医文献学研究在中国方兴未艾。其中在中医药大学内设立的中医文献研究机构有：山东中医药大学中医文献研究所、南京中医药大学中医药文献研究所、上海中医药大学中医文献研究所，这三家单位都是国家级和局级重点学科单位。此外，北京中医药大学设有医学人文系、福建中医学院闽台中医药文献研究中心、成都中医药大学中医古籍文献整理研究所、辽宁中医药大学医史文献研究所都开展了中医文献研究。此外，在中医研究院所内设有中医文献研究机的有：中国中医科学院中国医史文献研究所、浙江省中医药研究院文献研究所、陕西省中医药研究院文献信息研究所、河南省中医药研究院信息文献所，前三个单位是局级重点学科单位。上海中医文献馆是目前唯一单独设立的以文献馆命名的中医药研究机构，但其主要职能为中医临床，同时兼有上海市中医药行业管理的部分职能。

此外，中国台湾"中央研究院历史与语言研究所"（1928 年成立）、中国科学院自然科学史研究所（1975 年扩建成研究所）、山西大学科学技术哲学中心（1978 年成立）、北京大学科学与社会研究中心（1986 年 4 月成立）、中国科技大学科学史与科学考古系（1999 年成立）、上海交通大学科学史与科学哲学系（1999 年成立）、清华大学科学技术与社会研究所（1993 年成立）、内蒙古师范大学科学史与科技管理系（2001 年成立）、北京大学科学哲学与科学史研究中心（2010 年成立）等机构，虽然不是医学史的专门研究机构，但都是历史学、科学史和科技哲学的研究机构，曾开展与医学史相关的研究和教学活动。

4. 国内医学史研究特点 新中国成立前中国的医学史带有些半殖民地的特点。如王吉民、伍连德所编的《医学史》，虽然其出发点是基于爱国主义，但其中的内容有许多是受教会的影响。殖民主义者总是把自己的国家说得很好，而把许多疾病的根源定在那些被侵略的不发达国家，不是采取实事求是的科学态度。比如梅毒病的历史，按苏德霍夫的观点认为源于美洲的土著人，由哥伦布的水手，依次传到葡萄牙、西班牙、意大利、法国，进而波及整个欧洲。这样的说法，美洲人是反对的，但欧洲人都这样说。由于这是一种不名誉的疾病，谁也不愿意承认是本国的，都说是"舶来品"，法国人说是"意大利病"，意大利人说是"法兰西病"，很不统一。鸦片战争后，中国沦为半封建半殖民地国家。中医的发展也遭到扼杀，如果不是新中国成立，不是新中国的中医政策，中医现在也许已经消亡了。正因为中国是半殖民地，所以外国人就认为梅毒这个病中国早就有了。后经中国学者研究证实中国古代并无梅毒。

20 世纪 30 年代李涛在北京协和医学院首先设立医学史课程，并收存了大量的中医书籍。当时外来入侵者一方面阻止被侵略国家的民族文化的发展，另一方面又大肆掠夺殖民地的文化财富。现存中医书籍最多的中国中医研究院，其书籍来自日本开办的南满医学院。新中国成立前日本人将大量的中医书籍保存在南满，新中国成立后建立中医研究院时才将大量中医书籍调入北京。

20 世纪 50 年代初期，中苏关系友好，前苏联派出不少医学专家来中国。当时北京医学院（今北京大学医学部），除接待几位前苏联医学专家外，还有十余名前苏联医学生也到北京医学院进修。这些前苏联医学生已有一定的汉语基础，他们希望学习中国医学史，而且希望有中国文言体讲稿，以便通过学习，以后能够查阅中医学书籍，由于进修时间不长，前苏联留学生又要求讲稿简短，于是程之范编撰了简明讲稿，分别介绍了夏时民间医学、殷族与巫医、上古病名与医籍、汉代医学之轮廓、隋唐时代古典医学、宋代医学之发展、金元医派、有明医学之概观、清代医学之转向，授课时像讲授语文课一样，逐字逐句地进行解释，达到了向前苏联留学生介绍中国医学历史成就的目的。

20 世纪 50 年代中期，医史学成为爱国主义教育的主要材料，直至今天医史学的爱国主义教育任务仍然是很必要的。但是，在学习前苏联的过程中，出现了一切照搬的教条主义错误，比如独尊巴甫洛夫，将一切生理活动都统一于神经理论，其他各种学说都被贬低或者不提。1956—1957 年，北京医学院与中医研究院办了一期全国医史师资班，为推进中国的医学史教育发挥了重要作用，这个班上的许多学员后来成为医史学界的骨干。只可惜后来的大跃进运动使有些人改行。

"文革"时期，由于不允许讲西医，所以"西学中"成为潮流，结果所有的医生护士、拿药的、放射科的、化验的人员都搞"西学中"。十一届三中全会以后，拨乱反正。1980 年确定了中医、西医、中西医结合长期并存，共同发展的方针。以后又提出"中西医并重"的口号。社会趋向安定，医学史研究也得到稳步发展。20 世纪 50 年代医史学被重视是因为国家提倡发展中医；20 世纪 80 年代医史学再次得到重视则是由于医学模式的转变，历史学的转变和自然辩证法研究的纵深发展，才带动了世界医学史研究的进步。现在世界医学史的研究仅仅是个开始。任何史学研究都分三个层次：第一层次是低层次的，包括考释描述，任何史学都不能跨过这一步。第二个是中层次的，史实间的联系和史实间联系的分析与归纳。第三个层次是高层次的史学，是用哲学思想指导的史学，但决不是说要以哲学的名词来代替史学，那样会从哲学上兜圈子，结果陷于空洞的说教，也是不可取的。

5. 中国的医史学术组织 1890 年由奥斯勒（W. Osler）和韦尔奇（W. Welch）等人在美国发起成立约翰·霍普金斯医史学会。1902 年法国医史学会在巴黎成立，1907 年意大利成立医史学会。继之，瑞士（1921 年）、波兰（1924 年）、日本（1926 年）、丹麦（1927 年）等国也相继成立医史学会。1920 年，比利时医史学家罗杰（T. Roger）发起成立国际医史协会，会址设在法国巴黎。国际医史协会每两年举行一次大会，进行学术交流。医学史研究已成为国际学术交流的一项重要内容。

中国的医史学术组织主要有中华医学会医史学分会、中国科学技术史学会医学史专业委员会、中华中医药学会医史文献分会等。

（1）中华医史学会：中华医史学会的诞生是医史学在医学发展中确立为独立学科的标志。医史学会的历史在国外也不过百余年。在我国，相当于医史学会的学术组织于 20 世纪初开始筹备，这就是我国老一辈医史学家陈邦贤先生于 1914 年呼吁创建的"医史研究会"。1935 年 11 月，中华医学会在广州召开第 11 届大会期间，由王吉民、伍连德、李涛等发起，在中华医学会下成立了医史委员会。1936 年 2 月，经中华医学会批准，会长朱恒璧主持，在上海正式成立了"中华医史学会"，公推王吉民为会长、李涛为副会长、伊博恩（美）为秘书，杨济时、鲁德馨、胡美（美）等为委员，组成第一届医史学会委员会。从此，医史学会活动的帷幕被正式拉开。1937 年 4 月，中华医学会在上海举行第 12 届大会时，医史学会举行了第一次学术大会。大会还修订了学会章程、细则，并提出工作大纲六条，即：①搜集医史有关之文献；②发行医史杂志；③翻译中医典籍；④刊行会员研究心得；⑤建立中医图书馆；⑥创办医史博物馆等。中华医学会医史学分会是中华医学会最早成立的专科分会。1940 年 12 月国际医史学会接受中华医史学会为会员。中华人民共和国成立后，于 1950 年定名为中华医学会医史学会，1987 年改名为中华医史学会，1998 年又更名为中华医学会医学史分会。医史学会在推进我国的医学史研究、教学和医学史知识的普及方面发挥了重要的作用。

（2）中国科学技术史学会医学史专业委员会：中国科学技术史学会成立于1980年10月，其会员主要来自高等院校和科研机构的研究者以及在读的研究生等。中国科学技术史学会下设有物理学史、化学史、天文学史、地学史、生物学史、农学史、医学史、技术史、金属史、机械史、建筑史、综合、地方科技史志、少数民族科技史等14个专业委员会和传统工艺研究分会。学会最高权力机构是每四年召开一次的会员代表大会。大会选举出的理事会是其在闭会期间的执行机构。理事会每年至少召开一次会议，闭会期间由其选举出的常务理事会执行会议决议等。常务理事会选举出理事长一名，副理事长若干名，秘书长一名，负责学会各项工作。中国科学技术史学会为了推进科学技术史研究在中国的发展与普及，开展许多重要的学术活动，编辑出版《中国科技史杂志》（原名《中国科技史料》）和《自然科学史研究》等学术刊物，创建中国科学技术史学会网站，促进了学术研究成果的发布和会员之间的交流。

6. 医史博物馆 1938年中华医学会医史学会创办我国最早的医史博物馆，地点设在上海中华医学会图书馆内，1959年改属上海中医学院，更名为上海中医学院医史博物馆。1978年陕西中医学院医史博物馆建立，收藏了许多新发掘出土的医史文物。此外，还有中医研究院中国医史文献研究所建立的中国医史博物馆，北京中医药大学的医药史博物馆，辽宁中医药大学医史教育博物馆（沈阳），长春中医学院医学历史博物馆（长春），江阴市中医史陈列馆（江阴），江西中医学院医史陈列馆（南昌），河南中医学院医史陈列馆（郑州），河南南阳的张仲景医史文献馆，广州中医大学医史博物馆、陕西耀县孙思邈纪念馆以及湖北蕲春的李时珍纪念馆等。目前中国的数字医史博物馆建设也取得了一些成绩，如北京中医药数字博物馆和北京中医药大学数字博物馆、广州中医药大学中国传统医药文化博物馆都成功地进行了数字化建设。这些博物馆将知识性、专业性、科学性和艺术性融为一炉，使之成为展示中国传统医药历史的重要窗口，成为传播中医文化的重要资源。

（1）上海医史博物馆：1937年中华医学会第四届全国会员代表大会在上海召开时，在王吉民的大力倡议、多方筹划以及热心人士的支持下，我国第一所医学史专业博物馆——中华医学会医史博物馆于1938年7月在上海创立，王吉民先生任馆长，为中国医学史、博物馆事业倾注了毕生的心血。1951年，中华医学会迁往北京，医史博物馆改属中华医学会上海分会。1955年，医史博物馆迁至北京东路356号国华大楼。1959年1月，划归上海中医学院，改名为上海中医学院医史博物馆，成为中医学史的教学课堂，也是开展大学生文化素质教育的重要基地和第二课堂，1966年7月，因"文化大革命"而被迫封馆。1972年，医史博物馆因上海科技电影制片厂拍摄《针刺麻醉》科教片的需要而启封。2003年3月新的上海中医药博物馆开始筹建，2004年12月建成开放。2005年3月正式开馆。新馆位于上海市东部张江高科技园区，包括上海中医药博物馆（医史综合馆、养生康复馆、针灸推拿馆、中医文化馆、中药方剂馆和中医科教馆、中药标本陈列馆、校史陈列馆）、百草园、杏林苑。珍藏自石器时代至近代文物一万余件，其中不少珍品。医史博物馆陈列室通过医史文物与照片反映了中国历代医学发展的主要成就。由医史博物馆编辑出版了《医药史话》、《中文医史论文索引》、《外文中国医史文献索引》、《传统中国医药学》（英文）等著作，不仅成为传播中医药文化的重要基地，而且是全国科普教育基地，全国中医药文化宣传教育基地，上海市科普旅游示范基地，浦东新区爱国主义教育基地，上海市第二批"二期课程改革"科普教育基地，上海市科普教育基地拓展课程教学实践基地。

（2）中国医史博物馆：中国医史博物馆建成开放于 1982 年，位于北京市东城区南小街中国中医研究院内。前身是 1950 年 8 月由卫生部举办的全国卫生医药展览会卫生馆的古代、近代和现代医史之文物陈列馆。该馆系统、全面地展现了中国医药学起源、形成、发展的历程与辉煌的成就。目前拥有三千多件珍贵藏品，既有石针、石斧和石镰等上古时代的医疗器具，又有御制医书稿本、拓片以及善本医学图书、陶瓷、青铜和玉制的中医外科用品。其中文献精品有清宫如意馆绘《内经（景）图》、《按摩导引养生秘法》、《调气炼丹图式》、《医宗金鉴·外科心法要诀》12 卷。文物精品有宋代内府罐，清代藏冰用具——藏冰箱，象征长寿的九桃瓶，特殊的茶道用具——茶船及蒙古民族医药精品——蒙医药包等。

（3）长春中医药大学医史博物馆：长春中医药大学医史博物馆，始建于 1963 年，初名为医史陈列室，是东北地区率先创办的医史博物馆。收藏历代医史文物数百件，文化大革命中遭受损失。1986 年重建后，改名为长春中医药大学医史博物馆。2003 年学校搬迁到净月开发区新校区，医史博物馆也随之搬迁重建。目前馆藏珍贵文物 20 余件，年代最早的文物是新石器时代的石针、石斧。目前藏品以善本图书、书画、拓片、石器、陶器、瓷器、玉器、青铜器、铁器木雕、写实名医画像、名医墨迹书稿为主，不仅内容丰富，而且具有一定的学术研究价值。长春中医药大学医史博物馆通过医史文物与照片扼要地反映了中国历代医学发展的主要成就，对长春中医药大学中医、中西医结合、针推、骨伤等各专业学生学习中国医学史发挥了重要的作用。

（4）陕西医史博物馆：陕西医史博物馆是建国后建立最早的医史博物馆，也是全国中医药院校独立、自主创办的第一所医学史博物馆。其前身为 1965 年建成的"医史陈列室"；1978 年扩建为"陕西中医学院医史博物馆"；1991 年，陕西省教育厅批准、文物局同意，命名为"陕西医史博物馆"。整合中药标本馆、人体生命科学（解剖标本）馆、校史展览厅和中医药文化苑等建成的集养生保健旅游、学术交流、教学科研与科普教育为一体的综合性园区。是陕西省中医药文化教育基地，陕西省教育旅游推荐单位；咸阳市旅游涉外定点单位，咸阳市科普教育基地。

目前展览面积约 1300 平方米。主体展览分为中国医学通史、医药专题、医史文化展示与医药碑林四个部分。馆藏文物达 6000 余（组）件。文物内容十分丰富，既有历史文物，亦有革命文物。博览园各馆的藏品，既有历代医学文物和古医籍，又有现代科学标本；既突出了中国传统医药文化，又具有现代科学气息；既具有严谨的学术性，又兼顾科普性与趣味性；既是开展教学与科学研究的平台，又是科普教育、爱国主义教育的阵地，也是中外文化交流的窗口。

（5）北京中医药大学中医药博物馆：北京中医药大学中医药博物馆（亦称"逸夫科学馆"）创建于 1990 年。总建筑面积 3160 平方米，是一座现代化建筑。博物馆分为中药标本和中国医学史两部分，中药标本展厅面积 1500 平方米，中国医学史展厅面积 800 平方米。中药标本馆展厅从药用植物的标本到中药饮片，从药材实物到丸散成药，让参观者目不暇接。中国医学史展厅展示了汉代画像石上带有传说色彩的扁鹊行医图，象征中医药传承和发展历代名医塑像、仿宋针灸铜人、中医白铜外科用具、少数民族医药器具，明版医药书籍展现了中医药对中华民族的生息和崛起的重大意义。北京中医药大学还借助网络技术构建了一个全新的中医药数字博物馆，无论在世界的任何地方，移动鼠标或敲击键盘就可以通过网络浏览中国古代医药文化的发展历史。

（6）成都中医药大学医史博物馆：成都中医药大学医史博物馆是我国西南地区唯一的医药卫生专业博物馆，1991年成立并开馆。现馆址位于成都中医药大学图书馆九楼，汇集了许多珍贵的医史资料和中草药标本。收藏的文物及标本达500余件，名医史料600余册（件），西南少数民族医学史料100余册（件）。展厅300余平方米，大体分为序厅、陈列主题和复原陈列三部分。以率先在全国举办地方医史和名医专题陈列闻名。目前博物馆辟有四川医药卫生文物资料、西南少数民族医学、四川近现代名医、建国50年来四川中医药著作四个基本陈列，正积极筹建养生保健专题陈列。成都中医药大学医史博物馆在介绍中国医药学悠久历史和光辉成就、进行医学史研究和教学、中外文化交流等方面发挥着重要作用。

（7）广州中医药大学医史博物馆：广州中医药大学医史博物馆（现名中国传统医药文化博物馆）是华南地区首屈一指的科技史类专科博物馆，1996年建成开放。该博物馆包括广州中医药大学校史展览馆、医史展览馆、中药标本馆和药圃4个部分。医史展览馆馆藏规模居全国前列，目前藏品有4000多件，主要包括中医古籍类、金石碑帖类、器具实物类、字画手稿类、岭南地区医史文物类。馆藏中医古籍近千册，不乏不同朝代版本的古代经典。馆藏金石碑帖中，一类是由古代医书、药方的碑文构成特殊形式的古籍；另一类是古代医家的墓碑、遗址拓片（如李杲、李时珍、葛洪、宋慈等），古代书法家有关医药的碑拓（王献之地黄贴、北魏温泉铭等），还有殷商"病"字甲骨片及拓文，汉瓦当"延年"拓片，古代医生行医招牌拓片等，从多角度直观地反映了中医药文化的历史渊源。器具实物类医史器具实物，有陶瓷、青铜器、玉石、甲骨、瓦当、铜镜、军持、药盒、古猿人头骨、砭石、针灸铜人复制品、药用葫芦、熏炉、陶俑、医用仕女像等，成为古代中医药活动的生动见证。馆藏的医家字画墨迹手稿类也很丰富，颇得国内同行羡慕。医史展览馆在对外展出中多次得到各级领导、海内外参观者的高度评价。2002年被广州市人民政府评为"广州市科学技术普及基地"，成为对内进行医学史教学的基地和对外宣传中医药成就的窗口。

7. 中国医学史主要参考书　中国医学史著作种类繁多，内容丰富。现推荐可供参阅的中国医学通史著作，如陈邦贤的《中国医学史》，范行准的《中国医学史略》、甄志亚的《中国医学史》、刘伯骥的《中国医学史》、傅维康的《中国医学史》、李经纬的《中国医学通史·古代卷》、廖育群、郑金生合著《中国科学技术史·医学卷》。

专业领域的中国医学史著作，如范行准的《中国病史新义》、李经纬的《中外医学交流史》、何时希的《中国历代医家传录》、韦以宗的《中国骨科技术史》、王雪苔的《中国针灸史纲》、傅维康的《针灸推拿史》和《中药学史》、吴少祯的《中国儿科医学史》、张志斌的《古代中医妇产科疾病史》、姜泗长的《中国耳鼻喉科学史》、阴兆峰的《中国北方少数民族医学史》、尚志钧和郑金生合著的《历代中药文化精华》、郑金生的《药林外史》、傅维康的《医药文化随笔》、廖育群的《岐黄医道》等。还有很多优秀的中国医学史著作，限于篇幅，不再一一赘述推荐。

8. 结语　成功与失败交替，经验与教训并存，这就是历史的原本。历史不只是涉及过去，而且也总是与现实相关。医学史教育并非仅需要记诵一些历史事件和人物，更重要的是去思考围绕这些事件和人物的医学思想，了解它们对医学发展的意义，评价其对社会发展的影响，培养对当代医学生活的独立思考和批判的精神。学习医学史不是为了直接解决具体的医学研究和临床问题，而是为了使学生能更好地理解医学中的问题。医学是不断发展的，医学知识在不断地深化、更新。伟大的科学成果随着医学的发展，其理论已融入新的知识体系中，历史成就本身渐渐地被淡忘，但科学家们追求真理的精神代代相传。学习医学史有助于培养这种不断进取、探索真理的科学精神。医学是科学精神与人文关怀的最佳结合领域。学习医学史有助于培养医学生的人文情怀，以诚挚、善良去关爱病人的身心健康。

目前来看，无论是中国医学史，还是世界医学史，在中国的普及程度并不十分广泛，很多医学院校没有开设世界医学史课程，所以医学生的医学史常识很不足。在对外交流日益频繁的情况下，缺少中国医学史的常识，实在是中国人的耻辱。不了解世界医学史发展，显得与国际脱节，所以应该大力普及医学史，提倡医学院校开设医学史课程。近来有关中西医学的争论，再度掀起热潮，20 世纪 50 年代被批判的余云岫思想有死灰复燃之势，而且有人赞成余云岫的思想。若要看清中西医学的问题，需要对中西医学史都有了解，从历史的角度进行分析才能正确看待中西医学的问题。虽然今天的西医学已经进入了分子研究水平的时代，但人对人体的认识还是远远不够的。纵然进行中西医学的比较研究是一项艰苦而且难度很大的工作，不仅需要中医学知识，而且需要对西医学的了解，但无论困难有多大，医学史工作者应该坚持中外医学比较史的研究方向的研究。随着经济和科学水平的提高，临床各科也开始重视专科发展史的问题，但由于临床医生缺少比较全面的医学史知识，所以仅靠临床医生的力量，很难把握专科史研究，因此医史工作者有责任协助临床医生写好专科发展史，甚至是疾病史。

无论是医学文化史、医学社会史、医学思想史，还是传统医学史，核心目的都是让历史服务于现实，都应该坚持历史是为现实和将来服务的原则进行研究，不能脱离这个史学研究的基本原则。在科目繁杂的医学领域里，医学史既是一门边缘学科，也是一门交叉学科，同时又肩负着重要的历史使命。医学史不仅是从基础医学到临床医学的桥梁，也是从自然科学到人文科学的桥梁，更是联系历史、现实与未来的桥梁。所以了解医学史很重要，学习医学史很必要，掌握医学史更需要。让我们在追寻医学的梦想中，一起来体会医学史的无穷魅力吧！

（甄 橙）

参 考 文 献

1. W. C. 丹皮尔. 科学史及其与哲学和宗教的关系. 北京：商务印书馆，1979.
2. 周春彦. 试论科学转化为技术的条件. 自然辩证法研究，1999（2）：23-25.
3. 医学的思维和方法. 邱仁宗，译. 北京：人民卫生出版社，1985.
4. 甄橙. 病与证的对峙：反思 18 世纪的医学. 北京：北京大学出版社，2007.
5. 甄橙. 医学与护理学发展史. 北京：北京大学医学出版社，2008.
6. 张大萍、甄橙. 中西医学发展史概要. 北京：中国协和医科大学出版社，2007.
7. 张大庆. 医学史. 北京：北京大学医学出版社，2005.

8. 程之范. 世界医学史的教学与中西医问题，程之范医史文选. 北京：北京大学医学出版社，2005.

9. 王振瑞. 中国中西医结合学科史. 北京：中国科学技术出版社，2010.

10. 约翰·伯纳姆. 什么是医学史. 颜宜葳，译. 北京：北京大学出版社，2010.

11. 李大钊. 马克思列宁主义的历史哲学. 北京：人民出版社，1920.

12. 程之范. 世界医学史的教学与中西医问题. 程之范医史文选，2005.

13. 赵红军、邢德刚，伍连德. 中国医学百科全书. 上海：上海科学技术出版社，1987.

14. 傅维康，王吉民. 中国医学百科全书. 上海：上海科学技术出版社，1987.

15. 萧惠英，王吉民、伍连德. 中国医史. 中华医史杂志，2003：33（2）：92.

16. 李经纬，陈邦贤. 中国医学百科全书. 上海：上海科学技术出版社，1987.

17. 周明忻. 医史学家宋大仁其人其事. 中医文献杂志，1999，3：37-39.

18. 程之范. 程之范医史文选. 北京：北京大学医学出版社，2005.

19. 李经纬. 继往开来 迎接医史学科更大发展——在纪念中华医学会医史学分会创建70周年座谈会上的讲话. 中华医史杂志，2006，36（4）：195-196.

20. 梁峻. 20世纪中华医学会医史学分会工作回顾. 中华医史杂志，2001，31（2）：124-126.

21. 萧惠英. 追忆上海中医药博物馆创始人王吉民先生. 中医药文化，2008，1：32-33.

22. 吴鸿洲，刘光明，陈丽云. 上海中医药大学医史博物馆简介. 上海中医药大学学报，1996，Z1：90-91.

第六章

医事法学：患者权利保护是永远的核心话题

医事法学是一门将法学与医学结合的新兴边缘交叉学科，其研究的对象为医事法及其内在规律。医事法（clinic law，medical law），是指在卫生法中主要调整医疗服务法律关系的法律法规的总称。医事法是在医学技术发展演变基础上逐步形成的专门法律。而从医事法的发展过程上看，医事法更是在医学模式转变基础上逐步形成的专门法律。特别是伴随着生物-心理-社会医学模式的推出，人们开始认识到患者是权利的集合体，医师要尊重患者的权利，医师不能再用传统的"父权"临床决策思维进行服务。患者权利保护已经成为世界各国医学界和法学界都非常关注的焦点问题。

第一节　医事法学概述

一、医事法学的概念

法学，亦称"法律学"，即法律科学（science of law）的通称。法学是研究法律现象及其规律的一门社会科学。医事法学是研究医事法及其发展规律的一门法律科学，是法学的分支学科。法学的发展源远流长，到近代已发展成为一门体系庞大、门类众多、结构严密的独立学科体系。为顺应世界政治经济、科学技术和文化教育发展的需要，新的法学分支学科和边缘学科不断出现。医事法学就是自然科学和社会科学相互交融和渗透，并随着传统生物医学模式的转变，新的生物-心理-社会医学模式日渐兴起，而产生和发展起来的一门新兴的边缘交叉学科。

二、医事法学的研究对象

社会科学有许多部门，每一门社会科学都有其特定的研究对象。如经济学研究的对象，传统上认为是社会物质资料的生产、交换、分配与消费的活动规律及运行方面的经济现象，也有人认为经济学就是研究选择和交易的学问；政治学的研究对象是社会的政治关系及其历史发展规律等。法学的研究对象就是法律现象及其发展规律。医事法学的研究对象则是医疗领域各类法律现象及其发展规律。

法律现象是人类社会发展到一定阶段所产生的一种特殊的社会现象，包括法律规范、法律条文、法律意识、法律职业、法律行为、法律关系等受法律调整的各种社会现象。而医疗领域法律现象则是与医疗行为相关的法律现象。例如，随着基因检验技术的发展，部分国家出现了就业基因歧视现象。在禁止性法令颁布前，有关就业基因歧视只是一种社会现象，但禁止性法令颁布后，有关就业基因歧视现象就上升为法律现象，并且是一种医疗领域中的法律现象。

医事法学不仅要研究医疗领域中的法律现象本身，而且还要通过对医疗领域法律现象进行综合分析，研究它们的发展规律。例如对于就业基因歧视的法律现象，医事法学就要研究从古至今基于性别、种族、残障等因素形成就业歧视的发展沿革、法律调整的措施等。其中涉及许多问题，如哪些属于就业基因歧视，临床医师是否应当随意启动基因检测，临床医师对基因检测结果的保密义务，基因检测产生的信息是否归属于患者，对重要的就业岗位是否要立法强制进行基因检测，等等。

总之，不能简单地说，医事法学就是研究医疗领域法律现象的一门科学。医事法学研究的对象不仅有静态的医事法，而且还包括动态的医事法。其他社会科学虽然也会不同程度地涉及医疗领域法律现象，但它们对医疗领域法律现象的研究只不过是辅助性和边缘性的，一般并不研究医疗领域法律现象的客观规律问题。同时，医事法学围绕法律现象这一中心问题，也要研究医疗领域法律现象与经济、政治、道德、宗教等其他社会现象的关系。

三、医事法学的特征

从医学角度来看，医事法学属于理论科学的范畴；从法学角度来看，医事法学属于应用科学范畴；从总体职能来看，医事法学具有广泛的社会性；从具体内容来看，医事法学具有综合性，因为纷繁复杂的社会关系和日新月异的科学技术均融于这门学科之中；从整体构成来看，医事法学具有交叉性，因为它是自然科学与社会科学相互渗透的结果。医事法学融医学、药物学、卫生学、法学等多个学科的基本理论于一体，形成了一门年轻而独立的学科。它服务于医药卫生事业的实践，促进卫生事业的发展，维护公民的生命安全和身心健康。其特征可以概括为：

（一）医事法学的时代性

医事法学具有市场经济和现代科学技术进步的特征。医事法学产生的时间虽然不长，但市场经济和现代科学技术的发展却对它产生了重要影响。首先，医药卫生事业怎样适应市场经济和建立市场经济条件下的医疗、预防保健体系，如何公平分配给人类健康不可缺少的卫生资源，如何创造一个有利于人类健康的公共生存环境等，这是卫生事业改革和发展面临的重大课题。其次，从生（生殖技术、克隆人）到死（脑死亡、安乐死）、从器官移植到基因工程、从高新医疗仪器设备的临床应用到远程医学教育等，都会产生许多法律问题。这些问题的提出和解决办法都将融汇为医事法学的时代性。

（二）医事法学的边缘性

医事法学具有法学与医学相互支持、相互渗透的特征。医事法学是生物学、医学、卫生学、药物学等自然科学和法学相互结合的产物。作为医事法学研究对象的医事法是调整医疗服务领域各种社会关系的法律规范的总称，其目的是保护人类健康，而医学、卫生学、药物学等是研究自然科学规律，保护人类健康的科学，因此，医事法学和医学等具有从不同角度研究保护人类健康这一共同对象的互相支持、互相渗透的边缘性。

（三）医事法学的社会性

医事法学具有像医药卫生一样的广泛的社会应用性特征。生命健康是一项基本人权。从某种意义上说，生命健康本身即是资源，是社会经济发展的基本条件之一。通过医药卫生事业使人民获得可能的最高水平健康，以保障经济的持续发展和促进社会进步已成为国际社会的共识。建立医事法学的一个重要目的，就是要宣传医疗法律知识，增强全体公民的法律意识，推进医疗服务事业全面走上法制轨道，以提高人民的健康素质。依法管理卫生事业，是卫生事业发展的根本保证，是促进社会经济发展的必要条件，体现了医事法学的社会性。

（四）医事法学的科学性

医事法学的研究对象是医事法——医疗法律规范。医疗法律规范是依据医学等自然科学的基本原理和研究成果制定的，同时为保护人类健康这一特定对象，又必然将直接关系到人类健康的科学工作方法、程序、卫生标准等确定下来，成为必须遵守的技术性法规，使公民健康权得到保障，使医事法学具有科学性。

（五）医事法学的综合性

医事法学具有多学科相互融通的特征。有效保护人类健康是一个具体而又复杂的社会系统工程。而作为医事法学的研究对象，以保护人类健康为根本目的的医事法，必须将法学、医学、伦理学、社会学、心理学、管理学等学科的有关内容融合进来，才能实现自己的宗旨。同时医事法调整的社会关系涉及行政、民事、刑事多种法律关系，因此医事法学不仅要有法学基础理论，而且与行政法学、民法学、刑法学等都密切相关，表现出很强的综合性。

四、医事法学与相关学科的关系

（一）医事法学与卫生法学

医事法学与卫生法学是种属关系。卫生法学的研究外延包括了医事法学。卫生法学是研究调整医药卫生方面各种社会关系的法律规范及其发展规律的一门法律科学。卫生法学的研究对象主要包括四个领域：公共卫生法律规范、健康相关产品法律规范、医疗服务法律规范和医疗保障法律规范。针对医疗服务法律规范进行研究的法律科学即医事法学。

医事法学在卫生法学和法学基础理论的指导下开拓、发展自己的专门研究领域，而卫生法学和法学则可以吸收医事法学中带有普遍意义的原则和规律来丰富自己。但是应该指出的是法学对医事法学的指导处于主导地位，因此学习和研究医事法学应该努力掌握法学基础理论知识。

（二）医事法学与医学

医学是研究人类生命过程以及防治疾病的科学。医事法学和医学的使命都是为了保护人体健康，从这一点上来说两者之间是相通的。医学的发展使立法思想受到影响和启迪，对传统的法律部门提出了新的问题和挑战，促进了许多法律法规的产生。医学知识和研究成果被运用到医事法的立法过程中，使法的内容更加科学化。医事法则为医学的发展创造良好的社会环境，保证国家对卫生事业的有效管理，形成有利于医疗服务事业发展的运行机制。通过医事法的立法可以控制医学无序、失控和异化带来的社会危害性，促进医学的发展。

（三）医事法学与伦理学

伦理学是研究道德的一门科学。医事法和道德规范的共同之处在于都具有调整人们在医疗卫生活动中的行为和产生的社会关系的作用，都具有调整人际关系、维护正常医疗卫生保健秩序、保护公民生命健康权、促进卫生事业迅速健康发展的重要使命。医事法和道德规范的不同之处在于：第一，在表现形式上，前者是由国家机关通过法定程序而制定，所以都是成文的。而后者是风俗习惯，所以是存在于人们的意识观念及社会舆论中；第二，后者所调整的范围要比前者广一些；第三，前者要解决的是合法与违法、罪与非罪问题，而后者解决的是是与非、善与恶、正当与不正当的问题；第四，从实施手段看，前者是依靠国家强制力保证实施的，而后者是依靠社会舆论、信念和风俗习惯力量维护的。

（四）医事法学与社会学

社会学是从社会整体出发，通过社会关系和社会行为来研究社会的结构、功能、发生发展规律的学科。医事法学与社会学的分支学科——社会医学关系十分密切。社会医学以医学和社会学为基础，综合研究人类健康与社会因素的关系。社会因素中就包括法律因素与个体及群体健康的相互作用。因此医事法学与社会医学有着近似的研究客体，都具有自然科学和社会科学双重用性。两者的目的都在于制订相应的社会卫生措施，保护和增进人群的身心健康，提高生活质量与环境质量，充分发挥健康的社会功能，提高人群的健康水平。

（五）医事法学与管理学

管理学是研究管理工作中理论、知识和方法及其规律的一门学科。医疗管理是管理学的组成部分。医疗管理的方法有多种，法律方法仅是其中的一种。所谓医疗管理中的法律方法，是指运用医事法的立法、司法和遵纪守法教育等手段，规范和监督医疗服务组织行为，以使医疗管理目标得以顺利实现，也即通常说的医疗法治管理。所以，医事法是医疗管理工作的活动准则和依据。

（六）医事法学与经济学

经济学是研究社会经济发展过程中经济关系和经济活动现象及其应用的学科。法所反映的阶级意志，归根到底是由这一阶级的物质生活条件，即社会生产关系决定的。反之，法又作用于社会生产关系，推动或者阻碍社会生产力的发展，而医事法同样具有以上的性质和作用。同时，医事法学的研究对象中就包含一定的经济内容，如医疗服务事业在国民经济中所占的比重、医疗服务事业的资金投入和组织保障、医疗服务资源的合理配置和优化、医师临床决策的规范等。因此，研究医事法学时亦要注意经济学的研究成果和新进展。

五、我国医事法的基本原则

医事法的基本原则，是指反映医事法立法精神、适用于医疗法律关系的基本原则。医事法以增进个人和社会健康、均衡个人和患者健康利益为宗旨，以发展卫生事业、保护患者健康权利、提高公众健康素质为己任。因此医事法的基本原则是医事法立法和适用的指导思想和基本依据，也是医事法所确认的医疗服务法律关系主体及其医疗服务活动必须遵循的基本准则，同时在医事司法活动中起着指导和制约作用。

（一）不伤害原则

所谓不伤害，是指不使患者身心受到损害。这一原则最早源自《希波克拉底誓言》中的医师职责——最首要和最基本的是不伤害患者。不伤害患者原则，是每一位医师在从事医疗工作时，都应严加遵守的义务。但要注意这里的"不伤害"并不是绝对性的，因在临床的各种医疗处置，多少都有程度不一的风险存在，要完全做到不伤害是不可能的。例如放射线治疗，虽可杀死肿瘤细胞，但对周围的正常组织也可能造成伤害。在医疗处置上如何掌握使行善的好处大于对患者的伤害，是非常重要的。所以不伤害原则可以解读为医师对患者的一种"不加重患者病情"的义务。

不伤害原则原本是伦理上的原则，但随着患者健康权利和医师的职业义务法制化后，这一原则已经上升为医事法上的基本原则之一。这里要处理好不伤害原则与伦理上的行善原则间可能发生的冲突。不伤害原则强调应维护患者的生命安全，而行善原则则强调应做对患者有正面意义的事，当患者已是疾病末期濒临死亡，医护人员是否一定要使用各种医疗方法，以延展患者的生命？

不伤害原则对医师而言应当包括下列义务：①不杀害患者；②不可因故意或过失，造成对患者生命的危害；③尤其对那些无力保护自己的人，例如幼童、老人、智障和重度伤残者，更不可施以伤害；④应预防患者受伤害；⑤应事先评估并预测发生伤害的可能性，采取适当的防护措施，以防止患者受伤害（例如护理人员在给药时，一定要三查七对）；⑥应除去伤害因素（例如对跌倒高危险群患者，应特别注意环境安全）。

不伤害原则的临床应用，首先，强调维护患者的生命安全，医师应维持个人的临床能力，使其能预测发生伤害的可能性，并提供符合水平的服务。其次，执行医疗上必要的处置，凡是医疗上对患者是无益的、不必要的或是属于禁忌证的，医护人员强行去做，一定会使患者遭受损害，所以应谨慎评估及在必要时才执行，绝对不做不必要的用药、手术或治疗。第三，应以"权衡利害原则"为基础，即在医疗处置时，应先衡量其利弊得失，必要时应进行危险和利益分析，如果好处多于坏处，才可执行。如果同时有数种方法可实行，但每一种都有某些风险或副作用，则应一一比较，最后选取风险少、优点多的方案。

（二）意思自治原则

医事法律关系以民事法律关系为主。所以民法的意思自治原则亦为医事法的基本原则之一。所谓意思自治原则，是指民事主体依法享有在法定范围内的广泛行为自由，并可以根据自己的意志产生、变更、消灭民事法律关系。在医事法上，意思自治原则赋予医事法律关系的主体在法律规定的范围内广泛的自由。医事法律关系当事人有权依法从事某种医疗活动和不从事某种医疗活动。医事法律关系当事人有权选择其医疗行为的内容。医事法律关系当事人有权选择其行为的方式、有权选择补救方式。意思自治原则，允许医事法律关系当事人通过法律行为调整他们之间的关系。允许医事法律关系当事人从事医疗法律关系时，通过自己的意志产生、变更和消灭医事法律关系。

保护患者权利的观念是医事法的基础，而患者的自治是患者权利的核心。所谓患者自治是指患者自己决定和处理医事法赋予患者的权利。一般认为在卫生服务中对患者做出各种限制是不可避免的，但这些限制原则上须经患者同意，并尽可能减少至最低程度，而且这些限制应当具有法律基础。意思自治原则明确了行政机关干预与医事法律关系主体的行为自由的合理边界，即法无明文禁止即为自由。也就是说只要不违反法律、法规的强制性规定和公序良俗，国家就不得对医事法律关系进行干预。医师、行政机关和法律也不得限制和干预医事法律关系主体依据医事法享有的财产自由和人身自由。

20 世纪 70 年代以来，医事法发生了一个新的变化，即许多国家越来越重视患者权利的保护问题，有的甚至制定了专门的患者权利保护法，如荷兰、丹麦、美国等。与此同时，还出现了两个比较明显的趋势：一是患者的权利迅速扩大，一些传统的观念和惯例发生了改变，如患者享有可以查阅甚至控制本人病历资料的权利等。二是把医师的职责转化为患者的权利。传统上患者的权利往往成为医师的职责，但医师的职责并不直接构成患者的权利。这一情况的改变与卫生人员的道德规范的影响力下降有直接关系。

（三）公平正义原则

公平正义一直被视为人类社会的美德和崇高的价值理想。"公平正义"无论在中国还是在西方都是一个古老的概念。但对于什么是公平正义，至今仍莫衷一是。博登海默说，"公平正义有着一张普洛透斯似的脸，变幻无常，随时可呈不同形状并具有极不相同的面貌。当我们仔细查看这张脸并试图解开隐藏在其表面背后的秘密时，我们往往会深感迷惑。"或许正因为如此，公平正义才以其迷人的魅力令古今中外无数的思想家为之痴迷，直到今天，它仍然吸引着众多思想家去试图揭开其神秘的面纱。柏拉图、亚里士多德的正义理论虽各有不同，但都有"给每个人以其所应得"的基本内涵。西塞罗也曾把公平正义描述为"使每个人获得其应得的东西的人类精神取向"。可见，公平正义是一个标志合法性、合理性、合情性的最高范畴，其基本内涵就是给予每个人应得的东西。公平正义是人类社会追求的永恒价值理想，在人类历史上，思想家们设计出许多正义社会的理想模式。从古希腊柏拉图的《理想国》，到近代莫尔的《乌托邦》，从古代中国的大同社会，到当代中国的社会主义和谐社会，都反映了不同时代人们对理想公平正义社会的追寻。

不同的学术领域关于正义概念及内涵的诠释，其观察方向似均有差异。法秩序应符合正义理念的要求，而医疗秩序既然作为法秩序的一种，也应遵循公平正义原则，以落实医疗人权的保障。医事法上的公平正义，是包括国民在医疗社会中都平等享用合理医疗资源的权利；国民对于医疗资源的运用与分配，具有参与决定的权利；政府对于医疗服务的保障，应落实最低医疗人权的要求；医务人员在医疗活动中敢于主持公道，对于人类的生命尊严敢于坚持与捍卫；法律工作者在医疗活动所发生的责任归属上，坚守法律对弱者权利保护的价值取向和风险社会化均摊的智慧。

第二节　患者的权利与义务

如著名医史学家亨利·西格西斯所言："每一种医学行动始终涉及两类当事人，即医师和患者。"医师和患者是医疗活动中最基本的两个角色。在传统的医患关系中，患者自身权利意识的淡薄、医师使命的崇高、神圣和对医学知识与经验的占有优势决定了医师的主导和支配地位，医患关系在总体上表现为患者对医师单方面的、甚至是盲目的信赖和服从，即便是中国古代以"仁术"为核心的医患关系也是如此。在这种朴素的、未受法律调整和约束的医患关系中，为疾病所苦而求医问药的患者往往被简单地视为医师治疗的客体，被动地接受且无条件地感激于医师的治疗，其待遇高低基本上取决于医师个人道德品行的高下。

第二次世界大战中，纳粹惨无人道的医学试验使人类对传统的医患关系进行了深刻的质疑和反思，社会发展所带来的价值观念的多样性也强烈要求医患之间互相而非单方面的尊重和信赖。包括患者权利在内的人权运动在世界范围内勃兴，患者的主体性和尊严成为世界性的话题，世界发达国家都开始对患者的权利寄予强烈关注，"以患者为中心"的医疗服务理念逐渐为多数国家认可。但是，如果患者自身的权利意识盲目、过度膨胀，无疑也会威胁医患关系良性运转的根基，加之医疗资源分配体制等其他因素的影响，很可能导致医疗纠纷不断发生和医患关系紧张、恶化的后果。越来越多的国家意识到以法律方式规范医患关系的必要性和重要性，通过立法明确规定医患双方的权利和义务，并预设便捷、完备的纠纷解决机制，以期构筑和维系互相信赖、更为和谐和理性的医患关系。

一、患者的人格权

伴随着"法治"精神在我国上层建筑地位的逐步确立，我国正处在由"公权"至上向"私权"至上的转变过程中。作为医师，必须充分了解服务对象的各项民事权利，并予以切实尊重和维护。

人格权是主体所固有的、以人格利益为客体的、为维护主体的独立人格所必备的权利。在古罗马法上，人格是一个人的法律地位，它是由三种身份构成的：市民、家长、自由人。一个自然人只有同时具备了这三种身份，它才是法律上的人，才有完整的人格。至于人格权的概念，是一个历史范畴，也是产生于19世纪的德国民法理论。从人格权的发展历史来看，人格权一开始并不是一个整体性的概念，而是对于生命、健康、名誉等受保护的非物质利益的具体权利的称谓。

（一）生命权

《世界人权宣言》中就有明确指出："人人有权享有生命、自由与人身安全"，"个体患病、残疾或衰老时，有权享受保障"，生命健康权是一种基本的人权。我国《中华人民共和国民法总则》规定，公民享有生命健康权。从法学的领域理解，其包含生命权和健康权两个内容。

生命权是一项独立的人格权，是指自然人的生命安全不受侵犯的权利。公民的生命非经司法程序，任何人不得随意剥夺。目前，关于公民有无权利决定自己的生命权讨论，已经成为现代法学、医学界讨论的热点。这在现实工作中，可能会涉及如何对待尊严死的问题。

1. 安乐死的法律问题　安乐死在医学实践中的引入经过了一番周折。从20世纪30年代到50年代，英国、美国、瑞典等一些国家发起成立"自愿安乐死协会"或向国会提出允许安乐死的议案，由于对安乐死问题的认识不清，社会上绝大部分民众反对安乐死。反对安乐死者主要出于以下考虑：承认安乐死合法会出现难以控制的负面效应，除无法有效保护弱势人群的生命权之外，重病患者的精神负担也会极度加大。1976年9月30日，美国的加利福尼亚州通过了世界上第一个正式的安乐死法令——《自然死亡法》。该法令明文规定：当有两个以上的医师证明患者已处于不可逆转的临终状态时，根据患者的愿望而终止维持生命的措施是合法的。1993年2月，荷兰通过了一项关于"没有希望治愈的患者有权要求结束自己生命"的法案。澳大利亚北部地区也通过了类似法案，该法律规定：

申请安乐死者必须年满 18 周岁，经多方确诊患有不治之症，无法忍受痛苦，并要递交有本人亲笔签字的申请书。同时也严格限制医师，实施时应有两名医师和一名心理医师签字同意，三位医师中至少要有一位曾参与该患者的治疗等。荷兰立下患致命疾病时授权医师实施安乐死遗嘱的已有 10 万人。而日本、瑞士等国家支持安乐死合法化的人也与日俱增。2000 年 10 月 26 日，瑞士苏黎世市政府通过决定，自 2001 年 1 月 1 日起允许为养老院中选择以"安乐死"方式自行结束生命的老人提供协助。2002 年 4 月，荷兰通过"安乐死"法案。英国已有 2.7 万人在医师的帮助下以安乐死的方式结束生命。法国也开始考虑安乐死的合法性。英国最高法院近日批准一名颈部以下瘫痪、靠呼吸机维持生命的妇女安乐死。其他各国对是否允许安乐死合法化深感棘手，因为法律付诸实践的强迫性，一旦安乐死立法，用好可以解除患者痛苦；用不好可能成为剥夺患者生命权利的借口，为不义之徒滥用。

一个肝癌晚期患者在某医院的病房中，从头到脚都被插满了管子，家人找到医生，要求放弃对该患者的救治，拔掉所有维持生命体征的管子。试问，医生该怎么办？医生可否按照家人的要求"拔掉管子"？目前国内医疗实践中，往往会以患者的家属意愿为准去做出临床决策。实际上，这是对患者意愿的忽视，是对患者权益的伤害，是对父权希望的继承和沿袭。参考国外立法和我国台湾地区的"安宁缓和医疗条例"，如果使得"放弃治疗"经得起法律的拷问，应该可以通过两种途径实现合法：

其一，医学生前预嘱制度。通过建议健康公众填写自己的生前预嘱来实现对临终前医疗措施取舍的自治、自决。我们应该通过各种途径，不仅仅包括即将推出的交管部门申领驾照时进行器官捐献意愿登记，还应该由医疗机构将医学遗嘱（或者称为医学预嘱）作为病历填写的固定内容，并通过电子病历信息化、网络化。

其二，医学委托授权制度。癌症患者在意识清醒的情况下，通过书面明确将是否"放弃治疗"的决定权委托授权于自己信赖的某具体家人或朋友。这里要注意的是，我国目前很多医疗机构所使用的委托授权文书，往往笼统授权决定"治疗方案"的选择，却没有具体、明确是否授权决定"放弃治疗"。所以，严格地说根据这样模糊的授权委托书放弃对患者的治疗当属违法行为。

《论语·先进》载，子曰："未能事人，焉能事鬼？"敢问死。曰："未知生，焉知死？"也许，国人恰恰是受到儒家对死采取存而不论态度的影响，所以极其忌讳讨论死亡的问题。我倒想大胆地将孔老夫子的话倒过来诵读"未知死，焉知生？"一个人看不明白死，就很难活明白。而无论医学生前预嘱还是医学委托授权目前都亟待通过立法确保其合法性、规范性和可救济性。同时，我们应该加快培养国人以人的尊严和自治自决为前提，用一种健康、积极、乐观的心态去讨论死亡、面对死亡、迎接死亡。

2. 胎儿的生命权问题 我国法律没有明确规定"胎儿"，理论定义也不尽一致。根据医学辞典解释，受孕 12 周（也有的认为是 8 周）以上，四肢明显可见，手足已经分化，才是胎儿。而在此之前则是受精卵和胚胎期，不是胎儿。这是生物学和医学关于胎儿的定义。国内有学者认为，如果接受生物学和医学意义上的胎儿概念，必然会导致受孕 12 周内的胎儿的合法权益得不到应有的保护，同时会导致法律适用时对于胚胎是否为胎儿的界定困难。因为，目前医学只能对胎儿的发育作出大致的判断，如果某个案件正好是处于临界点 12 周，判断母亲腹中的生命组织究竟是不是胎儿，要不要作为胎儿保护可能就很困难。

此观点持有者认为，界定法律上胎儿的标准应当注重胎儿的社会性，也就是对胎儿将来利益的保护。我国台湾法学家胡长清认为，"胎儿者，乃母体内之儿也。即自受胎之时起，至出生完成之时止，谓之胎儿"。可见民法学者并不能完全接受医学上胎儿的界定。

从胎儿性别鉴定和人工终止妊娠的立法初衷考虑，我们认为法律保护的胎儿应该是指正在孕育中的"人"，保护的是从精子和卵子结合那一时刻起一直到脱离母体独立呼吸成为真正的民事主体，涵盖整个孕育于母体内的生命发育的阶段。但在胎儿发育的不同阶段，对胎儿的权利保护和对孕妇的权利保护应当给予不同的处理原则。

美国布莱克蒙大法官在法院意见书中创建的三阶段理论：①在怀孕的第一阶段，亦即怀孕最初三个月，就医学观点来看，堕胎手术较安全，所以孕妇和医师可以自由决定是否进行堕胎手术，不受州政府干预。此时表现为孕妇的权利保护优先于胎儿的权利保护。②在怀孕的第二阶段，在胎儿可以体外存活的关键点之前，州政府虽可以对堕胎作一定管理，可能基于保护母体安全，限制堕胎手术进行，但仅限于规范堕胎的程序，以切实保护孕妇的身体健康，堕胎决定应由孕妇与医师协商决定。此时表现为有限的，孕妇权利保护优先于胎儿权利保护。③但是在胎儿可以体外存活关键点之后，也就是从怀孕第二阶段的末期开始，亦即怀孕的最后三个月，州政府对潜在生命利益的保障已达重大程度，所以限制甚至禁止堕胎，除非堕胎的目的是为挽救孕妇生命或健康所必须。此时表现为胎儿的权利保护优先于孕妇的权利保护。

《中华人民共和国民法总则》规定："涉及遗产继承、接受赠与等胎儿利益保护的，胎儿视为具有民事权利能力。"如果胎儿在其孕育过程中受到损害致其出生后畸形或疾病，或者在其孕育过程中其父母（其未来生活的依赖者）受到人身伤害以致丧失劳动能力或者父亲死亡导致其抚养权受到侵害，在这种情况下，如果胎儿出生后不能享有损害赔偿请求权，显然有失公平。司法实践中，胎儿期间遭受损害进行赔偿的纠纷，找不到保护胎儿所适用的法律。因此在民法典分则《侵权责任编》中，有必要重新反思胎儿的法律地位以及我国目前对胎儿保护的妥当性，确认其享有的权利范围。

实际上，非法性别鉴定具有社会危害性的主要原因是鉴定后有选择性的人工终止妊娠，应当通过立法严格限制人工终止妊娠的实施。也许有人会担忧此种规定是否会与我国的计划生育政策相悖。按照 2001 年《中华人民共和国人口与计划生育法》的规定，违反国家规定计划生育政策的法律后果，只是第四十一条规定的依法缴纳社会抚养费和部分行政责任。也就是说，我们完全可以在人工终止妊娠这一关严格限制，那么性别鉴定也就不具有社会危害性了。

实际上，《关于禁止非医学需要的胎儿性别鉴定和选择性别的人工终止妊娠的规定》第七条已经对此种情形作出了限制，即符合省、自治区、直辖市人口与计划生育条例规定生育条件，已领取生育服务证，拟实行中期以上（妊娠 14 周以上）非医学需要的终止妊娠手术的，需经县级人民政府计划生育行政部门或所在乡（镇）人民政府、街道办事处计划生育工作机构批准，并取得相应的证明。但是，第七条的规定还不够明确，对于计划生育行政部门把握的尺度还不够明确。建议针对妊娠超过 14 周的孕妇，应当立法明确限制终止妊娠的条件。

（二）健康权

健康权，是指自然人以其器官乃至整体功能利益为内容的人格权，它的客体是人体器官及各系统乃至身心整体的安全运行，以及功能的正常发挥。健康权包含躯体和心理健康两个方面。作为医师应恪守《希波克拉底誓言》："……对我的儿子、老师的儿子以及我的门徒，我要悉心传授医学知识。我要竭尽全力，采取我认为有利于患者的医疗措施，不能给患者带来痛苦与危害……"。医师应当时刻铭记"不得以己所学加重患者病情"的医道原则。由于医疗行为本身具有创伤性或危险性的特点，所以每位医师均应在建议患者实施某种治疗方案时，先做一个利弊的权衡。

医疗行为本身往往具有一定人身创伤性（即违法性）。所以，在实施医疗行为前，法律规定通过知情同意使得其行为的创伤性能够被"排除违法性"。《中华人民共和国执业医师法》和《医疗机构管理条例》中均明确规定，医疗机构施行手术、特殊检查或者特殊治疗时，必须征得患者同意，并应当取得其家属或者关系人同意并签字。实际上，在美国的医疗侵权判例中并不将知情同意视为一种权利，而是将其作为医疗行为性质区分的判断尺度，将医疗侵权案件分为两类——人身伤害和过失侵权：

（1）在医疗侵权案件中，除非法律法规有特别规定，如果医务人员没有取得合法授权即对患者实施了创伤性医疗行为，则此类案件应当视为人身伤害，无须进行诊疗行为合理性的鉴定，医务人员不得以医疗行为对患者生命健康有益进行抗辩。

（2）如果医务人员已经按照法律法规取得了患者的合法授权，但是由于发生了不合理的缺陷（按照同行标准予以认定），则此类案件应当视为过失侵权，必须进行诊疗行为合理性的鉴定，医务人员可以医疗行为对患者生命健康有益进行抗辩。

（三）身体权

由于代表民法传统的罗马法没有规定身体权，《中华人民共和国民法总则》关于人身权的规定也没有涉及身体权，身体权是不是一个独立的权利，法学界存在不同的看法。在我国民法理论和实践中，对于身体权是否是自然人的一种独立民事权利，以前的通说持否定态度，只承认自然人享有生命权、健康权，不承认身体权为一项独立的民事权利。但是近些年，更多的人认为身体权是一项自然人的独立人格权。

1. 身体与身体权的概念　身体，指"一个人或一个动物的生理组织的整体"，即"人和动物的躯体"。从这个角度上说，人和动物的生理组织的整体即躯体，都称之为身体。由此可以看出，在汉语中的身体，不分人和动物，其躯体均为身体。

法律学意义上的身体，是躯体和身体附属物的总称，它具有自然属性和社会属性。为方便对身体权的理解，可将自然人的身体组成分为三个基本部分：一是主体部分，它是指人的肉体主要组成部分，包括头颅、躯干、内脏器官和肢体等身躯部分，这些身躯的主要构成部分的缺失，将直接造成人体健康水平的降低或残疾；二是附属部分，它指人体的主体部分按照人体新陈代谢规律产生的身体衍生物，如毛发、指甲、胡须等。这些身体组成部分与身体分离，不会形成人体的痛苦，也不会造成人体某种功能的丧失和健康水平的降低；三是镶装、配置的人工制作的残缺身体部分的代替物，如心脏起搏器、假肢等。

镶装、配置的人工制作的残缺身体部分的代替物，应当说原本并非人体的天然组成部分，从民法的角度来讲，具有物的属性，但当这些器件经过加工与人体结合，成为人体的非天然组成部分时，它们就失去了其单纯的物的属性，而具有了一定的生物属性和社会属性，再以物权的方式对其进行法律保护显然不妥。当然，这些器件虽然附属于人体，与人体的天然器官还有本质区别，不能算是人体的实质组成部分，因此也就不能以其是否遭受损坏作为衡量健康权受到侵害的标准。对于损坏这些器件所造成的自然人精神利益和身体利益的损害，其法律救济途径就只能通过对身体权的保护来实现了。

镶装、配置的人工制作的残缺身体部分的代替物，如假肢、义齿、义眼、隆胸而注射入胸部的凝胶、人工心脏瓣膜、人工关节、助听器等，能否都构成身体的组成部分，还必须区别情况。我们认为，并非所有基于医疗目的而附加于人体的器具都是身体的组成部分。判断这些附加的器具是否构成人体的组成部分，关键是看该器具和人体结合的紧密程度，看该器具是否可以不依赖于专业人员的技术而进行自由拆卸。心脏起搏器、需要专业人员的技术才能拆卸的假肢、已植入牙床的义齿、骨折后需暂时固定骨头而使用的钉子或钢板、植入体内的人工关节，还有一些女性接受隆胸手术而注射入胸部的凝胶显然都是身体的组成部分。而不需专业技术就可以自由拆卸的义齿和假肢则不是身体的组成部分。这些不需技术就可以自由拆卸的辅助医疗器具是民法上的物。而固定的身体引流管因为其并非"身体部分的代替物"，所以尽管也需要依赖于专业人员的技术而进行拆卸，但是不应视其为身体的延伸。

患者移植的器官和其他组织是否为身体的组成部分？随着现代医学科学的发展，人类对自身身体认识的不断发展，目前可以做多种器官和其他人体组织的移植。最简单的如输血、植皮，复杂的如肾脏移植、心脏移植、角膜移植等。移植以后的器官和其他人体组织与受移植人成为一体的，即成功的移植，应为受移植人身体的组成部分，他人不能再主张这些器官、组织的身体权。

法学界的主要观点认为："身体权是自然人依法维护其身体完整，并支配其身体器官和其他组织的具体人格权。"这种观点所讲的身体权在内容上包括两个方面：一是指自然人维护自己身体完整性的权利，另一方面是自然人对自己身体组成部分的支配权。它强调身体权所维护的利益，是自然人身体组成部分完整性的不可侵犯。对身体权的这些解释，形成了目前我国民法学理论关于身体权概念的通说。

2. 医学领域侵害身体权的情形

（1）尸体的损害。自然人死亡后，民事权利丧失，尸体应依法给予保护。但有些医师及法医在尸体解剖的过程中，为了积累科研资料或进行教学，擅自留取死者的组织或器官（如毛发、牙齿、髌骨、耻骨、胸骨等）。

（2）对身体组织的非法保留、占有。2005年卫生部针对青岛市卫生局《关于产妇分娩后医疗机构如何处理胎盘问题的请示》作出了《关于产妇分娩后胎盘处理问题的批复》（卫政法发〔2005〕123号）。在该批复中明确指出："产妇分娩后胎盘应当归产妇所有。产妇放弃或者捐献胎盘的，可以由医疗机构进行处置。任何单位和个人不得买卖胎盘。如果胎盘可能造成传染病传播的，医疗机构应当及时告知产妇，按照《传染病防治法》、《医疗废物管理条例》的有关规定进行消毒处理，并按照医疗废物进行处置。"

身体权以身体为客体，最重要的就是保持其身体的完整性、完全性。所以，任何人（包括医务工作者）未得到公民允许，破坏公民身体完整性的行为都构成身体权的侵害。

例如，在医院中，由于有些医师同时有科研任务，所以经常会需要活体材料（血液、胃内容、肠内容等，其中以血液最为常见）做实验。在多数情况下，他们利用工作之便，亲自或托他人通过多取检材的方法，为自己的实验留出足够量的活体材料。

（3）对身体组织的不疼痛的侵害。一般认为，对身体组织的破坏，只要不造成严重的痛楚，不认为是对健康权的侵害，而认为其行为对身体权构成侵害。身体权随同健康权紧密联系，但内容却非同一。身体权所保护的，是肢体、器官和其他组织的完整状态；而健康权所保护的，是各个器官和整个身体功能健全。根据这一标准，构成身体权侵害的行为，一般是对人体无感觉神经分布组织［头发、眉毛、体毛、指（趾）甲、牙釉质等］实施的行为。

（4）实施过度的外科手术。外科医师的工作，是以较小的代价换取患者的生命和健康。绝大多数医师行医目的是崇高而正义的，但也有例外。如果医师因不合于手术的方法或治疗的目的及施行过度，致侵害患者的身体者，构成对患者身体的侵害，将成为损害赔偿的原因。例如，有些产科医师为减小医疗风险，并不考虑剖宫产的适应证，或自行扩大适用剖宫产的范围。

（四）隐私权

隐私权是人类文明发展到一定历史阶段的产物，是人类文明发展的标志。《中华人民共和国民法总则》规定："自然人享有生命权、身体权、健康权、姓名权、肖像权、名誉权、荣誉权、隐私权、婚姻自主权等权利。"司法实践中，我国各级法院对于侵害他人隐私所造成的损害一般适用了上述法律条文的规定。但我国对于隐私权法律保护的研究毕竟起步较晚，立法不够完备，自然人隐私权保护的法律意识十分淡薄，政府机构甚至执法机构侵犯个人隐私权的事件也屡见不鲜。

《希波克拉底誓言》："……对看到或听到不应外传的私生活，我绝不泄露……"非常可喜的是，我国《中华人民共和国执业医师法》、《护士条例》等卫生法律法规对隐私做出了明确的规定。

1. 隐私权的概念　1890年，美国学者路易斯·布兰蒂斯（Louis D. Brandeis）和萨莫尔·华伦（Samuel D. Warren）在《哈佛法学评论》上发表了《隐私权》一文，首次提出隐私权的概念和以法律保护隐私权的设想。此后，各国学者从不同角度对隐私权进行了深入研究，不同国家对隐私权的立法保护也呈现多元化的态势。

一般认为，隐私是一种与公共利益、群体利益无关的，当事人不愿他人知道或他人不便知道的信息，当事人不愿他人干涉或他人不便干涉的个人私事和当事人不愿他人侵入或他人不便侵入的个人领域，包括身体秘密（如生殖器官等身体隐秘部位、身体缺陷）、私人空间（如日记）、个人事实（如个人婚恋状况、收入情况）和与社会无关的个人生活（如性生活）等内容。隐私权是自然人享有的对其个人的、与公共利益无关的个人信息、私人活动和私有领域进行支配的一种人格权。隐私权主要包括三项基本权能：①隐私隐瞒权。即公民对上述个人隐私的保密权，未经许可，任何人不得刺探、公开和传播。②隐私支配权。公民对于个人隐私有权按照自己的意愿进行支配，可以公开部分隐私，准许他人对个人活动和个人领域进行察知，准许他人利用自己的隐私。③隐私维护权。公民对自己的隐私享有维护其不受侵犯的权利，在受到非法侵害时可以依法寻求司法保护。可见，隐私权属于对世权，具有排他性，任何人不得非法侵害。

根据最高人民法院《关于贯彻执行<中华人民共和国民法总则>若干问题的意见》第140条第1款，"以书面、口头等形式宣扬他人的隐私，或者捏造事实公然丑化他人人格，以及用侮辱、诽谤等方式损害他人名誉，造成了一定影响的，应当认定为侵害公民名誉权的行为。"最高人民法院《关于审理名誉权案件若干问题的解答》中再次指出："对未经他人同意，擅自公布他人的隐私材料或者以书面、口头形式宣扬他人隐私，致他人名誉受到损害的，按照侵害他人名誉权处理。"

2. 患者的隐私与隐私权 在诊疗活动中，患者为治疗疾病需要向医师如实陈述病史及诊断疾病所需的个人信息，在一定情况下还应接受对其隐私部位进行的以诊断和治疗为目的的医学检查。患者的隐私就是指患者在就诊过程中向医师公开的，但不愿让其他人知道的信息、空间和活动。在患者的隐私信息方面，医师尤其要注意的是：①患者的一般个人信息，如家庭住址、电话号码、工作单位、年龄、籍贯、经济状况等；②患者的既往史，如疾病史、家族史、生活史、婚姻史、生育史等；③患者身体的隐秘部位及通过诊疗探知或查明的心理生理缺陷；④患者的病名及病情；⑤血液、精液、血型等检查的报告单。

出于治疗疾病所需，患者必须将上述内容向与诊疗相关的人员公开，这是患者基于其隐私支配权而作出的对隐私的有限放弃。医师等与治疗有关的人员因治疗疾病所需获知患者的个人信息，以及在患者的知情同意前提下对患者的身体隐秘部位实施医学检查具有正当性，并不构成对患者隐私权的侵犯。对患者隐私的获知或对其身体隐秘部位的检查具有正当性，必须同时具备五个条件：①主体合法，即是依法注册的经治执业医师等与治疗有关的人员；②程序合法，主要是指对患者身体的隐秘部位进行医学检查之前，必须事先告知患者此项检查的有关情况，并且取得患者的同意；③目的合法，即获知患者的隐私或对患者身体隐秘部位的检查只能是为了治疗疾病所需，而非出于其他与诊疗无关的目的；④范围合法，医师所获知的患者隐私或所进行的医学检查必须限定在治疗疾病所需的范围之内；⑤手段合法，医师在询问涉及患者隐私的病史或有关信息时，或者对其身体隐秘部位进行医学检查时，必须以适当的方式进行，避免与医疗无关的第三人在场或得知患者的隐私。而且，医师在获知患者的隐私之后负有尊重患者隐私、保守秘密的义务。

侵害患者隐私权的行为，似应由四个要件构成：首先是侵害行为及其违法性，即违反法律的禁止性规定或无法律依据而泄露医疗秘密的行为存在；其次是损害后果，即侵害行为客观上导致了对患者利益的损害，主要表现为精神损害；再次必须存在过错，即加害人主观上存在故意或过失；最后要求存在一个明确的因果关系，即侵害行为与损害后果存在内在客观的因果联系。侵害患者隐私权的构成上是有其特点的，表现为加害人是履行职务的医护人员，但承担责任的主体一般是加害人所在的医疗机构，这是我国现行法律所规定的替代责任或称雇主责任；医护人员所泄漏的隐私必须是从履行职务过程中获取的，否则应由医护人员本人承担法律责任。

3. 医学领域对患者隐私权的保护 1998年《最高人民法院关于审理名誉权案件若干问题的解释》明确指出：医疗卫生单位的工作人员擅自公开患者患有淋病、麻风病、梅毒、艾滋病等病情，致使患者名誉受到损害的，应当认定为侵害患者名誉权。医疗卫生单位向患者或其家属通报病情，不应当认定为侵害患者名誉权。

由此可见，我国诸多的司法解释把隐私权归属于名誉权，将侵害隐私权的行为均视为侵害名誉权的行为。《中华人民共和国执业医师法》明确规定了医师在执业活动中必须履行保护患者隐私的义务，医师在执业活动中，若违反执业医师法的规定，泄漏患者隐私，造成严重后果的，由县级以上卫生行政部门给予警告或者责令暂停 6 个月以上 1 年以下的执业活动；情节严重的将吊销执业证书。我国为数众多的卫生行政法规也明确主张保护患者的隐私权，如《护士条例》规定，护士应当尊重、关心、爱护患者，保护患者的隐私。

患者与医师之间存在一定的信任依赖关系，医护人员应对患者保持忠实、勤勉的义务，除认真负责地诊治外，必须尊重患者的人格，保守医疗秘密。尊重患者的人格权利，为患者保守医疗秘密，实行保护医疗，不泄漏患者隐私已成为我国医护界必须遵守的职业道德规范。

（1）患者的隐私信息保护：患者的隐私信息范围很广，实际上患者到医院就诊，从坐下听医师询问开始，便存在一个隐私权问题。如医师通过问诊，可知悉患者的病因、病史、不良嗜好、生活习惯、夫妻生活等；医师对患者进行检查时，可以接触患者的隐秘部位，发现患者的病理和生理缺陷、疾病状况等。我国医疗机构目前化验科室普遍存在的一种现象，即患者自取化验结果，但是这实质上是对患者隐私权保护意识淡漠的表现。患者的隐私信息，是指在不妨碍他人与社会公共利益的前提下，患者个人内心与身体上存在的不愿让别人知晓的秘密信息。这些秘密信息包括：①患者身体存在的生理特点、生殖系统、生理缺陷或影响其社会形象、地位、从业的特殊疾病；②患者既往的疾病史、生活史、婚姻史；③患者的家族疾病史、生活史、情感史；④患者的人际关系状况、财产及其他经济能力状况等。

（2）患者的隐私空间保护：患者的隐私空间，是指在医院就诊过程中，暂时为患者占有、使用，而其不愿意被他人侵入的场所。医院应当充分保护患者的隐私空间，首先要为患者尽量营造隐秘空间，其次未经患者同意不应擅自、草率侵入这些私密空间。医师对患者采取药物和手术治疗措施的同时，还要注意要为患者提供私密的诊疗环境，这才有可能最大程度调动患者的自愈能力。而在某乡镇卫生院，虽然医疗设备条件有限，但是医院管理人员和医务人员丝毫没有意识到在病床间拉上隔帘的必要性。

（3）患者的隐私行为保护：患者的隐私行为，是指在医院就诊过程中，除法律法规特别规定外，患者具有行动自由的权利，医院不得限制患者的行为。例如，有些医院明确规定患者住院期间一概不得外出。而有些医院则规定，患者住院期间有权外出，但是必须告知主治医师。主治医师从患者病情角度认为不宜外出的，书面告知患者外出的医疗风险，患者仍坚持者，始可外出。住院患者临时外出是医院管理中常见的情况，医院的上述两种不同处理方法，我们认为后者是对的。

4. 患者隐私权的限制　隐私权是自然人享有的对其个人的、与公共利益无关的个人信息、私人活动和私有领域进行支配、不受非法干扰或侵犯的一种人格权。医事人员因业务知悉患者的秘密，不得无故泄漏，即使其不再从事医师职业。患者有权要求医师守密，不得无故对外泄漏。但下列情形，不属于无故泄漏：

（1）依法作证。我国诉讼法未规定医师的拒证特权，在法律有要求时，必须依法履行作证义务，就其所知道的案件情况作证，其证言有可能涉及患者的隐私，但这具有法律依据，并不构成对患者隐私权的侵害。

（2）向有关机构报告。医师执行职务时，遇有法定的报告情形，必须依法定时限向相应的主管机关报告。例如医师将法定传染病患者的信息报告给卫生行政部门或疾病预防控制部门；医师发现患者涉嫌伤害事件或者非正常死亡时，应当按照有关规定向有关部门报告等。

（3）为开展医学教学或学术研究而引用病例信息时，有可能将患者的秘密泄漏于外，此时应该注意选择以损害最小的方法进行，将可能造成的损害降低到最小限度。

（五）平等医疗保健权

所谓平等医疗保健权，是指每位患者对医疗资源（包括机构设备与人力）所享有的权利，不因男女、老幼、贫贱富贵而有所不同，应一律平等。可从实质意义与形式意义两方面来探讨。实质意义的平等医疗保健权，是指社会各成员都具有平等享受合理质量医疗资源的权利，即不分"男女、宗教、种族、阶级、党派"，在国家提供的医疗卫生服务面前享有一律平等的权利。公共医疗服务资源是社会资源，也是国家资源，理应归全体国民所共有，亦应由全体国民所共享。因此，每位国民都有一律平等地享受相同公共医疗资源的权利，且对公共医疗资源的运用与分配，都有参与决策的权利。政府实施的全民医疗保障计划就是为了全民能够平等地普遍享受医疗资源。

形式意义的平等医疗保健权，是指相同个案的处理，以相同方式为之，适用相同准则，不能有不同标准；不同的个案，则适用不同的方式处理。其主要内容，指下列两大原则：①先来先受服务原则。患者就医秩序，不论挂号、门诊看病或领药，一切按照排队顺序办理，依到来时间的先后就诊、缴费或领药，即先来先受服务原则，不允许存在特权阶级，亦不应存在歧视。患者在门诊看病的地位完全平等。②急症及重症优先原则。医护人员照护患者的顺序，当然应遵循"先来先受服务原则"，但也有例外，即遇有病情危急或严重者，应作优先处置。

医疗服务的公平，是指每位国民在需要时均有相等的机会获得应有的医疗服务，达到基本生存标准，主要体现为医疗服务产品在任何地区、任何人群中分配的合理性以及人们在享受基本医疗服务方面的合理性。根据我国宪法第四十五条的规定，中华人民共和国公民在年老、疾病或者丧失劳动能力的情况下，有从国家和社会获得物质帮助的权利。国家发展为公民享受这些权利所需要的社会保险、社会救济和医疗卫生事业。可见，医疗服务的公平，对公众而言体现为公众的"平等医疗保健权"，对国家而言体现为国家对公众的"国家照顾义务"。

（六）自主决定权

法治社会应当是"自由"的社会、"自治"的社会。一般而言，自由与否的判定标准就是——"就与他人无关的事情，自己有决定权。仅仅对自己有害的行为，由自己承担责任"。自主决定权，就是自己的私事由自己决定的权利。患者自主决定权，是指患者对与自己的身体、生命相关利益的自己决定权。这一权利肇始于美国，1914 年，美国纽约州地方法院的法官卡多佐（Benjamin Nathan Cardozo）在 Schloendorff v. Society of New York Hospital 案的判决中首次明确地提出了患者的自主决定权这一概念。在该案中，法官认为："所有具有健全精神状态的成年人，都有决定对自己身体作何处置的权利。医师如不经患者同意而对其进行手术，则构成伤害罪，应承担损害赔偿的责任。"从此这一概念很好地植根于美国的判例法和宪政法律中，并逐渐为现代文明国家所普遍接受。尽管在具体法律规定上各国有所差异，但以知情同意为核心的主要内容是大致相同的：有决定能力的患者在被告知有关自己病情、治疗的足够信息的前提下，有权自己决定是否接受治疗、在哪里治疗、选择治疗方案等。有些国家的法律还规定，患者在有决定能力时可事先为自己患病失去决定能力后，对治疗作出具体的指令或指定代理人，以保证患者一旦失去决定能力仍能按自己的意愿进行治疗。此外，在很多国家选择安乐死的权利也被视为患者自己决定权的内容。

患者的自主决定权强调的是尊重患者自己的意愿，决定的是与个体价值取向有关的事项，是道德决定权，而医师是对治疗中的技术问题有决定权。例如，一名患者被诊断出患了淋巴结癌，医师告诉他三种可选择的方案：打开胸部手术、化疗或骨髓移植。患者得知在手术或化疗之后肿瘤很可能复发，而骨髓移植则可能带来危及生命的贫血、出血、感染和疼痛等症状，采取哪一种治疗方案，最终由患者自己决定。由此可以看出，有关具体医疗技术的三种方案由医师告知，而权衡每一种方案的益处与危险并最终选择哪一种治疗方案则由患者决定。

患者自主决定权产生的原因，涉及医学、伦理、法律、文化等社会各个层面。在西方传统医学中，医学被看作艺术或技艺；在中国传统医学中，医乃仁术，医乃仁道。医师们接受了职业的训练，再加上拥有正直、诚实的性格，人们便相信其能以道德的模式为医疗行为负责。那时，有利原则是治疗患者的首要原则，虽然也需要取得患者的同意，但它并不是法律或道德的先决条件，取得同意的手段从强迫性、威胁性的语言，到利用谎言，都被认为是必要的，因为它是以保护患者的利益为基本出发点的。这是医学原有的"父权主义"的传统，即由医师为了患者本身的利益做出医疗决定，而不考虑患者的意愿。

进入20世纪以来，随着社会的进步和医疗科学的发展，产生了自主原则。自主原则是由希腊文 autos（自身）和 nomos（控制法则）组成，是指"人们对自身的控制权，这种控制既不受其他人的影响，也不受个人条件（如个人不能充分理解等）的限制。"在医疗领域里，自主原则便体现为患者的自己决定权，即在医疗活动中，患者有独立的、自愿的决定权利。

医疗决定权由历史上"父权主义"的医师决定权向现代尊重自主权的患者自己决定权的演变，一方面是由于医学上先进技术的大量运用及医学专业的分化，出现了"见物不见人"、"治病不治人"、医患关系演化等倾向，人体研究和实验中用患者作不道德实验的丑闻也时有发生，市场经济对医疗领域的冲击、医疗事故的大量出现，都使社会公众及患者怀疑医师能否完全代表患者的根本利益；现代社会个人价值观的多元化也使得在医疗决策的技术方面比患者懂得多的医师，在医疗决策的个人价值取向方面，不能代替患者做出决定。如临终患者是否愿意承受手术的极大痛苦以换取生命的短暂延长，只有患者个人知道。另一方面，在法律上，患者的自己决定权是消费者权利运动、患者权利运动发展的必然结果，同时也是人们就其人格权、对自己生命身体健康及自由享有的自主权在宪法上的确立。近些年来，在宪法学研究中，将自己决定权作为一项基本人权来认识的见解逐渐取得支配地位。

在1996年我国参加的《十四国宣言》中，新的医学目的和原则就含有：尊重人的选择和尊严。这实际上表明我国政府对患者的自主权予以认可。《医疗机构管理条例》规定，医疗机构施行手术、特殊检查或者特殊治疗时，必须征得患者同意。《中华人民共和国执业医师法》更加明确规定，患者对医师的诊治手段（包括人体实验）有权知道其作用、成功率或可能发生的并发症等危险，在患者同意后方可实施。患者也有权拒绝某一诊治手段和人体实验，不管是否有益于患者。这些有关患者知情同意权的规定同时也是对患者自主权利的认可和保护。

根据我国现行法律法规，自主决定权的实施具有相对性，主要包括：①有权自主选择医疗单位、医疗服务方式和医务人员。②有权自主决定接受或不接受任何一项医疗服务，特殊情况下如病员生命危急、神志不清不能自主表达意见可由病员家属决定。③有权拒绝非医疗性活动。④有权决定出院时间。但患者只能在医疗终结前行使此权利，且必须签署一项声明或说明，说明病员的出院与医疗单位判断相悖。⑤有权决定转院治疗，但在病情极不稳定或随时有危及生命可能情况下，应签署一份书面文件，说明在临床医师的充分说明和理解基础上作出的决定。⑥有权根据自主原则自付费用与其指定的专家讨论病情。⑦有权拒绝或接受任何指定的药物、检查、处理或治疗，并有权知道相应的后果。⑧有权自主决定其遗体或器官如何使用。⑨有权享受来访及与外界联系，但应在遵守医院规章制度的基础之上。⑩其他依法应当由病员自主决定的事项。

二、患者的身份权

身份，是主体在团体或者社会体系所形成的稳定关系中所处的地位。身份权是指主体基于其身份而享有的权利。身份权主要包括亲权、配偶权、亲属权和荣誉权等。

（一）亲属权

亲属权，是指除配偶以外的其他近亲属之间的以特定的身份利益为内容的基本身份权利。亲属权是以亲属关系中特定的身份利益为客体的人格权，是专属于具有一定亲属关系的自然人的身份权利。亲属权的基本内容主要包括：①亲属间相互抚养、赡养和扶养的权利和义务；②亲属间的监护、互助和互谅的义务；③亲属间表明相互间身份关系并因此享有一定利益的权利，如财产的代管、继承等权利。

（二）配偶权

配偶权，是指合法有效婚姻的夫妻之间互为配偶，并以夫妻之间的特定身份利益为内容的基本身份权。配偶权是以配偶关系中特定的身份利益为客体的人格权，其权利主体是合法有效婚姻的夫妻双方。配偶权具有绝对权和支配权的属性。配偶权的基本内容主要包括：①配偶间相互扶助、扶养的权利和义务；②配偶间的忠诚权利和义务；③配偶间的姓氏决定权和住所决定权；④配偶间的社会活动自由权和日常事务代理权。

（三）监护权

监护人是指对未成年人、无民事行为能力或者限制民事行为能力的精神病患者的人身、财产以及其他一切合法权益依法进行监督和保护的人。

1. 民事行为能力 根据《中华人民共和国民法总则》的规定，十八周岁以上的公民是成年人，具有完全民事行为能力，可以独立进行民事活动，是完全民事行为能力人。十六周岁以上不满十八周岁的公民，以自己的劳动收入为主要生活来源的，视为完全民事行为能力人。八周岁以上的未成年人是限制民事行为能力人，可以进行与他的年龄、智力相适应的民事活动；其他民事活动由他的法定代理人代理，或者征得他的法定代理人的同意。不满八周岁的未成年人是无民事行为能力人，由他的法定代理人代理民事活动。不能辨认自己行为的精神病患者是无民事行为能力人，由他的法定代理人代理民事活动。不能完全辨认自己行为的精神病患者是限制民事行为能力人，可以进行与他的精神健康状况相适应的民事活动；其他民事活动由他的法定代理人代理，或者征得他的法定代理人的同意。

2. 监护人的确定

（1）未成年人监护人的确定。未成年人的父母是未成年人的监护人。未成年人的父母已经死亡或者没有监护能力的，由下列人员中有监护能力的人担任监护人：祖父母、外祖父母；兄、姐；关系密切的其他亲属、朋友愿意承担监护责任，经未成年人的父母所在单位或者未成年人住所地的居民委员会、村民委员会同意的。对担任监护人有争议的，由未成年人的父、母的所在单位或者未成年人住所地的居民委员会、村民委员会在近亲属中指定。对指定不服提起诉讼的，由人民法院裁决。没有上述监护人的，由未成年人的父、母的所在单位或者未成年人住所地的居民委员会、村民委员会或者民政部门担任监护人。

（2）无民事行为能力或者限制民事行为能力精神病患者的监护人确定。无民事行为能力或者限制民事行为能力的精神病患者，由下列人员担任监护人：配偶；父母；成年子女；其他近亲属；愿意承担监护责任，经精神病患者的所在单位或者住所地的居民委员会、村民委员会同意的关系密切的其他亲属、朋友。对担任监护人有争议的，由精神病患者的所在单位或者住所地的居民委员会、村民委员会在近亲属中指定。对指定不服提起诉讼的，由人民法院裁决。没有上述监护人的，由精神病患者的所在单位或者住所地的居民委员会、村民委员会或者民政部门担任监护人。

精神病患者的利害关系人，可以向人民法院申请宣告精神病患者为无民事行为能力人或者限制民事行为能力人。被人民法院宣告为无民事行为能力人或者限制民事行为能力人的，根据他健康恢复的状况，经本人或者利害关系人申请，人民法院可以宣告他为限制民事行为能力人或者完全民事行为能力人。

3. 监护人的法律意义 无民事行为能力人、限制民事行为能力人的监护人是他的法定代理人。监护权是监护人对被监护人的人身、财产和其他权益进行监督和保护的权利。监护是指依照法律规定，对未成年人、无民事行为能力或限制民事行为能力的精神病患者的人身、财产及其他合法权益进行监督和保护的法律制度。其目的是为了保护无行为能力人和限制行为能力人的一切合法权利，保护正常的社会经济秩序。监护既是监护人的义务，又是监护人的权利。

监护人应当履行监护职责，保护被监护人的人身、财产及其他合法权益，除为被监护人的利益外，不得处理被监护人的财产。监护人依法履行监护的权利，受法律保护。监护人不履行监护职责或者侵害被监护人的合法权益的，应当承担责任；给被监护人造成财产损失的，应当赔偿损失。人民法院可以根据有关人员或者有关单位的申请，撤销监护人的资格。

三、患者的义务

现代医患关系已由传统的医师主导、支配型的单向关系衍变为平等、双向的合作关系，医患之间成立医疗服务合同关系。在这种新型的医患关系中，医师和患者同为医疗法律关系的主体，都需要在享有权利的同时履行相应的义务，任何一方都不能只强调权利的行使，而忽略义务的遵行。

义务是与权利相对应的法律用语，是"法律关于权利主体负有某种作为或不作为的约束。"权利和义务是相依并存的。患者在享有前述权利的同时，必须履行相应的义务。但是，在医患关系中，患者因其"患者"角色而居于相对的弱势地位，医师则因医学知识和经验上的绝对优势居于相对强势的地位。基于天平向弱者倾斜的法律原则，医患关系中双方的权利义务呈现出医师的义务性和患者的权利性特征，即对医师而言，更强调义务的遵行；而于患者而言，则着重于其权利的保障。

目前，我国尚未形成系统、全面的患者义务规范。根据现有的法律法规和理论研究，患者需要承担如下义务：

（一）积极配合治疗的义务

疾病是医师和患者的共同敌人，疾病的治愈是医师与患者的共同责任。患者求医问诊的目的是治愈疾病，医师治疗的目的是利用其知识和临床技能保护并恢复患者的健康，这些目的能否有效达成，不仅取决于医疗行为是否妥当，也同患者及其家属的配合密切相关，需要通过在相互尊重、各行其责及诚信可靠的基础上的医患伙伴关系而实现。患者应该充分信任医师，积极配合医疗机构诊治，并按照自己所选择的治疗方针专心治疗。

《中华人民共和国执业医师法》的规定，医师在执业活动中享有在注册的执业范围内，进行医学诊查、疾病调查、医学处置的权利。据此，患者负有接受医师的诊治和检查的义务。医学诊查和疾病调查是确定病情、制订治疗方案最终治愈疾病的重要途径，为了更好更快地治愈疾病，患者有义务配合医师合理的检查和治疗，如果因患者个人的原因耽误治疗，医师对相应的后果不承担法律责任。而且，患者还应遵守医嘱，随时配合医师的治疗。如果患者因不遵守医嘱而造成不良后果，医师对此不承担责任。此外，积极配合治疗的义务还要求患者在医护人员作了充分告知的情况下，有义务对自己的诊疗作出决定，在接受特殊检查、麻醉或外科手术之前，应签署同意书。

（二）如实陈述有关信息的义务

患者在就医时，应当向医师如实陈述病史和病情，尽可能正确地传达其健康信息，既不夸大目前的病情，也不隐瞒过往病史，以便于医师对其病情做出正确的诊断和治疗。患者的陈述义务较为广泛，凡与病情确定和疾病治疗相关的信息均应向医师交代，包括在来该院就诊前的用药情形。医师也应注意问诊的技巧，尽可能地与患者保持充分的沟通，准确把握患者的患病原因和病情，以便对症治疗。

（三）接受强制治疗的义务

如果患者所患的是严重精神病或法定传染病，由于可能会对他人和社会构成危害或造成传染，因而有关法律均规定了强制检查或强制治疗的义务。《中华人民共和国传染病防治法》中有传染病患者要接受隔离治疗、配合实施必要的卫生处理和预防措施的内容。《中华人民共和国母婴保健法》中规定了医师发现或者怀疑患严重遗传性疾病的育龄夫妻应根据医师的意见采取相应措施的内容。

（四）支付医疗费用的义务

医患之间成立医疗服务合同，医师对患者提供妥当的医疗服务，患者则负有给付医疗费用的法律义务。在这种合同中，医师所负的是过程债务或手段债务，而非结果债务，即便患者的疾病未能痊愈，只要医师提供的医疗服务是妥当的、合理的，患者就必须支付相关的费用。医疗费用，包括诊疗、处方、检验、药品、手术、处置、住院等各类费用。但是，这并不意味着医师可因患者拒绝交费获得拒诊权。

（五）遵守医院规章制度和医疗秩序的义务

医院承担着救死扶伤的重大责任，为确保这一职责的更好实现，医院制定了诸多规章制度，如住院规则、应保持安静、禁止吸烟、限制探访时间和探访人数等规定。患者及其陪同人员有义务遵守这些规章制度，遵守国家法律、法规及医疗机构的管理制度和诊疗规章秩序，配合院内秩序的维持，以使所有患者都能在舒适的环境中接受妥当的诊疗。

原卫生部、公安部于 2001 年 8 月 9 日联合发出《维护医疗机构正常秩序，保障人民群众就医安全》的通告。该通告中明确规定，"医疗机构是救死扶伤、保障人民生命健康的重要社会公共场所。禁止任何单位和个人以任何理由、手段扰乱医疗机构正常诊疗秩序，侵害就诊者合法权益，危害医务人员人身安全，损害医疗机构财产。""医务人员与患者之间要建立相互理解、相互信任的良好医患关系。医患双方发生医疗纠纷时，医疗机构应向患者及家属介绍有关患者的诊疗情况及医疗纠纷的处理程序，并认真、及时、妥善处理；患者及家属应依法按程序解决医疗纠纷，不得寻衅滋事。""对在医疗机构内寻衅滋事、在医疗机构内故意损害公私财物，侮辱、威胁、恐吓、殴打医务人员，非法限制医务人员人身自由以及其他扰乱医疗机构正常诊疗秩序的行为，由公安机关依据《中华人民共和国治安管理处罚条例》予以处罚；构成犯罪的，依法追究刑事责任。""患者在医疗机构死亡后，其尸体必须按规定及时处理。传染病患者的尸体必须及时火化；其他病因死亡患者的尸体应立即移放太平间。未经医疗机构允许，严禁将尸体停放在太平间以外的医疗机构内其他场所。死者家属对患者死亡原因有异议时，可在患者死亡后 48 小时内要求进行尸检。患者家属或单位应及时将死亡原因清楚的患者尸体移至社会法定停尸场所或火化。"

（六）尊重医务人员的义务

《中华人民共和国执业医师法》规定，全社会应尊重医师。医师依法履行职责，受法律保护。阻碍医师依法执业，侮辱、诽谤、威胁、殴打医师或者侵犯医师人身自由、干扰医师正常工作、生活的，依照《治安管理处罚条法》的规定处罚；构成犯罪的，依法追究刑事责任。上述原卫生部、公安部《关于维护医疗机构秩序的通告》中也强调了禁止侵犯医务人员的人身安全。

第三节　医师的权利与义务

医师承担着治病救人、护卫人类生命和健康的职责，是人类历史上最伟大、最光荣的职业之一，"不为良相，即为良医"的古训足以明证。但同时，正因为医师所从事的职业关系到万物之灵的人的生命和健康，因而对医师本身及其执业活动提出了诸多的要求和限制。以往对医师及其执业活动的规制主要停留在道德层面，强调医师的自律，如著名的

《希波克拉底誓言》。近现代以来，对医师的规制更多地以法律的方式进行，世界大多数国家都制定了专门的医师法，实行医师资格准入制度，并详尽地规定了医师在执业活动中所享有的权利和应履行的义务。在法学理论上，通说认为医疗机构和患者之间因患者就诊而成立医疗服务合同关系，双方作为合同当事人，享有相应的权利并履行相应的义务。因此，医师的权利和义务可分为法律所规定的法定权利义务和基于医疗服务合同的约定权利义务，前者又可称为公法上的权利义务，后者可称为私法上的权利义务。无论是公法还是私法上的权利义务，对于确保医师的资质、实现诊疗目的、构建和谐的医患关系而言，义务的履行都远较权利的行使更为重要。

一、医师的权利

医师的权利，是指法律赋予医师在执业过程中所享有的一定权能，是从法律上对医师在执业过程中实施一定行为的许可和授权，并要求相对方实施或不实施一定行为的保障。《中华人民共和国执业医师法》对医师的权利和义务作了明确规定，从而确立了医师在执业过程中享有行医权、治疗权、参加专业培训、接受继续医学教育、参与所在机构的民主管理等广泛的权利。

（一）行医权

医师经注册后，可以在医疗、预防、保健机构中按照注册的执业地点、执业类别、执业范围执业，从事相应的医疗、预防、保健业务。未经医师注册取得执业证书，不得从事医师执业活动。医疗机构工作人员上岗工作，必须佩戴载有本人姓名、职务或者职称的标牌。据此，医师享有行医权。这是一种专属性的权利，为医师垄断性地享有，其他任何人不得使用"医师"或与此类似的名称，也不得以任何形式实施医疗行为或从事医疗活动，否则可能构成非法行医，依法承担相应的法律责任。如果非医师行医的，由县级以上人民政府卫生行政部门予以取缔，没收其违法所得及其药品、器械，并处十万元以下罚款；给患者造成损害的，依法承担赔偿责任；构成犯罪的，依法追究刑事责任。

行医权是一项有着丰富内涵和外延的权利，可体现为医学诊查权、疾病调查权、医学处置权、处方权等多项权能。医师在执业活动中享有在注册的执业范围内，进行医学诊查、疾病调查、医学处置的权利。医学诊查权，是指医师在执业过程中，对患者身体、心理状态进行诊断检查的权利。疾病调查权，是指医师为进行诊断，围绕患者患病情况、身体状况、生活习惯等进行询问和调查的权利，集中表现为医师的问诊。医学处置权，是指医师在对患者进行问诊和医学诊查的基础上，在明确诊断或已初步诊断的情形下，根据患者的病情采取一定的医学处理措施，以控制病情的进一步发展、恶化；或遇有昏迷、大出血等危及患者生命的紧急情况时，对患者采取紧急抢救措施的权利。处方权，是指开具处方的权利。处方，是指由注册的执业医师和执业助理医师在诊疗活动中为患者开具的、由取得药学专业技术职务任职资格的药学专业技术人员审核、调配、核对，并作为患者用药凭证的医疗文书。经注册的执业医师在执业地点取得相应的处方权。

（二）医师治疗特权

在通常情况下，医师的一般权利常服从于患者的权利，是实现患者自由、自治的基本要求。但在一些极其特殊的情况下，需要限制患者的自主权利，实现医师职业对患者应尽的义务和对患者根本权益负责的目的，这种权利就被称为治疗特权，或称为医师治疗豁免权、医疗干预权。

1993 年的 Korman V. Mallina 案件中，美国阿拉斯加州最高法院的 Moore 法官在判决中明确了治疗特权的适用情形：①对可行的替代疗法和其结果进行完全、彻底的披露，会对患者的生理、心理健康产生不利影响时；②患者因精神失常或是未成年人，缺乏意思表示能力，无法作出同意表示时；③医师的告知义务因某种特大或紧急情况的出现受到阻却，此时获得患者的同意是不切合实际的。

1. 保护性医疗措施　在某些特定的情况下，如医师认为告知某些信息会对患者有害，则医师有权对患者隐瞒这些信息。这样，如果有合理的现象表明向患者的说明会使患者如此不安，以至可能对他的健康或利益造成威胁，医师即可保留此信息或限制此信息的范围。此时，适用治疗特权的标准是"合理的医师"标准。这是 1970 年美国夏威夷州 Nishi v. Hartwell 案所确立的标准。1972 年联邦上诉法院哥伦比亚特区巡回法庭在 Canter-bury v. Spence 案中也裁判适用治疗特权。法院认为，只有从医学角度看，告知患者治疗的风险可能会伤害到患者而使告知不可行时，适用治疗特权才是适宜的。法院还指出，即使可以适用治疗特权，医师也必须向患者提供与治疗有关的对治疗无害的信息。所以这并不是普遍适用的特权。

日本《医疗法》第 1 条第 2 项规定："医师、牙医师、药剂师、护士及其他医事人员，在提供医疗时，必须对患者作适当说明使其明了相关事项。"不过，若患者患有癌症等重症时，医师是否应尽告知义务呢？由于患者对其病情有知悉的权利，理论上医师应尽说明、告知义务。但是，如果据实告知，致使患者情绪低落，或是有自杀的念头，那么是否应全部告知呢？在日本，最高法院最近就医师对于疑似患有肝癌的患者，未对患者及其家属尽告知义务所持的见解认为，癌症病情的告知是属于特殊医疗领域的说明问题，不同于感冒等一般病症的说明、给药或是手术内容、看护方法等日常诊疗活动的说明问题。原则上，医师应将患者所患的病症、病情及医疗行为的性质、结果，可能伴随的副作用或危险性等据实告知患者，这样才能使患者做出合理的决定。当医师与患者的沟通越深，则越了解患者，并能得到患者高度的合作时，不但可提高其个人判断的敏锐度，同时亦能为患者将科技的功能利用至最大极限，发挥医疗最高的效能。若患者罹患不可治疗或治疗率偏低的病症时，如果据实告知病况或治愈率的结果，将使病患承受重大打击，致深陷不安、恐惧、悲伤或自暴自弃或自杀时，对告知信息可有所选择地保留。此对医疗鲜有不利影响说明的保留，即上述"医师的治疗特权"。不过，治疗特权的使用，影响到医师及患者的权益，为避免争议，故至少应在病历表加以明确记载，以作为未履行告知说明义务的凭证。

关于知情对癌症患者的心理影响。这是我们为隐瞒病情找的理由，往往还是第一个理由。有学者通过研究发现，癌症患者的心理健康水平较正常人群明显降低，同时其负性心理反应升高，影响癌症患者的生活质量。负性心理影响因素中包括了对诊断是否知情，癌症患者的压力与癌症分期密切相关，癌症期患者的压力相对较大，这与癌症晚期患者有较多并发症，而有效治疗方案较少而导致焦虑有关。但也有研究显示，癌症诊断知情并未对患者产生大的影响。Cazzaniga 发现，告知患者诊断结果并未导致患者焦虑和抑郁的增加，其生存质量水平也未下降。Aoki 发现，被告知诊断、病理、预后的患者，去世前的平均承认期明显短于未被告知者，且被告知者心理趋向平静。这对他们顺利渡过临终阶段是很重要的。

有调查显示：医务工作者以及患者家属，面对重症患者，大多数趋向于不将病情如实告知；与此相反，同一群体，如果作为患者，则绝大多数要求了解包括诊断、治疗、疗效及疾病的转归等方面的真实情况。如果一位胃癌患者的家属与医务人员经术后商讨，想方设法向其隐瞒了真实的病情，那么患者势必会在猜疑、绝望和痛苦中很快走完人生旅程。医务人员往往过多考虑的是患者疾病，却忽视了患者的社会性，使其对自己的工作、家庭、财产乃至爱情，会因病情的故意隐瞒而很可能做出错误的判断和抉择。同一个体，分别处在医师（或患者亲人）、患者这两个不同群体中时，对是否有必要隐瞒病情做出的截然相反的表示，恰恰凸显了患者对其知情权的主张。

在尊重人权，保护人权的当今社会，患者要求获得知情同意权利，了解自己的病情，做出适当决定，这种反应无疑是一种进步。20世纪50年代后期，美国司法界就逐渐接受"知情同意原则"，并应用于医患关系和临床领域。60年代以后，无论英美法系，还是大陆法系，尊重患者的知情同意权已成为通例。如美国堪萨斯州地方法院认为，对医师来说，必要的义务包括：合理地告知患者被推荐治疗措施的性质和结果，以及医师所认识到的可能伴随的危险状态等。通过对堪萨斯州大学医疗中心门诊2500名患者的调查得到的结论是：大多数患者希望医师告知所用药物的所有不良反应，而不赞成医师对其有所保留。

医疗服务活动中患者的知情同意与医师的告知已经成为法律赋予的权利和义务。但是，我国现行法律规定，医师应当如实向患者或者其家属介绍病情，但应注意避免对患者产生不利后果。在医疗活动中，医疗机构及其医务人员应当将患者的病情、医疗措施、医疗风险等如实告知患者，及时解答其咨询；但是，应当避免对患者产生不利后果。《侵权责任法》也规定，需要实施手术、特殊检查、特殊治疗的，医务人员应当及时向患者说明医疗风险、替代医疗方案等情况，并取得其书面同意；不宜向患者说明的，应当向患者的近亲属说明，并取得其书面同意。

不同于欧美国家，上述关于对知情权保留的状况目前仍为我国社会承认并接受，而且很多医务人员也都认为这是实施了一种"善意"的欺骗，这不能不说是一种对医疗正义的误解和歪曲。告知患者本人真实病情，保障患者知情同意权利，于法、于理、于情都是大势所趋。我们不仅应当如实告知重症患者本人其真实病情，还应冲破社会阻力和传统观念，缩短社会承认医师告知与患者知情同意权利实现的过程。笔者还是认为医务人员应当对于"不宜向患者说明的情况"进行比较严格的限制，最好限制在曾书面作出愿意接受保护性医疗措施患者的范围内。

2. 对急症抢救治疗中的默示同意　美国学者 Beauchamp 将对急危情形下的医师强行实施干预性医治解读为医师行善的范畴，认为医师的行善应以积极方式进行，包括下列作为：保护及捍卫患者的权利、预防患者遭受伤害、解除对患者有害的情况、帮助陷于困难中的患者、拯救急难中的患者。另外在急危情形下，可以实行强医治的情况，必须要具备以下条件：①患者正冒着重大不可避免的伤害；②为了防止患者遭受进一步的伤害；③强行医治行动的好处远超过患者自己作决定的风险。

当患者的生命受到威胁或如不实施某一治疗将因此导致患者受到严重或长期的损害时就需要紧急的治疗。在急症中，无论患者或其近亲属是否作出同意，医师都可以对患者进行挽救生命的治疗。急诊中允许医师在没有得到患者表示出来的同意时进行治疗，是法律上假定的"默示同意"。所谓"默示同意"，是指即便不存在事实上的或明示的同意，在某些特殊场合下（例如紧急抢救），可以推定当事人同意接受某些（在其他场合是侵权的）行为。在这些场合下，法律认为当事人的同意是默示存在的。因为这些行为给当事人带来的利益（如救护生命或保全肢体）比给他造成的损失（如破坏身体的完整）更加重要。在这种情况下，同意的确不存在，无论是事实上的还是明示的同意均不存在，默示同意只是法律上的假设。"默示的同意"理论也被视为是为了公众的利益，使医师对生命处于危险状态的患者提供抢救治疗，而不必害怕触犯法律。直至患者的状态稳定下来之前，都被视为有默示的同意。

有学者认为，应当用正当职务行为解释。但是，笔者对用正当职务行为解释医疗行为合法性的观点不敢苟同。因为医师的正当职务行为应当严格限制于公权力的立法委托行为。还有学者将此种急救手术情形，应当用紧急避险来解释医疗行为合法性问题。我国《民法总则》第一百八十二条确立了此种违法阻却事由，但是传统理论一般认为紧急避险对于有法定义务的职业群体不应当适用。

为什么有些时候对急症的抢救治疗，可能出现医师干预患者家属意见的情况呢？《侵权责任法》也规定，因抢救危急患者等紧急情况，不能取得患者或者其近亲属意见的，经医疗机构负责人或者授权的负责人批准，可以立即实施相应的医疗措施。究竟该如何理解"不能取得患者或者其近亲属意见"呢，笔者赞同在患者、医疗机构和患者的近亲属三角关系之间，不能过高地设定患者近亲属的主体地位和决定权，如果不能取得患者的意见，只能取得其近亲属的意见，医疗机构如何采取紧急救治措施应有一定的判断余地，在患者近亲属的意见重大且明显地损害患者利益时，医疗机构应当拒绝接受患者近亲属意见。也就是说，如果在抢救患者的情况下，如果患者的近亲属的意思表示明显不利于患者，医疗机构当然不需要近亲属的签字，就可以实施抢救措施。

德国司法实务中普遍认为，子女无同意能力时，医生不能无视其父母不同意的表示，即使其父母是因继承或者财产利益等不合理的理由拒绝同意，但是当患者的生命受到威胁或如不实施某一治疗将因此导致患者受到严重或长期的损害而需要紧急治疗时，可以请示法院给予变更，强令同意治疗。英国的一个判例也认为，危急时即使监护人不同意，医生也应当及时施行救治。在该案中，一个 13 岁女孩患扁桃腺肿大，急需手术治疗，但其父母拒绝手术，结果造成女孩耳聋。法院认为，为了保护患者的生命健康，如果疾病已危及生命或者无充分时间取得代理人或者监护人的同意，即使未经同意也应当进行治疗。中国台湾地区"医疗法"第 46 条规定，医院实施手术时，应取得病人或其配偶、家属或关系人的同意，签具手术同意书；在签具之前医师应向其本人或配偶家属或关系人说明手术原因、手术成功率或可能发生并发症及危险，在其同意下，始得为之。但如情况紧急不在此限。

急症抢救治疗中默示同意的适用主要有以下四种情况：

（1）患者意识不清，又无家属或者关系人在场。

早在《医疗机构管理条例》中就规定，无法取得患者意见又无家属或者关系人在场，主治医师应当提出医疗处置方案，在取得医疗机构负责人或者被授权负责人员的批准后实施。在临床实践中，主要是一些不明身份的患者或是昏迷、醉酒的患者。

（2）患者意识不清，家属不作出明确的意思表示。

　　患者家属的知情同意权在某些特定的情况下可以认定为弃权，例如当患者意识不清，患者家属因对治疗知之甚少而犹豫不决，或决定不必由自己作判断或受伤很重不能做出判断或语言障碍（不能通过翻译克服）时，美国一些判例中的法官会认为患者家属放弃了知情同意权。放弃知情同意权，前提是患者必须知道他的知情同意权，他须知道医师有告知的义务，知道自己有作出同意或拒绝的决定权，知道医师不能做未经其同意的治疗。比如急诊室一名服毒自杀的少女，如果不立即清洗胃就会死亡，但其母亲由于生气女儿第三次轻生，遂赌气不签署洗胃术的知情同意书。医院应按照有利于患者的原则采取抢救措施。

　　（3）患者意识不清，家属作出不利于患者的意思表示。

　　根据《中华人民共和国民法总则》的规定，亲权人和监护人的利己行为属于代理权限的范畴，如果实施不利于行为能力欠缺人却有利于自己的行为，应属于无效。患者意识不清，家属作出不利于患者意思表示的原因一般有两种情况：

　　其一，是由于认识能力原因导致作出不利于患者的意思表示。在医学领域中，如果医务人员没有充分、通俗的告知病情、可以选择的治疗措施或各种措施的利弊后果，患者作出的同意或不同意当然在法律上无效。例如，产妇丈夫见妻子身体不适遂立即送其至某医院，根据急诊接诊医师的判断，产妇急需实施剖宫产，否则危及生命。产妇丈夫拒绝手术，并在《手术知情同意书》上明确书写："拒绝剖宫产手术，后果自负"。但是，产妇丈夫始终要求抢救妻子和孩子的生命。产妇丈夫认为妻子并不需要做手术，而只是一般的感冒，给些感冒药对症治疗，好好休息一下就会好了。这时医务人员应当非常明显地能够判断出患者的意思表示非"理解"而是"误解"。此时医务人员如果实施剖宫产手术，也可以用默示同意理论解释。但是，此时我们必须严格把握是否医务人员明知表意人的意思表示发生了动机错误。如果医务人员不能判断患者的意思表示有误，则应当免除其民事责任，反之则应追究其民事责任。意思表示可以以书面、口头、行为做出，一个理智的人其意思表示应当是一致的，不冲突的。但是，由于专业知识的欠缺或生活阅历的缺少，有时理智的人也可能做出明显冲突、不一致的意思表示。此时具有告知提示义务的职业者，应当做出正确理解和判断。

　　其二，是由于非认识能力原因导致作出不利于患者的意思表示。例如患者患有严重的肝硬化，病情较重，其子因担心医药费用过高会加重个人的经济负担遂要求医师立即停止对其父亲的救治；又如一个孩子生下来就小脑畸形（先天残疾，日后会有明显智力障碍），目前孩子呼吸困难，必须立即给予面罩给氧否则会死亡，其父母提出由于孩子畸形，所以不想要了，遂明确告知医师他们不同意面罩给氧。

　　（4）患者和家属的意思表示明显冲突不一致，而按照患者意思表示明显不利于对患者抢救。

　　在一般情况下，患者的意思表示和家属的意思表示发生冲突和不一致的情况下，医生往往会按照患者的意思表示实施医疗行为。但是，如果是在紧急病症的情况下，医生应当秉承对患者生命安全最佳利益负责的职业责任感，作出有利于患者的临床决策，拒绝接受明显不利于对患者抢救的主要和要求。

　　3. 为社会公众利益而行使的治疗特权　在涉及社会公众利益时，可不必取得患者的同意。最典型的例子是为保护公众的健康对公众进行预防注射，就不必分别取得每个人的同意。法律规定的某些疾病患者，如鼠疫、霍乱等烈性传染病患者，医师可以行使干涉权，依法通过采取合理的、有效的、暂时的和适度的强制措施，强迫患者住院并接受治疗。又如前所述，有人认为把对急症的治疗视为"默示的同意"也是为了公众的利益。

4. 人体试验中的治疗特权　一些高度危险的试验，一些可能致死致残的试验，即使患者出于某种目的同意，如渴望通过虽有高风险但也可能有很好疗效的试验，使疾病特别是某些缺乏有效治疗方法的疾病得以痊愈；或纯粹出于经济目的等，但医师通过检查认为，患者的健康状况不适宜进行这些高度危险的医学试验，可以适时干预。即使试验已经开始，必要时也应停止或中断试验，以保护患者的利益。

世界医学大会《赫尔辛基宣言》也有类似规定，只有当医师确信能够充分地预见试验中的风险并能够较好地处理的时候才能进行该项人体研究。如果发现风险超过可能的受益或已经得出阳性的结论和有利的结果时医师应当停止研究。

5. 患者意思表示有悖于社会公序良俗　如果患者的意思表示或选择明显与社会的公序良俗相悖，这时医师可以实施治疗特权。例如患者自杀被送达医院急诊。如果从患者自杀行为表面判断，其具有拒绝治疗的当然表示，但是医师对此类急危患者必须予以充分及时的抢救。

6. 患者的意思表示有悖于医师职业操守　如果患者的意思表示或选择明显与医师的职业道德、职业操守相悖，这时医师可以实施治疗特权或称干预权。例如一个没有任何剖宫产手术指征的产妇，即完全可以自然分娩试产，但是由于她和家人希望今天要生下来，所以要求必须立即给她做剖宫产，并愿意签署知情同意书，医师是否可以实施手术？显然，如果医师实施没有手术指征的手术就违背职业操守，此时医师当有权干预患者的选择。

（三）出具相应的医学证明文件的权利

医师在执业活动中，享有在注册的执业范围内出具相应的医学证明文件的权利。医学证明文件，是指疾病诊断书、健康证明书、出生证明书或死亡证明书等具有医学内容的证明文书。这些证明文件涉及患者及其家属的切身利益，当患者或有关方面提出要求时，出具医学证明文书不仅是医师的权利，也是其义务，除有正当理由外，不得拒绝。医学证明文件是对患者身体健康状况或出生、死亡等情况的真实记载，具有法律效力，一经签署就产生一定的法律效力。医师只能对自己亲自检查、诊断、处置的患者出具医学证明文书。未经亲自诊查和处置，不得向该患者出具疾病诊断书、健康证明书或死亡证明书等医学证明文书，而且文书所记载的内容必须属于医师本人注册的执业范围内。

医师在执业活动中，未经亲自诊查、调查，签署诊断、治疗、流行病学等证明文件或者有关出生、死亡等证明文件，或者隐匿、伪造或者擅自销毁医学文书及有关资料，由县级以上人民政府卫生行政部门给予警告或者责令暂停六个月以上一年以下执业活动；情节严重的，吊销其执业证书；构成犯罪的，依法追究刑事责任。

（四）为患者建议选择合理的医疗、预防、保健方案的权利

医师在执业活动中，有权为患者选择合理的医疗、预防、保健方案。这也被称为医疗裁量权或治疗特权。一般说来，每一种疾病的治疗方法往往不止一种，而不同种类的治疗、预防、保健方案往往效果悬殊。在多种效果悬殊的医疗、预防、保健方案中，医师有权为患者选择合理的方案，无需再将不具有治疗意义的方法告知患者。但是，如果几种方案效果相当或者各有优缺点而难以取舍时，哪一种方案更为合理往往需要经过专家的会

诊，如属于手术或特殊检查、特殊治疗，还应征求患者的意见，尽可能由患者行使最终决定权，但医师应该对这几种治疗方案的优点和局限性等向患者做详尽充分的说明，并给予自己的建议。

（五）获得医疗设备基本条件权

医师在执业活动中，有权按照国务院卫生行政部门规定的标准，获得与本人执业活动相当的医疗设备基本条件。原卫生部于 1994 年 9 月 2 日颁布的《医疗机构基本标准（试行）》中规定了医疗机构执业必须达到的最低标准，对于各级医疗机构应配备哪些设备，应达到什么标准作了明确的规定。

（六）进行科学研究、学术交流，参加专业学术团体的权利

医师在执业活动中，有权从事医学研究、学术交流，参加专业学术团体。尽管医学的发展大大提升了人类征服疾病的能力，但有大量疾病至今仍无法找到根本性的治疗方法，甚至找不出病因。医师是掌握大量医学科学知识和实践技能的专业技术人员，有权开展高水平的科学研究，发表学术论文，著书立说，有权参加中华医学会、医师协会等专业学术团体，与同道们切磋技艺，进行学术交流。这不仅有利于医师自身素质的提高，也将有力地推动医学科学事业的进步和发展。医师应该充分利用各方面条件，积极参与科学研究和学术交流，努力提高自己的业务素养。

（七）参加专业培训，接受继续医学教育的权利

医学科学是一门不断发展的科学，新的疾病不断产生，新的药物和治疗方法不断涌现，医学知识在随时更新。因此，必须赋予医师参加专业培训，接受继续医学教育的权利。医师也应该自觉主动地及时更新知识，优化知识结构，提高自己的专业水平。医师在执业活动中，有权参加专业培训，接受继续医学教育。

医疗、预防、保健机构和卫生行政部门应该有计划、有步骤地采取多种方式、开辟多种渠道，为医师参加培训、进修和各种形式的继续教育创造条件，提供机会，切实保障此项权利的行使。县级以上人民政府卫生行政部门应当制订医师培训计划，对医师进行多种形式的培训，为医师接受继续医学教育提供条件。县级以上人民政府卫生行政部门应当采取有力措施，对在农村和少数民族地区从事医疗、预防、保健业务的医务人员实施培训。医疗、预防、保健机构应当按照规定和计划保证本机构医师的培训和继续医学教育。县级以上人民政府卫生行政部门委托的承担医师考核任务的医疗卫生机构，应当为医师的培训和接受继续医学教育提供和创造条件。

（八）人格尊严、人身安全不受侵犯的权利

医师在执业活动中，享有人格尊严、人身安全不受侵犯的权利。医师的人格尊严，是指作为一名医师所应有的最起码的社会地位，并且应受到社会和患者最起码的尊重。医师的人身安全，是指医师的身体不受攻击、不受侵害。

医师是一种高风险职业，由于医学自身发展的局限，有很多疾患目前人类还对之束手无策，甚至连病因也没有弄清楚，医师执业活动中的误诊误治是难以完全避免的。医患双方发生争议时，双方都要理智、积极地应对，医院更要及时沟通、疏导，防范事态扩大，并灵活主动地利用摄像、摄影、录音取证等方式，保护医务人员及患者的合法权益，还应主动探索建立医患沟通机制。医师要用有效的方式将病因和治疗状况与患者沟通，同时律师、公证等第三方机构应及早介入。患者应通过法律程序解决纠纷，不得借口医疗纠纷而打砸医院，在医院摆灵堂，更不得殴打医务人员，将医师当作泄私愤的对象。卫计委已表示，将坚决打击严重扰乱正常医疗秩序的违法行为，杜绝职业"医闹"现象。

为制止打砸医院、殴打和侮辱医务人员的事件，维护医院医疗秩序，保障医师依法行医的权利，医疗机构是救死扶伤、保障人民生命健康的重要社会公共场所。禁止任何单位和个人以任何理由、手段扰乱医疗机构正常诊疗秩序，侵害就诊者合法权益，危害医务人员人身安全，损害医疗机构财产。《侵权责任法》也规定，医疗机构及其医务人员的合法权益受法律保护。干扰医疗秩序，妨害医务人员工作、生活的，应当依法承担法律责任。阻碍医师依法执业，侮辱、诽谤、威胁、殴打医师或者侵犯医师人身自由、干扰医师正常工作、生活的，依照《治安管理处罚条例》的规定处罚；构成犯罪的，依法追究刑事责任。扰乱事业单位秩序，致使医疗、教学、科研不能正常进行，尚未造成严重损失的，处警告或者二百元以下罚款；情节较重的，处五日以上十日以下拘留，可以并处五百元以下罚款；聚众实施前款行为的，对首要分子处十日以上十五日以下拘留，可以并处一千元以下罚款。

（九）获得工资报酬和津贴、享受国家规定的福利待遇的权利

医师在执业活动中，有权获取工资报酬和津贴，享受国家规定的福利待遇。作为拥有丰富医学知识和技能的专业技术人员，医师的工作具有高技术性、高强度性、高风险性等特征，是人类生命和健康的守护者，为社会的发展做出了显著贡献。为保证医师专心致志地从事医疗工作，社会理应确保医师获得与其付出基本相当的工资报酬和津贴，享受国家规定的公平合理的福利待遇。但当前，我国在一定程度上存在着医师的劳动与报酬不相当的现象，不尽合理的薪酬制度会对医师的工作积极性带来不利影响，并在一定程度上造成医师队伍人才流失、部分医师收红包或拿回扣等现象。因此，改善医师的待遇，保证医师付出与所得的平衡，就是非常重要和必要的。各级人民政府、卫生行政部门以及医疗、预防、保健机构也应当采取有力措施，依法保障医师的工资、津贴和各种福利待遇等权利的落实。

（十）参与所在机构的民主管理的权利

公民对任何国家机关和国家工作人员有提出批评和建议的权利。医师在执业活动中，有权对所在机构的医疗、预防、保健工作和卫生行政部门的工作提出意见和建议，依法参与所在机构的民主管理。据此，医师享有参与所在机构的民主管理的权利。

提出意见和建议是指医师有权对所在机构和卫生行政部门工作中存在的问题直接或间接地提出批评和建议。参与民主管理是指医师有权参与所在机构的发展、改革及其他方面的重大事项。医师作为长期处在医疗、预防、保健工作第一线的专业技术人员，更容易发现工作中存在的问题和卫生行政部门在监督、指导工作中的不足与薄弱环节，其所提建议和意见对提高医疗、预防、保健工作的质量，提高科学化管理工作水平，促使医疗卫生工作规范化、科学化、民主化，都具有非常重要的意义。各级卫生行政部门和医疗、预防、保健机构应以积极的态度对待医师提出的批评和合理化建议，不得对提出批评意见的医师进行打击报复，要采取必要的措施保证医师参与所在机构的民主管理权利的实现。

此外，医师还享有并发症的免责权等权利。医疗机构因医疗工作的高风险、高技术等特点，为保障患者自身及其他公民的健康权，医院工作人员在医疗过程中享有医疗意外、并发症的免责权。

二、医师的义务

医师的义务，是指医师在执业过程中依法应尽的责任，具体表现为医师在执业过程中必须为一定行为或不为一定行为，以维护法律的正确实施和患者的合法权益。根据《中华人民共和国执业医师法》和其他法律法规的规定，医师负有诊疗义务、依法执业的义务、保健指导义务、告知的义务（说明的义务）、报告义务等多项义务。其中，告知义务又称为说明义务，是指医师应以合理的方式就患者的病症、病情、治疗方法及可能发生的后果等事项向患者做充分、详尽的说明，以帮助患者正确地做出决定。医师应当如实向患者或者其家属介绍病情，但应注意避免对患者产生不利后果。医师进行实验性临床医疗，应当经医院批准并征得患者本人或者其家属同意。

（一）诊疗义务

诊疗义务，是指医师根据患者的要约，运用医学知识和技术，正确地诊断患者所患的疾病，并施以适当的治疗。这里所说的诊疗，是指广义上的诊疗，包括诊断、治疗、麻醉、手术、输血等具体的诊疗过程。对于具体的患者应给付什么样的诊疗义务，则是根据病情而决定的。医师不能为创收，对患者给付不必要的诊疗。该给付义务一般都不是达成特定结果的"结果债务"，而只能是提供妥当的医疗行为的"手段债务"。这一方面是因为疾病转归的不确定性使得诊疗也具有不确定性；另一方面则是因为现代医学有非常大的局限性。

医疗行为是发生私法上效果的合同行为，患者因求医问诊而与医疗机构之间成立医疗服务合同关系，但该种合同关系并非完全遵守契约自治的原则，医师的缔约自由受到限制，尤其是在面对危急患者的场合。对医师而言，医疗服务合同带有强制缔约和强制诊疗的特征，只要患者求医，医师无正当理由就不得拒绝，医师负有对患者实施诊查和在条件具备时进行治疗的义务，即使患者不支付医疗报酬也不能导致医师合理解除诊疗义务。这一点在危急患者的场合体现得更为明显。

对危急患者，医师应当采取紧急措施进行诊治；不得拒绝急救处置。医院、诊所遇有危急患者，应该立即对其予以救治或采取一切必要措施，不得无故迟延。世界医学会早在1949年通过的《国际医学伦理典章》中就已确立了"任何情况下不得拒绝急救处置危急患者"的原则。《国际医学伦理典章》中明确指出，"医师对于急症，必须施以所需之治疗，除非确是他不能为之处理。"医师和医疗机构必须无条件地承担该义务，不得以医疗费或其他原因拒绝急救处置。

（二）为取得患者有效承诺的说明义务

为取得患者有效承诺的说明义务，是指医务人员为取得患者对其将实施的医疗法律行为的有效同意，而对该医疗法律行为有关事项进行说明的义务。此种说明义务的对象是医疗过程中具有严重侵袭后果的行为，即该医疗法律行为可能带来危及生命、损害身体功能及对身体外观发生重大改变等后果时，医师对患者就该医疗法律行为的侵袭范围、程度以及危险发生的可能性等进行具体的说明。而一般医疗过程中常常实施的没有严重侵袭后果的医疗法律行为，则可不作说明，如对症状较轻疾病的检查、注射和用药等。

（三）制作、保存病历的义务

医疗机构门诊病历的保存期不得少于15年；住院病历的保存期不得少于30年。病历保存期限，是指医疗机构保存的门诊病历（含门诊死亡病历）和住院病历保存期限。如果医疗机构声明由患者保存的病历，由患者保存。可见，制作和保存病历是医院的法定义务。

（四）转诊义务

医疗机构对危重患者应当立即抢救。对限于设备或者技术条件不能诊治的患者，应当及时转诊。我国台湾地区也有类似规定，医院、诊所因限于设备及专长，无法确定患者的病因或提供完整治疗时，应建议患者转诊。但危急患者应先作适当的急救处置，始可转诊。转诊应填具转诊病历摘要，交予患者，不得无故拖延或拒绝。可见，转诊是医疗机构的一项法定义务，但是医疗机构在履行转诊义务时应注意以下几点：

1. 转诊只限在设备或技术条件不能诊治的情况下　究竟如何理解"设备和技术条件"是判断医疗机构是否应该转诊的关键。《医疗机构管理条例》中所述的"设备和技术条件"应理解为，患者在诊疗过程中不可或缺的、无法替代的医学设备和医学诊疗技能。

2. 必须做到及时转诊　有的医院确实没有能力医治患者的疾病，却有意拖延，耽误了患者的病情，这样如果导致不良后果，则应以违反转诊义务为由追究医院的责任。

3. 对危急患者必须进行急救处置　基于医疗机构所承担的注意义务，在对危急患者进行转诊时，医疗机构还必须首先进行相应的急救处置。例如根据患者症状怀疑有急性脑疝发生，就应对其进行静脉输入高渗降颅内压药物等急救处置措施，以暂时缓解病情。

4. 转诊程序合法　医疗机构为患者转院，具体程序应该按照《医院工作制度》中的转院制度办理。医疗机构因限于设备和技术条件，对不能诊治的患者，应由科内讨论或由科主任提出，科室报请院长或主管业务的副院长批准，提前与转入医院联系，征得同意方可转院。门诊医师对转诊患者应负责填写转诊病历摘要。凡决定转诊、转科或转院的患者，经治医师必须书写较为详细的转诊、转科或转院记录，主治医师审查签字。转院记录最后由科主任审查签字。如估计途中可能加重病情或死亡者，医疗机构应留院处置，待病情稳定或危险过后再行转院。较重患者急需转院时，应在急救处置后，派医护人员护送。患者转院时，应将病历摘要随患者转院。

（五）医疗注意义务

1. 注意义务的概念　注意义务最早在英美法系中提出。在英国，为了适应越来越多的新型侵权案件的要求，学者们提出了注意义务的概念，在 1932 年的 Donohue VS Stevenson 案中，阿克金（Atkins）法官根据法律谚语"爱邻居犹如爱自己"，提出了注意义务观点，提出所谓邻居就是那些与你关系密切并且直接受你行为影响的人。由于你的邻居会被你的行为影响，那么当你将自己的想法付诸行动或可能发生疏忽时，应当对你的邻居给予合理的考虑。也就是说，一个人对自己事务的谨慎与否，不仅可能影响自己的利益，还可能给他人的生命财产安全造成损害，与他人的关系极大。因此，谨慎不仅是对自己事务的注意，还因为关涉到他人，而自然应该被要求、被限制、被约束。此时，谨慎就成为了义务，即注意义务。昔日的法官也许不会意识到其当年运用的注意义务概念，会逐渐依据每个人身份地位的不同被赋予了相应的职业义务，如旅店主、运送者、马掌铺主的注意义务，后来更是适用于医师、药剂师和律师等。

《牛津法律大辞典》对"注意义务"的解释为：一个人对他人造成损害后，只有当法院判定被告在当时情况下，对原告负有不为加害行为或不让加害行为发生的法律义务，而被告却未加注意，或未达到法律所要求的注意标准，或未采取法律所要求的预防措施而违反此种义务时，他才在法律上对受害人承担过失责任。

"注意义务"的提法和原则最终确立了注意义务在英美法系侵权行为法中的核心地位。该学说和做法也慢慢渗透到大陆法国家，在德国和法国，通过法院的努力，都最终形成了司法实践中确定过失侵权责任的重要法理基础。在中国，虽然民法学界对注意义务的关注不够，但令人欣喜的是，司法者先行了一步，在相关司法解释中对注意义务做出了明确的规定。2002年《最高人民法院关于审理著作权民事纠纷案件适用法律若干问题的解释》第20条第2款规定，出版者对其出版行为的授权、稿件来源和署名、所编辑出版物的内容等未尽到合理注意义务的，依据《中华人民共和国著作权法》第四十八条的规定，承担赔偿责任。2003年《最高人民法院关于审理人身损害赔偿案件适用法律若干问题的解释》第6条规定，从事住宿、餐饮、娱乐等经营活动或者其他社会活动的自然人、法人、其他组织，未尽合理限度范围内的安全保障义务致使他人遭受人身损害，赔偿权利人请求其承担相应赔偿责任的，人民法院应予支持。可见，上述司法解释虽仅在个别侵权责任领域内规定和使用，但毕竟已表明，司法实务中已自觉地开始使用这一方法来解决过失侵权案件了。

注意义务，抽象地说是指不使有害结果发生，而使意识集中谨慎行事的义务。注意义务包括结果预见义务和结果避免义务两部分。结果预见义务是指行为人根据行为时的具体情况所负有的应当预见自己的行为可能引起结果发生的义务。结果避免义务是指行为人所负有的避免因自己的行为而发生危害结果的义务，或使自己的行为发生危害后果的几率降低的义务。注意义务以有预见可能或避免结果的可能为前提。有预见可能性存在而没有预见，就要对违反结果预见义务负责。同时有避免结果发生的义务而没有避免，要对结果的发生负责。结果避免义务以结果预见为前提，预见义务以结果避免为目的。预见义务和避免义务统一于注意义务之中。预见义务是避免义务的前奏和先决条件，避免义务是预见义务的延伸和归宿。

过错的认定包含了三层含义：行为人对被侵害人负有注意义务、行为人违反此注意义务、行为人对被侵害人造成了损害。理解过失的关键在于对注意义务的界定。"人们完全可能并且也的确十分常见以'义务'这一概念来处理过失侵权中所产生的绝大多数问题。因此，对行为人所提出的行为标准也可以这样加以表述：汽车司机在接近十字路口时负有中速行驶的义务，负有适当警惕的义务，负有按喇叭的义务。"

注意义务应当包括以下两个主要方面：其一，法律、法规所规定的注意义务（成文规定的注意义务）。这是最明确、最容易检索的注意义务发生根据。法律、法规所规定的注意义务最常见的是就特定行业依法规定的安全操作规程。例如《医疗事故处理条例》中医疗事故违法行为的构成要件是以法律、行政法规和诊疗护理规范常规为限的。其二，依照合同性质而产生的注意义务（非成文规定的注意义务）。合同性质所决定的注意义务是司法实践中最常见的一种注意义务。合同性质所决定的注意义务往往要根据法官的社会经验进行推定、理解或解释。

2. 医疗注意义务　医疗注意义务是确保医疗法律行为合法性的重要依据之一。没有重视和履行医疗危险注意义务则易导致过失行为。医疗注意义务包括一般注意义务和特殊注意义务。

一般注意义务，也称善意注意义务或保护义务，是指医务人员在医疗服务过程中对患者的生命与健康利益的高度责任心，对患者的人格尊重，对医疗服务工作的敬业、忠诚和技能追求上的精益求精。如医院内地板、楼梯的安全措施，使患者免除跌倒的危险，避免患者遭受其他疾病的感染等。此外，还应包括患者死亡后对其遗体的保护义务，如未经患者生前遗嘱或亲属同意，不得解剖、摘取器官等。

特殊注意义务，是指在具体的医疗服务过程中，医务人员对每一环节的医疗法律行为所具有的危险性加以注意的具体要求。从医疗合同的成立而言，医务人员对于患者具有提供医疗服务的义务，并且对于患者所发生的疾病以及疾病、治疗所引起生命健康上的危险性，具有预见和防止的义务，也即高度危险注意的义务。

这里要注意，在医疗事故技术鉴定中，鉴定人往往会从两个方面把握、审视医务人员是否履行了合理的注意义务——"结果预见义务"和"结果避免义务"。医师在手术之前会告知患者手术可能产生的风险和并发症，并在《知情同意书》上予以书面告知和记载，这就体现了"结果预见义务"。"结果避免义务"，是指医师在预见风险和并发症后，负有避免因医疗行为而发生危害结果的义务。例如预见到手术可能产生术后切口感染的并发症，就应当在手术前后注意常规使用预防感染的抗微生物药物，这就体现了"结果预见义务"。

从注意程度上，医疗注意义务可以区分为两种类型：一是专业基准注意义务，二是最善注意义务。专业基准注意义务，要求医疗者在专业技能上符合"专家集团平均人"专业水平，在注意程度上尽到所属"专家集团平均人"水平的审慎注意。专业技能的标准就是"医疗水准"。即医师在进行医疗行为时，其学识、注意程度，技术以及态度均应符合具有一般医疗专业水准的医师在同一情况下所应遵循的标准。以"医疗水准"作为判断过错的标准，是日本学说及审判实务的见解。东京高等法院 1988 年 3 月 11 日曾有判决论及："依《日本医师法》第 1 条之规定，医师由于其职司医疗及保健指导，对于公共卫生之促进寄予作用，从而达到确保国民健康生活之目的。因此，当其在诊查、指令之时，自应被要求参照其业务性质，履行基于防止危险上，以实践为必要之最完善之注意义务。而注意义务之基准即为诊疗时所谓临床医学实践上之'医疗水准'，亦即，医师应本着该水准，履行其最完善之义务。因此，医师在从事治疗时，怠于履行依该水准所应尽之注意义务，从而致他人身体或健康于损害者，即应被认定为有过失，自应依民法第 709 条之规定，对于被害人所受之损害负赔偿责任。"审慎注意，也就是达到基本的注意程度。包括注意追求正方向医疗效果和注意防范反方向医疗危险。在基本的注意能力具备前提下，达到"合理专家"标准的审慎注意。

最善之注意义务——要求医疗者尽力趋向就医者高度信赖和尽力遵从医者良心、追求最大健康利益。这是比照专业注意义务，在特殊情况下的注意义务。未尽到特殊情况下的注意义务也构成过错。具体包括四种情形：其一、高度专业水准。一般指医师的专业资格和专业能力得到一定范围公认和信赖，高于一般专业水准，是在一定医疗领域的专家。这种情形下，应认为其注意能力高于一般专业水平。其二，最佳判断。当医师的专业判断能力高于一般专业标准，而该医师应当预见一般标准的治疗方法具有不合理的危险性时，对该医师的注意义务的要求应高于一般专业标准。该医师必须依其能力作最佳判断，尽到"最善之注意义务或完全之注意"方可免责。其三，紧急状况。在医疗尝试情况下和紧急医疗状况下，由于条件和时间的限制，可以成为缓和注意义务的客观条件。但只是确因客观条件限制无法注意才能免责，必须具体分析具体情况。对于医学尝试，医师应对患者履行告知义务，患者在获知风险的前提下承诺接受，医师应进行必要充分的比较论证，考虑患者病状体质、医院设备、医师能力、可能的危险，准备相应应急措施，最大程度地避免和降低医疗风险。其四，特殊体质。患者的特殊体质应当是医疗中考虑和了解的因素，并注意预防措施的常规准备，最大程度地降低和避免风险，因为未考虑到也属于未尽到注意义务的范畴。

无论对医师注意义务如何划分，学者们对医师注意义务应包括的主要内容，基本持一致意见，即认为医师注意义务应包括医疗活动的全过程，如诊疗中的注意义务、转诊中的注意义务、告知说明与获得知情同意的注意义务等。

（六）保守秘密的义务

远从希波克拉底时代就已将保守诊疗秘密视为医师的伦理守则之一："在施行治疗时，我一切所看见或听到的（就在执业之外的社交上也是如此），凡不可公布的，我全不泄漏，当作神圣不可侵犯的秘密"。1948 年 9 月由世界医学会第二届会员大会通过的《日内瓦宣言》也记载着"我愿尊重告知我的秘密"，后来还加上了"即使在患者死后"的措辞。

医师在医疗过程中，很容易接近、了解患者的隐私。医师对患者的病情询问及患者的陈述往往涉及患者的秘密，对患者进行某些人身检查可能触及患者的隐私部位。此外，对患者的血液等进行检验，可能会发现患者遗传等方面的秘密。而且，严格说来，医师与患者所订立的医疗合同本身就是一种秘密。医师在执业活动中应关心、爱护、尊重患者，保护患者的隐私。患者的隐私就是指患者在就诊过程中向医师公开的，但不愿让其他人知道的个人信息、私人活动或私有领域，包括患者的疾病、病理生理上的缺陷、有损个人名誉的疾病以及其他患者不愿他人知道的隐情等。保护患者的隐私权就要求医师为患者保守秘密，对于患者的诊疗记录，包括病历、各种检查发现与检查报告、诊所的名称，治疗方法与经过，有为患者保守秘密的义务，不得出于治疗以外的目的向无关的第三人泄漏。

医师与患者之间相互信任的关系对于疾病的治疗和治愈非常重要。患者基于对医师的信任，将属于自己隐私范畴的事项告知医师，以利于医师更好地诊断病情。但是，如果医师不能严肃对待这种信任，随意将患者的秘密和隐私泄漏于外，就会失去患者的配合，致使其对认为可能影响其声誉的行为与病史隐而不言，给疾病的诊断治疗增加困难。

（七）遵从指挥救灾、防灾的义务

遇有自然灾害、传染病流行、突发重大伤亡事故及其他严重威胁人民生命健康的紧急情况时，医师应当服从县级以上人民政府卫生行政部门的调遣。

（八）警戒义务

《药品不良反应报告和监测管理办法》第十七条规定，药品生产、经营企业和医疗卫生机构发现群体不良反应，应立即向所在地的省、自治区、直辖市（食品）药品监督管理局、卫生厅（局）以及药品不良反应监测中心报告。所以医师在发现药品不良反应或疑似药品不良反应时，应当立即通过医院向所在地的省、自治区、直辖市（食品）药品监督管理局、卫生厅（局）以及药品不良反应监测中心报告。

医师发生医疗事故或者发现传染病疫情时，应当按照有关规定及时向所在机构或者卫生行政部门报告。医师发现患者涉嫌伤害事件或者非正常死亡时，应当按照有关规定向有关部门报告。

　　医务人员在医疗活动中发生或者发现医疗事故、可能引起医疗事故的医疗过失行为或者发生医疗事故争议的，应当立即向所在科室负责人报告，科室负责人应当及时向本医疗机构负责医疗服务质量监控的部门或者专（兼）职人员报告；负责医疗服务质量监控的部门或者专（兼）职人员接到报告后，应当立即进行调查、核实，将有关情况如实向本医疗机构的负责人报告，并向患者通报、解释。也就是说，发生、发现医疗事故包括可能造成医疗事故的医疗过失行为时，医疗机构有通报、解释义务，患者则享有知情的权利。对此，患者在发生争议之后，可以行使知情权，要求医疗机构据实通报、解释。

第四节　知情同意与违法阻却事由

　　违法阻却性事由是大陆法系中的一个重要概念，也可以称为正当化事由，是指在通常情况下符合违法性要件但由于其他事由的存在而被认为没有违法性。违法阻却事由的特性在于法律的明确特别规定。因为通常情况可以认定违法的行为，只有在法律基于特别的考虑将其特别规定时，才可以阻却违法。一般而言，违法阻却事由包括以下几种：正当防卫、紧急避险、无因管理、自力救济、正当职务行为、受害者承诺。

　　医疗行为往往是一柄"双刃剑"，在治疗患者疾患的同时，往往也具有侵袭性（创伤性）的特点，特别是手术、特殊检查或者特殊治疗。所以，在实施医疗行为前，法律规定通过知情同意使得其行为的创伤性能够被"阻却违法性"。患者同意而产生的违法阻却事由，其先决条件是医疗机构及其医务人员在医疗活动中必须履行对患者的注意义务。注意义务，主要是说明、告知、解答咨询等义务，如果医疗机构及其医务人员没有履行说明、告知、解答咨询义务或履行说明、告知、解答义务不全，那么就应视其未尽到合理的注意义务，就可能构成过失侵权，而不会产生阻却违法的结果。在医疗领域中，违法阻却事由主要包括以下几种：受害者承诺（知情同意）、无因管理和正当职务行为。但是，实际上还有其他常见医疗阻却违法理由被司法工作者和鉴定人所忽略。

一、知 情 同 意

（一）知情同意的概念及起源

　　知情同意（informed consent），是指患者在取得医师提供其医疗决定所必需的足够信息的基础上作出医疗同意的过程。知情同意权是患者自己决定权的最重要的体现。"知情同意"的概念来源于第二次世界大战后的纽伦堡审判，审判中揭露了纳粹医师强迫受试者接受不人道的野蛮实验的大量事实。在审判后通过的《纽伦堡法典》中规定，人类受试者的自愿同意是绝对必要的，应该使他能够行使自由选择的权利，而没有任何暴力、欺骗、欺诈、强迫、哄骗以及其他隐蔽形式的强制或强迫等因素的干涉；应该使他对所涉及的问题有充分的知识和理解，以便能够作出明智的决定。这要求在受试者作出决定前，使他知道实验的性质、持续时间和目的；进行实验的方法和手段；可能发生的不方便和危害，他的参与对他的健康和个人可能产生的影响。纽伦堡审判后，知情同意逐渐成为医患关系中最受人注意的原则之一。

　　知情同意的概念在普通法历史上是"加害行为"的逻辑产物。20世纪初期，加害行为被定义为"不经同意的不法接触"医师即使是为了治疗，不经患者的同意，也没有接触患者的特权。一段时期以后，医师应告知信息成为更普遍的义务，其前提是因医患双方处于不平等地位，医师有专业医学知识，处于优势，患者不懂医学，处于劣势，故医师有照顾患者的义务，照顾义务必然包括告知并取得同意的义务。医师应告知患者其建议的检查和治疗的性质与后果，取得患者的同意。医师未尽此义务则构成民事上的"过失行为"，而不是刑事上的"加害行为"。

过失理论取代加害理论使医师面临更多的法律责任。例如：一个医师如果没有告诉患者放弃某种治疗的危险，不会构成"加害"，因为在医师和患者之间没有接触或接触的威胁，就不构成"加害"，但这样的医师却有潜在的过失责任。医师没有告知患者其作医疗决定所需要的信息就违反了他的义务。到20世纪50年代后期，医师告知的范围进一步扩大：医师不仅应告知患者被推荐检查或治疗的信息，还应告知其他可供选择的治疗方案的信息。患者只有在清楚了各种治疗方案的益处和危险之后才能作出同意，这一思想已得到法律承认。在美国法上，"知情同意"最早出现在1957年加利福尼亚州上诉法院对Salgo事件的判决中，法官一方面首次导入了"知情同意"这一词汇，另一方面，也承认医师在告知的范围程度上有很大的裁量权。Solgo事件三年后，堪萨斯州地方法院对Natanson v. kline案的判决及密苏里州地方法院对Mitchell v. Robinson案的判决，都以知情同意理论，即以没有履行说明治疗风险为由，否定了形式上存在的患者的同意效力。由此，知情同意理论在判例法上得到了确立。

（二）医师的说明义务

患者知情同意的前提是患者从医师处获知有关疾病病情、可选择治疗方案以及每一治疗方案的利弊后果这三方面信息。对这些信息进行扩展一般应当包括：疾病的状况、建议治疗程序的性质和可能伴随的危险、成功的可能性、如不采取治疗的后果、其他可选择的治疗方案的益处及限制，还应包括有关医护人员的背景、治疗费用、饮食限制、监管要求、对生活、工作可能产生的影响等具体内容。如果医师给患者建议一种新的药物，应告知患者这种新药为什么是必要的、为什么要更改处方、可能的副作用、可选择的手术或非手术的其他治疗方案的可行性及益处。患者应知悉治疗的信息，对患者来说是权利，对医师而言则是医师的充分说明的义务。患者想知情的信息，至少应当包括如下内容：

1. 患者有权知道医疗机构的名称及如何就诊，因此，医疗机构应将其营业执照、诊疗时间、诊疗规则等悬挂在明显处所。以医疗规则来说，如挂号程序、候诊、就诊、检验、领药与办理住院出院等规定，宜公告周知，由患者参照办理。又如遇空袭、火灾、地震或暴徒入侵时，如何避难逃亡等紧急应变措施，亦需让患者知道，以备不时之需。

2. 患者有权知道医师的姓名、职称，以为建立信任医师的凭借，故医师需佩戴名牌或服务证，除可当通行证外，亦可作为患者认识医师的基本资料。

3. 患者有权知道医药收费标准的明细，以判断费用是否合理。如为超收，则可要求退费。故医疗机构收取医疗费用，应依患者要求，提供收费明细表及收据，并应备置收费标准明细表供患者查阅，医疗机构最好将收费标准明细表公告，让患者一目了然，既可做缴费的心理准备，并可做判断收费是否合理的基准，以减少不必要的纠纷。

4. 患者有权知道疾病名称、病情、治疗方案、预后情形。医师解说病情时，应用浅显易知的口语、生活用语，不可用艰深难懂的学术用语，以增进沟通的效果。

5. 患者有权知道手术原因、手术成功率及可能发生的并发症及危险，医师有说明的义务。例如患者接受颈部脊椎病手术前，医师需详加说明该病况、今后可能的进展、改善的可能性、手术的有效性、可能造成上下肢完全麻痹等危险，让患者了解详情后，再做决定是否开刀。

6. 患者有权要求说明用药的方法、有关用药的疗效、副作用、不良反应、以如产生副作用时如何应对、用药禁忌等，医师宜一并告知。

7. 患者接受人体试验时，医院应向受试者或其法定代理人说明如下事项：①试验目的及方法；②可能产生的副作用及危险；③预期试验效果；④其他可能的治疗方法及说明；⑤接受试验者若随时在开始试验前撤回同意，或试验进行中撤销同意，因此不会承担不利的法律后果。

（三）患者的同意

患者在知情的基础上作出的同意，是患者自己决定权的重要体现。同意是医师获得合法授权的合意结果，因此其意思表示必须真实。同意在医患关系中发挥着两种不同的作用：一是法律上的作用，它为医疗提供了合法的理由，没有这种同意的治疗是不法行为。二是临床上的作用，它能获得患者的信任与合作。同意作为医疗合法的理由，有时与传统的伦理原则相矛盾，尤其是当医师的治疗方案对患者无害甚至有利时。例如，患者出于宗教信仰拒绝输血、肢体生蛆的患者宁愿死也不同意截肢、患有不宜怀孕疾病的患者坚持保胎等，在此种情形下，即使在医师看来患者的选择是不明智的，甚至会危及患者的生命，不经患者同意也不能对患者进行输血、截肢、流产的治疗。

1. 同意的能力　就患者而言，只有具备同意的能力，他所作的同意才可能有效。关于患者同意的能力，或称自己决定的能力，各国的法律都没有一个精确的标准来衡量，它取决于患者理解治疗的性质和目的的能力，包括如接受治疗将对身体所作的处置、不治疗的可能的后果、理解医师对其说明的各种危险及副作用等。理解的水平必须与所作决定的重要性呈适当的比例，决定的重要性越大，能力应越高。所以，必须根据个案的具体情况来具体分析。一般认为，精神状况健全的成年患者有自己决定的能力，但这并不等于头脑不健全的成年人和未成年人都没有自己作出医疗决定的能力。

一般情况下，对病情、治疗充分理解的未成年人有作出医疗决定的能力。美国的大多数州都规定不满14周岁的未成年人没有能力对医疗行为作出知情同意，而14周岁以上的青少年，有能力理解治疗方案的，包括它的风险、益处、可选择的其他方案等，有权不经其父母同意而决定接受治疗。这类青少年常被称为"成熟的未成年人"。在部队服役的未成年人、离家自己谋生的未成年人都有权自己作出医疗同意。此外，某几类医疗无论未成年人的状况如何，都不需其父母的同意。这些例外在各州的医疗自主法规中有明确规定，最典型的是未成年人有权同意接受有关怀孕、避孕、性病的治疗及酒精、药物滥用的治疗。有的州还允许未成年人不经父母同意接受精神健康治疗。

2. 同意有效的条件　就患者而言，必须具备以下条件，所作的同意方为有效：其一，具有同意的能力；其二，理解知情同意的内容；其三，自愿地作出同意。患者具有同意的能力，如前所述，指患者必须有能力理解治疗的性质、目的和效果。这种能力在不同的场合有不同的要求。一般而言，精神健全的成年人、对治疗有理解能力的未成年人、对治疗有理解能力的精神不健全的成年人，都被认为有同意的能力。不具有同意能力的患者作出的同意无效。

如果患者未能真正理解被告知的信息内容则同意无效。这一方面要求医师履行告知义务时，应全面、真实地向患者说明信息，不能出于恶意故意隐瞒信息或对建议治疗的性质作出不实描述。另一方面，也要求医师应用患者理解的语言说明信息内容，如果医师用复杂难懂的语言向文化程度不高的患者解释医学概念，或向说西班牙语的患者讲英语，患者就不会完全理解信息的内容，所作的同意无效。

3. 代替的同意 当患者没有作出医疗同意的能力时，法律允许患者的亲属或监护人为他作出同意，这就是代替的同意理论。

美国多数涉及代替同意的法律都产生于父母子女关系。在很多州，没有决定能力的未成年人的医疗决定权通常由其父母或监护人行使。通常，父母更适合于为没有能力的孩子作出医疗选择，当然父母必须精神健全，有作出同意的能力。父母代替的同意应符合孩子的最佳利益。

4. 医师治疗特权 在通常情况下，医师的一般权利常服从于患者的权利是实现患者自由、自治的基本要求。但在极其特定的情况下，需要限制患者的自主权利，实现医师自己的意志，以达到完成医师对患者应尽的义务和对患者根本权益负责的目的，这种权利就称为医疗特权。

（四）医疗拒绝权

查阅我国现行法律，虽然没有明文宣示医疗拒绝权的存在，但依一般医疗惯例，大家都默认患者有"自动出院"、"放弃 C. P. R（心肺复苏术）"的权利。我国台湾地区的"安宁缓和医疗条例"明确了绝症晚期患者享有医疗自主权，即包括医疗拒绝权在内。因此，患者不想继续接受医疗时，医师依法尊重其意愿。

当患者决定放弃医疗时，医师应告知其后果可能非常危险，或将加速死亡的来临，或有变成植物人的可能。最近数年来，陆续发生过拒绝输血的案例。台大附设医院、台北马偕医院、台中仁爱医院的医师，碰到这种情况，也只能表示尊重其决定，无法违背其本人意愿。

为使面对"生死关头"有个妥善安排，免得突遭变故，无法表达意愿，以致不知所措。不妨效法美国法制，平时健康时，就立下《生前遗嘱》，以备不时之需。按美国加利福尼亚州 1976 年通过的《自然死亡法案》，推行《生前遗嘱》，呼吁世人在健康时，以书面预先表示将来病危时，放弃 C. P. R 等无意义急救；也可预先确立医疗委托代理人，在其昏迷无法表示意愿时，由委托代理人决定执行或放弃 C. P. R. 等急救措施，让患者自然往生。曾出任台北医学院董事长，高雄医学院院长的谢献臣博士，就曾立下《生前遗嘱》，并经高雄地方法院认可。《生前遗嘱》预先声明，要是不幸得了绝症，一旦病危，请其家属或医师不要用呼吸器等痛苦疗法，让患者自然死亡。这种预先表示放弃医疗等声明，依法应受尊重。

但是对于强制诊疗关系下的患者（例如患法定传染病、严重精神病），依法均须接受隔离治疗、强制检查、强制治疗与强制鉴定或强制住院，甚至得拘禁患者，剥夺其自由，以维护社会安全。因此，此类患者不得享有医疗拒绝权。另外，如孕妇拒绝医疗的行为存在死亡危险，为保全其胎儿的生命，也不得拒绝医疗行为。

（五）我国现行法律关于知情同意的规定

1. 知情同意的一般性法律规定　早在 1994 年《医疗机构管理条例》就规定，医疗机构必须将《医疗机构执业许可证》、治疗科目、诊疗时间和收费标准悬挂在医院的明显之处；医疗机构工作人员上岗工作必须佩戴本人姓名、职务或者职称的标牌。

2. 手术、特殊检查和特殊治疗知情同意的法律规定　1994 年的《医疗机构管理条例》就规定，医疗机构实施手术、特殊检查、特殊治疗时，必须征得患者同意，并应当取得其家属或者关系人同意。《医疗机构管理条例实施细则》将特殊检查、特殊治疗，界定为下列情形之一的诊断、治疗活动：①有一定危险性，可能产生不良后果的诊断、治疗活动；②由于患者体质特殊或者病情危重，可能对患者产生不良后果和危险的检查与治疗；③临床试验性检查和治疗；④收费可能对患者造成较大经济负担的检查和治疗。

当然在临床医学实践中，医疗机构往往对下列诊疗活动也会充分告知、征得患者或患者家属的同意：①构成对躯体侵袭性伤害的治疗方法与手段；②需要患者承担痛苦的检查项目；③使用药物的毒副作用和个体素质反应差异性；④需要患者暴露隐私部位；⑤从事医学科研和教学活动的；⑥需要对患者实施行为有限制的。

但是，纵观我国现行法律文件，关于知情同意的规定散在《中华人民共和国侵权责任法》、《中华人民共和国执业医师法》、《医疗机构管理条例》、《医疗事故处理条例》、《医疗机构管理条例实施细则》、《病历书写基本规范》等法律、行政法规和部门规章中。由于上述立法存在历史沿革，所以从文字上就会发现关于手术、特殊检查和特殊治疗方面的规定似乎存在冲突，例如：

（1）法律中关于手术、特殊检查和特殊治疗知情同意的规定：《中华人民共和国侵权责任法》第五十五条规定："医务人员在诊疗活动中应当向患者说明病情和医疗措施。需要实施手术、特殊检查、特殊治疗的，医务人员应当及时向患者说明医疗风险、替代医疗方案等情况，并取得其书面同意；不宜向患者说明的，应当向患者的近亲属说明．并取得其书面同意。医务人员未尽到前款义务，造成患者损害的，医疗机构应当承担赔偿责任。"第五十六条："因抢救生命垂危的患者等紧急情况，不能取得患者或者其近亲属意见的，经医疗机构负责人或者授权的负责人批准，可以立即实施相应的医疗措施。"

《中华人民共和国执业医师法》第二十六条规定："医师应当如实向患者或者其家属介绍病情，但应注意避免对患者产生不利后果。"

（2）行政法规中关于手术、特殊检查和特殊治疗知情同意的规定：《医疗事故处理条例》第十一条规定："在医疗活动中，医疗机构及其医务人员应当将患者的病情、医疗措施、医疗风险等如实告知患者，及时解答其咨询；但是，应当避免对患者产生不利后果。"

《医疗机构管理条例》第三十三条规定"医疗机构施行手术、特殊检查或者特殊治疗时，必须征得患者同意，并应当取得其家属或者关系人同意并签字；无法取得患者意见时，应当取得家属或者关系人同意并签字；无法取得患者意见又无家属或者关系人在场，或者遇到其他特殊情况时，主治医师应当提出医疗处置方案，在取得医疗机构负责人或者被授权负责人员的批准后实施。"

（3）部门规章中关于手术、特殊检查和特殊治疗知情同意的规定：《病历书写基本规范》第十条规定："对需取得患者书面同意方可进行的医疗活动，应当由患者本人签署知情同意书。患者不具备完全民事行为能力时，应当由其法定代理人签字；患者因病无法签字时，应当由其授权的人员签字；为抢救患者，在法定代理人或被授权人无法及时签字的情况下，可由医疗机构负责人或者授权的负责人签字。因实施保护性医疗措施不宜向患者说明情况的，应当将有关情况告知患者近亲属，由患者近亲属签署知情同意书，并及时记录。患者无近亲属的或者患者近亲属无法签署同意书的，由患者的法定代理人或者关系人签署同意书。"

二、无因管理与职务行为

医疗法律关系中，也有因医疗机构或医务人员对患者事实上的医疗法律行为而产生的医疗法律关系。医疗事务的无因管理，是指医疗机构或医务人员在没有约定义务和法定义务的情况下，为避免患者的生命健康利益受到损害，自愿为患者提供医疗服务的行为。

但是，由于目前我国卫生立法的不明确性，导致广大医务人员对无因管理行为概念模糊、混淆，直接导致医务人员对自身行为的法律结果缺乏预见能力，也间接构成对医疗正义的伤害。例如，《中华人民共和国执业医师法》规定，对急危患者，医师应当采取紧急措施进行诊治；不得拒绝急救处置。试问医务人员在医院外，发现患者而不加以治疗是否违反《执业医师法》？是否要承担法律责任？如果此医务人员系牙科医师但为火车上的孕妇分娩，由于差错造成母子双亡，该医师是否应承担法律责任？试问对自杀未遂而不愿就医者，医务人员是否有法定义务予以救治？无监护人在场的情况下，医院直接针对无行为能力的"非急危"患者是否有义务予以救治？鉴于《执业医师法》第二十四条处在第三章执业规则范畴中，所以我们认为第二十四条的救治应当只能约束医师在医院内的职务行为。

三、职务行为

国家基于医疗的特殊性和对国民生命和身体健康的维护，在法律上赋予医疗机构或医务人员以强制诊疗和患者的强制受诊义务。这在医疗法律关系中属特殊的情况，此为公权力的行使，即医疗机构或医务人员作为国家的使用人、代理人，医疗法律关系是存在于国家和患者之间的，这种医疗法律关系可称之为强制医疗关系。此种情况下，医师的职务行为成为一种阻却违法事由。

例如，《中华人民共和国传染病防治法》所规定的甲类（鼠疫、霍乱）传染病患者和部分乙类（非典型肺炎、高致病性禽流感、肺炭疽）传染病患者的强制性治疗就属于此种情形。日后我国的《中华人民共和国精神卫生法》还应当针对有公共危害的精神障碍者做出此类规定。另外，医师给死刑犯实施注射死亡也应当是基于职务行为阻却了其违法性。

四、其他常见医疗阻却违法理由

对于医疗过失的免责，当寻求法律上的医疗阻却违法理由作为依据。目前学术界和司法实务中普遍认为，由于医疗意外、难以避免的并发症、患者自己的原因等因素给患者生命健康造成损害的，不属于医疗过失，医师不承担责任。因为这几种情况的发生，与医师是否尽到注意义务和尽到注意义务的程度没有直接的因果关系，所以可以成为医疗过失的免责事由。《医疗事故处理条例》规定的不属于医疗事故的六种情形，即在紧急情况下为抢救垂危患者生命而采取紧急医学措施造成不良后果的；在医疗活动中由于患者病情异常或者患者体质特殊而发生医疗意外的；在现有医学科学技术条件下，发生无法预料或者不能防范的不良后果的；无过错输血感染造成不良后果的；因患者原因延误诊疗导致不良后果的；因不可抗力造成不良后果的。这几种情形是符合医疗过失的免责事项的，对维护医方的合法权益以及医学科学发展而言是必要的。

但是，目前在司法实践中，医疗阻却违法理由有时却往往被人忽略，而有时又被过度滥用，成为一些医疗机构或医务人员免除责任的常用手段。例如医疗意外就是如此，现代医学研究和法学研究观点证明，一般医疗意外是就医者的特殊体质、病情和异常反应所导致的结果，但是不应完全对此适用不可抗力学说而绝对免除法律责任，这主要是基于：现代医学经过大量的经验积累，已经对常见的易引起过敏反应的药物有充分的认识，并从临床治疗上进行了规范制定，在药物说明书中予以说明，以此引起医方的高度注意。经过临床治疗和社会生活活动，不少患者已经知晓自己对某些物质存在过敏状况，能够提供警觉与依据，因此高度重视问诊是医方的义务。另外，有的医疗意外是因为没有严格按照医学操作规范要求所导致的。因此，必须对是否属于医疗意外进行严格审定。

（一）医疗行为符合国家法律法规的要求

例如在 Re HIV Haemophiliac Litigation（1990）案中，血友病患者接受了受污染的因子Ⅷ，结果感染了艾滋病病毒。患者指控医院存在违法行为。法院认为本案中医院这里并不存在违反法定义务，不构成医疗过失。医疗过失不成立的原因在于缺少近因要素。根据《国家健康服务法》（National Health Service Acts，1977）的规定卫生大臣负有提供综合性健康服务的义务。所以不是说所有法律义务都是医疗机构的医疗义务，有些义务是行政义务。

（二）医疗行为符合行业医疗指导准则

医疗指导准则是医疗行业制定的具有重要指导意义的医疗诊治规范。各个专业医学学术团体所提出的专业指导准则，例如中华医学会各专业委员会、中国抗癌协会等制订的各疾病的诊疗方案。医疗指导准则对于确定医师的医疗注意义务有一定的参考价值。在医疗的综合流程过程中，医方诊断、检查、治疗、手术、护理等环节均符合医疗常规和就医者疾病和身体状况。

（三）医疗行为符合医疗实践的惯例与医疗水准

医师在进行医疗行为时，其学识、注意程度，技术以及态度均符合具有一般医疗专业水准的医师于同一情况下所应遵循的标准，符合专业技能医疗水准的要求。医疗界普遍接受的医疗实践做法通常是一个成功的抗辩。从医疗水准判断医师是否有过失时，应当以医疗时的医学水准为判断标准。后来的医学水平的提高，不能作为判断医疗过失的根据。

（四）医师的专业水准

医师水准与医疗过失的关系，学术的观点是区分全科医师和专科医师。全科医师与专科医师的注意义务是不同的；另外不同的专科，专科医师的注意义务也是不同的。还有，全科医师在接诊需要专科医师诊治的患者时，应有义务劝告患者去专科诊治的注意义务，除非遇到紧急情况或者患者的明确要求。另外，关于医师水准的确定，应当以当时全科或者该专科的社会一般医学知识作为判断医疗过失的标准。

（五）可容许的医疗风险

尽管医学技术水平在不断提高，但很多医学问题仍在探索之中，医学发展还具有相当的局限性，医疗行为固有的风险性还是一种客观存在。医学的进步需要相应医学风险的承担，这种医学风险既是医方承担的，也是患者在作出利益最大化选择的前提下承诺承担的风险。医学的进步乃是经历了千千万万次的反复实验和数次的失败才得到的。如果将医方无过错而纯粹由于医学发展局限性造成的患者损害也归责于医方，显然有失法律的公正。

由于许多疾病具有相同的症状，有时候疾病诊断上的错误本身并非一定是医疗过失，例如上述的 Maynard V West Midlands RHA（1984）案。但是，误诊可以构成医疗过失。评价医师医疗行为的标准是伯勒姆标准（Bolam test）即一个有能力医师在相似情形下将如何做，具体包括查阅病历记录、询问患者、身体检查，以及必要时做各种化验或者 X 线检查。在 Wood V Thurston（1951）一案中患者由他的朋友带到医院，当时患者处于沉醉状态，他的朋友告诉医师患者被发现于移动的装卸车底下。医师检查了他的身体并处理了脸部的创伤后让患者坐出租车回了家。几个小时后，患者死亡。事后发现患者的多数肋骨和锁骨骨折，且肺部阻塞。医师抗辩患者就诊时的沉醉状态影响了患者的疼痛反应，他应该没有责任。法院认定医师有医疗过失，因为该疾病容易诊断只需要听诊即可。在 Langley 诉 Campbell（1975）案件中，内科医师没有诊断出刚刚去过非洲的患者罹患疟疾，法院认定有医疗过失。

（六）医学进展的无限性

所有医师应当跟踪其专业领域的主要进展。例如，一位肿瘤治疗专家应当知道最新的重要治疗手段。然而，法院认为法律并不期待医师了解每一个新的进展。在 Crawford V Charing Cross Hospital（1953）一案中原告因为在手术过程中手臂位置与身体成直角造成瘫痪。而这之前的 6 个月在 Lancent 有文章指出这存在危险。法院认为要求医师阅读医学出版物的每一篇文章是不可能的。麻醉医师没有读到这一篇文章并不构成医疗过失。在当今社会，医学文献数量之巨大以及互联网时代的来临更使得人们跟踪其领域所有最新进展成为不可能。Mason 和 MacCall-Smith 指出一个医师跟踪人类长期经验总结已经不再可能。

（七）医学界的不同学术观点

在医学领域存在不同的学术观点完全是正常的。如果医师坚持了少数学术观点的做法，是不是就是医疗过失呢？在 Maynard V West Midlands RHA（1984）一案中，医师认为患者初步诊断结核，但是症状显示有可能是霍奇金病，该病不及时治疗会致命。于是医师不等结核的测试报告出来马上进行了探索性的手术以明确患者是否存在霍奇金病，但手术结果还是显示是结核。手术尽管进行顺利没有疏失，但是损伤了一根神经。患者起诉声称手术没有必要，进行手术是医疗过失。正如一个专业团体完全同意医师的医疗行为，上议院认为这不是医疗过失。Scarman 爵士引用了 President Clyde 在 Hunter 诉 Hanley（1955）案中的判词："在疾病的诊断和治疗领域，存在着学术观点差异的很大空间。一名医师仅仅由于其看法不同于其他专业人士的看法绝对不是过失。判断一个医师在诊疗方面存在过失的真正标准是他是否存在这样一种失败，这种失败一个具有一般技术的医师以一般的注意会发生。"而在 Bolitho V City 和 Hackey HA（1998）一案中上诉法院的法官 Dillon 爵士指出，如果法院认为医学专业团体的学术观点属于"Wednesbury 不合理性"，即没有一个理性医师能支持的学术观点，那么法院将拒绝这个医学专业团体的看法。

《侵权责任法》第六十条也规定，如果是限于当时的医疗水平难以诊疗的原因，即使患者有损害，医疗机构也可以不承担赔偿责任。

（八）新的治疗方法与医疗尝试

法律允许医师尝试新的医疗措施和新的药物，否则医学进步会止步。在认定某个新的医疗方法是否存在过失时，法院一定会考虑这几个方面：是不是现有的治疗方法已经失败；如果不尝试新的医疗方法将导致的后果是什么；尝试新的医疗方法的风险。在 Clark V Maclennan（1983）一案中，原告在生下一个小孩后不能再生育，通常的医疗方法均以失败告终。妇产科医师于是尝试了一种新的医疗方法但带给了原告永久不育。这种新的方法通常要在小孩出生后 3 个月才能实施。但本案医师并没有等待这段时间的过去。这背离了一般的医疗做法，法院认定存在医疗过失。

（九）医疗水准的地区差异

不同的国家、一个国家内部不同的地区，医疗水准是存在差异的。尤其是我国这样的大国，强求医师具有相同程度的注意义务是不合理的。对此，美国早期是承认地域差异的，但是随着医疗水准全国的普遍化，地域差异渐渐不再考虑。在可能的范围内，医师应有使患者向医疗水准较高地区的医院就医的注意义务。所以，从发展趋势来看，医师不得以医疗水准的地区差异作为医疗过失的抗辩。

（十）医师的自由裁量范围

医疗行为具有高度的知识性和技术性，而且医疗过程中，常须经过尝试错误的阶段，并因时间的经过而有变化，这就是医师自由裁量的问题。在医师的自由裁量范围内，应无过失而言的。但是，其基于裁量范围所采取的医疗行为，尤其是按照医师个人的独特习惯采取相关行为时，其方法应以不违反医学常识，且是医疗界公认的合理方法为标准。如果不是医疗界公认的合理方法，而造成患者损害，则应推定医师有医疗过失。

（十一）患者的身体特征

如果患者身体有特殊情况使得治疗变得困难复杂，这在认定医疗过失时应当考虑进去。在 William V North Liverpool HMC（1959）一案中，被告静脉注射外溢导致注射口脓肿。患者过度肥胖使得难以找到静脉的抗辩得到支持，被告无医疗过失。

（十二）患者本身过错

只有当这种过错是引起不适当后果的直接、主要和不能免除的原因的情况下，才属于主要过错。某些情况下，即使患者本身有不配合治疗、甚至放弃有效治疗方法等过错，也应分析具体情形，不能因此全部免除医方的告知义务和适当治疗的相应义务。

如果医师了解患者的一些特别情况诸如特别年轻、特别年老、过敏体质、暴力倾向等，则医师对于患者的注意义务也应随之提高。在 Selfe V Ilford and District HMC（1970）一案中，一个 17 岁的男孩过量服药后被紧急送到医院。男孩和其他 27 个患者被置于一个病房的地板上，在场还有三位护士。一个护士进了卫生间，一个护士去沏茶，第三个被一个患者呼唤。结果男孩翻出窗外，爬到屋顶，跳楼导致瘫痪。原告方认为医院存在过失，医院明知患者有自杀倾向，却没有提供足够的监管。法院支持原告方的观点认为医院因当时没有提供监管而存在医疗过失。但是有些与疾病关系不大的患者信息可能会被患者忽略，如果这种患者信息不属于合理医师问诊应当掌握的信息，则医院可以主张免责。

《侵权责任法》第六十条也规定，如果患者或者其近亲属不配合医疗机构进行符合诊疗规范的诊疗，即使患者发生了人身损害后果，医疗机构也不承担赔偿责任。

（十三）医疗意外

医疗意外主要指的是不能预见和预防的并发症、难以预知的患者特殊体质、不能预见和避免的意外情况。在医疗实践中，医疗意外有多种情况，《江苏省医疗事故处理办法实施细则》规定了八种医疗意外：病情危重，抢救过程中发生死亡或者术后出现后遗症；由于手术部位严重粘连，解剖关系不清或畸形等，导致手术操作困难，损伤周围组织；按技术操作规程进行手术，手术后发生粘连等影响生理功能；患者体质低下或患有潜在性疾病，术后发生切口裂开、切口出血、吻合口萎缩、继发性感染；在药物正常剂量治疗过程中，患者发生严重的不良反应或药物过敏；在医疗过程中，患者属特异性体质，目前医学科学技术上难以解决发生的损害；在医疗过程中，发生难以预料的突变；按操作规程进行肝、肾、心包等重要脏器穿刺及心导管、各种内镜等特殊检查时发生的意外。这种类似规定虽然并不具有据此免责的当然效力，但对于医疗过失认定有一定借鉴意义。

（十四）知情同意不可行

美国联邦法院在一个判决中认为：在特定的情况下取得知情同意是"不可行的"时，则可不要求同意。在1991年联邦上诉法院哥伦比亚特区巡回法庭审理的 Doe v. Sullivan 案中，原告称在未取得知情同意的情况下，政府在海湾战争中对驻扎在沙特阿拉伯的军人使用了未经同意的调查性药品。法院认为，取得所有备战军人的同意是不切实际的，这时取得知情同意不是必须的。这一例外原则对不涉及军事装备的情况并不适用。

（王　岳）

参考文献

1. 博登海默. 法理学—法律哲学与法律方法. 北京：中国政法大学出版社，2004.
2. Aristotle. The Politics. Baltimore：BookI，1972.
3. 亚里士多德. 政治学. 北京：商务印书馆，1997.
4. 约翰·罗尔斯. 正义论. 北京：中国社会科学出版社，1988.
5. Reimer Voss，Über. Steuergerechtigkeit and Steuergerichtsbarkeit. StuW1981，S. 301.
6. 胡长清. 中国民法总论. 北京：中国政法大学出版社，1997.
7. 黄丁全. 医疗法律与生命伦理. 宏文馆出版社，1998：261.
8. 徐爱国. 哈佛法律评论：侵权法学精粹. 北京：法律出版社，2006：105.
9. Schloendorff v. Society of New York Hospital. 211NY 125，1914.
10. 曾庆敏. 法学大辞典. 上海：上海辞书出版社，1998.
11. Beauchamp T L，Childress J F. Principles of Biomedical Ethics. Oxford University Press，2001.
12. 文森特·R·约翰逊. 美国侵权法. 北京：中国人民法学出版社，2004.
13. 杨立新. 侵权行为法. 上海：复旦大学出版社，2005.
14. 韩冬. 紧急避险制度在急危患者医疗知情同意中的应用研究. 中国卫生法制，2009，(3)：22-24.
15. David M. Walkker. 牛津法律大辞典. 北京：光明日报出版社，1988：493.
16. American Law Institute，Restatement of the Law，Second，Torts，§285.
17. W. L. Prosser. Law of Torts. 4th ed，West Publishing Co,.
18. Paul S. Applbaum，et al. Informed consent. New York：Oxford University Press，1987.
19. 黄丁全. 医事法. 北京：中国政法大学出版社，2003.
20. 王利明. 侵权行为法研究. 北京：中国人民大学出版社，2004.

21. Maynard V. West Midlands RHA. WLR, 1984: 634, 638.

22. Wood V Thurston. Times. 1951, May25.

23. Crawford V Board of Governors of Charing Cross Hospital（1953），Times, 8th December, 1953.

24. Law and Medical Ethics, 5th June, 1999, Butterworths.

25. Bolitho v. City and Hackney HA［1998］AC 232（HL）；［1997］4 All ER 771.

26. Selfe v Ilford and District HMC［1970］114 SJ 935,［1970］CLY 1852.

第七章

医学社会学：全球健康与国际卫生

恩格斯曾经说过：许多人协作、许多力量融合为一个总的力量，就造成了一个"新的力量"，这种力量和它的一个一个力量的总和有本质的差别。为什么要引用这段话呢？因为医学社会学正是这样一门融合各种力量，创造出"新力量"的跨学科的综合性学科。

医学社会学是医学与社会学之间相互渗透而发展起来的一门交叉学科。该学科促进我们认识社会发展与疾病和健康的关系，对未来医学家、生命伦理学家、公共卫生学家及公共管理者是一门必不可缺的课程。学习的重点是医学社会学的全球健康与国际卫生。以人类健康为例，医学社会学发现人类社会生活中健康认识的误区，并努力运用政治、经济、法律、管理手段来解决问题。

促进和维护健康是我们的共同使命，完成使命需要切实面向社会发展的需要、努力跟踪前沿学科的进展并能够充分利用高科技的成就，既具备科学精神，又充满人文情怀。要学好这门课程不但要懂医学，还要懂社会学。医学对于医学院校的学生，都不陌生。但我于北京大学医学部从事教学科研工作十余载，深感学生对社会学有所知道，又不甚知。故在此简介社会学学科范畴和对社会学者的要求。社会学涵盖政治学、经济学、法律学、管理学等多门学科的知识，作为一名优秀的社会学学者，需要具备历史的眼光、文学的修养、科学的方法和哲学的高度，在了解和认识自身生活在其中的社会实践中不断丰富、完善和创造社会学的理论与研究方法。

为帮助学习者理清认识的脉络，一方面介绍医学社会学在国内外的发展状况，另一方面梳理医学社会学在全球健康国际卫生上所做出的贡献，详述医学社会学运用多学科手段发现人类社会对健康认识的误区。

第一节　医学社会学发展简史

本章从文献数量、学会建设、国际会议召开情况、研究主题趋势、出版物情况、人才培养等内容对进入 21 世纪以来的国外医学社会学的发展状况进行了梳理，以期为我国医学社会学的学科重建提供模式与方向。

一、医学社会学的含义

医学社会学作为一门学科是第二次世界大战之后，从美国兴起的。虽然在此之前也有不少研究，如伯纳德·斯特恩（Bernard Stern）在 1927 年就已出版了《医学发展中的社会因素》的著作，从社会学角度对医学社会学进行了探讨，但美国著名医学社会学家科克汉姆认为，第二次世界大战以后，医学社会学才得以长足发展（威廉·科克汉姆，2000）。

经过五十多年的成长与发展，医学社会学在世界范围内不断壮大起来。进入 21 世纪之后，从事医学社会学研究的学者越来越多，研究内容更是不断丰富、扩展着。美国社会学协会医学社会学部认为：

"医学社会学为理解健康、疾病和卫生保健中的社会学内容提供了一个分析框架。其中心主题包括健康和疾病的主观经验、导致不健康的政治、经济和环境状况；以及制约医疗保健制度和个人对疾病反映的社会力量。这一领域借鉴传统的社会学问题，并通过对诸如社会体制和制度、职业化、社会运动与变迁，社会互动与协商之类的概念进行重构，来理解那些问题。该领域通过基础的社会学研究，从多元化视角对公共政策与实践提供启示。"（美国社会学协会网站，2011）

医学社会学是"生物医学模式"向"生物-心理-社会医学模式"转变的产物。开展医学社会学研究不但与人们的日常生活息息相关，更是改善人类健康状况、提升社会生产力、保障社会稳定发展的重要手段。进入 21 世纪以后，起源于西方的医学社会学得到了长足的发展，人们对医学社会学的热情不断高涨，学科建设不断完善。下面即对 21 世纪之后医学社会学在国外的发展主要状况进行介绍。

二、文 献 计 量

（一）文献来源类别

以 medical sociology 为主题在北京大学图书馆未名学术搜索进行检索，2000 年 1 月至 2011 年 12 月共搜到相关外文文献 98 115 篇，其中包括期刊文章 69 398 篇、报纸文章 14 897篇、学位论文 5921 篇、书评 5060 篇、书籍/电子书 1153 篇、其他参考文献 626 篇、商业出版物文章 462 篇、简讯 323 篇、书籍章节 163 篇、会议录 59 篇、抄本 52 篇、专利 1 篇、报告 0 篇，如表 7-1、图 7-1 所示。可见期刊文章、报刊文章以及学术论文是相关学术文献的主要来源。

表 7-1 医学社会学相关文献类别分布（2000. 1~2011. 12）

文献类别	数量	百分比
期刊文章	69 398	70. 73%
报纸文章	14 897	15. 18%
学位论文	5921	6. 03%
书评	5060	5. 16%
书籍/电子书	1153	1. 18%
其他参考文献	626	0. 64%
商业出版物文章	462	0. 47%
简讯	323	0. 33%

续表

文献类别	数量	百分比
书籍章节	163	0.17%
会议录	59	0.06%
抄本	52	0.05%
专利	1	0.00%
报告	0	0.00%
合计	98 115	100.00%

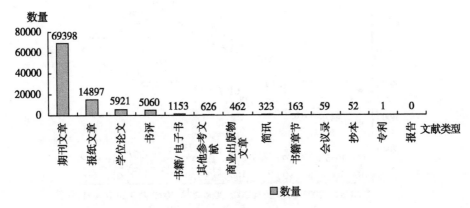

图 7-1　医学社会学相关文献类别分布（2000.1—2011.12）

（二）文献年份分布

历年文献总数、期刊文章、报纸文章、学位论文的年份分布如表 7-2 及图 7-2 所示。

可以看出 2000 年以后，与 medical sociology（医学社会学）相关的文献总数总体呈增长趋势，2009 年与 2010 年略有下降，但 2011 年迅速增长至峰值（10 852 篇）。由此可见，医学社会学领域越来越得到学界和相关工作者的重视。其中值得注意的是学位论文增长趋势明显，尤其是 2008 年（1317 篇）以后迅速增多，反映了国外在医学社会学相关人才培养的数量上有了突飞猛进的发展。

表 7-2　相关文献的年份分布表（2000.1—2011.12）

年份	全部文献	期刊文章	报刊文章	学位论文
2000	5701	4151	1070	109
2001	6052	4475	1055	108
2002	6319	4676	1147	86
2003	6297	4804	1022	90
2004	7060	5339	1224	119
2005	7941	6117	1140	162
2006	8711	6364	1496	218

续表

年份	全部文献	期刊文章	报刊文章	学位论文
2007	9467	6845	1733	301
2008	10 807	7110	1526	1317
2009	9980	6685	1357	1230
2010	9186	6933	915	905
2011	10 852	7918	1213	1213

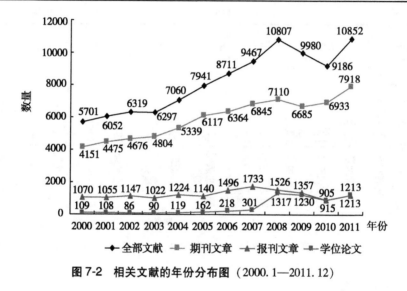

图 7-2 相关文献的年份分布图（2000.1—2011.12）

（三）主题词情况

根据北大未名学术搜索的自动统计，所有外文文献中的主题词分布状况如图 7-3 所示。

可以看出在医学社会学领域的研究中，实证研究与理论研究并重；public、environmental & occupational health（4878 次）、women（4339 次），psychology（3945 次），medicine & public health（3859 次），health（3670 次），psychiatry（3246 次），behavior（2953 次），management（2658 次），history（2585），gender（2544 次），education（2123 次），family & family life（2039 次），children & youth（1988 次），social sciences & biomedical（1988 次），social trends & culture（1907 次），health care science & services（1906 次），politics（1775），social policy（1758 次）sexual behavior（1747 次），nursing（1715 次），ethics（1686 次），demography（1567 次），communication（1546 次），anthropology（1536 次），mortality（1526 次），quality of life（1503 次），social work（1485 次），older people（1459 次），religion（1438 次）等词汇大量出现，涵盖了环境与职业健康、医学与公共卫生、健康、性别、心理、管理、行为、史学、教育、家庭、儿童、文化、政治、卫生保健、人口、社会工作、宗教等众多研究内容；美国是医学社会学相关研究的主要集中地；此外，医学社会学的研究不仅限于医学，而更加倾向于对健康的研究。

主题词	主题词
sociology (11,804)	management (2,658)
studies (8,535)	history (2,585)
public, environmental & occupational health (4,878)	analysis (2,582)
experimental/theoretical (4,640)	gender (2,544)
women (4,339)	social sciences, interdisciplinary (2,487)
psychology (3,945)	public health (2,256)
medicine & public health (3,859)	social sciences, general (2,247)
united states (3,733)	education (2,123)
research (3,699)	psychology, social (2,074)
health (3,623)	nonfiction (2,060)
public health/gesundheitswesen (3,569)	families & family life (2,039)
psychiatry (3,246)	children & youth (1,988)
behavior (2,953)	social sciences, biomedical (1,988)
family studies (2,711)	psychology, clinical (1,920)
	social trends & culture (1,907)

主题词	主题词
health care sciences & services (1,906)	mortality (1,526)
social aspects (1,894)	care (1,525)
united-states (1,820)	culture (1,508)
health care industry (1,813)	quality of life (1,503)
children (1,781)	social work (1,485)
politics (1,775)	risk (1,481)
social policy (1,758)	older people (1,459)
sexual behavior (1,747)	quality of life research (1,459)
nursing (1,715)	religion (1,438)
ethics (1,686)	attitudes (1,437)
experiment/theoretical treatment (1,666)	criminology & penology (1,394)
health policy & services (1,571)	perceptions (1,374)
demography (1,567)	depression (1,370)
communication (1,546)	clinical psychology (1,363)
anthropology (1,536)	social issues (1,335)
	medical research (1,314)

图 7-3　主题词分布截图（2000.1~2011.12）

三、医学社会学主要学术组织

医学社会学作为社会学的分支，其专业学术组织通常附属于相应的社会学协会。进入21世纪后，作为社会学的重要分支，国外医学社会学学术组织非常活跃、发展迅速，为促进交流和推动学科的发展起到了积极作用。

（一）全球性的医学社会学学会（国际社会学协会网站，2010）

国际社会学协会（ISA）目前下设 55 个研究委员会，3 个工作组和 3 个专题小组，下属刊物为《社会学前沿》，每四年召开一次世界性大会。2010 年 ISA 在瑞典哥德堡召开了第十七届大会，第十八届大会于 2014 年在日本横滨举行，主题是"面对一个不平等的世界：全球社会学的挑战"。

健康社会学研究委员会是 ISA 下设的第十五个委员会（RC15），于 1963 年 1 月成立。其初始名称为"医学社会学研究委员会"，1986 年改名为"健康社会学研究委员会"，可见其重视的是健康而非医疗本身，对疾病与健康社会学的研究是 RC15 的首要任务。2006

年 7 月 25 日在班德举行的 ISA 会议上通过了健康社会学研究委员会的章程，其目标为：促进健康社会学中的概念、理论与实践的发展；增强个人的研究力量、鼓励健康社会学的实证研究；促进各国家、地区间健康社会学的信息交流和学术会议；为解决全世界的与健康相关的社会学问题，发展并联合会员的专业素质、社会意识和经验。

1. 刊物　RC15 每年至少会有两本时事通讯，分别于 4 月与 10 月出版。目前可查到的网络版本有 2007—2011 年的共 10 本时事通讯。

2. 论坛　2008 年 9 月，ISA 在西班牙巴塞罗那举办了第一届国际社会学论坛。期间，ISA 健康社会学研究委员会与 ISA 休闲社会学研究委员会共同举办了主题为"休闲，健康，福祉"的会议。大会认为目前对健康的含义包括了两个方面，一是没有疾病或虚弱状态，另一方面是生理、心理和社会的完好状态。卫生工作者的目标多集中在前一个，而实际上休闲、健身等活动对预防疾病是很重要的，或许一个更"休闲的社会"可以创造一个更"健康的社会"。

2012 年 8 月，ISA 在阿根廷布宜诺斯艾利斯举办第二届国际社会学论坛，其主题是社会正义与民主化。针对这次论坛，RC15 的征文主题主要包括了 14 个方面。如表 7-3 所示。

表 7-3　RC15 在第二届国际社会学论坛的主题

序号	主题
1	男性与生殖
2	男性健康：科学与文化的交叉
3	欧洲卫生体系的卫生不平等
4	"第三部门"在医疗改革中的作用
5	医疗与药品化：连续性和变化
6	生命的转变：用生物技术改造人类
7	探索新神经科学出现后的病态、常态、身体与心灵的边界：社会学的挑战
8	肥胖：二十一世纪的瘟神？
9	医疗保健的选择：话语、看法和经验
10	卫生工作者管理的连续性：优秀的专业人员、更安全的患者和卫生保健的权利
11	补充和替代医学社会学
12	全球化与医学教育社会学
13	更好地实现人人享有卫生保健：卫生保健系统转型及政策中至关重要的影响因素
14	职业管理和卫生人力资源管理：平等、多样性和包容性的挑战

3. 会议

（1）2008 年，RC15 在蒙特利尔与加拿大医学社会学协会共同举办了双语（英语/法语）临时会议，暨加拿大医学社会学协会成立大会。来自 19 个不同国家的近 200 名医学社会学学者参加了此次会议，包括阿根廷、澳大利亚、比利时、加拿大、芬兰、法国、德国、爱尔兰、以色列、意大利、卢森堡、摩洛哥、新西兰、葡萄牙、塞尔维亚、瑞士、土耳其、英国、美国。此次，共设置了 23 个分会场，探讨了"互联网与健康"、"医疗服务转型"、"性别与健康"、"肥胖"、"替代与补充医学/医疗"、"妇女健康"、"旅游卫生"、"卫生服务与政策"等议题。

（2）2010 年，ISA 在瑞典哥德堡召开的第十七届世界社会学大会中，RC15 收到来自 29 个不同国家及地区的论文，包括奥地利、澳大利亚、孟加拉国、比利时、巴西、加拿大、捷克共和国、丹麦、芬兰、法国、德国、中国香港、印度、以色列、意大利、日本、卢森堡、摩洛哥、新西兰、挪威、葡萄牙、罗马尼亚、俄罗斯联邦、南非、瑞典、瑞士、中国台湾、美国、英国。其中，来自英国和美国的论文最多，而来自北欧的论文较少。

（二）洲际医学社会学协会

1. 欧洲社会学协会，健康与疾病社会学研究网络（欧洲社会学协会网站，2012）

目前，欧洲社会学协会（ESA）共批准了 30 个下属研究网络。其中第十六个是健康与疾病社会学研究网络，原名为医学社会学与卫生政策研究网络，2001 年在 ESA 的赫尔辛基大会上提出，并于 2002 年正式成立。自那以后，该研究网络迅速发展，成为 ESA 最大的分支之一。其主要研究内容包括卫生的不平等、卫生政策、性别与健康、心理健康、生命伦理、种族与健康、移民与健康等。其目标是促进欧洲健康与疾病社会学的发展，为讨论和传播相关研究提供论坛；与其他的健康社会学组织保持联系；为其成员提供参加 ESA 会议的机会。

2006 年 11 月，ESA 健康与疾病社会学研究网络在英国举办了一次临时会议，主题为"欧洲的健康与疾病社会学：未来将如何？"

2. 欧洲健康与医学社会学社团（欧洲健康与医学社会学社团网站，2012）

除了 ESA 下设医学社会学研究网络外，欧洲还有一个独立于任何组织和国家的欧洲健康与医学社会学社团 ESHMS，其原名为欧洲医学社会学社团，于 1984 年在苏格兰成立。其目标是促进全欧洲对健康与社会的讨论，包括如何解决欧洲卫生分工以及促进全欧洲和其他地区的健康。该社团只接收居住或工作在欧洲的个人会员，不接受团体或国家入会。ESHMS 每两年举行一次国际性会议，其近几年会议主题如下（表 7-4）：

表 7-4　欧洲健康与医学社会学社团双年大会概括表（2006—2012 年）

时间	届次	地点	主题
2006 年	第十一届	波兰	European Health：Old and new challenges-Tackling Health Inequalities（欧洲卫生：解决卫生不平等的新旧挑战）
2008 年	第十二届	挪威	Health and Wealth in East and West-Divergence and Convergence in Europe（东、西方的健康与财富：在欧洲的分散与聚合）
2010 年	第十三届	比利时	Health and Well-Being in Radically Changing Societies（急剧变化社会中的健康与福祉）
2012 年	第十四届	德国	Health inequalities over the life course（生命过程中的健康不平等）

另外，亚洲以及拉丁美洲都设有洲际社会学协会，并下设医学社会学研究部门。

（三）美国社会学协会医学社会学部（美国社会学协会网站，2010）

美国社会学协会（American Sociological Association，ASA）下设 43 个研究部，其中医

学社会学部是美国社会学会协会的最大部门之一，联合了一千多名具有不同背景的社会学家和行为学家，他们都对健康、疾病和卫生保健中的社会内容感兴趣。主要的研究议题包括健康与疾病的主观经验；威胁健康的政治、经济和环境因素；影响医疗保健系统和人们对疾病反应的社会力量等。医学社会学部为其会员提供了大量的专业链接，并提供有关资金、出版物、会议、培训等内容的实时通讯，提供就业信息，提供参加 ASA 年会以及圆桌会议的机会等。

1. 出版物简介　2010 年 11 月，美国社会学协会医学社会学部出版了《医学社会学手册（第 6 版）》。这版手册由多位杰出的医学社会学者合著，反映了健康与疾病研究的重要变化。除了重新思考性别、种族、不平等对卫生的影响外，还包括了以下新章节：社会网络、邻里和社会资本；残疾；死亡与死亡权利；健康差异；制药业的影响；互联网；循证医学与保健质量；社会健康运动；遗传学。

2. 主要奖金设置　美国社会学协会医学社会学部设置了多个奖项以鼓励医学社会学在美国的发展：

（1）艾略特·弗瑞德森优秀出版奖：艾略特·弗瑞德森优秀出版奖从 1993 年开始每年评出近两年在医学社会学领域中具有影响力的书籍或者期刊文章。2000 年以后的评选结果如表 7-5 所示。

（2）里奥·G·里德奖：里奥·G·里德奖于 1978 年开始至今，每年在科罗拉多州丹佛市对在医学社会学领域做出杰出贡献的人颁奖。2000 年以后的评选结果如表 7-6 所示。

（3）罗伯特·G·西蒙优秀论文奖：罗伯特·G·西蒙优秀论文奖每年由 ASA 医学社会学部颁发，属于协会级别奖项，允许自我提名推荐。其 2000—2010 年的获奖情况如表 7-7所示。

表 7-5　艾略特·弗瑞德森优秀出版奖（2000—2010 年）

年份	作者	名称
2000	Carol A. Heimer	For the Sake of the Children：The Social Organization of Responsibility in the Hospital and the Home（为了孩子们：承担医院与家庭责任的社会组织）
2001	David Rier	The Missing Voice of the Critically Ill：Medical Sociologist's First-Person Account（危重病声音的缺失：医学社会学家第一人称视角的解释）
2002	W. Richard Scott	Institutional Change and Healthcare Organizations-From Professional Dominance to Managed Care（制度变迁与卫生保健组织——从专业主导到管理式保健）
2003	David Cohen	Medications as Social Phenomena.（作为社会现象的药物治疗）
2004	Samuel W. Bloom	The Word as Scalpel：A History of Medical Sociology.（手术刀说：医学社会学史）
2005	Jason Beckfield	Why the United States has No National Health Insurance（为什么美国没有全民健康保险？）

续表

年份	作者	名称
2006	Stefan Timmermans	Postmortem：How Medical Examiners Explain Suspicious Deaths.（验尸：法医如何解释可疑死亡）
2007	Elizabeth Armstrong	Whose Deaths Matter?：Mortality, Advocacy, and Attention to Disease in the Mass Media（谁的死亡数更重要？大众媒体中的死亡率、倡导及对疾病的关注）
2008	Steven Epstein	Inclusion：The Politics of Difference in Medical Research（内涵：医学研究中差异的政治学）
2009	Bernice A. Pescosolido	Under the Influence of Genetics：How Transdisciplinarity Leads Us to Rethink Social Pathways to Illness（遗传学的影响：学科交互如何引导我们重新思考疾病的社会途径）
2010	Kelly A. Joyce	Magnetic Appeal：MRI and the Myth of Transparency（磁的魅力：磁共振与透视神话）

表7-6　里奥·G·里德奖获奖名单（2000—2011年）

年份	获奖人	单位
2000	Mary E. W. Goss	——
2001	James S. House	University of Michigan
2002	R. Jay Turner	University of Miami
2003	Walter Gove	Vanderbilt University
2004	Peter Conrad	Brandeis University
2005	Bernice Pescosolido	Indiana University
2006	Howard Kaplan	Texas A & M University
2007	Bruce Link	Columbia University
2008	Carol Aneshensel	University of California, Los Angeles
2009	Jill Quadagno	Florida State University
2010	Peggy Thoits,	Indiana University
2011	David R. Williams	Harvard University

注："——"表示无信息

表7-7　罗伯特·G·西蒙优秀论文奖获奖情况（2000—2010年）

年份	作者	论文题目
2000	Elizabeth M.	Diagnosing Moral Disorder：The Discovery and Evolution of Fetal Alcohol Syndrome（道德失衡的诊断：胎儿乙醇综合征的发现与演化）

续表

年份	作者	论文题目
2001	Karen Lutfey	Practitioner Assessments of Patient Compliance with Medical Treatment Regimens：An Ethnographic Study of Two Diabetes Clinics （医生评估患者对治疗方案的依从性：对两个糖尿病诊所的民族志研究）
2002	Terri Winnick	From Quackery to Complementary Medicine：The Integration of Alternative Therapies in the American Medical Profession （从庸医的医术到补充医疗：美国医疗中替代疗法的整合）
2003	Janet K. Shim	Race, Class, and Gender Across the Sciences - Lay Divide：Expertise, Experience, And'Differences'in Cardiovascular Disease （种族、阶级和性别在科学层面的差异：血管疾病中的专业知识、经验与差异）
2004	Jennifer R. Fishman	Manufacturing Desire：The Commodification of Female Sexual Desire. （制造欲望：女性性欲的商品化）
2005	Rebecca Utz	Obesity in America, 1960-2000：An Age-Period-Cohort Analysis （美国 1960~2000 年的肥胖症：一个年龄时期队列分析）
2006	Joanna Kempner	Tonight：The Politics of Gender and Legitimacy in Headache Medicine （今夜：头疼药物中性别与合法性的政治学）
2007	Kristen Springer	His and Her Marriage Today：The Impact of Wives Employment on Husbands Later Mid-Life Health （他与她今日的婚姻：妻子职业对丈夫中年健康的影响）
2008	Rene Almeling	Selling Genes, Selling Gender：Egg Agencies, Sperm Banks, and the Medical Market in Genetic Material. （销售基因，销售性别：卵子库、精子库和遗传材料的医学市场）
2009	Marissa King	The Evolution of a Socioeconomic Gradient for Autism. （自闭症的社会经济梯度演变）
2010	Kerry Dobransky	The Good, the Bad, and the Severely Mentally Ill：Official and Informed Labels as Organizational Resources in Community Mental Health Services （良性、恶性及严重的精神疾病：作为社区精神卫生服务组织资源的官方分类）

（四）英国社会学协会医学社会学组（英国社会学协会医学社会学组网站，2012）

英国社会学会（British Sociological Association，BSA）下设 40 多个不同的研究组。其中，医学社会学组于 1969 年成立，是 BSA 最大、最活跃的研究组之一。

1. 会议　医学社会学组的主要活动就是每年 9 月份召开的年会。历届年会对医学社会学学者和专家来说都是一次至关重要的交流，在会议中进行与医学、卫生、健康和疾病相关的学术报告。

2012 年 3 月 8 日英国社会学会医学社会学分会的东北分部在达勒姆特里维廉大学举行

了启动仪式。2012 年 9 月，英国社会学会医学社会学组将召开第四十四届年会。另外，第四届英美医学社会学大会将于 2012 年 6 月在英国贝尔法斯特皇后大学召开。

2. 出版物　医学社会学组拥有自己的出版物——《医学社会学在线》，刊载国内高质量的医学社会学文章。除此之外，医学社会学组也鼓励其会员出版关于健康与疾病、卫生保健与卫生政策、妇女健康、预防、卫生教育及宣传、基因、人口老龄化、医学社会史以及艾滋病等特定健康问题的书籍。

3. 奖金

（1）健康与疾病社会学基金：健康与疾病社会学基金于 1999 年成立。其目的是为了促进健康与疾病社会学的发展。通过设立一系列的奖金来促进健康与疾病社会学的研究、教育以及学术发展。目前的资助包括研究生、博士后奖学金，交流会、专题讨论会、海外研究生研究启动资金等。

其中设立的书籍奖每年提供 1000 英镑的奖金，用于奖励在医学社会学、健康与疾病社会学领域内具有重要意义的书籍的作者，其 2002—2011 年的评奖情况如下（表 7-8）：

表 7-8　健康与疾病社会学基金会书籍奖（2002—2011 年）

年份	作者	书名
2002	Margaret Lock	Twice Dead：Organ Transplants and the Reinvention of Death（死了又死：器官移植和死亡再创造）
2003	Eric Klinenberg	Heat Wave：A Social Autopsy of Disaster in Chicago（热浪：芝加哥灾难的社会尸检报告）
2004	Annemarie Mol	The Body Multiple：Ontology in Medical Practice（身体多重论：医疗实践中的本体论）
2005	Adam Hedgecoe	The Politics of Personalised Medicine：Pharmacogenetics in the Clinic（个性化医疗的政治学：临床药理学）
2006	Iain Wilkinson	Suffering：A Sociological Introduction（苦难：一个社会学的简介）
2007	Stefan Timmermans	Postmorten. How Medical Examiners Explain Suspicious Deaths（尸检：法医如何解释可疑死亡）
2008	Corinne Squire	HIV in South Africa（南非的艾滋病）
2009	Jessica Mesman	Uncertainty in Medical Innovation-Experienced Pioneers in Neonatal Care（医学革新的不确定性——经验丰富的新生儿照顾先锋）
2010	Marsha Rosengarten	HIV Interventions：Biomedicine and the Traffic Between Information and Flesh（HIV 干预：生物医学和信息与肉体间的通讯量）
2011	Roberto Abadie	The Professional Guinea Pig：Big Pharma and the Risky World of Human Subjects（专业实验品：大型制药公司及人体风险）

（2）菲尔·斯特朗纪念奖：菲尔·斯特朗纪念奖用于纪念菲尔·斯特朗，他为战后英国医学社会学的发展做出了巨大贡献。该奖每年提供 1200 英镑的金额，用于支持研究生

在医学社会学中的研究。

四、书籍（Ellen Kuhlmann，2011；亚马逊网，2012；有路网，2012）

进入 21 世纪，医学社会学、健康社会学领域引起了学者们的广泛关注，关于医学社会学的书籍日益增多，根据国际社会学会医学社会学研究委员会的推荐，及从网络热销书推荐情况看，以下著作值得关注：

（一）《新千年的医学社会学》

由 Chloe E. Bird，Peter Conrad，Allen M. Fremont 等人所著，2000 年出版。描述了医学社会学在新千年的地位，阐述了当今医学社会学的含义及其面对的挑战。

（二）《新医学社会学》

2004 年由剑桥大学社会学系的 Brain Turner 教授所著。作者大胆、革新地研究了社会因素如何致病，阐述了宏观因素如全球化、经济自由化和技术，如何影响个人的健康和疾病体验。

（三）《研究健康：定性、定量和混合的方法》

作者是 Mike Saks 和 Judith Allsop，于 2007 年出版。该书融合了全球范围内各高校专家们的丰富经验，为健康研究提供了定性和定量研究的方法。因此是一个帮助读者开展健康研究项目、充分利用他人研究的理想资源。这本书不仅提供了进一步学习的参考文献、相关词汇，并为读者提供了一个包含 PPT、教学笔记、相关网站链接的合作网站。适合本科生、研究生以及国内外卫生、医疗管理、研究人员。

（四）《比较卫生政策（第 2 版）》

作者是 Robert H. Blank 和 Viola Burau，于 2007 年出版。该书通过将澳大利亚、德国、日本、新西兰、荷兰、新加坡、瑞典、英国、美国作为具体的例子，介绍了卫生系统的相关规定、资金和管理情况；分析了在优先级设置和提供服务中强调公平、质量和效率的影响；涵盖了紧急、长期和预防性的服务；并评估了私人和公共部门中的政策与资金过程的差别。全面修订的第 2 版，包括了 4 个重组的章节和新的材料以及案例。并于 2010 年出版了第 3 版，增加了德国和荷兰近期医疗改革的细节以及一些亚洲的例子，并涉及了卫生体系发展的历史。

（五）《危机准备：亚洲和全球流行病治理》

作者是 Stella R. Quah，出版于 2007 年。该书以亚洲作为案例，讨论了当前流行病预防与管理手段的不足。从社会学、流行病学和公共卫生学的角度，探寻了"我们该如何应对下一次的全球流行病"这一问题的答案。

（六）《家庭护理管理：一个跨国家研究》

由 Viola Burau，Hildegard Theobald 和 Robert H. Blank 合著，2007 年出版。该书采用了比较和专题的方式，对家庭护理管理中的主要问题进行了全面的分析。系统的展示了 9 个国家中正式与非正式的护理、护理工作者和其用户之间的管理安排。

（七）《妇女健康和社会变迁》

作者是 Ellen Annandale，于 2008 年出版。该书对当代社会中性别与妇女健康之间的关系进行了全面和有说服力的分析。

（八）《英国政治与卫生保健》

由 Stephen Harrison 和 Ruth McDonald 合著，出版于 2008 年。该书对英国医疗保健政治进行了清楚明了的概述，书中涵盖了过去和近期的大量材料，涉及卫生专业、临床知识、组织和管理等内容，是本很好的教材。

（九）《雇佣医学研究：药学临床实验的政治经济学》

为 Jill A. Fisher 所著，2009 年出版。目前美国超过 75% 的药品临床试验都在私人部门进行，学术研究者的职权正在外包给非学术的医生。作者认为这样的变化是由于美国医疗保健中的两个问题引起的：一是医生收入的减少，二是患者治疗的减少，并在书中评估了用药品替代常规医疗保健的风险和优势。

（十）《新布莱克威尔医学社会学指南》

William C. Cockerham 于 2009 年出版。该书是了解医学社会学主要观点以及传统和现代医学社会学重要事件的权威、综合参考书。书中涉及了生物恐怖主义、生物伦理学以及传染病等内容。

（十一）《卫生保健系统改革》

主要由美国耶鲁大学的 Theodore R. Marmor 和德国锡根大学的 Claus Wendt 编辑，于 2011 年出版。该书汇集了 50 多篇 1975—2009 年间关于卫生保健系统及其改革的论文。

（十二）《健康、疾病和治愈的社会学手册》

2011 年出版，由 Bernice A. Pescosolido 等编著。该书指出了医学社会学当前面临的最重要的挑战并为其指出了未来发展方向，为 21 世纪上半叶的研究以及教育机构提供了一个导向蓝图。

（十三）《当代医学社会学理论家》

由英国伦敦大学 Graham Scambler 教授所著，于 2011 年出版。书中探讨了一些重要的社会学理论家（如福柯、鲍曼、哈贝马斯、卢曼、布迪厄等）的思想及其在健康与疾病事件中的应用。

五、期　　刊

1. 《健康与疾病社会学》　英国的《健康与疾病社会学》是一本具有国际影响力的刊物。其五年影响因子为 2.459，在 129 本国际性社会学期刊中排名第十一。1979 年创刊至今，出版任何与健康、疾病、医学以及卫生保健相关的社会学论文。目前，每年出版 8 期正刊，外加一期专刊，探讨医学社会学领域的最新重要议题，为医学理论研究、医疗实践和医疗卫生保健等提供社会学视角。（威力期刊数据库，2012）

2. 其他期刊　由于医学社会学研究涉及多方面的内容，所以刊登医学社会学文章的学术期刊众多，主要有（美国社会学协会，2011；英国社会学协会，2012）：

1) American Sociological Review；

2) Anthropology and Medicine；

3) British Medical Journal；

4) Chronic Illness；

5) Critical Public Health；

6) Culture，Health and Sexuality；

7）Disability and Society；

8）Ethnicity and Health；

9）European Journal of Public Health；

10）Health；

11）Health Affairs；

12）Health Policy；

13）Health Promoting Practice；

14）Health and Social Care in the Community；

15）Health and Place；

16）Health，Risk and Society；

17）Health Policy and Planning；

18）International Journal of Qualitative Methods；

19）Journal of the American Medical Association；

20）Journal of Health Services Research and Policy；

21）Journal of Health Politics，Policy，and Law；

22）Journal of Health and Social Behavior；

23）Journal of Health Communication；

24）Patient Education and Counseling；

25）Medical Care；

26）Milbank Quarterly；

27）Medical Sociology Online；

28）New England Journal of Medicine；

29）Online Journal of Issues in Nursing；

30）Qualitative Health Research；

31）Social History of Medicine；

32）Social Science and Medicine；

33）Social Theory and Health；

34）Sociology of Health and Illness。

六、医学社会学研究的主要内容及地区

随着学科之间的融合以及医学社会学自身的发展，其研究内容不断扩充。通过对历年各地医学社会学会议、相关书籍、学术期刊刊载内容进行总结，可以发现目前医学社会学涉及的主要研究议题有：

医学社会学与社会学理论、社会文化变迁对健康的影响、医疗制度、医疗服务的转型、卫生保健系统、健康与文化、第三部门与医疗改革、健康与疾病的信念与行为、比较社会政策、健康保险的筹资、卫生公平性、定量配给、生物医学技术的社会产物、医疗服务提供者与病人的关系、种族、阶级与性别、移民与健康问题、工作压力与健康、休闲与健康、旅游医学、互联网与健康交流、肥胖问题、艾滋病、替代和补充医疗、医学教育、精神卫生、流行病预防等。

二战后，医学社会学从美国兴起，迅速发展至一些西方国家，而到了 21 世纪，众多国家都开展了医学社会学研究，主要包括：

美国、英国、德国、法国、俄罗斯、瑞典、加拿大、中国、日本、印度、澳大利亚、以色列、南非、捷克、波兰、巴西、墨西哥等。

七、美国大学的医学社会学专业发展情况
（美国社会学协会网站，2011）

从医学社会学的兴起至今，美国一直都是医学社会学领域研究的代表性国家，而其对医学社会学人才的培养，无论是开设医学社会学专业的学校数量、课程设置等都处于世界领先水平。

1. 开设院校　美国开设研究生医学社会学专业的学校众多，主要有亚利桑那州立大学、哥伦比亚大学、杜克大学、福罗里达州立大学、哈佛大学、印第安纳大学等，如表 7-9 所示。根据 ASA 医学社会学部网站的信息，对其进行了综合实力评比，排名前几位的学校如下：

（1）硕士培养排名：加州州立东湾大学、东加州大学、印第安纳大学-普渡大学、马里兰大学、北达科他州大学、托莱多大学。

（2）博士培养排名：阿克伦大学、阿拉巴马州伯明翰大学、亚利桑那州立大学、加利福尼亚旧金山大学、哥伦比亚大学、夏威夷大学。

表 7-9　美国开设医学社会学专业的学校

序号	大学	所属院系
1	亚利桑那州立大学	社会学系
2	布兰迪斯大学	社会学系
3	布朗大学	社会学系
4	凯斯西储大学	社会学系
5	查普曼大学	健康传播医学社会学
6	哥伦比亚大学	社会医学系
7	达尔豪斯大学	社会学与人类学系
8	杜克大学	社会学系
9	福罗里达州立大学	社会学系
10	哈佛大学	社会学系
11	印第安纳大学	社会学系
12	印第安纳-普渡大学	社会学系
13	肯特州立大学	——
14	麦吉尔大学（加拿大）	社会学系
15	北伊利诺伊大学	社会学系

续表

序号	大学	所属院系
16	俄亥俄州立大学	社会学系
17	宾州大学	社会学系
18	普渡大学	社会学系
19	伦敦皇家霍洛威大学	——
20	罗格斯大学	社会学系
21	西蒙弗雷泽大学（加拿大）	社会学系
22	萨福克大学	社会学系
23	锡拉丘兹大学	社会学系
24	阿克伦大学	社会学系
25	阿拉巴马大学伯明翰分校	社会学系
26	英属哥伦比亚大学	社会学系
27	加州大学戴维斯分校	社会学系
28	加州大学洛杉矶分校	社会学系
29	加州大学圣地亚哥分校	社会学系
30	加利福尼亚大学旧金山分校	社会与行为科学系
31	中佛罗里达大学	社会学系
32	科罗拉多大学博尔德分校	社会学系、行为科学研究院
33	科罗拉多大学丹佛分校	健康与行为科学系
34	休斯顿大学	社会学系
35	肯塔基大学	社会学系
36	迈阿密大学	社会学系
37	密歇根大学	社会学系
38	内布拉斯加大学林肯分校	社会学系
39	北达科他大学	社会学系
40	诺丁汉大学	社会学系
41	德克萨斯大学奥斯汀分校	社会学系
42	德克萨斯大学医学部	预防医学与公共卫生系
43	多伦多大学	社会学系
44	休斯顿大学	健康社会学中心
45	犹他州立大学	社会学系
46	西安大略大学	社会学系

续表

序号	大学	所属院系
47	威斯康辛大学	社会学系
48	范德堡大学	社会学系
49	弗吉尼亚理工学院	社会学系
50	韦恩州立大学	社会学系

注："——"表示无信息

2. 基本课程　美国医学社会学的课程议题主要包括健康与疾病、疾病的发生模式、健康信念与行为、医患关系、卫生系统和患者依从性的评价、医疗保健系统、健康社会学与卫生保健、卫生服务研究和卫生政策、精神病社会学、社会流行病学。

针对这些研究议题，开设了如下课程：医学社会学、心理健康、老龄化、妇女健康、死亡与临终、生物伦理学、人类学导论、公众演讲、大学作文（Ⅰ，Ⅱ）、心理学导论、社会学导论、社会问题、社会干预、社会组织、社会研究方法、社会研究方法实验、社会学理论发展、医学社会学、老年社会学、统计学入门、社会心理学、死亡社会学、当代医学问题、实习。

3. 就业情况　医学社会学专业的学生就业范围较广，获得学士学位和硕士学位的学生就业方向主要有：健康项目研究助理、项目评估人、健康社会学家、医务社工、技术作家、以及联邦、国家和地方卫生保健机构或者卫生志愿机构的行政助理。相对于只具有学士学位的学生，硕士在这些岗位上具有更大的发展空间。而博士的选择更多，诸如可以选择在各学院做教员等。

八、结论与启示

综上所述，进入 21 世纪后，医学社会学在国外发展迅速，成为社会学中最大、最活跃的分支学科之一。其 21 世纪的发展主要有以下几个特点：

1. 总体发展迅速　学界对医学社会学的关注度日益增高，越来越多的学者转向了医学社会学的研究，历年文献数量呈明显的上涨趋势；医学社会学学术组织不断发展壮大、完善，学术会议数量增加，国际交流密切。

2. 医学社会学在欧美发展较快　作为医学社会学兴起地的美国，其学科建设依然处于世界领先水平。无论是从学会发展、学术科研、还是人才培养等方面，对整个学科的发展都起到了引领作用。而频频在欧洲举办的国际性医学社会学学术会议，集中了世界各地的优秀研究成果和重要研究议题，为全世界各国家开展医学社会学研究起到了风向标的作用。

3. 学科涵盖内容不断扩大　"ISA 医学社会学研究委员会"、"欧洲医学社会学社团"、"ESA 医学社会学与卫生政策研究网络"分别更名为"ISA 健康社会学研究委员会"、"欧洲健康与医学社会学社团"、"健康与疾病社会学研究网络"。这几个重要的国际医学社会学学术组织的更名预示了医学社会学转变的方向，可见其研究越来越重视的是健康，而非仅限于医疗本身，涉及影响人类健康的方方面面的因素。另外，从文献内容上来看，医学社会学的研究与社会实际密切联系，捕捉社会发展动态，甚至对一些发展趋势进行预测。

20世纪中期，作为一门学科医学社会学已经在国外建立起来，并在21世纪迅速地发展、壮大，在人类社会的发展过程中发挥着重要的作用。

目前，我国的医学社会学学科发展相对缓慢、不成熟，尚处于重建阶段。必须由医学社会学权威学家领军、其他学者响应、政府鼎力支持，从建设学会、创办专刊、壮大师资、培养人才等方面入手，整合现有人力、物力资源，重新在我国建立起系统完整的医学社会学学科体系。

我国正处于政治、经济、文化等快速转型的重要时期，国内环境与国际环境复杂交互。而健康是一个社会不断和谐发展的重要保障，医学社会学的学科重建对于医患关系的理顺、医疗保障制度的完善、卫生外交顺利的进行等问题都具有重大的现实意义，肩负着促进社会健康、和谐发展的任务。

国外医学社会学的发展状况与趋势为我国医学社会学的学科重建提供了参考模式与方向，但需要结合我国的具体国情和学科现状。如何整合现有资源、开拓新的发展空间、面对21世纪的机遇与挑战、为实现和谐稳定的社会发展做出应有的贡献，是有识之士肩负的社会责任与历史使命。

第二节　生活质量的提高与生活环境的恶化

当今社会，生活质量的提高已经明显的体现在衣、食、住、行的各个方面，我们看得着，并且感受得到。

现今我们人类一方面"可上九天揽月，可下五洋捉鳖"，另一方面却又是"绿水青山枉自多，华佗无奈小虫何"。现代文明给人类带来福祉，但也是人类遇到了前所未有的难题。各种物理、化学、生物致病因素充斥在我们周围。正如恩格斯《自然辩证法》里所言"不要过分陶醉于我们人类对自然的胜利。对于每一次这样的胜利，自然界都对我们进行了报复。"这句话在健康与社会发展领域发聋振聩。

一、酸雨、强紫外线、臭氧洞扩大、全球变暖的危害

酸雨是工业发展带来的副产品。近代工业革命，人类发明了蒸汽机，用锅炉烧煤的方式产生蒸汽，以推动机器。而后，火力电厂星罗棋布，燃煤数量日益猛增。遗憾的是，煤含约1%的杂质硫，在燃烧中将排放酸性气体SO_2，燃烧产生的高温也能促使助燃的空气发生部分化学变化：氧气与氮气发生化学反应，排放酸性气体NOx。它们在高空中被雨雪冲刷、溶解，成为雨水中杂质的硫酸根、硝酸根和铵离子，形成了酸雨；1872年英国科学家史密斯分析了伦敦市雨水成分，发现它呈酸性，且农村雨水中含碳酸铵，酸性不大；郊区雨水含硫酸铵，略呈酸性；市区雨水含硫酸或酸性的硫酸盐，呈酸性。于是史密斯首先在他的著作《空气和降雨：化学气候学的开端》中提出"酸雨"这一专有名词。

目前，全球有三大块酸雨地区：西欧、北美和东南亚。我国长江以南也存在连片的酸雨区域。在酸雨区域内，湖泊酸化、渔业减产、森林衰退、土地贫瘠、粮菜减产、建筑物腐蚀、文物面目全非。

在世界上酸雨最严重的欧洲和北美洲，许多国家在遭受多年的酸雨危害之后，终于都认识到，大气无国界，防治酸雨是一个国际性的环境问题，不能依靠一个国家单独解决，必须共同采取对策，减少硫氧化物和氮氧化物的排放量。经过多次协商，1979 年 11 月在日内瓦举行的联合国欧洲经济委员会的环境部长会议上，通过了《控制长距离越境空气污染公约》，并于 1983 年生效。《公约》规定，到 1993 年底，缔约国必须把二氧化硫排放量削减为 1980 年排放量的 70%。欧洲和北美的 32 个国家（包括美国和加拿大等）都在公约上签了字。为了实现许诺，多数国家都已经采取了积极的对策，制订了减少致酸物排放量的法规。近年来我国政府已经开始对酸雨问题进行总体控制，提出消减方案，预计在未来几十年内，酸雨在我国将成为历史。

以北京为例，在"绿色奥运"理念推动下，北京市采取了一系列措施改善交通和空气质量。奥运会开幕以来，北京交通堵塞明显好转，空气质量大为提高。在 2008 年整个 8 月份，北京空气质量达标的天数有 30 天，其中一级天 14 天，二级天 16 天，成为近十年来一级天最多的月份。京城百姓在欣赏精彩体育比赛的同时，也享受到了顺畅的交通和清新的空气。奥运开幕前夕，联合国副秘书长、联合国环境规划署执行主任阿齐姆·施泰纳在北京表示，在奥运会历史上，从来没有哪个主办城市像北京这样，将奥运会作为改善环境质量的一个重要契机。

二、荒　漠　化

这是发展中国家的顽疾，而中国正是世界上荒漠化最严重的国家之一。笔者在一次去内蒙古的考察中，当地的牧民非常激动的说，由于羊绒衫的大批量生产带来了内蒙古经济的大发展，让他们过上了富足的生活。然而，他们却没有重视由于刻意追求经济利益，过度养羊、大量消耗草皮而引发的荒漠化问题。还有北京的沙尘暴天气，这是大家都切身经历过的。

第四次全国荒漠化和沙化监测与第三次监测间隔的 5 年内，中国防沙治沙呈现四个重要变化。一是荒漠化和沙化土地面积持续净减少。2011 年 1 月 4 日，国家林业局第四次全国荒漠化和沙化监测成果公布：截至 2009 年底，全国荒漠化土地减少 1.25 万平方公里，沙化土地减少 8587 平方公里，分别比上次监测时减少 0.47% 和 0.49%。我国有荒漠化土地分布的 18 个省区市，荒漠化土地均有所减少；有沙化土地分布的 30 个省区市，绝大部分省区市沙化土地有所减少。二是荒漠化和沙化程度持续减轻。5 年间，中度、重度、极重度三种类型的荒漠化土地分别减少 1.69 万平方公里、6800 平方公里和 2.34 万平方公里；中度、重度、极重度三种类型的沙化土地面分别减少 9906 平方公里、1.04 万平方公里和 1.56 万平方公里；流动沙地、半固定沙地减少 7084 平方公里。三是沙区植被状况进一步改善。5 年间，沙化土地植被平均盖度由 17.03% 提高到 17.63%，植被盖度 50% 以上的沙化土地面积增加 1.03 万平方公里，盖度小于 10% 的沙化土地面积减少 1.36 万平方公里。荒漠化和沙化重点保护治理区植物种类明显增加，植被群落稳定性增强。四是重点治理区生态环境明显改善。重点治理的科尔沁沙地、毛乌素沙地、浑善达克沙地、呼伦贝尔沙地、京津风沙源治理工程区等区域生态明显改善。以京津风沙源治理工程为例，与 2001 年相比，工程区土壤风蚀总量减少 5.2 亿吨，土壤水蚀总量减少 2.87 亿吨，地表释尘量减少 1352 万吨，分别减少了 44%、82% 和 43.3%，有效减缓了沙尘天气对京津地区的影响。

三、生态破坏与环境污染

人类周围的各种环境因素中，能使人体致病的环境致病因素有：生物性因素，包括细菌、病毒和虫卵等；化学性因素，包括有毒气体、重金属、农药、化肥和其他化学品等；物理性因素，包括噪声、振动、放射性物质和电磁波辐射等。国际癌症研究所在 1970 年左右指出，80%～90%的人类癌症和环境因素有关，其中主要是化学因素。人类所患疾病中约 20%是纯遗传性疾病，20%为纯环境因素影响致病，有 60%是遗传与环境共同作用为致病因素，这就说明我们应该更加关注于保护生活环境。这不仅仅是为了创造良好的生存空间，更重要的是对我们人类的健康负责任。

国家实行边建设边治理、减少破坏的可持续发展策略。每一个环境污染的实例，可以说都是大自然对人类敲响的一声警钟。为了保护生态环境，为了维护人类自身和子孙后代的健康，必须积极防治环境污染。如果不保护环境，人类将面临灭亡。为了防治环境污染，我国相继颁布了《中华人民共和国环境保护法》、《中华人民共和国水污染防治法》等一系列法律。

1983 年，我国政府宣布把环境保护列为一项基本国策，提出在经济发展过程中经济效益、社会效益和环境效益相统一的战略方针。

1994 年，我国政府制定了今后中国环境保护工作的行动指南——《中国 21 世纪议程》，指出"通过高消耗追求经济数量增长和'先污染后治理'的传统发展模式已不再适应当今和未来发展的要求，而必须努力寻求一条人口、经济、社会、环境和资源相互协调的、既能满足当代人的需要而又不对满足后代人需求的能力构成危害的可持续发展的道路"。

为了做好环境污染的防治工作，就必须努力增强环境意识：一方面要清醒地认识到人类在开发和利用自然资源的过程中，往往会对生态环境造成污染和破坏；另一方面要把这种认识转变为自己的实际行动，以"保护环境，人人有责"的态度积极参加各项环境保护活动，自觉培养保护环境的道德风尚。防治环境污染的措施很多，其中与生物科学密切相关的有利用生物净化来消除环境污染和发展绿色食品等。

第三节　"预防为主"方针的制定与落实的现状

"预防为主"是我国医疗体制中的重点。这里的"预防"，不是简单的卫生防疫，而是包括妇幼保健、地方病控制、国境卫生检验检疫和群众性的爱国卫生运动等的一整套公共卫生体系。然而，我国喊了几十年的"预防为主"，为什么会出现严重的落实滞后呢？

一、"看病难，看病贵"是重要现实问题

中国目前的医疗资源配置不合理，无论是从数量还是从质量上来说，我国医疗资源配置成倒三角形。占全国总人口近 70%的农村拥有全国医疗资源的 30%，而占全国总人口 30%的城市却占有全国医疗资源的 70%。城乡医疗资源质量差异更大，优质医疗资源集中分布在城市，尤其是大城市。从数量到质量，医疗资源的配置在大城市、中小城市和农村分层明显。全国性的看病难、看病贵问题在农村表现更加突出，尤其是看病难问题。由于

农村医生、医疗机构、医疗设施不足，加上交通条件的影响，农民就医远不及城市方便。这种医疗资源的不合理分配，不能适应现在的疾病谱的变化，也就不能适应"预防为主"这样一个卫生方针的贯彻落实。中国内地的农村，尤其是平原地区的农村，人多地少，村庄人口较多，村与村比较密集，具有较大的支撑医疗服务网络的潜力。因此，中国有可能也有必要用系统性的方法实现城乡医疗资源的均衡配置。为此，必须理清中国城乡医疗资源配置不均衡的特殊原因：

一是体制转轨过程中农村医疗领域的逆向选择。改革开放以前，资源配置是以计划经济的方式进行的，平均主义思想贯彻在方方面面，因此，中国城乡差别不像现在这样大。当时，国家运用行政手段统一调配人力、财力、物力。例如，对大学生统一分配，使相当数量的名牌大学毕业生"到农村去"、"到艰苦的地方去"。那时，在乡村中学有名师，在乡村卫生院有名医。改革开放之后，随着知识分子政策的落实和人才流动性的增加，第一批名医返城，农村医生资源平均质量第一次下降。由于农村医生资源平均水平的下降，患者对农村医疗组织的信任随之下降，农村医疗组织的市场开始萎缩，收入开始下降，医生待遇随之下降，这就促使第二批医生返城。第二批医生的返城，导致农村医生资源平均质量第二次下降，随之而来的是，患者对农村医疗组织的信任继续下降，农村医疗组织的市场继续萎缩，医生待遇继续下降，这就促使第三批医生继续返城。值得注意的是，第一批医生平均素质高于第二批，第二批高于第三批，如此循环下去，到2003年，乡镇卫生院普遍处于奄奄一息的状态：人员素质低下、设备陈旧老化、患者不再信任。这就是体制转轨过程中农村医疗领域的逆向选择。若非新农合为乡镇卫生院打了一针强心剂，乡镇卫生院命运难料。这种逆向选择的过程加剧了农村缺医少药的矛盾，农民被迫长途跋涉就医于城市医院。

二是行政性垄断造成的地区分割和部门分割，并且行政性的地区垄断和部门垄断强化了上述逆向选择。一方面，在行政等级制度下，人员"下坡容易上坡难"，因此，医生一旦进入城市的大医院，就不敢冒险反向流动，这就是典型的棘轮效应，由此造成优质医疗资源的单向流动。另一方面，地区行政垄断造成地区之间的分割，地区之间医疗资源流动困难，医疗领域竞争被弱化。不容置疑的事实是，竞争的压力也是城市大医院关注农村市场的真正动力之一。中国的公立医院是各级卫生行政部门及其他部门的附属物，有县属医院、市属医院、省属医院、卫生部部属医院，还有其他部门所属的医院。它们有着严格的部门归属、行政级别、拨款渠道，甚至拥有各自的市场范围。这种地区分割和部门分割是医院竞争弱化、要素流动不畅、城乡差异固化的体制性原因。

二、以市场化为导向的医疗改革，恰恰忽略了"预防"的部分

公共卫生的预防工作具有很强外部性，健康是创造出的价值。而在医疗市场中，只有生病才能导致利润的出现。这使得预防工作几乎在医疗市场中毫无立足之地。如果政府投入的不断减少，预防工作自然会源断水涸，少人问津了。然而，从卫生经济学的角度来说，预防疾病的支出仅仅是治疗疾病支出的十分之一，是极具经济效益的投入。虽然预防为主的口号喊了半个世纪，但在现实中，对预防的重视程度、资金投入、成果评价、人才评估远远不够，因此重视治疗而轻视预防的倾向仍旧非常明显。

正如典故"曲突徙薪"反映出的问题一样：有一个过访主人的客人，看到主人家炉灶

的烟囱是直的，旁边还堆积着柴草，便对主人说："把烟囱改为拐弯的，使柴草远离烟囱。不然的话，将会发生火灾。"主人沉默不答应。不久，家里果然失火，邻居们一同来救火，幸好把火扑灭了。于是，主人杀牛置办酒席，答谢邻人们。被火烧伤的人安排在上席，其余的按照功劳依次排定座位，却不邀请提"曲突"建议的客人。有人对主人说："当初如果听了那位客人的话，也不用破费摆设酒席，更不会有火灾。现在评论功劳，邀请宾客，为什么提'曲突徙薪'建议的人没有受到答谢、恩惠，而被烧伤的人却成了上客呢？"主人这才醒悟去邀请那位客人。这个故事说明对可能发生的事故应防患于未然，消除产生事故的因素才是最重要的。告诫人们不要忘记和感谢给你忠告和帮助的人，要学会认真考虑别人提给你的建议，但要思考后再采用，不能盲目听从。

第四节　基础医学的进步而医学模式的变化

医学模式是指医学科学对人体和疾病的认识、医学科学的自身发展和医疗实践活动的总框架。简言之，是人们关于健康和疾病的基本观点，是医学临床实践活动和医学科学研究的指导思想和理论框架。在不同历史时期，由于人们对健康、疾病、致病因素认识上的差异，存在着与医学实践发展程度相适应的医学模式。迄今为止，医学发展史上出现过医学模式的演变：①神灵主义医学模式；②自然哲学的医学模式；③机械论的医学模式；④生物医学模式；⑤生物-心理-社会医学模式。医学的宗旨是提高人类的健康水平，而健康的生存也是人生的第一需要，基于此用来指导医务人员医疗活动的医学模式必须转变为生物-心理-医学社会学模式，才能最大限度地满足社会的健康需要。

基础医学的进步大家有目共睹，它体现在各种高科技研究成果的问世，分子生物学发展很快而且成果可喜。然而，医学模式是否按预定的轨道在发展呢？

以个性化健康服务（PHC）为例：个性化健康服务孵化于"人类三大计划"的基因组计划，在国际上，已成为公认的继信息产业之后的又一座金矿，其发展将从根本上改变医疗的形态，也将改变整个健康产业的形态，许多发达国家开始进军该产业并抢占国际市场。从基因组计划实施之初至今，针对基因组研究的医学社会学涉及的伦理与法律争论就从未停止，为此，美国能源部和国立卫生研究院每年把人类基因组计划预算的3%~5%用于研究与基因信息有关的伦理、法律和社会问题，成为世界上最大的生命伦理学计划。人类基因组计划完成之后，个性化健康服务随后出现。2004年以来，欧美日等发达国家先后启动了个性化健康服务产业发展计划，推动个性化医疗的进程；2009年全球发达国家个体化医疗的技术市场收入144亿美元，预计到2014年，整个个性化医疗市场份额将达到292亿美元，年增长率达到15.2%。产业市场的壮大随之带来了很多伦理学争论和法律问题，我国在发展个性化健康服务产业的过程中也会遇到同类的社会问题，主要体现在三个方面：

一、个性化健康服务带来的社会歧视问题

个性化健康服务的关键手段就是基因检测和基因药物，医疗服务的提供要根据个体的遗传信息进行决策，而遗传信息的滥用可能带来影响广泛的社会歧视。例如，2010年1月，我国某省市属单位在录用前体检中使用基因检测，发现三名拟录取者携带地中海贫血

基因而拒绝录用，三人向法院提起诉讼，状告用人单位基因歧视，这是我国第一起社会歧视案。该案件预示着，随着基因检测服务的应用，基因歧视所带来的社会问题将会越来越严重。个性化健康服务的本质是提高医疗质量，而同时带来的社会歧视问题、遗传信息保护问题亟待解决。

二、个性化健康服务的知识产权保护问题

人类基因组技术专利权的授予问题一直以来都是全球关注的焦点，时至今日，就连欧美发达国家在授予基因技术专利时仍然存在着广泛的争论。授予专利权可以通过经济利益的驱动促进科学技术的进步，然而人类基因组是全人类的共同财产，其天然就与专利权的排他性相抵触。例如，BRCA1/2 基因能够很好地预测乳腺癌和卵巢癌的发病风险，早在该基因被发现初期，在欧洲已被自由、免费地使用于研究与基因检测的用途上，然而在授予专利权时却遭遇了前所未有的争议，当时在业界被认为是欧洲专利史上、生物技术专利争议中，缠讼最久、最复杂的案件之一。

三、个性化健康服务市场监管问题

个性化健康服务的关键手段是基因检测服务，一进入市场就立刻带来了各种乱象，产生基因技术滥用的问题。在欧美发达国家，各国政府均采取措施控制市场行为，例如，美国联邦贸易委员会、食品药品管理局和国家疾病预防控制中心向公众发布公告，号召公众在选择用于个性化健康服务的基因检测之前，要向家庭医生或保健师进行咨询是否需要进行基因检测，并且告诫公众不要轻信任何夸大基因检测疗效的广告宣传。2008 年起，我国市场上也出现一大批以个性化健康服务为目的的基因检测公司，提供价格昂贵、"功能特异"的基因检测服务。

分析产生个性化健康服务产业的发展所面临的基因歧视、知识产权和市场乱象三方面社会伦理与法律问题，其产生都是有深层次原因的：

第一，基因缺陷带来社会歧视。越来越多的遗传性疾病或与遗传有关的疾病（如糖尿病、高血压、恶性肿瘤等）已经可以通过基因检测提前发现，例如上文提到的地中海贫血病就可以通过基因检测发现无症状患者。就如同乙肝五项检测乙肝携带者一样，基因检测可以用来发现个体患遗传病或其他慢性疾病的概率，如果个体携带某种基因、或某基因片段存在缺陷，会被认为是有患某种疾病的风险较大，可能在就业、教育、医疗保险甚至是婚姻等方面受到社会歧视。1996 年在美国进行的一项调查发现，遗传歧视在学校、保险公司以及用人单位十分普遍。孩子会因为"遗传"残缺而视为"天赋差"不被老师重视，保险公司会根据投保者的遗传易感性拒绝投保或者提高保险费用，雇主会考虑到健康保险、缺勤损失等问题而根据基因检测结果淘汰对疾病易感的雇员。

第二，基因的法律属性引起知识产权争议。人类基因组计划研究之初，基因技术能否授予专利权的伦理问题就一直是争论的核心问题，其焦点主要集中在人类基因组的法律属性上。随着人类基因组计划和相关基因研究的快速发展，欧盟发布了生物技术专利保护指令，欧美很多国家已经开始对人体基因授予专利权。然而多数科学家认为，根据《人类基因组和人权宣言》，人类基因组是人类的共同遗传，属于公权范畴，并且人体基因是天然存在的，不能授予技术专利；而多数法律专家认为，专利保护有利于调动投资者的积极

性，并且符合 WTO 的《与贸易有关的知识产权协议》，同时研究中得到的基因状态是通过一系列科学手段得到的，已与天然状态不同。这样的伦理争论，一直在科学家与企业家、发达国家与发展中国家之间进行着。

第三，信息不对称带来市场乱象。人类基因组计划从开始至结束只有 10 年时间，而个性化健康服务和基因检测服务的出现也不到 10 年，因此，基因组技术的神秘面纱仍然没有揭开，人们对于这项新服务的期待值要远高于这项技术的发展现状。正是由于这种信息不对称性，市场上的基因检测机构在广告中有意夸大其效果，诸如"天赋检测"、"疾病易感性预测"等服务项目，虽然价格不菲，但是仍然能够吸引消费者。另外，信息不对称还存在于国内外之间，国际发达国家的个性化健康服务主要是集中在医疗机构，特别是个体化用药；而国内市场中更多的是追求经济效益而引入国外的研究成果，忽视科学性与安全性。

医学模式转变对医师的医德要求更高。现代医学模式在更高层次上实现了对人的尊重，不仅重视人的生物属性，而且更加重视人的社会属性，主张医学应更全面地为病人服务，真正做到全心全意为人民健康服务。生物-心理-医学社会学模式对医师的道德要求主要表现为：

道德责任更重大。医学模式的转变使医学的职能日益扩展，医学社会化趋势日益加剧，医学事业已成为一种规模宏大的社会事业，因此社会价值同生理价值、医学价值一样，成为医学伦理学追求的价值目标。医德高尚的医师不仅要致力于消除病人的痛苦，而且要消除危害人类健康的各种心理、社会因素，不仅着眼于病人个体，更要着眼于整个人类的健康和社会利益，用公益论作为处理医疗问题的出发点，把对社会负责作为医师道德的重要标准。在此引用美国学者的论述以加深理解："医生的作用不仅主要在技术方面，而且还在社会和道德方面……医生的社会责任所要求的许多判断可以完全不是医学方面的判断，而是建立在社会上的考察和社会价值上的决定"。这就对医师提出了更高的社会道德责任。

勤于钻研，完善知识结构。生物-心理-医学社会学模式要求医师更多关注人的社会因素，因此医师除了不断更新专业知识，对新技术、新药物和新方法及时学习外，还要涉猎相关的人文社会科学知识，以更好地履行自己的神圣职责。一个不具备医学心理学知识、对人际关系学一无所知、不懂管理学和医德语言学的医师在工作中必然是被动的，医疗效果也会因此大打折扣。医师应成为一名优秀的卫生工作管理人员，病人和社区的代言人，出色的交际家，有创建的思想家、信息专家；把掌握社会科学和行为科学知识的执业医师和努力终身学习的学者作为自己的努力方向。

主动与病人建立新型医患关系。生物医学模式下形成的医患关系模型，往往是以医生为中心，医患之间是不平等的关系。生物-心理-医学社会学模式下，医患之间是平等的关系，双方都有独立的人格，而且不再以医生为中心，提出了"一切为病人，为一切病人，为病人的一切服务"的原则。医者在诊疗中不能唯我独尊，把应尽义务视为对病人的恩赐和施舍，忽视病人的心理需要，而应尊重患者的生命价值，尊重患者的人格，尊重患者的自主权利，平等地对待每一位患者，建立平等参与、双向互动的医患关系。医师是否能承受如此巨大的责任和挑战，以及如何全面提高素质，也是一个医学社会学值得研究的问题。

由此可见，虽然社会的、心理的因素越来越受到医学界的重视，但是因为法律的缺失、市场的不规范和研究进展跟不上基础医学的飞速发展而产生了种种阻力，医学模式却在不断倒退。

第五节　健康指标多元化发展

健康问题指标体系包括：死亡指标，例如心、脑血管疾病，恶性肿瘤；劳动指标，例如传染病；危害指标，例如严重的药物依赖、艾滋病等，但是很多人还不认识这些疾病，疾病知识的缺失程度可见一斑。

一、天花：人类的瘢痕

天花几乎是有人类历史以来就存在的可怕疾病，是世界上传染性最强的疾病之一。根据历史记载，"每4名患者中便有1人死亡，而剩余3人的身上却要留下丑陋的痘痕天花。"该病是由天花病毒引起的烈性传染病，这种病毒繁殖快，能在空气中以惊人的速度传播。主要通过飞沫吸入或者直接接触而传播。其发病很急，多以头痛、背痛、发冷或寒战、高热等症状开始，败血症、骨髓炎、脑炎、脑膜炎、肺炎等是天花致人死亡的主要原因。对天花病人要严格进行隔离，病人的衣、被、用具、排泄物、分泌物等要彻底消毒。接种天花疫苗是预防天花的最有效办法。

有证据表明早在3000多年前的埃及就已经出现天花。死于公元前1157年的埃及国王拉美西斯五世的木乃伊的脸部、脖子、肩膀上均有天花发作后的痕迹，被认为是人类历史上最早的天花病例。历史上天花流行猖獗，世界上各个国家均可以发现天花的踪影。20世纪50年代初，全球每年约有五千万人感染天花，其中一千五百万人死亡。随着预防接种的不断推广，1967年人们打响了力争十年内在全球范围内消灭天花的战役，在1979年10月26日WHO宣布全世界已经消灭了天花，并且人们为此举行了庆祝仪式。人类能够消灭天花的主要原因有以下几方面：天花病毒的宿主只有人，且不存在携带者，人一经感染即会发病；疫苗高度有效；疫情报告制度完善；流行病学控制措施有力；非官方系统作用显著，全球通力协作。

自从1978年在全球根除天花之后，发达国家一直担心恐怖组织可能会盗取天花病毒，并将其作为生物恐怖的武器。目前，世界上有两个戒备森严的实验室里还保存着少量的天花病毒，它们被冷冻在-70℃的容器里。WHO于1993年制订了销毁全球天花病毒样品的具体时间表，后来这项计划又被推迟，因为病毒学家和公共卫生专家在如何处理天花病毒的问题上发生了争论：是彻底消灭，还是无限期冷冻？天花改写过人类历史格局，而其疫苗的安全性尚不甚满意，您认为是否该销毁现在在实验室保存的天花病毒？

由于自从WHO宣布消灭了天花之后人类已经不再接种牛痘，因此一旦天花病毒泄漏那么造成的损失将不可想象。2007年WHO的报告指出，"目前面临的难题是我们尚不具备快速应对天花暴发的能力，天花可能再次在人间散播，我们之前的一切努力将付诸东流。"当前科学家正在进行新型的更安全的天花疫苗研究，以备在人类遭遇人为的生物恐怖袭击时大规模应用。2002年12月21日美国总统布什为了预防生物武器的袭击，带头接种了天花疫苗，此举既是对公共卫生安全的重视，也是对国家安全的重视。在我国，由于几十年前就消灭了天花，现在不仅普通人对天花知之甚少，许多医生也是仅闻其名。在成功根除天花几十年后的今天，人类依旧担心天花病毒的人为泄漏会引发毁灭性的灾难，使得天花又一次成为我们所面临的重要公共卫生问题。天花病毒是否还会成为人类的劫数？在天花面前，人类所面临的最大敌人竟然是人类自己，您对此如何看待？

二、脊髓灰质炎：曾经数万儿童心中的痛

1988 年，在 166 个成员国代表出席的第 41 届世界卫生大会上，通过了一项全球根除脊髓灰质炎的决议，它标志着全球根除脊髓灰质炎行动正式启动。2003—2005 年，25 个先前无脊髓灰质炎的国家因输入病毒而在此发生感染病例。疾病无国界，这再次向各国政府敲响警钟。通过各国的努力，2008 年，全世界仍有脊髓灰质炎流行的国家由 1988 年超过 125 个减少到只剩下 4 个，其中 3 个是中国的邻国。截至 2012 年 2 月，全世界只剩下 3 个国家仍流行脊髓灰质炎（阿富汗、尼日利亚和巴基斯坦）。

脊髓灰质炎是由脊髓灰质炎病毒引起的急性传染病。因本病多发生在儿童时期，以 6 个月至 5 岁小儿发病率最高，故俗称小儿麻痹症。人类受脊髓灰质炎病毒感染后多数没有症状，只有约 1%~1‰ 的感染者出现弛缓性麻痹，发生麻痹症的儿童多数留下跛行，终身致残。脊髓灰质炎病死率为 5%~10%，伴延髓麻痹者 25%~75%。呼吸障碍是主要死亡原因。本病无特效治疗，可防而不可治。防疫措施主要有：①服用脊髓灰质炎疫苗。现在我国使用的混合疫苗是由减毒脊髓灰质炎病毒制成，均为"糖丸"疫苗，国际通用剂型是液体疫苗。②对于已发病的病人，从发病之日起隔离不少于 40 天。同时，对病人的排泄物、分泌物及被污染的用具要及时消毒。

脊髓灰质炎是一种古老的疾病。早在公元前 3700 年古希腊医书上就有此病的记载。世界各国曾有流行。随着主动免疫的产生，以及环境卫生治理运动轰轰烈烈地进行，烈性传染病已经逐渐离人们远去。在人类成功灭绝天花之后，世界卫生组织把脊髓灰质炎列为第二个消灭的传染病。脊髓灰质炎也是少数能被消灭的疾病之一，这是因为脊髓灰质炎病毒仅感染人，存在有效疫苗，免疫效果能终生持续存在，没有慢性携带者，没有动物或昆虫宿主，病毒一旦离开人体则将很快死亡。世界卫生组织提出 2000 年"全球消灭脊髓灰质炎"的目标，然世纪之交的全球脊髓灰质炎状况，其结果令人扼腕叹息。

全球根除脊髓灰质炎行动由各国政府、世界卫生组织、国际扶轮社、美国疾病预防中心和联合国儿童基金会率先发起。1988 年，在世界卫生大会通过了在 2000 年全球消灭脊髓灰质炎的目标以来，脊髓灰质炎发病率降低了 99% 以上。1988 年时，在超过 125 个流行国家中每年因病瘫痪儿童达到 35 万以上，到 2010 年仅 1352 例报告病例。

全球根除脊髓灰质炎行动新的 2010—2012 年策略计划的四项主要目标是阻断脊髓灰质炎野病毒的传播：到 2010 年中，在 2009 年有新疫情爆发的所有国家；到 2010 年底，在病毒传播卷土重来的国家；到 2011 年底，4 个流行国家中有两个国家；到 2012 年底，在剩余 2 个流行国家。自 2010 年 2 月发布最新的《财政资源需求》文件以来，全球根除脊髓灰质炎行动新的 2010—2012 年策略计划中指定的业务方针已初见成效。在 4 个流行国家中，尼日利亚北部地区和印度北部的北方邦和哈尔邦已有 4 个月未发现 I 型脊髓灰质炎野病毒。在输入性病毒的传播很有可能卷土重来的 4 个国家中，有 2 个国家（刚果民主共和国和苏丹）在过去 6 个多月内无病例报告。同样，在 15 个以前无脊髓灰质炎，在 2009 年再次遭受感染的国家中，有 9 个国家已经没有疫情爆发。

WHO 已经证实，在我国已无脊髓灰质炎流行。但与此同时，在非洲区、东地中海区和东南亚等地仍有脊髓灰质炎野病毒株的出没，尚未实现 2000 年消灭脊髓灰质炎的目标。为此，我国提出，全国将保持无脊髓灰质炎状态，直至全球实现消灭脊髓灰质炎目标。在此期间，我国"保持无脊髓灰质炎状态"的策略是什么？应该如何切实做好相关防控工作？

三、麻风病：肢体致畸的传染病

麻风病是一种慢性接触性传染病，它的传染性不大，但能严重侵蚀皮肤和神经系统，造成永久性残疾或肢体变形。20 世纪以前，麻风病患者没有自由和人权，随着人道主义的兴起，人们开始重视麻风病患者的生存状况，世界卫生组织也将麻风病纳入被消灭的疾病。1991 年，世界卫生联合会（WHA）通过了一项倡议，即将麻风病作为一项公共卫生问题，计划到 2000 年消灭麻风病。在过去的十余年中，人们围绕着该决议在麻风病流行地区开展研究活动。但是，在个别国家仍存在麻风病村，也未能完成消灭麻风病流行的任务。要彻底消灭麻风病，仍然需要走很长的路。

麻风病是由麻风分枝杆菌引起的一种慢性接触性传染病，也是一种慢性免疫性疾病。离体后的麻风分枝杆菌在夏季日光照射 2~3 小时即丧失其繁殖能力，60℃处理 1 小时或紫外线照射 2 小时，即可使其丧失活力。煮沸、高压蒸汽、紫外线照射等处理即可使其灭活。麻风病的最主要特征之一是侵犯周围神经，导致周围神经功能损害，往往表现为肢体畸形。畸形主要有两种类型，即原发性和继发性。原发性畸形是由于麻风分枝杆菌感染直接导致组织反应而引起的，如手、足及角膜保护性感觉损失，脱眉和睫毛脱落，爪形指、垂腕等。继发性畸形是由于身体麻木部位的损伤而引起的，如手足皲裂、伤口和足底溃烂，手足指和（或）趾缺失、角膜溃疡和指骨破坏等。

麻风病患者是本病的唯一传染源，近年来有人提出，麻风病还是一种动物传染病，在黑猩猩以及白脸猴等不同动物身上证明在自然界有麻风病的存在。因而人类如密切接触这些野生动物，也很可能感染麻风病。当然这一说法有待进一步证实。麻风分枝杆菌主要是通过破损的皮肤和呼吸道进入人体。人类对麻风病的易感性很不一致，一般儿童较成人易感，而病例多为 20 岁以上的成人，男性病例多于女性病例。目前，已有安全有效的药物和方法治疗麻风病。

在过去的 20 年中，麻风病患病率下降了 90%。2011 年初，共有 130 个国家和地区向世界卫生组织递交了麻风病流行形势报告，其中世界卫生组织非洲区有 36 个，美洲区有 27 个，东南亚区有 10 个，东地中海地区有 22 个，西太平洋地区有 35 个。2010 年全球共发现麻风病例数为 228 474 例，至 2010 年底，全球登记病例数为 192 246 例。

据中国疾病预防控制中心麻风病控制中心报告，2010 年度共发现新麻风病例 1324 例，发现率为 0.099/10 万，其中儿童占 2.9%、多菌型占 84.9%、2 级畸残占 22.5%。2010 年度共发现复发病例 96 例，其中 35 例为联合化疗后复发。至 2010 年底全国尚有现症病例 6032 例，患病率为 0.450/10 万，其中 2886 例尚在接受联合化疗。全国麻风病总体仍处于低流行水平，但地区分布不均衡，重点流行地区为西南省份，如云南、四川、贵州等。

每年 1 月的最后一个星期日，是"世界防治麻风病日"。这是 1953 年由法国人发起、世界卫生组织确立的主题日，许多国家都在这一天举行各种形式的活动，目的是调动社会各种力量来帮助麻风病患者克服生活和工作上的困难，获得更多的权利。2012 年 1 月 29 日是"世界防治麻风病日"，主题是："加速行动，消除麻风危害"。为进一步落实麻风病防治政策，呼吁全社会共同关注麻风病患者及畸残者这一特殊群体，支持麻风病防治工作，力争早日消除麻风病的危害。

世界卫生组织地区的国家麻风病控制规划均已成功实施全球战略（2006—2010 年）规划。该战略的基础是及时发现新病例并为其提供免费联合化疗（MDT）的治疗，它在减少许多流行国家疾病负担方面取得了巨大的成效。为未来 5 年做准备，WHO 与国家麻风病控制规划和其他合作伙伴，共同开发了《强化策略》，新的强化策略进一步强调了保证提供高质量的麻风病服务和减少疾病负担（这不仅包括早期发现病例，而且还包括降低残疾、歧视和偏见），为麻风病受累者提供社会和经济康复。一体化的麻风病控制服务在许多疾病流行国家维持诊断、治疗和残疾预防等服务方面扮演着重要的角色。转诊中心是综合性医疗服务系统的一部分，他们对帮助初级关怀服务、处理并发症、预防残疾和提供康复方面至关重要。

目前，麻风病流行国家的国家麻风病控制规划正在接受并实施《进一步减少麻风病负担的全球强化策略（2011—2015 年）》。该策略的目标是，在 2010 年底的基础上，到 2015 年底，在全球范围内将新发现病例 2 级残疾率降低≥35%。通过设立一个基于降低 2 级残疾（即可见性残疾）新病例发生的全球目标，将指导国家规划确保及时发现病例（在发展成缺陷和残疾前），以促进缩短麻风病诊断和迅速提供联合化疗（MDT）的活动实施。这些活动预期可降低新病例的发生，同时其结果可对减少疾病在社区中传播产生影响。

要控制和消灭麻风病，必须坚持"预防为主"的方针，贯彻"积极防治，控制传染"的原则，执行"边调查、边隔离、边治疗"的做法，积极发现和控制传染源，切断传染途径，同时提高周围自然人群的免疫力，或给予有效的化学药物进行预防性治疗。重要的是，国家规划应准备实施新的全球策略和通过对所有新发现病例完整和精确的评估来提高 2 级残疾病例报告的质量。

如果您的同学、同事、邻居是已痊愈的麻风病人，您还会与他正常交往吗？为什么？麻风病患者之所以遭受歧视，是因为人们没有正确的了解麻风病的传播途径、传染性和治愈性。如果公众能够消除对麻风病的误解，明白它的不易传染性、可预防性、可早期诊断性、可治愈性和不可遗传性，那么麻风病其实并不像想象得那么可怕。公众对麻风病患者的歧视和恐慌正是来自于对麻风病认识的缺乏，再加上麻风病患者较高的毁容率和残疾率使得公众更加对之感到恐慌。麻风病患者遭受残疾已经是不幸的了，可是当他们被治愈后，却不能享受正常人的快乐，反而受到歧视、排挤、冷落，更是加深了他们的不幸。所以，我们需要宣传麻风病，并对它作出应有的澄清，使公众接受麻风病患者，让麻风病患者从失落和孤独的阴影中走出来。另一方面，我们应当普及麻风病的基础知识，使疑似患者能够尽快就诊，让他们有更多的机会治愈。对于已经有残疾的患者，政府和各社会组织应当给予其关怀并解决他们现实中存在的问题，使他们重塑生活的信心。如果您有一次机会宣传麻风病，主题是：呼吁公众关注麻风病患者，您将以何种形式、在哪些地方展开宣传？

四、麦地那龙线虫病：昔日的"空谷仓病"

它是一种古老的疾病，曾在埃及的木乃伊中被发现，并且被认为是埃及以及美索不达米亚记录中通常所称的"火蛇"。在过去的两百年中，麦地那龙线虫病主要发生在缺乏安全水源的贫困农村地区，特别是非洲撒哈拉以南地区的一些村庄。它的发生呈现季节性模式，往往发生在农忙时候，因此又被称为"空谷仓病"。它被 WHO 列为 2009 年全球拟消灭的疾病。

人会因饮用被携有龙线虫幼虫的小水蚤污染的水而感染，是一种不会致命但可引起疼痛并能够导致患者丧失劳动能力的寄生虫病。龙线虫幼虫在人体内发育成熟后，会在皮下组织中蠕动并最终钻出皮肤。这会引起剧烈疼痛，造成人体水肿、水疱，最终形成溃疡，并伴有发热、恶心和呕吐。目前尚无药物可治疗该病，只能通过摘出虫体治疗，保护水源和过滤可能受到污染的水可以预防该病。

麦地那龙线虫病几乎只在与世隔绝的农村地区发生。该病虽然不致命，但会对受影响的村庄造成重大的经济负担。马里多贡人把该病称为"空谷仓病"。个人和社区损失的收入金额很高，据儿童基金会在 1989 年支持的一次调查估计，在人口达 160 万的尼日利亚东南地区，稻谷种植者每年的损失相当于 2000 万美元，因为在需要收割稻子的季节，麦地那龙线虫病使许多人失去劳动能力。据世界银行估计，一旦消灭麦地那龙线虫病，消灭该病的投资回报率每年将约为 29%。该数字系基于对感染劳动者不能劳作的平均时间进行很保守的估计（5 周），并使用 1987~1998 年的项目范围。

麦地那龙线虫病每年的发病率已有了显著的下降。截至 2011 年底，仅有 1060 起报告病例。与 2004 年报告的 16 026 起相比减少了 93.4%，而且与 1986 年估计达 350 万的感染人数相比减少了 99% 以上。流行该病的国家数从 2004 年签署日内瓦宣言的 12 个国家减少到 2012 年（截至 1 月）的 4 个国家（乍得、埃塞俄比亚、马里和南苏丹），即减少了 67%，与 1980 年代期间流行该病的 20 个国家相比减少了 80%；而且自 1995 年以来，消灭麦地那龙线虫病国际认证委员会已经召开过七次会议，根据委员会提出的建议，世界卫生组织已经认定 192 个国家和地区无麦地那龙线虫病。2009 年报告病例的村庄数量为 1129 个，与 2004 年 3625 个村庄相比减少了 69%，而且与 1991 年高峰时期的 23 735 个村庄相比减少了 95%。尽管未达到 2009 年底消灭该病的目标，但会员国在合作伙伴的支持下取得了显著成就。如果在国家规划可用的有限资源以及许多国家面临的政治动荡不安全形势的前提下进行考虑，取得的进展就很显著。

人群在国家内部或跨越边界从疾病流行低点到非流行地区的流动，造成了意外的疫情暴发，从而在有些国家中实现消灭该病的目标推迟了一年或数年。在 2010 年，乍得确认了 2 例病例，该国进行零病例报告几乎达 10 年之后，又再次出现了疾病传播。尽管如此，由一国输出到另一国的病例由 2004 年 115 例减少到 2009 年的 4 例。

国际卫生策略：认可强化监测、病例控制、使用布质和管道过滤器、病媒控制。获取安全饮用水、卫生教育和社区动员的战略；呼吁流行麦地那龙线虫病的剩余会员国强化消灭工作，包括疾病流行村庄中积极监测和无麦地那龙线虫病地区的监测、预防措施以及最高级别的政治支持；呼吁已被认证为无麦地那龙线虫病的会员国以及在认证前期的会员国强化疾病监测和定期报告结果，并在发现任何病例的 24 小时内通知世界卫生组织和声称的病例起源国；敦促会员国、卡特中心、儿童基金会及其他有关伙伴支持流行病的剩余国家努力尽快制止疾病传播，并尤其提供充足的资源以中断传播并最后认证该病被消灭。

从麦地那龙线虫病防治的成功范例来看，我们能够吸取哪些重要经验？对今后防控其他热带病有什么指导意义？麦地那龙线虫病根除要取得成功，包含几个因素：设置安全的饮水供应，过滤饮用水；通过早期发现和控制病例的方式，加强监测和控制，早期发现病例（在病人最初感到疼痛的时候）对控制该病至关重要。在该病流行的国家，有数千名农村志愿者接受培训，以便能发现新病例，对感染者进行照顾，定期拉取虫子，并向区域监督委员作出报告。

结核病、雅司病、血吸虫病都出现了死灰复燃的现象，哪些教训值得我们去吸取以阻止这种情况在麦地那龙线虫病上出现？

第六节　疾病谱的变化与认识发展

众所周知的疾病谱变化：20世纪上半叶是传染病的时代，传染源是寄生虫、细菌和病毒等；20世纪下半叶是躯体疾病时代，比如癌症、心脑血管疾病、糖尿病、创伤等；到了21世纪上半叶变成精神疾病时代，例如重症精神病、儿童行为问题、酒精滥用、海洛因瘾、老年精神疾患、学生心理障碍、自杀等成为困扰人们的主要疾病。从全球卫生发展的历程中不难发现，老的疾病（如癌症、糖尿病等）久攻难克，新疾病（有些是被新发现的传染病如疯牛病、艾滋病、SARS、埃博拉出血热等）不断涌现，一些是早已被认为是控制和解决了的传染病（如鼠疫、霍乱、结核、麻疹、血吸虫病等）又死灰复燃或改头换面悄悄复发，以至于近些年连续出现多种传染病的爆发和流行。总而言之，目前传染病的问题并未彻底解决，慢性非传染性疾病大行其道，精神疾患具有潜在威胁——即人类面对的"三重疾病负担"。

一、老的疾病有待攻克

心脑血管疾病，恶性肿瘤；传染病时有起伏，潜在威胁严重；病毒感染和很多慢性疾病基本上没有办法。

（一）乙型肝炎：埋在数亿人肝中的活火山

据中华人民共和国卫生部1992年的调查，我国大约有1/10的人口感染乙型肝炎（乙肝）病毒，乙肝已经成为我国严重的公共卫生问题之一。2002年乙肝疫苗被流入我国计划免疫之中，理论上可以极大降低我国乙肝发病率。但是从目前情况来看，该病仍然广泛流行。如何保证服务行业的公共卫生以防止乙肝在人群间蔓延，如何做好乙肝患者或携带者的就业、婚姻等工作，如何进一步保护乙肝患者或携带者群体的切身利益，以及如何规范医药市场对于乙肝的医疗行为，已成为具有挑战性的社会问题。

乙型肝炎是一种由乙型肝炎病毒引起的传染病。主要经血和血制品、母婴、破损的皮肤和黏膜及性接触传播。大部分急性乙肝患者没有症状或症状较轻，但当发展成慢性乙肝时，就会出现症状和体征，以及血清转氨酶升高等。大部分人感染HBV病毒后可自愈，病毒持续6个月仍未被清除者成为慢性HBV感染。其中部分慢性乙肝患者可发展成肝硬化和肝癌。一项对684例慢性乙型肝炎的前瞻性研究表明，估计慢性乙型肝炎患者发展为肝硬化的年发生率为2.1%。我国肝癌患者中，90%以上是由乙肝病毒感染引起的。

慢性乙型肝炎是一个严重的全球性公共卫生问题，全球约20亿人曾感染过HBV，而每十二人中就有一人（5.2亿多人）的生活与慢性乙型肝炎或慢性乙肝病毒感染相伴。每年约有 100 万人死于 HBV 感染所致的肝功能衰竭、肝硬化和原发性肝细胞癌。

世界卫生大会在其 2010 年的会议上决定，将 7 月 28 日定为世界肝炎日。世界肝炎日的设立是为开展教育和更好了解作为全球公共卫生问题的病毒性肝炎提供机会，同时，促进世界各国强化针对这一疾病的预防和控制措施。

新版《慢性乙肝防治指南》指出，现在我国采用的流行病学资料是 2006 年做出的数据统计，全国的乙肝表面抗原流行率是 7.18%，比以前的 9.75%，有了明显的下降。在世界乙肝流行病学的统计上，中国由红色降到黄色，不应该再把中国定义为最高流行地域，在定义上应该说小于 8%，属于中度流行地区。但是乙肝的防治工作一定不能放松。中国是世界上感染乙肝病毒人数最多的国家。目前中国约有 9300 万例乙肝病毒携带者，其中慢性乙肝患者约 2000 万~3000 万，每年近 30 万人死于与乙肝相关的肝硬化和肝癌等。

由于乙肝患者或携带者基数大，这一群体自身、政府和社会如何对乙肝有正确的知、信、行？如何解决好该人的就业和婚姻等问题？如何保障餐饮、洗浴、美容美发等服务行业的卫生安全，防止乙肝等传染病在人群间蔓延？如何规范医药市场对于乙肝人群的医疗行为？

（二）癌症：高投入低回报

随着医学技术的提高和全球公共卫生运动的蓬勃发展，急性传染病对人类的危害程度正在不断减小，取而代之的是各种慢性疾病，如高血压、糖尿病、癌症等，而癌症被称为健康杀手，人们谈癌色变，医学界对癌症仍旧束手无策，可见癌症已经给人类造成了很大的影响。癌症是一项公认的高投入低回报疾病。19 世纪末，医学界越来越担忧癌症带来的威胁。第二次世界大战期间，癌症控制成为西方政府性卫生政策的一个重要目标。战后用于癌症的投入和开支更是大幅增加，但临床回报甚少。相对于癌症的研究而言，几乎没有用于癌症预防的投资。癌症是全世界一个主要死亡原因。2008 年的癌症死亡人数达 760 万（约占所有死亡人数的 13%）。医学发展到今天，仍然没有有效控制、治愈癌症的方法，甚至人们连癌症确切的致病因素都不十分清楚。但人类却已经锁定了一些因素，并认为这些因素会增高癌症的发病率，其中大部分都与人类自身的行为有关。

癌症是各种恶性肿瘤的统称，为控制细胞生长增殖机制失常而引起的疾病。癌细胞除了生长失控外，还会局部侵入周围正常组织甚至经由体内循环系统或淋巴系统转移到身体其他部位。癌症的危险因素包括内部因素和外部因素。内部因素主要有神经精神因素、内分泌因素、遗传因素、机体自然防卫机制等。外部因素主要有物理、化学和生物致癌因素。其中外部因素多由不良生活环境和行为习惯引起，如烟草的使用、缺乏锻炼、酒精的使用、空气污染等。

肺癌、胃癌、肝癌、结肠癌和乳腺癌是癌症致死的主要原因。男性和女性最常患的癌症类型有所不同。按全球死亡人数排序，男性所患癌症主要为肺癌、胃癌、肝癌、结肠癌和直肠癌、食管癌和前列腺癌；女性所患癌症主要为乳腺癌、肺癌、胃癌、结肠癌和直肠癌及子宫癌。

2008 年，在癌症死亡总数中，大约 70% 的癌症死亡发生在低收入和中等收入国家。烟草及酒精的使用、水果和蔬菜摄入量偏低以及感染乙型肝炎、丙型肝炎和人乳头瘤病毒，都是低收入和中等收入国家癌症形成的主要危险因素。由人乳头瘤病毒（HPV）造成的宫颈癌是低收入国家中导致妇女癌症死亡的一个主要原因。而在高收入国家中，烟草及酒精的使用以及体重超重或肥胖则是致癌的首要原因。我国也是癌症高发国家。统计资料显示，我国每年癌症新发病例为 220 万人，因癌症死亡的人数为 160 万人。

癌症给人类造成的影响是巨大的：它对人类健康产生负面影响；对社会发展产生不利影响；不利于卫生资源的配置以及癌症带来的伦理道德问题。癌症晚期患者往往是极其痛苦的，这样的煎熬总是会让人产生"生不如死"的感觉，这时是否应该使用"安乐死"呢？您认为"安乐死"的立法离我们究竟有多远？

（三）流行性感冒：首个实行全球性监测的传染病

随着当今旅游事业的迅速发展，人们尤其爱去未开发的森林探险，沉睡多时的传染病毒被唤醒，随着人们来到了生活中。流行性感冒病毒是人们最常见的病毒之一，流行性感冒是首个实行全球性监测的传染病。人类感染流行性感冒病毒已有数千年的历史。因其传染性强、发病率高、病情严重、易变异的特点，每次流感大流行都给人类带来了巨大的灾难。流感曾造成数千万人丧生，足以见证他排山倒海的威力。1580~2008 年，世界范围的流感大流行已经超过 30 次！1918~1919 年的大流行造成死亡人数大于第一次世界大战死亡人数。虽然该病已经成为首个实行全球性检测的传染病，但流感的周期性流行仍然是一个世界性的公共卫生问题。

流感是一种由流感病毒引起的呼吸道传染病，经由呼吸道传播。由于该病的传播途径容易实现，病毒易发生抗原性变异，因此很容易实现人际间传播，甚至是世界性大流行（散发：某疾病的发生率呈现历年一般水平，病例间在时间和空间上没有联系。爆发：指在局部地区或集体单位突然出现很多相同的患者。流行：某病在某地区显著超过历年（散发）的发病率水平。大流行：某疾病的流行迅速跨越一省、一国或一洲。），为了有效抵御它的新生变种，人类每年都要研发新的流感疫苗。有一种说法，如果周围 85% 人都接种过流感疫苗，形成了免疫屏障，则可免接种。但是大家都不能存有侥幸心理，去当那 15%。

在全球经济一体化越来越深入的今天，对抗流感世界大流行中最重要的是：①疫情监测：流感是第一个实行全球性监测的传染病。②国际合作：在每次流行开始阶段 WHO 能够及时得到爆发地区流感病毒的详细资料，有利于 WHO 全球防御和流感信息的自由共享。③接种疫苗：对于老幼群体来说，预防接种是一种成本-效益比最好的预防措施，但由于流感病毒的变异性，每次流感大流行时都需要重新研制疫苗。④个人卫生：患者出行佩戴口罩，勤通风，勤洗手，增强机体抵抗力。

（四）糖尿病：疾病也有仇富心理

生活水平提高伴随着新陈代谢病，糖尿病、肥胖、胆结石等的出现，而且富人比穷人得此类疾病的几率高得多。难道疾病也有仇富心理吗？从我国的社会发展历程看，在 20 世纪六七十年代，全国几乎很难找得到糖尿病患者，到了八九十年代，糖尿病被称为"富贵病"，即只有在高收入群体中才会有可能患有该病。可是进入 21 世纪，随着经济的迅速发展和人民生活水平的逐渐提高，人们的饮食结构、生活方式发生了巨大变化，糖尿病的高发病率随之而来，糖尿病已经不仅仅是高收入群体、城市人群的苦恼，它已经扩大到了不同层次的人群中。也许糖尿病听起来不像癌症、艾滋病那么可怕，但是它却实实在在地威胁着许多人的健康。

糖尿病古称消渴病，历史记载已逾两千年。当胰腺产生不了足够的胰岛素或者人体无法有效利用所产生的胰岛素时人就会患糖尿病。胰岛素是一种调节血糖的蛋白质激素。高血糖症或血糖升高是糖尿病未控制的一种通常结果，时间一久会严重损害人体许多系统，特别是神经和血管。近几十年来，随着生活质量的提高、生活方式的改变和人口老龄化，糖尿病患者在世界范围内呈现上升趋势，成为继心脑血管疾病、肿瘤之后又一种严重危害大众健康的慢性非传染病。WHO 预测，2006—2015 年，在中高收入国家，糖尿病致死人数将增加 80% 以上。糖尿病为 50~70 岁人群高发、高死亡率的疾病。

目前已知的糖尿病危险因素（2 型）主要包括遗传因素、肥胖或超重、体力活动不足、高热量饮食、早期营养不足、高血压、妊娠、糖耐量受损等。改变不良的生活习惯、采取更加健康的生活习惯对于预防糖尿病的发生有积极作用。

二、新的疾病不断涌现

与此同时新的疾病则不断涌现，无疑对人类雪上加霜。①寿命延长，老年疾病增多：老年性痴呆，帕金森病，慢性支气管炎，肺心病，糖尿病，骨质疏松症，骨质增生，冠心病，心、脑血管病，恶性肿瘤，脏器衰竭，白内障等（发病率最高）。②新的病毒病层出不穷：最近三十年来报道的有：马尔堡病毒、拉沙热病毒、军团病、SARS、埃博拉出血热、艾滋病、川崎病、克麦罗沃脑炎、卡雷利阿热、罗斯河热。均以每年 2~3 种病毒的速度增长，对人类的健康以至于对医学都是极大的挑战。过去我们只听说过狂犬病，近年来出现了疯牛病（英国）、疯羊病（日本）、疯猪病（法国）……值得深思的是，经过人类的长期斗争，只消灭了一种病毒病（天花）。而后三十多年来又出现了 15 种新的还无法治疗的病毒疾病。

（一）狂犬病：世纪之交病死率第一的疾病

狂犬病又称恐水症，是人畜共患的中枢神经系统急性传染病，病死率几乎达到 100%。我国是狂犬病高发国家，20 世纪 50 年代前流行严重。1951 年我国开展了全国性灭犬工作，使狂犬病发病数大幅下降。20 世纪 70~80 年代，狂犬病再次流行，随后逐渐得到了控制。21 世纪以来，由于居民养犬数量大量增加，狂犬病发病率在我国又呈现上升趋势。卫生部提供的数据表明，狂犬病长期居我国法定报告传染病死亡数前五位。

狂犬病又称恐水症，由狂犬病病毒引起，是人畜共患的中枢神经系统急性传染病，通过被感染动物咬伤、抓伤、舔伤的皮肤黏膜破损处进入人体，该病发病急、症状严重，主要表现为多动、易激怒、狂躁和极度恐惧、怕水、怕风。人群普遍易感，男性多于女性，青少年发病较多，15 岁以下儿童占发病数的 40% 以上。病死率达到 100%。

由于尚无特效治疗方法，因此暴露前后的免疫接种以及被咬伤后彻底处理伤口是仅有的防止狂犬病发病的有效手段。

全世界每年有超过 55 000 人死于狂犬病，据世界卫生组织统计，全球 95% 的人狂犬病发生在亚洲、非洲、拉丁美洲等发展中国家。亚洲是狂犬病高发地区，约占全球因犬伤所致的人狂犬病死亡病例的 90%。我国是狂犬病高发国家，发病率南方高于北方，其中以农村高发，青壮年农民是主要发病群体。夏季明显高于其他季节，儿童所占比例较高，男性高于女性。从我国卫生部提供的数据可以看出，狂犬病的发病数长期居我国甲、乙类法定报告传染病病死率之首，位于死亡数的前五位。

造成狂犬病流行的因素及影响，首先是政府行为，因为狂犬病的发病率较低，政府的重视程度不高、资金投入不足，并且在狂犬病的预防措施实施中存在着明显的城乡差异；

其次是社会行为，由于经济水平的原因，犬类疫苗注射费用很高，许多养犬人不愿意承担相应的成本；另外，社会上养犬数量正在逐年增加；最后是个人行为，如不文明养犬行为、缺乏对狂犬病的认识、故意挑逗犬类等。

（二）疯牛病：震荡欧美经济的疾病

一波未平，一波又起，20世纪80年代英国又出现了疯牛病。自1985年4月第一例疯牛病在英国被发现以来，疯牛病已对人类健康和许多国家的经济带来了巨大影响。近年来，疯牛病的例数呈现下降趋势，但是发展的范围正在逐渐扩大。联合国粮农组织动物生产司的专家指出："全球疯牛病病例的减少清楚地说明各国采取的控制措施已经奏效。但各国仍需采取严格的科学监控手段，才能彻底控制疯牛病在全球的蔓延。"鉴于化妆品中也有可能含有疯牛病病毒，为防止疯牛病传入我国，2002年我国原卫生部与国家质检总局联合发出禁令："禁止进口和销售含有疯牛病国家和地区动物源性原料成分的化妆品。"

牛海绵状脑病又称疯牛病，它是一种侵犯牛中枢神经系统的慢性致命性疾病，是由一种非常规的病毒——朊粒引起的一种亚急性海绵状脑病。这类疾病还包括绵羊的羊痒病、人的克-雅病（又称早老年痴呆）。共同特征为：受感染机体的认知和运动功能发生严重的衰退直至死亡。疯牛病的传播途径有以下几种：一是饲喂肉骨粉等动物性饲料；二是进口反刍动物、胚胎/卵及精液；三是动物输血。中国的牛主要是在牧区放养和农区散养，很少配合饲料，基本不饲喂动物性蛋白质饲料。因此中国国内没有疯牛病疫情发生的基本要素。

疯牛病不但威胁人类的健康，对世界经济的冲击也是巨大的，1996年英国将疯牛病疫区的1100多万头牛进行屠宰处理，造成了约300亿美元的损失，并引起了全球对英国牛肉的恐慌。截止到2000年11月中旬，欧盟的牛肉销售量减少了27%，肉骨粉加工业遭受重击，每年减少15亿欧元收益，同时欧盟还要为销毁动物下脚料花费30亿欧元。随着经济全球化进程的加快，世界上许多国家的经济联系日益紧密，产品进出口往来日益频繁。因此，疯牛病带来的经济损失不止局限于少数国家，还具有全球性。同时疯牛病不但加重卫生负担，而且在一定程度上对国家的外交关系产生威胁。

疯牛病自发现至今已有二十多年，世界卫生组织、各国政府都采取了积极的措施来控制疯牛病的发展，实践证明，这些措施有效地减少了全球的疯牛病病例。WHO和各国为了避免疯牛病再度发生世界范围内的流行，采取了如下的一些措施。

（1）加强对动物和动物源性产品的进口审批和检疫监管。

（2）加强对饲料生产和使用的管理，禁止给反刍动物饲喂动物源性饲料。

（3）加强牛只的宰前检疫管理。

（4）加大对疯牛病的监测力度、建立全国性的监测系统，采用世界公认的检测技术。

（5）与世界卫生组织和有关国家建立情报交换网。

（6）加强对疯牛病防治技术的研究储备。

（7）进一步加强疯牛病的宣传教育。

我国现已将20个国家列入疫区，包括荷兰、丹麦、德国、卢森堡、比利时、西班牙、爱尔兰、英国、奥地利、葡萄牙、意大利、法国、芬兰、希腊、捷克、斯洛伐克、列支敦士登、瑞士、加拿大、日本。另外，某些化妆品除了使用植物原料外，也有使用动物原料的成分，所以化妆品也有可能含有疯牛病病毒（化妆品所使用的牛羊器官或组织成分有：胎盘素、羊水、胶原蛋白、脑糖）。为防止疯牛病传入我国，2002 年我国卫生部与国家质检总局联合发出禁令：禁止进口和销售含有疯牛病国家和地区牛、羊的脑及神经组织、内脏、胎盘和血液提取物等动物源性原料成分的化妆品。

疯牛病的出现告诉我们科学是一把"双刃剑"，因为疯牛病最初就是发达国家为了提高牛肉的质量和产量而采用肉骨粉作为饲料造成的，因此，可以说科技造福的同时也带来了新的麻烦。

（三）军团病：中央空调带来的现代文明病

1976 年 7 月，在美国费城一家旅馆内举行了退伍军人会议，期间 200 余名参会者患上了一种前所未有的肺炎和呼吸道感染病，导致 29 人死亡。患者表现为全身不适、头痛、恶心、呕吐、腹泻、肌肉疼痛、发热以及咳嗽。初期是干咳，之后有灰色或血色脓痰。病情急促、猛烈，若不及时医治，患者会死于肺炎及其他并发症。专家经过数月的调查，并耗用了 200 万美元的费用，最终发现始作俑者是一种当时尚未被人认识的杆菌，后来人民把它称作"嗜肺性军团菌"。由于该病首次是在退伍军人身上被发现，因此人们将其称为"军团菌病"。

这种细菌在环境中自然存在，在温水和温暖潮湿处可迅速繁殖，主要污染空调冷却塔、冷热水系统、增湿器、旋流温泉及其他装水设施。患者集中在 50~70 岁，男性发病率是女性的两倍，人群普遍易感，吸烟者和其他疾病者更易感染。军团病主要有三条传播途径，即社区获得性感染、旅游相关性感染和医院获得性感染。传染源通常是被污染的中央空调，没有直接的人际间传播。

目前尚无可用于军团菌病的疫苗，军团菌引起的肺炎大多属于非典型肺炎，诊断比较困难，在这种情况下，国际上许多国家加强了对军团菌的水质监测，将军团菌列在法定传染病范围内，并制定了相当的行业标准。例如，美国采暖、制冷与空调工程学会制定了建筑物中军团菌控制指南，以指导建筑物中央空调的装配。

许多旅馆高层房间的窗户是不能打开的，并且许多公共场所的中央空调不能及时清洗，所以对宾馆的建筑设计及对中央空调的清洗应该提出意见和建议，以及解决这一问题的措施和军团病的防治措施。对冷却塔、水管网及其他可能导致军团菌增殖、传播的固定设施，在设计、维修和管理上指定相应的易于定期消毒清洁的实施方法；加强对区域内土壤、动物的军团菌监测工作，重点加强水源监测管理；对医院、宾馆、歌舞厅、电影院、办公室等处的水管网、空调冷却塔水定期检查军团菌污染情况，一旦发现污染立即进行消毒处理；对家居使用的空调机经常清洗空调过滤网，对家庭用的热水管道、淋浴器、加湿器等有可能存留水体的地方，注意进行定期清洗；对使用空调器的密闭空间一定要定期开窗通风；加强教育，开展知识普及，尤其是针对工程师、水暖工以及医疗保健中心运行工作负责人等的人群。

（四）埃博拉出血热：病死率高达 88% 的疾病

影片《极度恐慌》描述了 1967 年，非洲某雇佣兵团营中流行了一种怪病，受感染人员不断死亡；美国军医抽取了感染血样后，即乘坐直升机离开。傍晚，另一架直升机飞来并投下了巨型炸弹，整个兵营在一瞬间全被毁灭……这种怪病被称作"埃博拉出血热"。2004 年英国杂志《焦点》月刊排出了世界上最致命 6 种病毒，其中埃博拉病毒居首位。

埃博拉病毒是一种十分罕见的病毒，这种病毒最早是于 1967 年在德国马尔堡被发现的，但当时并没有引起人们的注意。1976 年在苏丹西部和扎伊尔［即现在的刚果（金）的埃博拉河地区］再次被发现后，才引起医学界广泛的关注和重视，"埃博拉"由此而得名。在这次爆发中，共有 602 例感染病例，有 397 人死亡。

扎伊尔、苏丹和本迪布焦种属与在非洲发生的埃博拉出血热（EHF）大型疫情有关，具有很高的病死率（25%~90%）。而科特迪瓦和莱斯顿种属则没有这样高的病死率。自从发现埃博拉病毒以来，截止到 2011 年 12 月，总共记载了大约 1850 个病例，1200 多人死亡。

埃博拉病毒是一种能引起人类和其他灵长类动物产生埃博拉出血热的烈性传染病病毒。埃博拉病毒极活跃，主要通过汗液、血液、唾液、分泌物传播。除此之外，接触被患者污染的医疗用具也可能造成感染。埃博拉出血热潜伏期为 2 周左右，感染者均是出现高热、头痛、咽喉痛、虚弱和肌肉疼痛，然后是呕吐、腹痛、腹泻。在发病后的两周内，病毒外溢，导致人体内外出血和血液凝固，很快波及全身各个器官，患者最终出现口腔、鼻腔和肛门出血等症状。患者可在 24 小时内死亡。这种疾病传染极快，一旦发现患者必须将其隔离，与患者接触过的人也必须接受定期检查。目前，医学界还没有找到可以治愈的药物。但只要及时采取控制措施，严格隔离发病区，病毒的传播就能得到迅速遏制。2001年人们发现埃博拉出血热后遗症，埃博拉病毒幸存者逐渐出现双目失明、关节僵硬等后遗症。

埃博拉出血热的爆发主要集中在非洲地区，可能与当地的一些风俗习惯和环境因素有关（比如传统葬礼）。另外，埃博拉病毒寄生在一种当地动物或昆虫身上，但目前还无法确认寄生宿主是哪一类动物。由此可见埃博拉病毒的隐秘性与恐怖性。

目前，埃博拉出血热尚无有效的治疗方法，只能靠增强患者自身抵抗力的支持治疗来使其康复，由于该病致死率很高，因此最重要的手段还是采取有效的防控措施切断传播途径。鉴于埃博拉病毒的危险性极高，目前对埃博拉病毒的研究只能在为数不多的生物安全等级最高的实验室中进行，这也使得对埃博拉病毒的研究进展相当缓慢。

埃博拉出血热无疑是吞噬生命的魔鬼，好在从目前的情况看来，它还仅游弋于非洲的个别国家。

（五）严重急性呼吸综合征（SARS）：透视慢性社会综合征

想必大家都清晰的记着 2003 年非典到来的情形，SARS 病毒也是一种新型的传染病毒。SARS 犹如飞来横祸，带来一场不见硝烟的战争，在短短几个月内它影响了中国经济和社会发展速度。2002 年 11 月 16 日中国广东佛山发现了第一例"非典型肺炎"（后来称为 SARS）的病例。2003 年 3 月初，北京出现第一例输入性 SARS 病例。3 月 17日，中国面临着一个来自国际社会的挑战：WHO 发出警告，把中国列入 SARS 疫区，并警示世界各国游客不要到中国去旅游。随后潘多拉的魔盒被打开，中国进入"SARS危机时期"。

SARS 是 21 世纪出现的第一种严重且易于传播的新疾病。它属于非典型肺炎的一种，是由冠状病毒引起的。它是一种具有明显传染性、可损害人体多个器官的特殊性肺炎，主要通过呼吸道传播，病程发展较快，死亡率较高。SARS 显示出可通过国际航空旅行等现代化交通方式传播的特点。同时，它再次向世人证明，一种新出现的传染病可以造成全球的巨大破坏。

危机处理能力或处置突发事件的能力，无疑是国家管理能力的一个重要内容。《突发公共卫生事件应急条例》是我国唯一一部当天颁布，当天执行的法律制度，它是为了有效预防、及时控制和消除突发性公共卫生事件的危害，保障公众身体健康与生命安全，维护正常的社会秩序，建立健全"信息畅通、反应快捷、指挥有力、责任明确"的处理突发公共卫生事件的应急法律制度。《条例》既要知道规范现在，也要知道规范未来。必须看到，实际上处理公共卫生突发事件仅仅只是应急法律制度的一个方面。

SARS 的学名叫做"严重急性呼吸道综合征"，但我们在抗 SARS 的过程中已经感觉到，由 SARS 所引发的是一种"严重慢性社会综合征"！SARS 像一面奇特的魔镜，在这张"SARS 镜"面前，原本藏在深处的种种典型与非典型社会问题一下子暴露无遗。在一定意义上，SARS 既是一种"自然病"，又是一种"社会病"。"人类是摆脱不掉自然的，他只能为自己创造出另一个可以支配的世界。这个世界就是社会。"法律正是通过对"社会病"的医治而对付"自然病"。"急事"永远都难以避免，问题是要把它纳入法制的轨道。目前，我们可以在这部《突发公共卫生事件应急条例》的规范下，指导以后遇到的种种公共卫生应急事件。依法应急，正是为了现在的不乱急，也是为了以后的少急，乃至不急。

在非典时期，促成了"引咎辞职制度"和"新闻发言人制度"的出台。这已经不仅是公共卫生领域的问题，更是社会学探讨的问题。

（六）艾滋病：新世纪的瘟疫

在 20 届世界艾滋病日前夕，联合国秘书长潘基文指出：无论我们生活中扮演何种角色，无论我们生活在何处，艾滋病病毒都以这种或那种方式，与我们息息相关。我们都受到它的影响……

艾滋病自从 20 世纪 70 年代首次进入人们的视线开始，就以惊人的速度波及了世界的每一个角落。随着对艾滋病研究的进展，人们渐渐认识到了艾滋病的传播途径、预防措施。同时，世界各国领导阶层也都意识到决策与合作在艾滋病防治工作中的重要性，并且在这一问题上达成了共识。进入 21 世纪，艾滋病的发展迅速、三间分布（时间、空间、人间）、传播途径都表现出了新的特点，了解艾滋病的新形势对于今后艾滋病的防治、宣传都有着重要意义。

艾滋病的发现给了我们哪些启示？几乎每一种新疾病的发现都经历了曲折的过程，这样的重复仿佛成了一种魔咒，为什么这样的现象会在人类疾病史上一次次地重演？艾滋病的发现路线图：临床医生→现场流行病工作者→医学院科研人员→社会学家。

1. 异常的药物需求　1981 年，美国的一位医生在 3 周的时间里连续五次向 CDC 申请药物喷他脒（戊烷脒）来治疗卡氏肺孢子菌肺炎，而旧金山几名研究同性恋者的医生也发现了类似病例。由于此类药物并不常用，因此该事件引起了 CDC 工作人员的注意。CDC 指派两名专业人员展开调查。他们翻阅了喷他脒的使用记录，发现在过去半年的时间里有 9 例使用记录，而在此之前的很长时间里却只有 1 例使用记录；在与流行病现场工作者和一些医学院校取得联系后，他们发现那些肺孢子菌肺炎患者同时患有卡波西肉瘤。流行病专家迅速决定对这一异常现象做进一步调查，调查从对患者的检测开始。专家们对患者进行了电话访谈和面谈，主要内容包括病史、旅行史、职业史、用药史和性行为习惯等，并且对这种病例做了如下定义：或组织检查证实为卡波西肉瘤的病例，患者年龄在60岁以下，用免疫抑制性疾病的原因无法解释，出现危及生命或致命的机会性感染。调查的结论是令人震惊的，这些患者都是非长期一夫一妻关系的男同性恋者，他们的生活方式与非卡波西肉瘤患者的健康人明显不同，并且都已是日渐消瘦而快要死去。美国CDC决定对此展开进一步调查。

2. CDC内的非正式特别工作组　CDC为此专门成立了非正式的特别工作组，其中包括来自性传播疾病中心、肿瘤流行病学、免疫学、寄生虫学等6个不同学科的专家，随后性传播中心的所有工作人员都加入到调查中来。但由于该工作组在CDC中没有合适的部门定位，经费短缺，因此调查工作进行得步履维艰。在1981年的夏季到来之前，工作组开始了第一项主要工作——病例对照研究。工作组选择了50名卡波西肉瘤患者作为病例组，以具有可比性的健康男同性恋者作为对照组进行调查，分析结果显示病例组与对照组在生活方式上存在显著差异：病例组性交活动更多，并与不认识的人发生性关系；病例组的T淋巴细胞计数明显低于对照组；病例组多为经常使用亚硝酸戊酯或毒品的"瘾君子"。唐纳德·弗兰西斯博士认为这种疾病与猫的白血病类似，典型症状都是肿瘤和免疫抑制，因此他预言该病是一宗尚未被认识的反转录病毒所引起。当然该语言在后来得到证实。

资金的缺乏限制了病例对照研究的继续进行。1982年春，CDC社会学家威廉·达罗开始进行聚类研究（又称群分析，他是研究样本或指标分类问题的一种统计分析方法。通过对样本的一系列分析方法，确定样本的分类问题）。威廉通过研究发现，10个城市的40名患者都可以通过性接触的链条形成联系，这些证据提示，该疾病可能是由一种未知的传染性生物体引起，并且可以排除滥用药物的可能性。

3. 大声疾呼　紧接着，事态呈现恶化趋势，先前的患者出现了淋巴结病，并且发病群体超越了同性恋者，越来越多的血友病患者死于卡氏肺孢子菌肺炎，医生怀疑这可能与被污染的凝血因子Ⅷ有关，这也意味着该病是血缘性的，病原体是一种病毒。

1982年4月，在国会卫生和环境分委员会的特殊会议上，特别工作组报告了病例的情况，表示这种疾病的传播可能会超过同性恋团体的范围；5月，CDC主任威廉·H·福埃格在国立环境卫生研究院举办的会议上做了发言，并提出令人信服的观点；7月，CDC副主任杰弗里·考普兰在华盛顿主持会议，提出了血缘传染的假设；1983年1月，在CDC莱夫顿路总部召开了一次规模更大的回忆，CDC再次向来自20个组织的42名代表阐明了观点。但是，CDC的这些努力并没有得到应有的重视，相反的却受到来自政府、社会和专业团体的阻力。政府并没有像对待之前的军团菌病和中毒性休克综合征那样重视此事，他们不愿意对同性恋群体发表任何评论。专业团体则认为环境因素可能对该病的传播起到更重要的作用，尤其是血站的工作人员，他们对血源性传播的观点表示出极大的反对。

4. 浮出水面　1983年，美国食品与药品监督总局（Food and Drug Administration，FDA）加入到CDC的工作中。FDA与CDC共同发表了预防艾滋病传播的指导方针，如避免与已知或怀疑有艾滋病的人进行性接触；建议艾滋病高危人群不要献血；制定更严格的血液筛检步骤；提倡自体输血；为血友病患者提供更安全的血液制品等。随着研究进入分子水平，许多新证据也相继出现。1983 年春，唐纳德·弗兰西斯组建了 CDC 第一个反转录病毒实验室；1984 年法国巴斯德研究所的蒙塔格尼尔从一名淋巴结病患者中分离出一种反转录病毒。该病毒与人类 T 细胞白血病病毒-I 相似。法国科学家将其命名为淋巴结病相关病毒，并将其分送了一些到美国 CDC 实验室和美国国家癌症研究所；不久，美国国家癌症研究所的加罗分离出一种病毒，并将其称为人类 T 细胞白血病病毒-Ⅲ；1984 年 4 月，美国卫生和人类服务部部长马加雷特·海克勒宣布，加罗实验室发现了艾滋病的病因（即后来的 HIV）。

对艾滋病的病原的发现也导致了长期的国际争论，法国巴斯德实验室认为加罗发现的病毒正是来源于被分送到国家癌症研究所的那部分病株，因此巴斯德实验室才是最早发现病因的机构。后来，国际小组把荣誉平分给了法国巴斯德研究院和美国国家癌症研究所，并把病毒改名为人类免疫缺陷病毒。里根总统和希拉克总统为此在白宫签署了协议。至此，人类对于艾滋病病毒的认识进入了一个新的阶段。

5. 永无止境的探索　在发现艾滋病的过程中，有两项里程碑式的研究，其一是保尔·菲奥林诺证实了血清学可以为安全供应血液提供重要证据，阴性样本中不含有病毒；另外一个是布鲁斯·依伐脱和斯蒂芬·麦克道格共同努力证实了加热处理血浆可以有效清除艾滋病病毒，从而清除了血友病患者暴露于艾滋病的危险。

艾滋病抗击的初始阶段结束于 1984 年，科学家们以难以置信的速度解开了许多谜团。公众的反应和三百多年前人们对流行病的反应一样：开始是否认，然后是找人问罪，最后是要求采取措施。在巨大的阻力面前，CDC 很好地完成了历史交给他们的任务，流行病学家发现了生活方式与艾滋病有关。在经费不足的情况下，社会学家也参加到了研究的队伍当中，他们指出了预防的措施。当然，人们至今仍然难以解决艾滋病。相关的科学探索还将继续下去。

20 世纪 90 年代末，全球 HIV 阳性率约 40 万~50 万；21 世纪初，达到约 150 万；2011 年世界卫生组织、联合国儿童基金会和联合国艾滋病规划署联合发布的新的艾滋病病毒/艾滋病进展报显示：2010 年全球约有 3400 万人携带艾滋病病毒，艾滋病死亡人数降至 180 万人，2010 年全世界大约有 270 万人新感染了艾滋病病毒，报告显示，全球应对艾滋病病毒/艾滋病取得了一定的进展，但是各区域在艾滋病病毒新感染率、抗反转录病毒疗法的覆盖面以及预防母婴传播等方面显示出差异。

根据对艾滋病全球和地区流行趋势的估计，其流行出现两种趋势：①在许多撒哈拉非洲国家，艾滋病持续在一般人群中广泛流行，尤其是在非洲大陆的南部；②在其他地区，艾滋病流行主要集中在高危人群中，例如男男同性恋者、注射毒品者、性工作者以及她们的性伴侣。

虽然全球 HIV 携带者的数量不断增加，但是全球内 HIV 感染者的流行仍然保持在稳定水平，这主要是因为新感染者存活时间长，数量不断累加，同时全球人口也在持续增长。在一些国家，艾滋病流行呈下降趋势，与 HIV 相关的死亡也在减少，部分归因于近年来治疗途径的不断扩大，同时每年全球新感染 HIV 的数量也在减少。

预计 2002—2030 年，全球主要传染病以及孕产妇、围生期和营养性相关疾病的死亡率将会大幅下降，而 HIV/AIDS 的死亡率却会上升（表 7-10，表 7-11）。

表 7-10　2009 年全球艾滋病流行情况摘要

艾滋病病毒感染者人数	总数	3330 万（3140 万～3530 万）
	成年人艾滋病病毒感染者	3080 万（2920 万～3260 万）
	女性感染者人数	1590 万（1480 万～1720 万）
	15 岁以下儿童感染者人数	250 万（160 万～340 万）
2009 年艾滋病新发感染者人数	新发感染总数	260 万（230 万～280 万）
	成年人新发感染数	220 万（200 万～240 万）
	15 岁以下儿童新发感染人数	37 万（23 万～51 万）
2009 年艾滋病死亡人数	死亡人数总数	180 万（160 万～210 万）
	成年人死亡人数	160 万（140 万～180 万）
	15 岁以下儿童死亡人数	26 万（15 万～36 万）

表 7-11　2009 年区域艾滋病统计数字和特点

	成年人和儿童艾滋病病毒感染人数	成年人和儿童新发感染人数	成年人艾滋病流行情况（15～49）	成年人和儿童艾滋病死亡人数
撒哈拉以南非洲	2250 万（2090 万～2420 万）	180 万（160 万～200 万）	5.0%（4.7%～5.2%）	130 万（110 万～150 万）
中东和北非	46 万（40 万～53 万）	7.5 万（6.1 万～9.2 万）	0.2%（<0.2%～0.3%）	2.4 万（2.0 万～2.7 万）
南亚和东南亚	410 万（370 万～460 万）	27 万（24 万～32 万）	0.3%（0.3%～0.3%）	26 万（23 万～30 万）
东亚	77 万（56 万～100 万）	8.2 万（4.8 万～14 万）	<0.1%（0.1%～0.1%）	3.6 万（2.5 万～5.0 万）
中美和南美	140 万（120 万～160 万）	9.2 万（7 万～12 万）	0.5%（0.4%～0.6%）	5.8 万（4.3 万～7.0 万）
加勒比地区	24 万（22 万～27 万）	1.7 万（1.3 万～2.1 万）	1.0%（0.9%～1.1%）	1.2 万（0.85 万～1.5 万）
东欧和中亚	140 万（130 万～160 万）	13 万（11 万～16 万）	0.8%（0.7%～0.9%）	7.6 万（6.0 万～9.5 万）
西欧和中欧	82 万（72 万～91 万）	3.1 万（2.3 万～4.0 万）	0.2%（0.2% - 0.2%）	0.85 万（0.68 - 1.9 万）
北美	150 万（120 万～200 万）	7 万（4.4 万～13 万）	0.5%（0.4%～0.7%）	2.6 万（2.2 万～4.4 万）
大洋洲	5.7 万（5.0 - 6.4 万）	0.45 万（0.34 - 0.60 万）	0.3%（0.2% - 0.3%）	0.14 万（<0.10 - 0.24 万）
合计	3330 万（3140 万～3530 万）	260 万（230 万～280 万）	0.8%（0.7%～0.8%）	180 万（160 万～210 万）

（根据所获得的所有信息，该表格中界定的上下限是实际数据的估算范围）

在我国，2011年卫生部和联合国艾滋病规划署、世界卫生组织联合评估结果表明：截至2011年底，估计我国现存活艾滋病病毒感染者和病人（PLHIV）约78万人（62万~94万人），女性占28.6%；艾滋病病人约15.4万人（14.6万~16.2万人）；估计2011年当年新发感染者约4.8万人（4.1万~5.4万人），因艾滋病相关死亡约2.8万人（2.5万~3.1万人）。在78万PLHIV中，经异性传播占46.5%，经同性传播占17.4%；经注射吸毒传播占28.4%。

呈现如下特点：

（1）全国艾滋病疫情依然呈低流行态势，但部分地区疫情严重：从疫情估计结果来看，截至2011年底，估计我国现有PLHIV 78万人（62万~94万人），全人群感染率为0.058%（0.046%~0.070%），仍属于低流行国家。PLHIV估计数超过5万人的省份有5个，占全国估计总数的60.0%；低于5千人的省份有12个，占全国估计总数的4.8%。累计报告HIV感染者和AIDS病人数排在前6位的省份依次为：云南、广西、河南、四川、新疆和广东，报告人数占全国报告总数的75.8%，这部分地区疫情较严重。

（2）HIV感染者和AIDS病人数量继续增加，但新发感染人数保持在较低水平：疫情估计结果显示，2011年存活的HIV感染者和AIDS病人仍在增加，与2009年疫情估计结果相比，存活的HIV感染者和AIDS病人总数增加4万，AIDS病人由2009年的10.5万上升为2011年的15.4万，但新发HIV感染控制在较低水平，2007年为5.0万，2009年和2011年均为4.8万。

（3）既往HIV感染者陆续进入发病期，AIDS发病和死亡增加：艾滋病疫情估计结果显示，2005—2011年存活AIDS病人数量逐年增加，四次疫情估计AIDS病人数分别为7.5万、8.5万、10.5万和15.4万，AIDS病人占当年估计PLHIV总数的比例由2005年的11.5%、2007年的12.1%和2009年的14.2%上升为2011年的19.7%。由于AIDS病人数的增加，艾滋病相关死亡人数也呈现上升趋势，四次疫情估计结果分别为2005年2.5万、2007年2万、2009年2.6万和2011年2.8万。

（4）传播途径以性传播为主，所占比例继续增高：2011年估计的78万PLHIV中经性传播达到了63.9%，比2009年的59.0%增加了4.9个百分点，其中异性传播从2009年的44.3%上升为2011年46.5%，同性传播由2009年的14.7%上升为2011年的17.4%。在异性传播中，约1/4为配偶间性传播，3/4为非配偶间性传播。2011年估计的4.8万新发感染中，经性传播的构成比由2009年的75.7%上升到2011年的81.6%，其中，经异性传播占52.2%，比2009年的42.2%多10个百分点，同性传播占29.4%，比2009年的32.5%少3.1个百分点。历年报告病例中经同性和异性传播的构成比均呈逐年上升趋势，经性途径传播所占比例从2006年的33.1%上升到2011年1~9月的75.2%，其中，同性传播比例从2006年的2.5%上升到2011年1~9月的13.0%。见图7-4。

（5）感染人群多样化，流行形势复杂化：2011年疫情估计结果显示，全国现有78万PLHIV，而截至2011年9月底累计报告PLHIV约34.3万人，提示仍有大量的HIV感染者和AIDS病人尚未被发现，存在进一步传播的危险。

在我国，对于艾滋病的预防工作仍存在很多政策上的难题：能否像外国一样设立红灯区？是否应该给成年人免费发放避孕套？是否应该给吸毒人群免费发放注射器？是否应该给吸毒人群发放口服美沙酮来替代针管注射？这些都是值得进一步探讨的问题。然而我国

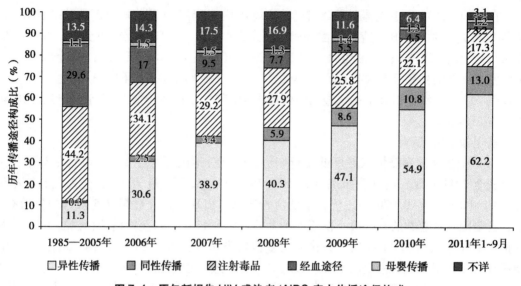

图 7-4 历年新报告 HIV 感染者/AIDS 病人传播途径构成
资料来源：《2011 年中国艾滋病疫情估计》

束手无策，而是采取另一种"扫黄"的方式来发掘艾滋病的高危人群。公安人员经调查发现，在表面风平浪静的遮盖下，暗娼行为实则汹涌澎湃。据一位研究艾滋病的学者汇报，他曾多次假扮嫖客深入到所谓"失足妇女"当中了解情况（这在社会学上叫做参与式观察），发现这些"失足妇女"对艾滋病的了解程度往往比普通人群高得多。

对于艾滋病的研究，美国每年约投入 6000 万美元，而中国仅仅只有 30 万人民币。

20 世纪 80 年代末，人们用红丝带来默默悼念死于艾滋病的同伴们。在一次世界艾滋病大会上，艾滋病病毒感染者和病人齐声呼吁人们的理解，并将一条长长的红丝带抛在会场的上空……支持者们将红丝带剪成小段，折叠好别在胸前。红丝带成为关注艾滋病防治问题的国际性标志。它表达了我们对生命的热爱和对平等的渴望；象征着我们对艾滋病感染者和病人的关爱和支持；激励我们用"心"来参与艾滋病的防治。

三、死灰复燃的疾病

结核病：文学的悲剧忽远忽近

结核病等原本已经得到控制的疾病在全球开始回升，这也是一个很严重的问题。

在古今中外许多著名的文学作品中，不乏结核病引起男女主人公悲惨结局的例子。从《红楼梦》中的林黛玉到《京华烟云》中的红玉，从鲁迅笔下的华小栓到巴金笔下的钱梅芬，还有《茶花女》中的玛格丽特，他们都是受结核病困扰的悲剧人物。书里的世界疾病史使我们不难发现，16~19 世纪，结核病已经对人们的生命健康构成了严重的威胁。21世纪，全球的结核病又出现死灰复燃的迹象。WHO 于 1993 年 4 月 23 日宣布全球处于结核病紧急状态，号召："全球紧急动员！您动起来了吗？"

结核是一种传染病，病原体为结核分枝杆菌。结核分枝杆菌分为人型、牛型、非洲型、鼠型四类，对人类致病的主要为人型结核分枝杆菌。与普通感冒一样，该病经空气传播。只有肺结核患者才有传染性。当有传染性的人咳嗽、打喷嚏、说话或吐痰，他们会把称为杆菌的结核细菌喷到空气中。一个人只需要吸入少量结核杆菌，就可染病。若不经治疗，每位活动性结核患者每年将平均感染 10~15 人。但是，感染结核杆菌的人不一定患病。免疫系统会把结核杆菌"屏蔽"起来，结核杆菌在厚厚的蜡质胞壁的保护下可潜伏多年。当一个人的免疫系统被削弱，患病的机会就比较大。总体上，世界三分之一的人口目前已感染结核杆菌，感染结核杆菌（但未感染艾滋病毒）的人有 5%~10% 在一生期间的某一时间患病或具有传染性。合并感染艾滋病病毒和结核杆菌的人更容易引发结核。

据世界卫生组织估计，2010 年，发生新发结核病病例最多的是亚洲，占全球新发病例的 60%。但是，按人口计算，撒哈拉以南非洲出现新发病例的比例最大，2010 年，每 10 万人中就有 270 多例病例。2010 年报告发生的结核病病例中，大约 80% 在 22 个国家。一些国家的病例数出现了大幅下降，而在其他一些国家，病例数的下降却极为缓慢。例如，过去 20 年中结核病病例出现持续下降的 22 个国家中有巴西和中国。尤其对中国而言，结核病控制已取得显著进展，在 1990—2010 年，结核病的死亡率降低了近 80%，而结核病患病总人数也已减少一半。

2010 年，有 880 万人罹患结核病，140 万人死于结核病。且 95% 以上的病例和死亡发生在发展中国家。1990—2010 年，结核病死亡率已下降了 40%。在儿童中，大约 50 万名儿童（0~14 岁）患结核病，并有 6.4 万（从 5.8 万到 7.1 万）儿童死于该病。

耐多药结核病值得关注，2010 年，全世界大约有 65 万例耐多药结核病病例。据估计，其中 9% 的病例为广泛耐药结核病。每年约有 44 万人罹患耐多药结核病，15 万人死于这种形式的结核病。

中国结核病年发病人数约 130 万，占全球发病的 14.3%，位居全球第 2 位（第一是印度），是全球 22 个结核病流行严重的国家之一，同时也是全球 27 个耐多药结核病流行严重的国家之一，结核病被列为中国重大传染病之一。2005 年以来，全国以县为单位的现代结核病控制策略覆盖率始终保持在 100%。2001—2010 年，全国共发现和治疗肺结核患者 828 万例。其中，传染性肺结核患者 450 万例，传染性肺结核患者治愈率达到 90% 以上。根据卫生部全国第五次结核病流行病学现场调查结果显示，与 2000 年相比，全国肺结核患病率继续呈现下降趋势，防治工作取得显著效果。15 岁及以上人群肺结核的患病率由 2000 年的 466/10 万降至 2010 年的 459/10 万，其中传染性肺结核患病率下降尤为明显，由 2000 年的 169/10 万下降到 66/10 万，10 年降幅约为 61%。

然而，本次调查也反映出目前中国结核病防治工作中存在的问题。一是肺结核疫情地区间差异显著。西部地区传染性肺结核患病率约为中部地区的 1.7 倍和东部地区的 2.4 倍；农村地区患病率约为城镇地区的 1.6 倍。二是肺结核患者耐多药率为 6.8%，与其他国家相比仍十分严重。三是肺结核患者中有症状者就诊比例仅为 47%，患者重视程度不够。四是已经发现的患者规律服药率仅为 59%，服药依从性有待提高。五是公众结核病防治知识知晓率仅为 57%，需要全社会共同参与结核病防治健康教育工作。

结核病所带来的社会问题有哪些？如何来解决这些问题？作为一种长期威胁世界的慢性传染病，结核病现在已经成为科学界关注的焦点。如果人结核病蔓延下去，那么他将给人类带来巨大的灾难：第一，它的患病群体主要集中在青壮年，这一群体是整个社会经济发展的支柱，而结核病会使他们丧失劳动能力；第二，从现在的流行状况来看，结核病的发病主要集中在欠发达地区，尤其是广大的山区、农村，这类地区自身的医疗条件、生活水平很差，结核病必然会使这些地区的生活状况雪上加霜，使其陷入恶性循环；第三，结核病的可怕性还在于它的慢性化，从结核病的发病、治疗到康复是一个漫长的过程，无疑为个人、家庭乃至整个社会带来沉重的负担。在结核病给人类带来巨大危害的同时，它也推动着医学科研、医学管理不断向前发展。

结核病为什么会死灰复燃？结核病的教训表明，我们以往在结核病的治疗过程中只重视症状的消除，而忽略了对细菌的控制，因此导致了现在耐药结核菌的出现，而当下我们对这类新生的抵抗力顽强的细菌却束手无策。另外，疫苗仅用于新生儿预防结核病，而对于成年人结核病预防的最好方法就是提高结核病检出率，在治疗过程中推进 DOTS 策略的实施，以提高结核病的彻底治愈率。

当今的人口发展态势对结核病存在着怎样的影响？结核病是一种慢性传染病，其发病规律和流行特点决定了在今后相当长的时期内其危害将持续存在。当前，我国结核病疫情形势依然严峻，防治工作仍面临诸多挑战。耐多药结核病的危害日益凸显，结核杆菌和艾滋病病毒双重感染的防治工作亟待拓展，流动人口结核病患者治疗管理难度加大，现行防治服务体系和防治能力还不能完全满足新形势下防治工作的需求。我国结核病防治工作仍然任重而道远，需要长期不懈的努力。

在 2006 年，世界卫生组织发起了新的控制结核病战略。战略的核心是 DOTS（directly observed treatment short course，直接督导下的短程化疗），即世界卫生组织在 1995 年引进的结核病控制方针，根本目标是治愈疾病，中断传播，防止复发。自该战略发起以来，4100 多万名病人在以 DOTS 为基础的服务中接受了治疗。新的六点战略建立在这一成功之上，并认识到结核杆菌/艾滋病毒和耐多药结核的重大挑战。战略还对可及性、公平性和质量制约等问题作出反应，并在使私营卫生保健提供者共同参与、提高受影响者和社区的能力以及协助加强卫生系统和促进研究方面采用了以依据为基础的创新措施。该战略将在未来 10 年中实施，正如《2010—2015 年遏制结核病全球计划》中所述。全球计划全面评估了实施控制结核病战略和实现以下具体目标所需的行动和资源：到 2015 年制止并开始扭转结核病的发病率增长；与千年发展目标相联系并经控制结核病伙伴关系认可的具体目标；到 2015 年：使结核病患病率和死亡率比 1990 年减少 50%；到 2050 年：消灭作为一个公共卫生问题的结核病（每百万人口一例）。

2008 年 DOTS 队列研究的总治愈率为 86%，首次超过了 85% 的目标。在 22 个高负担国家的 13 国家中达到了治愈目标。整个世界正在逐步实现扭转结核病发病率的千年发展目标。例外主要是在非洲流行病学次区域那些艾滋病病毒感染率较低的国家。世界卫生组织的六个区域中，有五个区域的发病率正在下降（东南亚区域除外，这个区域的发病率保持稳定）。除非洲区域外（尽管死亡率在下降），世界卫生组织所有区域都能按计划实现将死亡率和流行率降低 50% 的目标。

另外医源性、药源性疾病也层出不穷。有人笑称医院是合理的屠宰场，确实存有此类问题，去了医院反而得了病，断送了性命。对于此类问题，我们该如何解决呢？

四、健康倡导与促进

（一）禁毒日：又日新

"法当从严，若犹泄视之，是使数十年后，中原几乎无可以御敌之兵，且无可以充饷

之银。"（林则徐）

1839 年 6 月 3 日晚清名臣林则徐在虎门海滩销烟禁毒，总重量 1 188 127 公斤的鸦片被当众销毁，历时 23 天，历史上称为"虎门销烟"。

自 20 世纪 80 年代以来，吸毒在全世界日趋泛滥，毒品走私日益严重。面对这一严峻形势，1987 年 6 月 12~26 日，由 138 个国家和地区的 3000 名代表参加的"麻醉品滥用和非法贩运问题"部长级会议在维也纳召开，会议通过了《管制麻醉品滥用今后活动的综合性多学科纲要》，向世界各国政府和有关国际组织提出了在今后的禁毒活动中开展综合治理的建议，并提出"爱生命、不吸毒"的口号。同时，为进一步引起各国、各地区对毒品问题的重视，会议号召全世界人民共同抵御毒品侵袭，与毒品犯罪活动作坚决的斗争。为了纪念这次意义重大的国际禁毒会议，大会结束时，与会代表一致建议，将每年的 6 月 26 日定为"国际禁毒日"。这项建议被联合国采纳。同年召开的第 42 届联合国大会通过决议，正式确定每年的 6 月 26 日为"反麻醉品的滥用和非法贩毒国际日"（International Day Against Drug Abuse and Illicit Trafficking, 简称"国际禁毒日"）。2000 年 6 月《中国的禁毒》白皮书问世。2011 年国际禁毒日的主题是"青少年与合成毒品"。

全球每年大约有 2 亿人使用毒品，其中 15~64 岁的劳动人口中大约有 5% 的人口吸毒。每年全球吸毒人数正在以惊人的速度增长，主要的毒品仍然是鸦片制剂，其中以海洛因为主；其次是可卡因。

2011 年 6 月 23 日联合国毒品与犯罪问题办公室在纽约联合国总部发布了《2011 年世界毒品报告》。这份报告显示，2010 年鸦片产量大幅下降，古柯种植面积也继续减少。但全球罂粟种植面积较 2009 年有小幅增加，主要种植面积位于阿富汗，其占全球罂粟种植总面积的 63%。

迄今为止，大麻仍绝对是最广泛使用的非法药物类型，次于大麻的依次为苯丙胺类兴奋剂（主要是去氧麻黄碱、苯丙胺和摇头丸）、类阿片（包括鸦片、海洛因和处方类阿片）和可卡因。可卡因、海洛因和大麻的全球市场缩小或保持稳定，而处方类阿片药物和新合成毒品的产量和滥用量都有所上升。

美国可卡因市场近年来大幅萎缩。但美国仍是最大的可卡因市场，据估计 2009 年可卡因消费量为 157 吨，占全球消费量的 36%。第二大可卡因市场是欧洲，特别是西欧和中欧，估计消费量为 123 吨。在过去 10 年中，欧洲的可卡因消费量翻了一番。

在《2010 年世界毒品报告》中显示，美国吸食毒品的比例出现明显下降。值得警惕的是，发展中国家吸毒率出现增加。英国、意大利、法国、西班牙等发达国家对海洛因、可卡因以及各种兴奋剂的需求呈逐年增加趋势。1998 年，欧洲吸食可卡因的人数为 200 万，2008 年这一数字飙升至 410 万。与此同时，贩毒集团已经开辟了新的走私通道。南美洲和中美洲地区缴获了大量毒品，犯罪集团在这一带的活动非常猖獗。报告按地理划分，列出了不同国家和地区 2009 年消耗毒品的数量。中国以消耗 45 吨毒品的巨额数量列第三。

我国的毒品使用情况表现出正在转变的趋势。2000 年，全国吸毒人数为 86 万。根据国家禁毒委员会办公室发布的最新数据，截至 2010 年底，我国现有登记在册吸毒人员 154.5 万人。《2011 中国禁毒报告》显示，全国公安机关 2010 年，共破获毒品犯罪案件 8.9 万起，抓获毒品犯罪嫌疑人 10.1 万名，同比分别上升 14.5% 和 10.8%，缴获海洛因

5.3 吨、鸦片 1 吨、冰毒及片剂 9.9 吨、氯胺酮 4.9 吨、大麻 3.2 吨。其中，部级毒品目标案件共破获 140 起，同比上升 288%。摧毁制毒工厂、窝点 378 个；打掉毒品犯罪团伙 2700 余个；破获 10 千克以上毒品大案 400 余起；抓获境外毒枭和重要毒贩 40 名。同时，各级公安机关进一步控制易制毒化学品非法流失，全国共破获易制毒化学品案件 234 起，缴获国家管制的易制毒化学品 869.11 吨、非管制化学品 49.06 吨。

在全国登记在册的吸毒人员中，海洛因成瘾者仍占多数，截至 2010 年底，全国累计登记海洛因成瘾人员 106.5 万名，占 69%。使用合成毒品问题更加突出，仅查获登记的就有 43.2 万名，其中新查获 11.94 万名，多数是 25 岁以下青少年。

虽然国际社会在遏制毒品蔓延、打击毒品走私方面取得了一定成效，但是毒品问题仍是当今世界的头等公害。全球约有两亿人在使用毒品，吸毒人群遍及全球 200 多个国家和地区，全球每年毒品交易额达 8000 亿~10 000 亿美元。此外，全球每年因滥用毒品致死的人群高达 20 万，上千万人因吸毒丧失了劳动能力，吸毒人群日益年轻化。毒品造成了无数吸毒者家破人亡，其危害之大不言而喻，然而毒品禁而不决，一些国家的禁毒措施无异于隔靴搔痒，要想从根本上禁毒，有赖于国际社会的精诚团结。

国际上许多国家和地区采取了颁布更加严厉的反毒法律、建立专门反毒机构、扩大缉毒力量、有计划开展扫毒行动、加强武装缉毒和国际合作等措施来遏制毒品的蔓延。1998 年联合国大会第二十届特别会议上，会员国一致同意对合成药物的制造、贩运和消费给予特别关注。他们呼吁建立或加强国家立法和方案，以使《打击苯丙胺类兴奋剂及前体的非法制造、贩运和滥用行动计划》生效，还将 2008 年定为一个里程碑，各国在这一年应该显著地减少精神药物（包括合成药物）的非法制造、销售和贩运以及前体的转用。

中国自 20 世纪 80 年代以来积极进行禁毒斗争，积极参与国际禁毒合作，并在全国范围内围绕国际禁毒日的主题开展了广泛的禁毒专项斗争和群众宣传。2008 年 6 月 1 日起《中华人民共和国禁毒法》正式施行，为毒品宣传、教育、毒品管制与禁毒的国际合作提供了法律基础。全国人大常委会于 1990 年 12 月颁布了《关于戒毒的决定》。2000 年 6 月，中国政府发表了《中国的禁毒》白皮书。

（二）无烟日：日日新

吸毒非法，吸烟合法。烟草是唯一危害使用者并可造成使用者死亡的合法消费品。然而，由于吸烟是合法的，加之烟草价格低廉，人们对其危害认识不足，以及抵制烟草的政策不到位等因素，使得烟草的使用在全世界范围内都十分普遍。在烟草盛行的 200 多年中，人们对吸烟与健康的问题一直存在不同的看法和争论。直到 20 世纪，人类才开始认识到烟草对人类的危害。研究结果表明，吸烟者吸烟时对周围人的危害比自身还要大。每天平均 1 小时的被动吸烟就足以破坏动脉血管。一些与吸烟者共同生活的女性，她们患肺癌的概率比常人多出 6 倍。世界卫生组织《烟草控制框架公约》的 160 多个缔约国已达成一项全球性共识，即必须抗击烟草流行。

全世界约有 11 亿烟民，在发展中国家就有 8 亿，而中国竟然高达 3.56 亿（截止 2011.1.6），中国人口约占世界人口的 1/4，却消费了全世界 1/3 的烟草。与此同时，根据《2011 年中国控制吸烟报告》显示我国共有 7.4 亿非吸烟者遭受二手烟危害。烟草的使用是造成人类死亡的第二大原因，也是首要的可预防的死因，据《2011 年世界卫生组织全球烟草流行报告》显示，烟草每年导致全球近600万人死亡并造成数千亿元的经济损失。绝大多数的死亡发生在低收入和中等收入国家，而预计这一不平等状况将在未来数十年中持续扩大。如果当前的趋势继续下去，到2030年时，全世界每年因烟草导致的死亡将超过800万人，其中80%的过早死亡将发生在低收入和中等收入国家。每年还有成千上万的非吸烟者因为被动吸烟而死亡。

烟草是世界范围内第四种最常见的疾病高危因素，研究显示有25种疾病与吸烟有关，全世界肺癌死亡人数中有九成是因为吸烟。《Nature》杂志报道，在吸烟者指甲里发现了尼古丁成分，然而在不吸烟的妇女指甲中也检测出了尼古丁成分，可见二手烟造成的危害不容小觑。烟草与贫困有主要关系，其中大多数死亡发生在低收入和中等收入国家。如果我们不采取行动，未来几十年中这些国家与高收入国家在死亡人数上的差距将进一步加大。如果目前的趋势持续下去，到2030年时烟草每年将导致全世界800多万人死亡，而且这些过早死亡80%发生在低收入和中等收入国家。除非立即采取行动，否则到21世纪末，烟草导致的死亡人数将达到10亿以上。

自1989年起世界卫生组织将每年的5月31日定为"世界无烟日"，即每年国际儿童节的前一天，以便提醒人们注意烟草不仅危害吸烟人本身也造成对下一代的危害。中国也将该日作为中国的无烟日。2000—2011年世界无烟日主题回顾：

2000年：不要利用文体活动促销烟草；

2001年：清洁空气，拒吸二手烟；

2002年：无烟体育——清洁的比赛；

2003年：无烟影视，无烟时尚行动；

2004年：控制吸烟，减少贫困；

2005年：卫生工作者与控烟；

2006年：烟草吞噬生命；

2007年：创建无烟环境；

2008年：无烟青少年；

2009年：烟草健康警示；

2010年：性别与烟草——抵制针对女性的市场营销；

2011年：快乐戒烟，健康生活，做无公害公民！

世界卫生组织制定了《烟草控制框架公约（FCTC）》，此公约是世界卫生组织第一个具有法律约束力的全球性文件，是第一份专门重点解决某个公共卫生问题的多边公约，于2005年2月27日正式生效。该公约的诞生来自于烟草这一特殊商品一直以来背负的关于健康问题的责难，也来自于全世界不断高涨的限制全球烟草制品消费的呼声。截至2011年5月，《世界卫生组织烟草控制框架公约》已有173个缔约方，覆盖全世界87%的人口，这也使其成为联合国历史上最快获得接受的条约之一。

MPOWER系列政策是从WHO框架公约中提出的以被证实可有效降低吸烟率的六项措施为基础而制订的。旨在帮助各国实现对WHO框架公约做出的承诺，将全球一致的反烟呼声变为全球性的反烟现实。其主要意义如下：

1. Monitor——监测烟草使用和预防政策。

2. Protect——保护民众不接触烟草烟雾。

3. Offer——为戒除烟草使用提供帮助。

4. Warn——警示烟草危险。

5. Enforce——执行禁止烟草广告、促销和赞助的规定。

6. Raise——提高烟草税。

全球烟草控制政策覆盖的世界人口比例见图7-5。（纵坐标为世界人口比例）

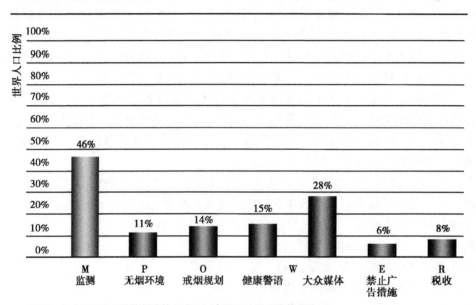

说明：此处描述的烟草控制政策相当于国家层面取得的最佳成就。

图 7-5　2010 年部分烟草控制政策覆盖的世界人口比例

（资料来源：《2011 年世界卫生组织全球烟草流行报告》）

2005 年 8 月 28 日第十届全国人大常委会第十七次会议决定批准《烟草控制框架公约》。对于《烟草控制框架公约》，中国烟草行业提出"国家利益至上，消费者利益至上"的价值观，以积极的姿态参与到该公约的履约过程中。"国家虽可得烟税，但这却是以无数人民的健康为代价，且烟税所得远不及医疗所需的费用。

（王红漫）

参考文献

1. 威廉·科克汉姆. 医学社会学. 杨辉，张拓红，译. 北京：华夏出版社，2000.

2. 美国社会学协会网站. A Special Invitation to Join the Medical Sociology Section［EB/OL］.［2011. 9. 26］. http：//dept. kent. edu/sociology/asamedsoc/.

3. 国际社会学协会网站. Research Committee on Sociology of Health RC15［EB/OL］.［2010-3-16］. http：// www. isa-sociology. org/rc15. htm.

4. 欧洲社会学协会网站. ESA Research Networks［EB/OL］.［2012-1-1］. http：//www. valt. helsinki. fi/esa/medsoc. htm.

5. 欧洲健康与医学社会学社团网站. Home page［EB/OL］.［2012-1-23］. http：//www. eshms. eu/.

6. 英国社会学协会医学社会学组网站. Medical Sociology（MedSoc）Study Group［EB/OL］.［2012-4-29］. http：//www. britsoc. co. uk/medical-sociology. aspx.

7. 国际社会学协会医学社会学研究委员网站. Newsletter of the Research Committee on the Sociology of Health [EB/OL]. [2011-10-01]. http：//www. isa-sociology. org/rc15. htm.

8. 有路网. 首页 [EB/OL]. [2012-4-29]. http：//www. youlu. net/564020.

9. 亚马逊网. 图书搜索"medical sociology" [EB/OL]. [2012-4-29].
   http：//www. amazon. cn/s/ref=nb_sb_noss? __mk_zh_CN=%E4%BA%9A%E9%A9%AC%E9%80%
   8A%E7%BD%91%E7%AB%99&url=search-alias%3Dstripbooks&field-keywords=&x=0&y=0#/ref=nb_sb_
   ss_i_0_10? __mk_zh_CN=%E4%BA%9A%E9%A9%AC%E9%80%8A%E7%BD%91%E7%AB%99&url=
   search-alias%3Dstripbooks&field-keywords=medical+sociology&sprefix=medical+so%2Cstripbooks%2C192&
   rh=n%3A658390051%2Ck%3Amedical+sociology.

10. 威立期刊数据库网站. Sociology of Health and Illness [EB/OL]. [2012-4-29]. http：//as. wiley. com/
    WileyCDA/Section/id-324291. html.

11. William C. Cockerham. (2007). The Blackwell Companion to Medical Sociology. Blackwell, 483-518.

12. 恩格斯. 反杜林论. 第3版. 北京：人民出版社, 1999.

13. 恩格斯. 自然辩证法. 北京：人民出版社, 1971.

14. 施问超, 邵荣, 韩香云. 环境保护通论. 北京：北京大学出版社, 2011.

15. 田新程. 国务院新闻办公室举行新闻发布会 第四次全国荒漠化和沙化监测结果公布. 中国林业,
    2011, (1B)：18-19.

16. 严卫星. 食品毒理学. 北京：中国农业大学出版社, 2009.

17. 王红漫. 全球健康国际卫生攻略. 北京：北京大学医学出版社, 2010.

18. Word Health Organization (2012). Poliomyelitis [EB/OL]. [2012-2]. http：//www. who. int/mediacen-
    tre/factsheets/fs114/en/.

19. Word Health Organization (2010). Global polio eradication initiative launches 2010-2012 strategic plan for
    interrupting polio worldwide [EB/OL]. [2010-6]. http：//www. who. int/mediacentre/news/releases/
    2010/polio_eradication_20100616 /en/.

20. WHO. Leprosy update, 2011. Weekly epidemiological record. No. 36, 2011, 86, 389-399.

21. 中国疾病预防控制中心 (2012). 中国 2010 年麻风病流行病学特征分析 [EB/OL]. [2012-4].
    http：//www. lepinfo. org/xxlr1. asp? ID=710.

22. Enhanced global strategy for further reducing the disease burden due to leprosy (plan period：2011-2015).
    New Delhi, World Health Organization, Regional Office for South-East Asia, 2009 (SEA-GLP-2009. 3).

23. Word Health Organization (2012). Dracunculiasis [EB/OL]. [2012-1]. http：//www. who. int/media-
    centre/factsheets/fs359 /en/.

24. Word Health Organization (2011). Global alert and response (GAR)：Hepatitis：frequently asked
    questions [EB/OL]. [2011-7]. http：//www. who. int/csr/disease/hepatitis/world _ hepatitis _ day/
    question_answer/en/.

25. Word Health Organization (2012). Cancer [EB/OL]. [2012-2]. http：//www. who. int/mediacentre/
    factsheets/fs297/en/.

26. Word Health Organization (2011). Ebola haemorrhagic fever [EB/OL]. [2011-12]. http：//www. who.
    int/mediacentre/factsheets/fs103/en/.

27. Word Health Organization (2011). Progress report 2011：Global HIV/AIDS response [EB/OL]. [2011-
    11]. http：//www. who. int/hiv/pub/progress_report2011/en/.

28. Word Health Organization (2012). Tuberculosis [EB/OL]. [2012-3]. http：//www. who. int/mediacentre/
    factsheets/fs104/en/.

29. 中华人民共和国卫生部 (2012). 2011 年中国艾滋病疫情估计报告 [EB/OL]. [2012-1]. http：//

www. moh. gov. cn /publicfiles/business/htmlfiles/mohjbyfkzj/s3586/201201/53957. htm.

30. 公安部禁毒局（2011）. 2011 中国禁毒报告 ［EB/OL］. ［2011-6］. http：//www. mps. gov. cn/n16/
    n80209/n80481/n804535/2804926. html.
31. 王红漫. 个性化健康管理：人类第三大计划中国进行时 ［M］. 北京：北京大学出版社，2014.

第八章

健康传播：医学与公众理解

美国实践：健康传播显威力

70 年前，美国冠心病的死亡率一度曾上升很快，据统计，美国自 20 世纪 40 年代起冠心病死亡率持续升高，1968 年冠心病死亡率高达 336.5/10 万；此后政府重视预防，主抓控制胆固醇、降压和戒烟；到 2000 年冠心病死亡率下降了 50%，直到现在。目前美国男女冠心病的死亡率每年平均下降幅度为 3%，在其他一些工业化国家如澳大利亚、新西兰、芬兰等也有类似的情况。对于冠心病死亡率下降的原因，一些学者将其归于有效的健康传播和健康教育，由此带来了公众生活方式的改善，从而降低了发病的危险因素。

著名医学家钟南山教授曾在羊城晚报上撰文介绍了美国的经验，美国自 20 世纪 60 年代以来，启动"两降"（降高血压、降高胆固醇）健康教育计划，包括培训教师，编写教材等。38 年后，脑卒中死亡率下降 64%，冠心病死亡率下降 59%（资料来源：羊城晚报，钟南山，2006.4.7）。其实还不止心脑血管病的群体防控得益于健康传播，2004 年版的《中国慢性病防治与控制》转引《WHO 报告》，传播改变不良的生活方式，4 年后，糖尿病发病率下降 58%，冠心病发病率下降 80%，癌症发病率减少 1/3。

著名的斯坦福心脏病预防计划（SHDPP）

现代健康传播的学术发生史，通常会追溯到斯坦福心血管病防治计划（SHDPP）。1971 年，美国心脏病专家杰克·法奎尔（Dr. Jack Farquha）与传播学家内森·麦克比（Dr. Nathan Maccoby）开展了一项社区健康促进计划，通过行为矫正来降低心脏病的发病风险。该计划将目标社区分为三组，一组接受来自大众媒体的单一刺激，第二组在接受大众媒体刺激的同时还增加人际传播，显示双重的传播效果，第三组为空白对照组。结果表明：第一组和第二组效果明显，与第三组相比有明显差异，而第一组与第二组之间差异不明显。这就为大众媒体介入健康促进开辟了航道，成为健康传播的经典案例。不过，美国心血管疾病总体下降的拐点也出现在 20 世纪 60 年代中期，似乎不能说健康传播逆转了心脑血管疾病的上涨趋势，但是，随后的持续下降一定包含着健康传播的功绩（图 8-1）。

随后，美国一直在健康传播领域里独领风骚，完善了建制，厘清了概念与愿景，成立了学会，凝聚了人气。1975 年国际传播学会（ICA）芝加哥年会上，治疗传播兴趣小组正式更名为"健康传播分会"，这是学术界首次使用"健康传播"概念。1984 年，著名传播学者格雷·克里普斯（Gary·Kreps）和索恩坦（Thornton）联合编著了《健康传播：理

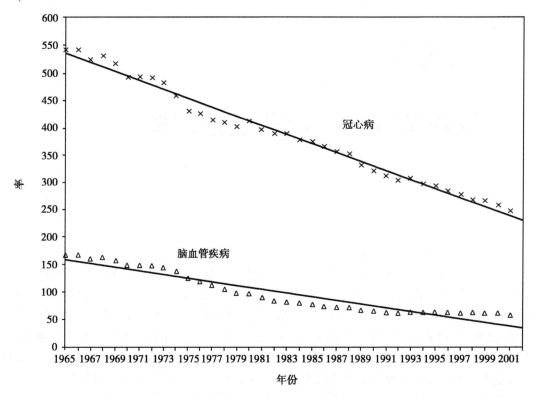

图 8-1　美国心血管疾病调整年龄死亡率（1/10 万）（1965—2001 年）

论与实践》。1985 年，美国传播学领域里最大的专业团体，口语传播学会（SCA）成立了健康传播委员会。

第一节　健康传播的定义与概念群辨析

一、定　　义

1994 年，美国学者罗杰斯（Rogers，Everett M）第一个为健康传播下定义，他认为健康传播是一种将医学研究成果转化为大众的健康观念和保健知识，并通过态度和行为的改变，以降低疾病的患病率和死亡率、有效提高一个社区或国家生活质量和健康水准为目的的行为（功能导向）。1996 年，罗杰斯又在另一篇文章中对健康传播做了重新定义：凡是人类传播类型中涉及健康的内容，就是健康传播（主题导向）。这一定义因其简洁明了、易于理解，被大多数人接受和引用。似乎也有泛化之嫌。罗杰斯是一位不断探索的学人，随后不断对这一定义加以补充说明，认为：健康传播是以传播为主轴，藉由四个不同的传递层次将健康相关的内容发散出去的行为（传播层级导向）。四个层次是：自我个体传播、人际传播、组织传播和大众传播。在自我个体的层次，如个人的生理、心理健康状况；在人际层次，如医患关系、医生与患者家属的关系；在组织层次，如医院与患者的关系、医护人员的在职训练；在大众层次，如媒介议题设置、媒介与受众的关系等。

二、概念厘定与关系辨析

在中国，健康传播常常与健康管理、健康促进、健康教育、公众健康素养、公众理解医学，以及卫生科普等概念互用，而且还引出健康传播与健康管理、健康传播与健康素养、健康传播与公众理解医学、卫生科普与健康教育四对关系。应该说，这些概念是同义词，它们之间的关系是交集关系，但也存在某些内涵上、理念上、时代语码上的细微差异，需要进行辨析。

健康传播与健康管理（促进）：在这里，健康传播侧重于知识的启蒙、传递与播散，回答健康、疾苦是什么，为什么的问题，以知晓度为目的。而健康管理侧重于行动，是基于知识觉醒的行动，回答健康、疾苦该怎么办，即刻办的问题。两者各有侧重，不可脱节，更不能对立。一定时期内，知识启蒙更重要（言胜于行），一定时期内，行动更重要（行胜于言）。无疑，人生是一场健康接力赛，知行统一是最佳状态。将有声有色的健康传播推进到卓有成效的健康管理（只说不练假把式，能说会练真把式）。

健康传播与公众健康素养：健康传播是手段，公众健康素养提升是目的。健康素养由健康知识、技能、习俗、观念、行动共同塑造的思维惯性与行为自觉。健康素养由自发到自觉，形成一种新的健康习俗（文化心理积淀）。从健康传播到公众健康素养是一个有声到无声，有形到无形的过程。

健康传播与公众理解医学，前者是知识之旅，后者是观念之旅。健康传播侧重于健康知识的传递与播散，以及传播规律的研究，是传播学在卫生事业中的拓展，公众理解医学则是侧重于大健康观念的建构，是医学人文在保健事业与医学应用层面的拓展。这里包含着一个理论上的悖论，那就是健康知识的丰富（知晓度提升）并不一定导向健康观念的优化（豁达），甚至出现悖反现象，即知识越多，误会越多，误解、误读越深。播下的是龙种，收获的是跳蚤，有声有色的健康传播，造成公众误解医学（医生、医院）的尴尬。

作家六六的小说《心术》有这样两个场景，对照起来分析很能说明这样的尴尬，一位事主是陕北老农（相对无知）千里迢迢，从西北高原来到上海，慕名到沪上著名的华山医院求医，结果儿子病重不治，但老农认同医院的处置，也认可医生的治疗，接纳治疗效果和预后（人财两空），因家贫造成欠费，当即承诺就是砸锅卖铁也一定如数归还，他的这些行为源自一个朴素的乡规和为人的信念，那就是生死有命，在这个世界上，医生、教师的钱绝不可欠，欠他们的钱，将来就没有人治病了，教书了。另一位事主是上海高知（相对饱学），在自家门口择院求医，结果是老父亲病重身亡，虽大致认同医院的处置，认可医生，但不接纳治疗效果和预后（人财两空），这家人经济状况远比陕北老农好，整个医疗过程都没有欠费，却在亲人亡故后与院方交涉退费，未亡人的信念是：既然人无救，没有达到治病救人的目的就应该退费，他们的信念是："我们总不能人财两空吧"。

因此，健康传播的成功不等于实现了公众理解医学的目的，脱胎于公众理解科学，是一种公众为主体的观念建构，其中有传播的内容，但不限于传播（知晓度），涉及生命的劝慰，追求基于情感、道德、价值共同体之上的理解和接纳（顺应性与协同性）它可以细分为：①公众理解医学：医学有知，致力于服务百姓，但生命无常。②公众理解医生：医生有术，倾力于起死回生，但难脱万一。③公众理解医院：医院有方，追求管理有序，但预后吉凶难料。公众理解医学的冰山之尖是认同度、顺应性，冰山底座是豁达的健康观、疾苦观、生死观、医疗观。

卫生科普与健康教育：卫生科普（健康教育）是中国特色、中国称谓的健康传播。历史悠久（始于1951年—场针对防范细菌战的社会动员），声名显赫，至今仍在运行。优点是将健康传播视为政府的责任，列入"爱国卫生运动"的工作范畴，有人力、物力、财力的保证，纳入国家卫生工作考评体系（创建"全国卫生城"，"文明城市"），具有高组织性。缺点是传播的单向度、灌输式、运动式。健康教育对这些缺点有所调适，从社会教育的角度给予提升，增加了针对性、反馈性。

在这些概念丛林里，更认同公众理解医学的境界。它超越传统的卫生科普，有别于基于知识的健康传播，它是开放的、平等的、互动的、体验的、情感的、趣味的、优雅的、从容的传播，而不是知识霸权的、单向度、说教式、呆板、功利、焦躁的灌输，它含有多元的精神旨向，一不局限于卫生知识、医疗技术的宣讲和注解，还包括对待生老病死的态度与健康的信仰；二不局限于生物学意义上的疾病诊疗，还拓展到社会、心理、习俗、行为层面的痛苦与拯救；三不局限于医疗的救助，还延伸到医生个体的伦理与操守，医院（群体）的人道愿景与医学职业（行业）的人文追求。

第二节　科学败给江湖的怪现象及其原因

在当代，科学技术如日中天，为何会出现败给迷信，败给江湖的怪现象？这是一个悬题，也是一个悖论。首先，让我们对这里涉及的几个关键词做一个界定，以便划定思考的基线。科学包括知识的真理性、理论性、研究者的职业性，萨顿认定的四原则是普遍主义、知识公有（共享）、无功利（无专利）、有条件的怀疑主义。技术，除了知识、方法的真理性之外，突出其应用性，也有很高的专业性门槛，与科学相比它信奉个别主义（国家、民族、企业、个体）、知识私有（有专利，有偿转让），有强烈的功利诉求，追求利益最大化（容易与消费主义结盟）。迷信则代表着一种愚昧，盲从，隐含着接纳的知识不正确，理性（真理性）缺失。江湖比较迷茫，它包含某种知识的不确切，非专业性，某种虚假的知识，似是而非的知识活套，常常暴露出操守缺失，事主未必不辨真伪，行为多以敛财为目的，是别有用心的行骗。

近十年来，健康传播领域里骗子满天飞，前赴后继，乱象丛生。百姓一方面热盼健康，另一方面又害怕误导。百姓心中有三怕：一害怕忽悠受骗，二害怕迷信误导，三害怕商业陷阱。

一、当下流行的四种健康传播

口若悬河，满嘴忽悠的多是骗子亮相，百姓屡屡被忽悠，不敢再相信，绿豆、茄子、泥鳅捧上天，厨房赛药房，食疗胜医疗，求医不如求己。以民间常识挑战、否定专业化、职业化的医学，呼唤神灵下凡。

故弄玄虚、过度承诺的一定是明星代言（拿人的钱，帮人吆喝），百姓将信将疑，牙膏胜牙科，食物胜药物，一波一波制造出药到病除、平复如初、钱到病除、立等见效的神话。

出言偏激狂妄，"唯我独科"（别人都是伪科学）的都是"圣斗士"，百姓对此颇为反感，这是另一种江湖，另一种形式的迷信，以纯正科学为招牌，割断历史，丢弃传统，搞科学主义的舆论恐怖。

　　大姑娘上轿，拘谨厚道，在媒体上复述医学教科书（专业术语，缩略语满天飞）的准是临床大夫（专家），老百姓虽悉心恭候，却直呼听不懂。但近年来大都改观，一些临床大夫逐步操练成科学传播的能手。

二、无奈的结局：科学败给迷信，败给江湖

　　美国的医学史家拜纳姆写过一本书，名字叫《科学是怎样败给迷信的》，检讨近百年来美国医学的公众理解和卫生科普的迷茫与迷失，结论就是他的书名。美国尚且如此，中国的情形如何？我们称之为"科学败给了江湖"（回避"败给迷信"的提法）。科学败给了哪一个迷信？伯纳姆的书里大致有三重意思，一是真理谬误对阵意义上的科学败给了迷信，第二种是异化意义上的科学沦为新的迷信（譬如"基因决定论"），以及伪科学的迷信披上科学的外衣肆意流布。伯纳姆认为，这场败局的前提是真正的科学人（探索者、研究者）撤退（缺位）到了高度分化的专业领域里，科学思维开始让位（顶替）于（如科学作家、科学记者）新闻业、大众传媒和消费文化（越位）。社会价值的分歧将科学引向迷信的沟壑，"在一个高度专门化的社会中，迷信的威胁仍旧顽固存在"。科学与技术的专业化不仅是阻滞大众传播的屏障，也是滋生新迷信的温床。

　　人们不禁要问：科学传播如何荒腔走板？伯纳姆认定科学传播中的"去背景化"、"碎片化"与"快餐化"（麦当劳化）等过程使得科学知识失真、走样，失去了原有的纯度。对于公众来说，在科学与技术的专业语境中，只有知识，没有故事，只有结论，没有过程，他们了解的科学只是孤立的事实，而不是一个有血、有肉、有故事的发现过程，不是需要不断证实、再证实的过程。人民大众越来越生活在虚幻的、支离破碎的电视和广告世界中，或者支离破碎程度有过之而无不及的互联网世界中。他们学会了把科学信息碾成事实碎片，从自然语境或相关背景中剥离出来。新闻界在确立报道项目时，媒体操纵者可能完全沉湎于他们的个人偏见和商业利益（甚至无法排除利益集团的操控）；媒体赢家往往是那些最上镜的或能说会道的，或者是两者兼备的，或者是那些跟媒体最合作的，而不是那些有功底的研究人员。

三、出路与反思

　　如何走出困境，期待两个逾越：一是医生要逾越现有的专业话语模式，学会讲"普通话"，不能只会讲"学术方言"；二是当代中国医学要逾越现行的重治轻防（治已病，轻未病），守株待兔（等病求医），曲突徙薪（事后扑救）、条块分割（铁路警察，各管一段）的工作机制，建立鼓励医生投身健康传播的社会与职业的"动力机制"，进而检讨、反思现代医学的战略选择与运行模型。医生应该变被动为主动，从辛勤的临床治疗师转变为智慧的健康指导师。不从预防疾病的源头抓起，病会越治越多，越治越刁（譬如超级细菌），费用越来越高，社会经济将无法承受。

　　我国著名的心胸血管外科和心血管流行病学奠基人之一吴英恺院士认为，与其以十当一，何不以一当千，他有一段名言：做医生不仅仅要治病，而且要用更大的精力去做疾病预防，才更有成就感，更有价值。只治病是十个医生解决一个病人的问题，做预防是一个医生面对一千个人，去推广普及疾病预防知识和技能，预防一千个人患病。吴老在 70 岁

时成功地实现了他人生的重大转折，从一个杰出的心胸外科专家转而全身心地投入我国心血管疾病预防控制的宏伟事业，组建了以医院为基础的临床预防医学研究基地，为我国心血管健康促进和预防做出了杰出的贡献。

除了动员专业人士参与健康传播之外，我们还应该深入反思：为何老百姓不信医院信"神医"？谜面似乎是科学与迷信的较量，谜底却十分复杂，包括科学与习俗（从三寸金莲到紧身衣、牛仔裤）、西医（实证、循证）与中医（医者臆也）之辩；语言魔术，沟通艺术与技术性失语，循证医学与叙事医学（讲证据与讲故事）之洽；临床交往中入情与入理，通情与达理，患者绝望与希望，希望与奢望，医患间是训导、灌输还是交流、互动，是冲突，还是顺应？进一步的反思是老百姓为何不进医院找神医？是病家顺应性的缺失？哈佛大学卢森博格教授曾经深刻地指出现代医学是"来自陌生人（地）的照顾"，无法在短期达成信任与顺应（默契）？难以建构顺应性，在这里，顺应性包括情感、道德、心理预期、支付、观念诸多方面的医患共识。管理学上也可解读为百姓对于医院认可度、满意度到忠诚度（是高端服务业之魂），什么是顺应性？就是患者欣然接纳医生和医院环境，认同医生的建议和忠告、信任医院的服务品质。就是病人坦然接纳疾苦，接纳死亡与不良预后，接纳医疗风险和代价（支付标准）。就是员工坚持职业信仰，尊崇职业精神，接纳团队，并被团队接纳，自觉展示服务魅力。

顺应性的冰山底座不是医疗观，而是疾苦观、生死观，自古生死为人生大防，如何让每一位病者、弱者都知晓医学有知、有术，病家有钱，但生命依然无常，疾病可治、可救、可防，但生老病死的进程不可逆，技术、金钱无法逾越。实在是一件不容易的事情。因为病家顺应性的本质是医患之间价值共同体的缔结。在当下，患者顺应性的建立不仅是医改的难题，也是和谐医患关系的前提，品质服务的基础。美国梅奥医院的核心经验就是顺应性高于、先于技术服务与商业支付，有了顺应性，无论得救与失救，成功与失误，患方都能坦然接纳，欣然认可（人财两空患方也乐意），医生的拯救和救赎都得到病家内心的敬重。

第三节　直面医学中的现代性"魔咒"

现代医学高歌猛进，却陷入现代性的泥淖不拔。现代性有三道"魔咒"，即医学污名化，医生妖魔化，医患关系恶质化。这三道"魔咒"如同英雄走麦城，不仅标志着健康传播的困局，也是医学的现代性迷途。医学污名化包含医学的现代性异化与蜕变，原本人性化、人道化的医学沦为高新技术走秀的 T 台，盈利的机器，希波克拉底那里"德行技艺"一体化的人性的医学演变为单向度的技术医学。医生妖魔化意指医者不再具有仁心，道德关怀与技术服务被撕裂，"白求恩"一夜之间成为"白狼"。医患关系恶质化，医患之间原本的兄弟关系、朋友关系堕落为赤裸裸的商业关系、冷冰冰的技术干预关系，患者不再是蒙难者，而是符号人（技术中立）、客户（纯粹的金钱购买服务）、陌生人（利益共同体，道德异乡人）。

一、当代医学面临着媒介社会的激烈冲撞

在近些年，日常医疗事件常变成扎眼球、抢眼球的媒介事件。众声喧哗的传播深刻地改变着当代医学的境遇，医学由静态转入动态，从知识的格式塔转入市场经济的急流险

滩，社会对医学从笃信变为怀疑，医院从质朴诉说转为巧言辩护（论辩），看病难从个体的现场体验变成媒介事件激惹的群情激愤，医生一夜之间从科学英雄（发现者）变为技术商人（牟利者），从道德巨人（白求恩）变为道德侏儒（白狼）。今天的医学、医院、医生都坐在火山口上，医疗冲突成为一个时期社会矛盾的"火山口"，成为各种社会丑陋现象的媒介代表，成为民众负性情绪发泄的"替罪羊"。任何社会变革都有适应综合征，改革时期如果利益调整面过大，失利的社会群体就会产生强烈的不满、怀疑、抵制等愤怒情绪，如医疗改革中商业性（市场性）与福利性（公益性）的比例关系缺乏令人信服的论证与说明。此外，医疗行业服务的俗世性，容易使各种医患矛盾、冲突、医疗纠纷成为民生受困的指标性事件。另一方面，媒介有着特定的运作规律，一定要不遗余力地追求新奇、轰动，以民粹主义（为民做主）作为吸引眼球（吸引广告）的手段，这样的出发点常常造成偏见，使报道立场有失公正，态度、语言偏激。对一些媒体人来说，新闻的轰动效应不是天下太平，而是每天拿出一桩谋杀案，或者医患纷争案。因为每一桩媒介事件都是一个"罗生门"（每个人为了自己的利益而编造自己的谎言，令事实真相不为人所知）的故事（疑案），在这个故事里，狗咬人不是新闻，人咬狗才是新闻（医生关怀病人不是新闻，医生虐待病人才是新闻），一次性、零星的媒介事件不过瘾，只有系列的叠加效应才能持续发酵，报道者常常预设一个民粹主义立场，病人一定是弱者（受害者），是大多数，医院、医生一定是强者（施虐者），是少数，殊不知在最近发生的许多恶性医闹滋事案中，情形完全颠倒过来，也由于报道中缺乏理性的分析与评论引导，局部劣迹被放大，少数人的无良劣行遮蔽了这个群体大多数人的善行，除此以外，还有医方应急处置的无为与不作为，他们在突发的事件面前表现出不应该的笨拙和低能，不是鸵鸟、菜鸟，就是惊弓之鸟。于是，医学界在众多媒介事件中处于被动状态，舆论挨骂、现场挨打、法院挨罚、官场挨剋成为医患博弈中的通例。案例比比皆是，不胜枚举。

二、媒介的"哈哈镜效应"加剧了医患关系的扭曲

由于一段时期里过于集中的负面报道与解读，缺乏群体调查和有学术深度的社会分析，形成片面的医患关系解读模式，从而误导了消费者。这种被扭曲的医患关系逐渐演化成有典型意义的社会模型：无良伤害（误会，不可抗力伤害）、纠纷（协商）、质疑（澄清）、声讨（辩护）、道德清算（伦理检讨）、法律审判（反诉）。如同苏珊·桑塔格指出是媒体的嗜血性造就了公众对苦难的漠视，正义感的迷失。

无需再回溯这些年密集报道的"恶性案例"，医学、医院、医生应该思考的是通过这些"媒介门"我们失去了什么？我们毫无选择，每天都在聚光灯下执业，丝毫的技术、道德遗缺都将受到社会无情的鞭挞，哪怕是一次并非极端的医患冲突、医疗纠纷，通过媒体发酵就是一个轰动的媒介事件、一次对医学个体群情激愤的社会声讨、一次对医学宗旨与职业精神的质疑与失望、一次对医药利益方严苛的道德清算、一次对医学界无边的道德审判。在今天，公众道德期许、福利期许与医疗商业规则、集体及个体利益追逐之间存在着巨大的落差。于是，医学在获得技术话语优势地位时，正在失去道德话语优势，甚至失去它的道德前景。古往今来，医学一直是道德性建制的学科（美德与技术合一），但是，目前它正在丧失道德性，成为单一技术性、功利性学科。

也无需将妖魔化、污名化、恶质化的罪名全部推到媒体身上，这是这个时期社会问题

与社会心理（怨气与愤懑）的无奈表达，今天的看病实在不易，是人人都希望获得短缺的优质资源，看病实在不便宜，源于国家投入严重不足，重商主义医改与奢侈医疗的纠结，看病也实在烦（繁杂、繁复，烦心），迈进医院就没见过好脸，没听见好言，无异于花钱买罪受，医患之间失去温情，失去主体，失去尊严，只有博弈和冲突，由此滋生出防范心理、嫉妒心理、刁民心理，不是在沉默中呻吟，就是在沉默中爆发，从逆来顺受的良民演变成铤而走险的狂徒，媒体的报道仅仅只是充当了导火索，或者火上浇油的助燃剂。

健康传播的困境背后牵系着医学的现代性危机，曾几何时，现代性就是进步、发达、荣耀，作为媒介事件的现代技术就是竞争、征服、加冕、狂欢。也有人视为人性的伤疤，波德莱尔认为"现代性，意味着过渡、短暂和偶然"，他品出了生命之酒的苦涩与眩晕。现代性光环下的医学最能揭示出异化的征象，科学化、技术化的单向度驰奔带来了人性的迷失、伦理的荒漠，工具理性催生了医学职业价值的迷失，陷入了"做得越多，抱怨越多"，"知晓越多，误解越深"的困境。

现代化之途也是国民健康、生死、医学观念的变迁与扭曲之旅，在过去的时光里，人们普遍相信生死有命（富贵在天）、苦难常在（西西弗斯之旅），死亡不过是夜幕降临，回到祖先的怀抱。医学虽有效，治得了病，却救不了命，生命与健康的源泉是阳光、空气、水、运动，医乃仁术，医学是德行技艺的集合。医学的魔力总是有限的，它"有时，去治愈，常常，去照顾，总是，去抚慰"。面对疾苦全凭敬畏、悲悯、恩宠和勇气。到如今，人们无限贪恋生命，恐惧一切死亡，危症可以抢救，苦难、死亡可以阻断，衰老可以延缓，死亡不过是疾病作祟，是医学救助无效（无能），手术、药物、金钱、技术可以祛病、延年，换肤（整容），换器官，变性，创造生命的奇迹，医学是技术与财富驱动的法拉利跑车（技术 T 台，盈利机器）。于是，求医心不甘，至死不瞑目。

现代临床医学不过是一场"百鸡（机）宴"，影像医学 40 年的飞速发展也带来医学的客观性危机，CT 推广过程中，主张限制高技术滥用的美国卡特政府卫生教育福利部长卡利菲诺曾经有一句名言。"每一个车库里都应该停放一台凯迪拉克吗？"，然而，今天有多少昂贵的设备，奢侈的治疗被"普及"，客观性追求与过度诊疗之间的边界越来越模糊。还原论思维塑造了"真相大白"的幻觉（生命是一个由偶然性建构的灰箱），总想在临床症状的背后找到直接、清晰的形态、代谢、功能向度的证据与真相，于是不惜代价走向客观主义，走向高技术崇拜。在此情形下，医患之间的技术性失语症愈演愈烈，对于许多医生来说，面对患者，话不投机半句多，不是沟通不能，也不是沟通不善，而是沟通不屑，既然有了神奇的机器，为什么要相信病人的叙述？既不客观，又啰嗦、含混、语无伦次，一些医生仅仅为了宽慰病人才去简短沟通，他们只相信机器的报告，病人的叙述都是一些没有价值的絮叨，循证医学的旨归就是要排除经验、主观的因素，迈向绝对的客观之域。于是，误解、冲突油然而生，其起源就是医患深度失语，美国医学伦理学家恩格尔哈特称之为"道德异乡人"，因此，也无法进入身心一体的诊疗境遇。

三、当代医学的基本景观是医学的生活化

所谓"医学的生活化"，就是将生活事件（问题）演变为医学事件（问题），自然事件变为人工事件。它涉及生、死、性的方方面面。在今天，死亡已经不是生命自然终止的过程，而是现代技术撤出与医疗救治设备关机的时刻（拟或停电时节），ICU、人工器官

与功能替代（心、肺、肝、肾、肠外营养）足以延长已经衰败的个体生命，阻断颠覆死亡的定义。造就了拒绝（畏惧）死亡的新习俗。君不见体外人工呼吸机替代技术和体外营养喂食技术的成熟，使陷入昏迷的植物人维持数年甚至数十年的生命，但巨大的医疗代价与亲人毫无生命质量和尊严的维持（活着）构成一个巨大的不等式，是撤销替代还是维持，何时撤销？都面临着艰难地抉择。救死扶伤的医学境遇，常常被人们比喻为与死神拔河（博弈），当各种自杀意愿（厌世绝望、绝症中渴望解脱、对毫无质量的生存的拒绝，或对家庭财富、医疗资源过度消耗的抵制等原因）拒绝医疗救助坦然等待自然死亡，甚至请求死亡的医学协助时，以求快乐地结束生命，意味着在这场"拔河赛"的相持中，医方主动放弃，或者屈服于死神，向死神示弱、放水、妥协，于职业使命（希波格拉底誓言）与荣誉来说，毋宁是一种失陷，甚至是一种背叛，如何平衡死亡协助医生内心的道德沮丧和伦理危机，如何分辨死亡协助与过失、谋杀，构成当今社会热议的"安乐死"话题。活体器官移植（含骨髓移植）无疑是 21 世纪最优秀的临床技术突破，但是供体的绝对短缺与器官提供者知情许可的困境，自愿捐献的不足与商业性器官买卖的日益盛行让这项新技术的开展变得扑朔迷离，如何分配有限的器官资源也是棘手的伦理问题。

现代医学的魔力创造了非婚生育到非性生育的新格局，精、卵交易，试管婴儿、代孕母亲、剖宫产、人工哺乳。一切都可交付技术和他者，未来的女人无需"亲自"生孩子了，取而代之的是生育职业化。避孕、人工流产、引产术曾招致宗教界的鞭挞，也带来生命起点从何时开始计量的伦理命题，是精子与卵子的结合，还是胎儿脑电波，或者胎儿心跳的形成，拟或安全娩出之时。这意味着流产、引产术是否为谋杀胎儿（生命）指控的成立。此外，匿名性商业索取精子（体外受精），有酬代孕母亲可能带来的乱伦（两代人接受同一精子供体及委托同一代孕母亲），生育期母亲为女儿代孕所带来的伦理困境（日本有这类案例，构成遗传学意义上的外孙与女儿共有一个生育上的子宫和母亲）。倘若有缺陷的婴儿出生，无尽的烦恼将尾随他们一生。

20 世纪末，技术时代的生命图景已经凸显，一是克隆人方案，二是智能机器人方案。然而，在这两个方案的背后，都隐藏着巨大的伦理风险。克隆人与机器人的地位将无法界定。毫无疑问，基因重组技术的成熟必将催生克隆生命的诞生，不远的将来，我们每个人都会拥有自己的基因图谱，也可能拥有一个克隆备份被管制在"克隆岛"上，如同电影《逃离克隆岛》中的经典台词：人类为了自身的生存可以干出任何事情来，但结局很难描绘，艺术家想象中的基因档案泄密与克隆人逃逸、解放都会成为新的伦理难题。

四、重新审视健康传播与医学传播的价值旨归

要厘清知识论与价值论的分野，在专业拓展中完成职业的自我省思。毫无疑问，健康传播要解决的是知识传播问题，如健康常识、医学知识、医疗技术的普及、教育问题，这是一件长期的，循序渐进的任务。而以公众理解医学为目的的医学传播要正视、解决公众对当代医学（医生、医院）的认同与认可问题，本质上是人们对于生命、死亡、健康、疾苦观念的迷失与廓清问题。

作为舶来品的健康传播要在中国的本土化进程中不断赋予新的理解和新的境界。健康传播通常被视为现代传播学的一个新的分支，其实，更应该认定为是一个跨学科（新学科）的知识建构或知识群落。健康传播本质上是医学社会化，是现代医学发展诸多向度

（科学化、技术化、人文化、社会化）中的一个重要的方向。在医学研究视野中，它是临床医学（主要是慢病模式疾病谱系，含护理、康复）、公共卫生（突发公共卫生事件与急病模式的疾病谱系）、医学心理学、医学社会学与现代传播学的交叉学科，医学人文的介入，赋予它拓展公共知识空间的必然逻辑，更是将健康传播的基本诉求提升到公众理解医学（包括公众理解医院、医生、医药产业）层面，尽管如此，它依然是医学社会化的主要趋势。但是，通过共同体文化的建设可以实现医患之间精神层面上的良性互动。总之，谋求公众卫生福利与和谐医患关系是该学科的核心价值，传播学只是技巧、工具与手段。医学只有通过有效的传播，才能实现它的充分的社会化，才能获得更多的社会认同和共识（促进医改，改善执业环境），建构人文与社会学科向度的跨学科、跨人群的知识（价值）共同体（实现跨界与整合），丰富医学的人文与社会学科的知识（精神）内涵。

第四节 健康传播与中国新医改推进

健康传播无疑是一项卓有成效的健康维护与健康促进的社会动员与公众行为。体现了预防先行，观念先行的原则，从经济学实效看，它是最普适、最节俭的健康干预手段，也是未来医改中成本花费最少，效果最大化的健康促进手段。在新一轮医改推进中，社会公众与舆论对于医学（医疗、医院、医生）的基本认知、职业认同至关重要，需要对当前存在的医学与社会之间的社会文化心理突出矛盾与问题进行列表排序，进行初步的社会文化分析（政策土壤）。健康传播为新医改舆论环境与社会土壤的优化、帮助大众建立正确的生命观、疾苦观、死亡观、理性的医疗诉求、适宜的医学期许、医学相关的群体社会心理矛盾的疏导、医学界与大众媒介的沟通和对话提供决策、行动参考，从而推进新医改的顺利实施。

一、健康传播如何牵引新医改

这是健康传播的新课题，首先，应该通过健康传播建构全社会知敬畏、有品质、有尊严的生命观、疾苦观、医疗观。以豁达的生命与健康观念来面对生与死、病与健、苦与乐，自觉抵御技术主义与消费主义的奢望、诱惑。通过健康传播建构医患之间的共同体文化（从利益共同体到情感-道德共同体、价值共同体），其次，应该通过健康传播建立以生活方式优化、危险因素管理为基础的保健、医疗防护网，降低社会健保成本，实现社会人力资源的可持续、优化运行。其三，要唤起医生的主体性与主动性，积极投身健康传播。

二、社会的健康意识存在较大的分歧，需要重新定位与解读

健康不仅是系统知识，更是一种生活智慧，要通过健康传播着力培育一种高品质的生活信念和状态健康是谋略；健康是宣言，更是从今做起的行动，人们追求"能健康"，不想"被健康"，不被裹挟（随大流，追时尚）；健康不是九宫格，而是七巧板，反对刻板，提倡不拘；健康不是瞬间的目的实现，是持续的进取过程；"健康不是唐僧肉（一吃了事），而是西游记（经历奋斗）"；健康不是奢侈品，是日用品，讲究适度，拒绝过度保健，奢侈保健，如同拒绝奢侈医疗，过度诊疗；健康不是人参、燕窝、冬虫夏草，而是节

食、控烟（盐）、有氧运动。目前，国民健康意识存在着两难处境，一方面健康知识匮乏（贫困），行为粗鄙、失序，一方面健康知识冗余，让人无所适从。一方面老百姓对自身的健康听天由命，逆来顺受，一方面又对健康的愿景过度想象（滋生长寿、健康的乌托邦幻觉），过度期望，过度干预（服石）。从这个意义上讲，健康不是单数，是复数，不是一招鲜，而是多元协同，多管齐下（观念与技巧、技术与人文、药食与运动、中与西、古与今、土与洋并进）的社会运动。因此，健康的自主本质不是技术干预，而是自我管理，包括饮食管理（管住嘴，防止营养不足、不当、过剩），适度食疗睡眠管理（保证、优化生命中的1/3），行为管理（节酒、节色、戒烟、禁毒），运动管理（参与健身运动、有氧运动），情绪管理（学会自我调摄，告别抑郁、躁乱），环境管理（优美自然，和谐人际，远离环境激素），最难之处是欲望管理，时时克制，持中，保持平常心、广大心、慈悲心、无欲则刚，清心寡欲，防止欲火中烧，奢望膨胀。国民为何对健康过度想象？根源是技术、消费时代的医学幻想，是技术的乐观主义思潮泛滥，在一些人心中，医学是"推土机"，能去腐生新，医学是"电熨斗"，各种身心问题一烫就平，医学是"精准制导导弹"，一打一个准，无论多么复杂的疾病，药到病除，医学还是"自动售货机"：钱到病除，钱到康乐，医学更是"法拉利跑车"：越快越好（不惜代价），于是，一切健康问题系于医学，依赖医学，将人生的奢望（长生不死，永远健康）当作现实希望，否定"生寄死归"的生命规律，拒绝痛苦，恐惧死亡。消费主义的路径与逻辑是可以肆意制造病人，"我不相信你没有疾病"的背后是"我不相信你不是我的客户"。现代大众保健教科书是由广告公司和忽悠一族（背后是医药利益集团、出版利益集团）炮制的，医护专家普遍缺位。典型的案例是所谓的"头皮屑恐惧"与"排毒-养颜神话"，其基本模式是"左右逢源"、"正反通吃"。在他们或者雇用专家的教导下：人们涂上厚厚的防晒霜去沙滩做日光浴，服用高效降压药、降脂药去酗酒、饕餮大餐，长夜激情，服用高效降糖药去享受精美甜点，暴饮暴食，然后去健身房减肥降脂。

消费主义和技术主义加深了医患之间的观念鸿沟与价值冲突，在患者眼里，现代医学几乎无所不能，应该治愈我的疾病。医生通常可以了解我体内的所有情况，知道我的健康问题出在哪里。医生知道所有应该知道的专业问题。医生大致能解决患者所有的躯体疾病，甚至还包括一部分社会问题。因为医生的能耐大，社会才给予他们较高的待遇和地位。而在医生看来，现代医学所能解决的疾病和健康问题是有限的。到医院来看病是要承担风险的，一般医生无法解决所有的躯体疾病，更别说社会问题。医生绝不是无所不知，但医生知道许多问题解决起来很棘手，医疗实践充满风险，成功与失败之间只有一步之遥。医生的社会地位与待遇并不高，他们在道德高期待下走向贫困。

医患对于服务与收费的分歧尤其巨大。患者的观点是医疗服务必须遵守一般商业原则，患方只为确切疗效支付，医生理应包治（治愈）百病，提供理想疗效，彻底治愈疾病，医院承诺的是目的与结果。而医生的观点是医疗服务遵守特殊免责原则，患方为服务科目支付，医方只是承接百病，提供探索性的可能疗效，达到临床治愈亦属不易，医院能够承诺的只是诊疗过程与行为的尽可能优化，无法抵达药到病除的绝对疗效。

三、医患双方的鸿沟可能通过沟通与教育来填平

缘于医学教育的遮蔽与缺失，作为健康传播主体的医学界（医院、医生）普遍缺位，

他们中的许多人一是持麻木心态，二是居于朴素，恐慌状态，许多人或不屑、或不愿、或不会自觉投身健康传播活动。另一方面，商业竞争中引发了医疗机构对于疗效的过度承诺，诱导患者的过度期许，一旦出现意外，造就了理想疗效与现实之间的巨大落差，医患冲突不可避免。沟通与教育成为当务之急。

第五节 网络社会中的健康传播

现代人被"三屏"包围了，手机的小屏（小屏通吃），电脑的中屏（便携为王），电视的大屏（自主互动），现代生活就是数字化生存，毫无疑问，三屏大大扩充了我们的视界，增加了健康知识的覆盖，也创造了虚拟社区，颠覆了传统的资讯生活和生活方式，健康传播无处不在，无时不有。网络（赛博）社会实现了知识的民主化，使得每个在医院里就诊的病人都是传播者（记者），严格意义上讲，每个传播者（记者）都是当下（在医院）或潜在（去医院的路上）的病人。

一、医学界必须深入探究网络社会的特质，它与健康传播的关系

在网络社会，缘于便捷传播的信息（冗余）过剩，人们告别信息贫困与信息垄断。陷入过多选择中无所选择的困境。信息不仅过剩（铺天盖地，无处不在），而且内容混乱、过度侵入与过度缠绕，成为各种利益集团争夺公众眼球的阵地。此外，明星制度、商业包装术、忽悠技法被大量引入健康传播领域，传播内容杂驳，价值多元，真伪、高下难辨。人们新的最大的困惑是无法选择与甄别。

网络技术创造了不同于现实和想象空间的虚拟世界，美国思想家波兹曼批评虚拟世界不遮、不思、不静，虽然资讯交织，气象万千，却常常以自由选择的名义裹胁网友的自主。同时，虚拟社区里身份隐匿，致使道德责任虚化，虚假包装的便利，语言暴力的欣快，无拘言行的泛滥，导致人格分裂，也使得网络社区成为欺骗、堕落与道德矮化的温床。因此，缘于理性与良知的健康传播伦理约束、公信力建设和媒介批评（评论）体系建设，健康资讯的甄别、健康传播生态的净化十分必要，也十分迫切。

网络社会如同振荡器，引发人们对健康传播路径与效果的理性思考。

二、健康传播的经典路径

一条路径是医学社会学（公共卫生）实践，是健康教育、健康促进、卫生科普工作的升级。（有行政桩脚，有社工队伍，有工作基础），基本队伍是医科大学里的公共卫生学院，健康教育所；另一条路径是现代传播学外延的扩展，运用传播学理论模型播散健康知识，提升社群沟通水平。（有教育资源，有理论和研究旁依），基本队伍是大学新闻传播学院的健康传播专业。两者的共同关注是，医学界与百姓之间存在着信息与知识鸿沟，专业人士缺乏传播热情和艺术，造成信息不畅，沟通不良，医患冲突不断升级。但是知识短缺、传播不足显然存在着现实误判，信息时代不缺知识，传播辐射足够强劲，迷失、迷惘、迷乱的是健康价值、生死观念，譬如当下流行的"求医不如求己"情绪（怀疑，否定医学的公正性、正当性），以及科学败给迷信，理性主义败给江湖术士的现实困境都无法用知识容量、传播力度不足或不良来充分解读。

第六节　开辟医学人文新路径的健康传播学科

什么是医学人文新路径的健康传播学科，目前还缺乏共识，但有一些基本原则已经初露端倪。在学科定位上，健康传播首先是医学的使命，其次才是传播学的诉求。它的本质是医学的人文化之旅，也是社会化之旅，是传播中的医学（或者称"传播与医学"，通过传播实践重新发现医学）。人文路径的健康传播，其核心使命是健康观念的塑造与修补，是医学观、疾病观、生命观、死亡观，医疗观的建构，其次才是知识的有效传播、沟通，社会干预。从而有别于基于传播学、公共卫生路径的健康传播。

从健康传播到传播与医学，一方面基于医学人文的研究谱系，同时也在丰富医学人文的内涵。医学人文化或（和）社会化的当代之旅，本质上是医学的价值重建，有针对性地冲刷技术主义、消费主义的价值板结。但是，仅仅龟缩于传统的文史哲、艺术、宗教天地里不足以实现宏大的人文诉求，必须置身于现代健康传播活动的多元视域（人文、社会镜像）之中，才能打通传统思维与现代意识的隧道。新兴的传播学恰恰是一个新思想的火山口与振荡器。可望在五个径向拓展医学的精神空间。

传播即存在，通过对传播学价值的强调将健康传播以及医学与传播推到医学的前沿地带。

传播即叙事，通过医学史与叙事医学的建构，丰富人类疾苦、生死、拯救、救赎的记忆-认知与理解。

传播即批评，培育医学中的反思性思维，提升我们时代医学哲学、伦理的境界。

传播即思想，直面医学的现代性危机，建构医学的当代思想史。

传播即教育，运用传播、劝慰理论开辟健康教育的新天地、新格局。

总的目标不可移易，那就是致力于推进公众理解医学、医生、医院，建构和谐的医疗共同体文化与医患关系。唯有树立公众理解医学的新愿景，才能超越卫生科普，也有别于基于传播学的健康传播，走向开放的、平等的、互动的、体验的、情感的、趣味的、优雅的、从容的传播，而不是知识霸权的、单向的、说教式的、呆板的、功利的、焦躁的灌输，才能寄寓多元的精神旨向，一不局限于卫生知识、医疗技术的宣讲和注解，还包括对待生老病死的态度与健康的信仰；二不局限于生物学意义上的疾病诊疗，还拓展到社会、心理、习俗、行为层面的痛苦与拯救；三不局限于医疗的救助，还延伸到医生个体的伦理与操守，医院（群体）的人道愿景与医学职业（行业）的人文追求。

一、通过传播实践重新审视、定义医学

医学不仅要追究个体疾病的真相，群体疾病的流行规律，还要引领、驾驭社会健康思潮，塑造、把握健康消费趋势。医学不仅要描述关于生命、疾病、衰老、死亡进程的知识、细部的图景与解释模型，还要提供理解生命、疾病、衰老、死亡的哲学洞察和宗教情怀，尽可能保持超然、豁达，而不是惊悸、恐惧。临床中大部分无能的决定和被误导的行为是有缺陷的信仰，而不是有限的信息造成的。是有瑕疵的认知与行为模式，以及有缺陷的健康信仰。健康传播不仅要提供关于疾病、医学的信息，还提供选择的路径，取舍的原则与策略，最大限度地赋予公众在医学与健康决策过程的参与权（推动健

康 DIY 运动的兴起）。

二、由健康传播重审医学的职业本质——超越客观性崇拜

医学是解决疾苦的专业技能，而不是在细节上充分揭示、展览疾病真相与真理的平台。医学不只是科学，而是实用的技术和艺术。美国实用主义哲学家理查德·罗蒂曾经指出：所有形式的探究，其最高目的都不应该是真相，真相是无法言说的，我们无法完全掌握不断变化的真相及其衡量标准，因此，所有探究的最高目的应该是解决问题，这是更实用和有益的追求。因此，现代医学必须超越客观性神话（myth），在信息采集层面，有客观手段、客观程序，进入分析阶段，客观性就终结了，绝对的客观结论是不存在的。

三、由健康传播重审医学的职业本质——超越专业性危机

医学走出专业主义，不仅提供干预的技术与知识（水泥），还提供生命、疾病、健康、衰老、死亡的观念性解说、健康维护与促进的模型、路径（钢筋）。实现从干预模型（治疗学）到引领模型（传播学）的转变。医学从专家之学到公众之识。医生的角色从治疗师到推动公众理解医学的健康传播者，健康促进师。医学的服务空间从诊室拓展到宣传橱窗、报告厅、媒体广场（三屏生活）。

四、由健康传播重审医学的职业本质——超越知识论

医学本质上是一门哲学，是一门建构超然于生死、痛苦的价值论哲学。豁然面对生死，向死而生，转身去爱。坦然顺应自然规律，应时而变，秉持有限健康论，在与疾苦共生中寻求快乐与幸福。

这是一个微妙的观念转变，从关注公共卫生到公共健康，因为健康不仅只是医学与医疗部门的决策与运作，而是公众参与建构的一种生活方式。健康作为政治权利，在传播学的语境中，常常表现为一种被调查、被讨论的公共生活与公共话语。通过调查，了解不同社群的健康观念，以及医学观、疾病观、死亡观，发现热切的保健话题。也可以举办各种公共论坛，就公民对健康的期许和理解进行充分的讨论。通过社会评论机制引导或塑造新健康意识。通过健康传播平台向社会寻求资金与道义支持，为全民健康吸附社会关注的热情与健康投资意识。不同媒体的协同（媒体托拉斯）形成整合的健康传播效应（传播合力），主导社会健康意识的走向与品质。

要努力通过健康传播可以塑造国民卫生的新共识，卫生事业是国民经济发展（人力资源优化）的坚实基础。医学的公益性为上，医学是健康的守护神，医生、护士是白衣天使。同时又建立代价意识（生命无价，医疗有价）充分展示医学禀性的完整性，医学既是科学的（有用、有效、有理），不断追求真理性、实用性，普遍性，同时又是人文的（有根、有情、有趣、有德、有灵），医学不是纯粹的生物学，医学是行善之术（仁术），高尚、纯粹、善良、诚信、敬畏、悲悯是医生的本色，缺德、失职、贪婪是不可容忍的恶行。生命是一个可调摄的过程，生老病死是人生的宿命，生死有限，健康有限，肉体的生命无法永恒。我们追求健康的生活，医学帮助我们在有限时空里活出品质，活出尊严。

第七节　当代健康传播的主题与行动

健康传播是一项系统工程，取决于政府管理者的健康传播意识，卫生机构专业传播团队的组建与工作制度安排，对于医院来说，日常的媒体公关（亲和度、亲善度）至关重要，对于传播者来说，唯有媒介事件传播中的洞察力、公信力才能造就社会公正与舆论良知氛围，对于健康传播个体来说，要具备医学与传播两个知识背景，学会两支笔写作，一手阅读、撰写纯正的学术文体，一手欣赏、书写情趣盎然的普及文体，后者的技巧与艺术绝不在学术写作之下，甚至更难。它要求写作者走出教科书与专业文体笼罩，科学传播的文体是记者+学者+诗人+哲学家的综合。像记者那样到现场去，给文章以强烈的现场感、新闻（鲜活）感；像学者一样严谨和富有知识涵养；像诗人那样锤炼语言和富有情感；像哲学家一样洞悉与思考，给文章魂魄一样的精气神。同时提到要传播科学知识，但不能像教科书那样传播，要让知识插上话题的翅膀，成为人们的谈资。好的健康传播文章是新闻由头+知识、媒介事件+知识、当红人物+知识三个模式。那种只关心结论，不关心过程，由论据到论点，程序化、模式化、干巴巴的论文式语言该中止了。其实，比技巧更重要的是积极投身到火热的健康传播行动中去。

当代健康传播的主题与行动主要有以下内容：

一、全球控烟行动

推行公共场合禁烟，拒绝二手烟。英国著名癌症专家派特（Peto）一份1950—2000年半个世纪的研究报告的结论：男性39~60岁组因吸烟致死占42%；女性33~60岁组因吸烟致死占18%。在中国，烟害没有得到有效的遏制，据卫生部2006年的统计资料，中国青少年吸烟人数高达5000万，男医生吸烟率大于50%。全国约有3.5亿烟民。2005年因吸烟导致100万人死亡，超过艾滋病、结核病、交通事故和自杀死亡人数的总和，占全部死亡的12%。如不采取措施，预计到2020年死亡者上升到33%。烟民开始吸烟年龄低龄化。2002年比1982年提前4~5岁。15岁以上女性有55%在家庭、公共场所被动吸烟，儿童受害更重。60%的人在公共场所、30%在工作场所、88%在家庭被动吸烟。因此，控烟是中国第一迫切的健康传播目标，控烟的实践告诉我们，仅有知识宣导的健康传播是远远不够的，嗜烟者对于吸烟的危害十分清楚，为何不能痛下决心戒烟，远离烟草，涉及心理行为惯性、舆论环境宽松、健康观念迷乱等深层次原因。

二、高危疾病的社会防控

这项活动包括心脑血管疾病生活方式优化与危险因素控制，癌症危险因素识别与控制行动，糖尿病生活方式优化与危险因素控制，甚至扩大到所有慢病的生活方式优化与危险（发病）因素控制，以及合理膳食的"金字塔"推荐方案（营养疗法普及），有氧运动的推广。据统计，3个中国人有1个死于心血管疾病；4个中国人有1个死于恶性肿瘤（死亡率比20世纪70年代中期增加了83.1%，比20世纪90年代初期增加了22.5%）；每2秒钟有1个人死于心肌梗死；目前全国有2.0亿人患高血压；城市20岁以上人口患糖尿病的比例占6.4%；城市肺癌剧增，成为癌症第一位死因（占25%，过去30年间上升了

465%）。全国疾病中70%因饮食不合理引起。人们面临营养不足（占20%～30%）和营养过剩的挑战。我国成年人70%以上缺乏体育锻炼。WHO警示：中国78%人死于慢性病，如防治不力，到2015年每年经济损失5580亿美元，国家财力难以承受！最有效、最经济的防控手段就是健康传播。

三、突发传染病及公共卫生事件的应急期传播与社会防控

近十年里，突发传染病及公共卫生事件接连不断，非典、禽流感、H1N1流感、疯牛病污染食品输入风险、牛奶超量三聚氰胺添加、中国台湾的塑化剂风波、疫苗安全质疑、瘦肉精事件，等等，无一不触动社会敏感而脆弱的神经，一时间谣言与真相混淆，谎言与真理交织，造成社会剧烈的恐慌、恐惧、甚至恐怖，此时，及时、立体、连续、深度、互动的健康传播成为社会情绪的安定剂，也成为公民理性与良知成长的土壤，社会进步（开放、透明、正义）的催化剂。

四、"红丝带"行动

艾滋病的社会接纳与关爱，以及安全性行为的倡导、安全套普及行动，据WHO 2003年的资料，不安全性行为造成每年290万人死亡，主要是艾滋病。在中国，艾滋病人群已达百万级，这样一个庞大的社会弱势群体，不可漠视，更不能歧视，但是，要消除与艾滋病接触即传染的误解，以及艾滋病病人行为道德不洁净（许多人因为输血而感染）的身份污名。需要全社会的行动，在医疗、情感、道德方面为他们提供支持，接纳他们回归主流社会，有尊严地生活。同时通过安全性行为的宣导和传播，降低艾滋病人群扩散的风险。

五、医学价值选择之辩

包括尊严死（生命预嘱的立法与实施）、安乐死的伦理选择，以及克隆人与人兽混合基因的伦理选择。在西方发达国家以及我国的发达地区成为热议的话题，健康传播也给予高度的关注，这些话题看起来很哲学、很伦理，甚至很虚幻，但实际上与我们每个人的当下和未来的命运紧紧相连，尊严死、安乐死涉及生命归途上"好死与赖活"的抉择，治疗性克隆人与人兽混合涉及基因治疗（一项革命性的治疗技术）的前景和人类种族纯度的坚守等，我们有朝一日能够接受"狼心狗肺"的移植和"牛基猪因"的植入吗？

六、健康传播的本土话题

一是健康传播困局与医学的现代性危机（冰山之尖与冰山底座），二是健康传播与医患共同体文化的建构，社会健康文化的塑造（直抵终极关怀）。既是本土话题，也是深层次的理论话题。因为经历过鸦片战争、甲午战争连续失败的中国国民对科学技术怀有超乎寻常的崇拜，甚至迷信，于是，在科学技术相对贫瘠的土壤上滋生出科学主义、技术主义的怪胎来，医学不仅是科学，还是进步的、乐观的现世工程，对于科学的异化，技术的畸变毫无反思，毫无警觉，健康传播也成为这种单向度思维的加速器。诚然，20世纪的医学攻城略地，可歌可泣，抗生素的发明扫荡了细菌性感染的千年巢穴，也宣告了医疗战争模型的诞生，器官移植与人工器官使得医疗干预超越了有限的自身修复，开辟了医疗替代模型的航道，基因检测、高分辨影像技术让疾病的早期发现、早期治疗成为可能，医学的

生活化（医疗美容、换肤、变性、性爱与生殖义务分离、延缓衰老药物等）更令人类求美、性爱、长寿、永生的欲望愈发高企……现代医学显赫的成绩单足以让历史学家将它界定为英雄的时代。而战后 WHO 的登场，更刷新了疾病防控与全球卫生战略统筹的历史。然而，作者也毫不掩饰地描述了疾病（被拟人化地称之为病魔、瘟神）无时不在大举反扑或悄悄地偷袭人类。超级病菌正越过抗生素的铁壁铜墙重新集结，抗生素绞杀的大多是普通的病菌，幸存的病菌大多具有更强的适应生存能力，在抗生素铺天盖地滥用的环境中通过变异演化为"刀枪不入"的超级细菌。新病毒的奇异魔方接二连三地造就了疯牛病、艾滋病（也认为是上苍对人类生活怪异欲念，如同性恋、吸毒的惩罚）、非典、埃博拉出血热等世纪恐慌，那些早已被现代医学基本征服的传染病（鼠疫、霍乱、结核、麻疹、疟疾、血吸虫病）又在试图卷土重来，伴随人类长寿和现代生活方式而至的心脑血管病、糖尿病、车祸、癌症长期盘踞在死因排行榜的高位。自然环境崩溃与报复所造成的极端气候变化和污染，道德崩坏所致的食品、药品的假劣危害对健康带来空前的威胁。因此，医学的当代命运如同"雨天背米，越背越沉"，印证了"道高一尺，魔高一丈"的隐喻。对于人类健康和现代医学来说，20 世纪既是英雄的时代，也是沮丧的时代。

其次，发端于卫生科普（本质上是实用保健技术推广）的中国健康传播长期停留在知识宣导，功能性技术演示的阶段，对于健康观念的塑造虽有涉及，但还很不系统，也不深刻。造就了一批健康知识丰富、健康观、生死观、疾苦观、医疗观迷茫或迷失的健康达人，他们对医学知识了如指掌，但对医学、医院、医生充满误读与误解，造成医患关系的紧张和医改的艰难。随着健康传播研究和实践的深入，已经到了从观念层面导入关于生命、疾苦、死亡、救赎理念的时候了。

总之，健康传播不仅只是从诊室到教室，到媒体广场，还必须超越知识，超越躯体，提升到观念、灵魂层面。

（王一方）

参考文献

1. 麦克卢汉. 理解媒介. 北京：商务印书馆，2000.
2. 史蒂文森. 认识媒介文化. 北京：商务印书馆，2001.
3. 芭芭拉，沙夫. 健康传播. 北京：北京大学出版社，2006.
4. 张自力. 健康传播与社会. 北京：北京大学医学出版社，2008.
5. 张自力. 健康传播学. 北京：北京大学出版社，2009.
6. 艾伦. 媒介、风险与科学. 北京：北京大学出版社，2007.
7. 斯费兹. 传播. 北京：中国传媒大学出版社，2007.
8. 丹尼尔，戴扬. 媒介事件. 北京：北京广播学院出版社，2000.
9. 伯纳姆. 科学是怎样败给迷信的. 上海：上海科学技术教育出版社，2007.
10. 王红漫. 医学社会学读本. 北京：北京大学医学出版社，2011.
11. John Hubley, June Copeman. Practical Health Promotion. Polity Press, 2008.

第九章

医学美学：绽放生命活力之美

医学美学是医学人文学科群中最新的一门，产生于20世纪80年代。从本质而言，医学的研究对象是人，情感抚慰与关怀是医学理论与实践的重要方面，而美学恰恰关注人的情感研究。医学美学将美学的情感认知方式运用于医学，通过综合使用科学思维、哲学思维、审美思维，研究、维护、修复和再塑人的健康之美、整体之美，帮助现代医学实现维护人类健康、提高生命及生活质量的目的。与单方面强调和依赖科学与技术的医学理念不同，它转向人的社会属性，挖掘医学本有的人文、社会特质，尤其注重个人情感的体察及社会情感的共鸣。本章主要介绍医学美学的产生、研究对象、内容、方法及意义。

2010年8月，中国经济网、搜狐新闻等报道：七岁女孩小怡，得了难以诊断、无法治疗的"怪"病。从左侧看，她的脸部秀美、白嫩，与常人无异。可是，小怡的右脸却是塌陷、青紫的，所以从右侧和正面看，她的左右两边脸失去对称，就像人们常说的阴阳脸。小怡的父母带着她四处求医，却没人知道她所患何病。除了右侧脸部萎缩外，小怡身体的其他部位都很正常，智力也与普通孩子没有什么差异，萎缩的脸部也没有任何不适感觉。现在最让我们担心的是，随着孩子年龄的增长，脸部畸形会越来越严重，这肯定会严重影响孩子的身心健康。实际上，随着女儿越来越懂事，她性格也越来越内向了！孩子的父亲说。

以生物医学模式观之，小怡的病症确实有些"怪"，其右脸萎缩，并不影响她的身体功能，不属于疾病或虚弱范畴，带来困扰的却是小姑娘左右脸的不对称造成的对其容貌的影响，伴随而来的性格孤僻、内向以及自闭于人群、脱离社会等问题。越来越多的事实逐渐显示，人体的美丑对生理、心理及社会适应能力均会造成不同程度的影响，带来新的健康问题。形体的美丑看似人体形象的审美，本质上却是健康问题。不仅先天或后天的形体缺陷与瑕疵会导致健康问题，而且对自我形体美与丑的判别出现偏差多数也是由心理健康等问题引起。事实上，随着社会经济、政治、文化的快速发展与变化，人们更加关注自身需求，而且这种需求是多层次、立体化的。美与健康、美与医学、美与人自身的关系越来越密切，因而以人的情感需求为主要研究对象的美学，在实现当代医学目标中的作用也愈加得以重视和挖掘。

第一节　医学美学概述

1978年，世界卫生组织颁布了评价健康的10个标准：①充沛的精力，能从容不迫的担负日常生活和繁重的工作而不感到过分紧张和疲劳；②处世乐观，态度积极，乐于承担责任，事无大小，不挑剔；③善于休息，睡眠好；④应变能力强，能适应外界环境中的各种变化；⑤能够抵御一般感冒和传染病；⑥体重适当，身体匀称，站立时头、肩位置协调；⑦眼睛明亮，反应敏捷，眼睑不发炎；⑧牙齿清洁，无龋齿，不疼痛，牙龈颜色正常，无出血现象；⑨头发有光泽，无头屑；⑩肌肉丰满，皮肤有弹性。

一、什么是医学美学

1986 年 4 月，华东地区医学院校德育教学协作会议在福建省福州市召开。会议本来只是研讨医学生的德育教学问题，但有学者认为，"美"与"德"不可分离，各医学院校也应该开设医学美学课程，对医学生进行美学素养教育。会议就医学美学的内容、任务、目标进行了认真的讨论和论证，并决定编写同名教材。时隔两年的 1988 年，邱琳枝、彭庆星主编的《医学美学》由天津科学技术出版社出版发行，首次明确提出"医学美学"概念，此后医学美学作为一门学科逐渐确立起来。此时的医学美学从结构到内容虽然还显得朴素，却为以后的医学美学建设与研究确定了基本方向，在医学人文教育历史上具有里程碑意义。

中国传统文化中"德"与"美"的关系非常密切，自古就有"美德"的说法。德育与美育并重，内在包含中国传统文化对理想人格与未来社会的期许，但中国近现代教育并未形成德育与美育并驾齐驱的局面。尤其是新中国成立 60 多年来，实际教育中"学好数理化走遍天下都不怕"的忽视德育与美育的现象普遍存在，人们将德育、美育当作各种所谓专业教育中可有可无的装饰品。而且对德育与美育的看法也存在偏差，通常是将美育纳入道德规范教育，一定程度造成了对审美活动的主要思维方式——诗性直观的教育忽视。当然现行的教育理念、教育体制等主客观原因，使人们产生了以德育替代美育的普遍心理。引以为证的是，医学教育（其他教育也存在类似情况）课程体系中没有专门学科承担医学生的审美素质、情感教育门类，时至今日，也只有部分医学院校（如北京大学医学部）以选修课的形式进行医学美学的教育教学。以德育替代美育的培养模式，误导了社会对教育的反思，似乎是社会上只要出现了不道德、不守法等负面、丑陋现象，就一定是教育出了问题，继续追问，教育的哪些方面出了问题，一定是思想品德教育不得力，或者法律教育的欠缺，抑或笼统地说成人文教育的缺失。这种片面的、表象化的反思方式，抹杀了德育与美育区别，产生的后果是德育承载了它无法承载的内容而备受指责，审美教育长期被忽视、被屏蔽、被歪曲，德育与美育的实效性都得不到提高，教育常常处于改革状态而不得要领，缺乏长远规划与整体性，偏离了培育合格人的目标。

德育与美育同属人文学科类教育，但两者研究人的存在、价值与意义的角度却有所不同。18 世纪的欧洲是人类理性思维崛起的时代，以德国的莱布尼茨、沃尔夫，法国的笛卡尔为代表的启蒙学者认为，人的心智中有知、情、意三种能力，其中与"知"相对应的是哲学，与"意"相对应的是伦理学，他们发现没有对应"情"这一心智能力的学科。此发现成为研究人的情感及感性知识的缘由，并最终促使美学产生。培养知、情、意的三种教育究竟有何不同？借用梁启超先生的话语，智育教人不惑，情育教人不忧，意育教人不惧，三者在人的培育过程中各司其职，不能相互替代。智育培育"智"的心智能力，它的主要目的是启迪人的智慧，教人科学道理，弄清楚世界"是什么"，教人"不惑"；意育是"意"也就是意志及道德品质的培育，其主要目的是教人辨别善恶，具备与社会共处的能力，面对善恶之择时能扬善抑恶，知道"应该怎样做"，做生活的强者，教人"不惧"；情育是"情"的心智能力的培育，主要目的则是情商的提升，让人洞悉并学会体验喜、怒、哀、乐、忧等情感，以便有效地与自己及他人进行沟通，具备"共情"能力，旨在告知人"本怎样"，教人从本质上了解人，认识人，最终回归于人，教人"不忧"。

医学美学的目的是对医学生进行情感教育，它有别于医学伦理学、医学心理学、医学哲学等其他医学人文学科。那么，什么是医学美学？此问题如同"什么是美学"的问题一样，难以形成确切答案，但可以进行以下描述：医学美学是一门新兴的医学人文学科，它将审美思维引入医学领域，以培养医学生的审美素养为宗旨，以情感教育为目的，通过综合研究并使用医学与美学的理论、原则，有效地指导、维护、修复和再塑人的健康与健康之美，构建人体美与健康的和谐关系，最终服务于人类美好的生活。

现代医学语境下的健康，基于人体是系统的观念，从生理、心理及社会相结合的角度给予人体、健康以全面关注，实质上是帮助人们提高生命质量，找到与自然、社会及自身和谐相处的方式，享受美好的生活。世界是普遍联系的整体，人自身是普遍联系的整体，现代社会不存在任何孤立的问题，健康问题与美学问题紧密相关，健康是美的基础，美是健康的外在呈现。现代健康更适宜用"健"与"美"的结合，即"健美"来理解与表达。现代医学目的得以实现，涉及的因素越来越多，如人体的美丑、道德的善恶、社会适应能力的强弱等，都是健康问题，均应该被医学所考虑、所研究。

二、医学美学的产生

1. 医学美学产生的社会条件 经济发展为医学美学的产生奠定物质基础。物质生产活动是人类的基本实践活动，是社会赖以存在和发展的基础，也是科学技术产生、发展的源泉和动力。1978 年以来的改革开放，生产力得到解放，经济迅猛发展。统计资料表明，国内生产总值长时间以年均高于 7% 的速度增长，约是同期世界经济年均增长率的 3 倍，城乡居民收入进入快速增长时期，老百姓得到了更多的实惠，家庭财产普遍增多，吃、穿、住、行用水平明显提高，"文革"所造成的短缺经济状况得到了较为明显的改善。经济发展不仅使衣、食、住、行等基本生活资料得以满足，基本生活条件得以改善，也使人们的需求随之提高，并出现新的特点，情感与审美需求的提升便是其中之一。墨子对基本生活的满足与审美需求之间关系早就有所描述，他说："诚然，则恶在事夫奢也。长无用，好末淫，非圣人之所急也。故食必常饱，然后求美；衣必常暖，然后求丽；居必常安，然后求乐。为可长，行可久，先质而后文，此圣人之务。"社会经济的发展，人们收入的提高，为审美需求的产生与满足奠定了物质基础，并提供了可能性。

科学的产生和发展受社会政治制度的影响和制约。在不同的社会制度下，科学技术的发展呈现出较大差异。通常说来，先进的、民主的政治制度对科学技术的发展起保障和促进作用，而落后的、专制的政治制度对科学技术的发展起破坏和阻碍作用。我国的改革开放以思想解放为开端，在经济体制改革的同时，政治体制也不可避免发生变化，民主开放的政治制度成为人们的内心追求。具有历史意义的关于真理标准问题的大讨论，确立了实践检验真理的决定地位，突破了理论上的禁区，打破了僵化的思维方式，使禁锢已久的意识、思想和观念逐渐转向开放化与多元化。

"文革"是新中国的特殊历史时期，一切以政治为中心，审美活动被政治活动所遮蔽，人们的审美意识、审美观念受政治因素的强烈影响，不仅带有明显的政治色彩，而且被人为扭曲与压抑，背离人的本性。改革开放所带来的经济发展、政治民主以及思想观念的空前活跃，使人的各种需求都表现出来并得以认可，审美观念随之趋于正常、科学，具体表现为：从隐形到彰显，从一元到多元，从服从于政治、社会等的趋同化转变到服从于个人内心需求的个性化。这些变化首先始于发型、服饰等方面，然后逐渐渗透到容貌、形体等身体特征方面。

2. 医学美学植根于医学实践的需求　1946 年 6 月 19 日至 7 月 22 日在纽约召开国际卫生会议，来自 61 个国家的代表共同签署世界卫生组织《组织法》序言，并于 1948 年 4 月 7 日生效。其中，WHO 对健康做了如下定义：健康不仅仅为消除疾病或体弱，而是躯体、精神与社会整体的良好状态。20 世纪 80 年代，这一健康观念被介绍到中国，逐渐为人们所了解、熟知，并将其阐释为：健康是人与自身、人与自然、人与社会等各个方面的良好状态，原有的"躯体上无疾病、不虚弱"的健康追求，只是作为现代健康目标的有机组成部分而存在。1978 年，世界卫生组织又出台了评价健康的 10 个标准，此标准距离世界卫生组织《组织法》序言的生效时间整整 30 年，这是人们对健康的新需求、新特征所进行的进一步概括和总结，也使健康定义更加具有可操作性。评价健康的 10 个标准，涵盖了人的知、情、意三个方面能力，这不仅是一个综合健康评价体系，而且人的心理、精神与社会层面的评价指标占有相当高的比例，严格说来，单纯涉及人的生理健康的评价指标只有第 5 条，即"能够抵御一般感冒和传染病"。

其中，第 1 条与第 2 条主要是价值观、人生观的健康评价标准，指向人的日常工作、生活、情感及社会认知态度；第 3 条则指向人的心理健康；第 4 条指的是人与外界环境的关系；第 6 条、第 7 条、第 8 条、第 9 条及第 10 条，则将健康与形体、色彩等美学标准直接相提并论，形体美成为衡量人的全面健康的可视性标准，健康必须通过人的容貌、形体呈现出来。

健康需求与观念的转变，人体审美逐渐成为影响健康的重要因素而走入日常生活的视野，成为健康的有机组成部分，"医学美容"和"生活美容"（18 世纪意大利医学博士赫尼对通过药物、手术所作的美容界定为"医学美容"，对通过化妆、服装、梳妆等所作的美容界定为"生活美容"）两个行业随之兴起。对人体美的重视，拓宽了医学实践的范围与种类，并对医学的作用、目的提出了新要求，如：从宏观上说，患者对医疗环境、医疗操作、医患沟通以及医务人员形象的审美需求，成为健康需求的一部分；医务人员开始探索使用各种艺术形式促进人类健康。从微观上说，运用药物、手术、（美容）医疗仪器和化学制品等损伤性或侵入性医疗手段，对人的形体或容貌的某种审美缺欠（或指与某种审美评价、标准有距离）所进行的人体美的塑造，即医学（疗）美容，由于它与现代医学模式下的健康观念密切关联，逐渐获得独立并迅速发展，而成为现代医学的有机组成部分。

所以，医学的性质、服务对象、功能以及学科内容等都面临被重新审视与界定。实际上，现代医学随着其服务对象的纵向拉伸（个体从生到死的整个过程）、横向扩展（如求美者等人群），学科内容除包含医学（指近代医学模式的语境）知识、医疗技术外，建立在人的生理、心理、社会性基础之上的人文学科及社会科学也成为医学的重要研究内容。

现代医学概念的外延大大拓展，贯穿于一个人从生（胚胎）到死的全部生活与过程，以服务于人们健康美好的生活为终极目的，医学除了原有意义上的预防、祛除疾病、强身健体外，已延伸到美化身体、滋养心灵、培育情感等。医学美学（包括其他医学人文学科、医学社会学科）产生并得到认可与发展，就是医学本身随着人们健康需求的变化，其内涵不断丰富，外延不断拓展的必然结果。

德国著名哲学家、美学家、诗人席勒（Johann Christoph Friedrich von Schiller，1759—1805）说"通过美的晨门，我们进入真的领域"，意在说明美与真的关系非常密切。科学越往上走，就越接近于艺术，艺术可以思，科学可以美，科学的真正主题是寻求事物的本质之真并服务于人的需求的和谐之美。美及美学对医学之真的探求、对人的健康与生活所产生的深刻影响，促使越来越多的学者重新思考医学的本质，并尝试从美学的视角，探索与研究医疗过程以及医疗结果的真实有效性，在医学与美学发展的历史中寻求医学与美学结合的基础与现代意义，在美的前沿去发现一个崭新的医学世界。

3. 医学美学产生的科学基础

（1）医学美学的产生顺应美学的发展趋势：德国哲学家鲍姆嘉通（Alexander Gottliel Baumgarten，1714—1762）于1735年发表了《关于诗的哲学沉思录》，首次提出要建立一门特殊学科——"美学"的设想。1750年，出版以"美学（Aesthetics）"命名的书，从此开始了美学学科史，鲍姆嘉通也因此被称为"美学之父"。

但真正为美学学科奠定理论基础的是康德，因为康德从哲学的角度为审美（趣味）判断确立了其独立性原则。康德对美的研究，基于"趣味判断"这一核心概念。在他看来，这一概念既不同于事实判断，也不同于价值判断。因为"趣味问题"，即关于事物"美"或者"不美"的问题，是一种情感活动，"趣味判断"（审美判断）是关乎人的"趣味"、"喜好"的情感断定，不需要理由与解释。康德进而提出"趣味判断"的四个原则，即"审美趣味的无功利性"、"无概念而普遍有效性"、"无目的的合目的性"、"无规律的合规律性"，揭示了"美"并非事物自身的属性，也非人的主观感受，而是审美活动中人与对象之间所形成的关系性体验。审美活动与对象之间的关系，既不同于认识与被认识的关系，也不同于刺激与被刺激的关系，而是人的内在生命与对象之间的无目的的合目的性的关系即契合，或外在对象作为人的内在生命的象征或显现的关系即表现。

与其他认知活动相比，审美活动显得更为复杂。审美活动是即时的、当下的，只有人与对象发生审美关系的时刻才存在美、产生美，须臾离不开人的参与；同时，美依赖于审美经验，审美活动注重审美主体的心理、感受；随时代、文化和个性的变化，审美主体产生的美或不美的感受与评价是不同的。美学研究的对象是人的审美活动，包括：审美活动的起源、审美活动的经验形态、审美活动的本质、审美活动的形式呈现等方面。

概览西方美学史，在美学发展的不同阶段，其研究重点有所不同。古代，以什么是美的本质为核心；近代，审美心理学与艺术哲学取得了相对独立的地位；现代，美的本质被彻底否定，审美心理学与艺术哲学获得了最大的自由，而且技术美学等其他美学也纷纷产生；后现代，审美心理学和艺术哲学本身的整体性被解构。但归纳起来，美学发展基本上沿着两个方向：或者是哲学思辨的，或者是科学实证的，德国实验美学创始人 G. T. 费希纳（Fechner，Gustav Theodor，1801—1887）分别称之为"自上而下"和"自下而上"。

潜心于美的本质研究，对美学进行形而上学的思考始于柏拉图，这是美学诞生以来发展的一大趋向。这种美学研究由于过分偏爱理论思辨的功能，以及思辨本身所具有的抽象性和概括性，限制了美学与人类现实生活的广泛联系，使美学研究因脱离现实而陷入空泛，美学转向不可避免。19世纪下半叶以来，美学研究出现了两个新变化：第一，"自下而上"的研究蔚然成风。费希纳大力倡导实验方法，人们更多地采用科学特别是心理学的方法研究审美现象，注重审美活动的记录、问卷、统计等。第二，形成了理论多元化的格局。后现代以来，美学不需要研究美学的所有对象，研究对象越来越小；同时，任何一个具体对象，不仅在美学视域被单线研究，而且被置于跨学科立体透视之中，研究对象越来越大。

美学研究不断转向现实生活，说明它与人的关系愈加密切，不存在离开人的健康、日常生活的纯美学。伴随现代美学从关注客体到关注主体，直至关注人的全面发展等应用层面的研究，各类应用美学应运而生，如物质文化系统内的劳动美学、技术美学、科学美学、企业美学、工业美学、商品美学、经济美学等；人类生活和文化系统内的环境美学、城市美学、医学美学、心理美学、教育美学、人类美学、生命美学等。美学研究走向世俗，走向人的生活，审美的实用性、趣味性和娱乐性迅速发展。

美学广泛扩散和渗透于人类社会生活的诸多领域，审美思维已成为影响人们健康及生活的重要因素，也成为观察、认识医学及医疗活动，进行医疗决策的重要向度。

（2）医学美学与医学的内在一致性：对于人的生存、价值来说，医学与美学、医学与艺术具有内在一致性。希波克拉底用"医学的艺术乃是一切艺术之中最为卓越的艺术"，提升医学在人类生存中的地位。近代科学史重要的奠基者、新人文主义的倡导者乔治·萨顿（George Alfred Leon Sarton，1884—1956）在研究科学哲学的过程中，总结出"科学——各种科学，当然首先是医学——一旦得到应用，就成为一种艺术"的结论，他还阐述了"理解科学需要艺术，而理解艺术也需要科学"等观点。美的观念依赖于健康概念，维护健康本身不仅是最卓越的艺术，而且是美的事业。WHO有关健康的定义及健康10标准，广泛涉及人体的美丑、道德的善恶、社会适应能力的强弱等方面，这也是美学评价准则。

从实践的角度，医学是一门维护健康、救死扶伤的艺术；从理论的角度，医学是帮助人类达到与自身、环境和谐共生的美的科学。医学与美学、医学与艺术在对象、内容、形式、目的等方面都存在一致性。首先，人是医学研究的主要对象，其呈现形式——人体，就是一件精美的艺术品。美学史表明，人类早就发现人体和宇宙是按照美的规律构成的，如人体的对称美、曲线美、功能的协调美等。其次，许多医学发现和发展开始于艺术或受到艺术的启发，最具代表性的例子是达·芬奇（Leonardo Di Ser Piero Da Vinci，1452—1519），是他开辟了人体解剖学研究的先河。正是因为现代生活中有了对美的追求，才出现了整形美容外科及显微外科等新的医学分支学科，也才会有美容医学的产生。

现代医疗过程不仅是科学过程，更是人文过程。解除患者的不适与痛苦，保持人类的健康既需要运用物质的手段，又需要运用心理和精神的手段，从而也对现代医务工作者的综合素质提出了更高的要求，要求他们在掌握物质的、技术手段的同时，更要具备包括美学在内的人文知识以及社会科学知识。

三、医学美学的基本任务与目的

医学美学的产生，可以促进WHO健康10标准的实现，最大限度满足人类健康的现实需求。生理健康、心理健康的理念已为人们所熟知和接受，但道德健康的理念远未被认知与理解。道德健康作为现代健康观念的重要内容，主要是指人能够按照社会道德行为规范及准则约束自己，支配自己的思想和行为，具有辨别真与伪、善与恶、美与丑、荣与辱的观念和能力。只有从人与自然、人与社会、人与自身的审美视角，才能理解道德健康，找到实现道德健康的途径。然而，无论是从医学发展还是从医学追求的健康目的来看，学界对道德健康的研究是欠缺的，长期忽视道德健康研究甚至将其排斥在医学视域之外是其重要原因，但另一个重要原因就是缺乏美学视角，不懂得从人与自然、人与社会、人与自身和谐的层面把握健康概念。如果不引起重视，仍然囿于"知"与"意"来研究医学、追求健康，那势必影响医学发展的进程，偏离人类健康的方向。

人类对健康需求的层次化、多样性、整体性，导致现代医学目标的层次化、多样性，医学目标至少包含基本、中级、高级三个层次。医学的基本目标主要是生理层面的，指维护人的生存，救治人的生命；中级目标是心理层面的，指以积极、有益的活动、平稳良好的心理状态，对社会外环境及自身内环境的变化作出良好的适应和调节；高级目标是道德层面的，指具有良好的道德情操与社会责任感，爱岗敬业，能客观看待社会的负面情绪，并具备相应的处理能力。医学追求的目标决定了医学美学的基本任务：揭示医学审美的一般规律及其在医学领域中的地位和作用；维护和增进社会个体和群体的健美素质；解决医务工作者自身的内在美、外在美、审美修养和审美教育问题；对医学实施医学审美评价。

审美需求是人的高级需求，缺乏美感就如同缺衣少食，同样会影响人的健康。个人既要存活时间长又要生活得美好，社会既要发展又要和谐，个体与社会两个层面上的"健美"是现代医学的目的。患者在追求医学的基本目标时，越来越注重内心感受，也就是美的需要，如就医的自然环境、人文环境、治疗过程及结果中的美学考量（创伤最小、功能最好、效果最美）等，而且随着人们审美需求的提高，医学理论与实践中出现了被称为"求美者"的新型患者群体，医学实践也逐渐分化并独立出来为之服务的"美容医学"。"求美者"与传统意义的患者有所不同，他们以追求医学的中级、高级目标为主，而前者以追求功能的恢复、疾病的祛除、身体的强健等基本目标为首要目的，但两者求医的最终目的都是获得生理、心理、道德的完美状态。所以，现代医学（包括美容医学）实践离不开美学与医学美学理论的指导。

第二节　医学美感经验

一、美感经验及其特征

所谓的美感经验，从心理感受上说，就是审美活动（如艺术创造和艺术鉴赏）发生时产生的情感上的愉悦和精神上的满足，这是一种独特的瞬间经验状态，也称作美感。

1. 美感是一种快感　历史上绝大多数美学家都认为，快感是美感经验的最突出特点。康德认为"美是无一切利害关系的愉快的对象"，就是说美感与人的生理利益、道德利益无关，是非功利的。潘天寿先生说，"美情与利欲相背而不相容。去利欲愈远，离美情愈近，名利权欲愈炽，则去美情愈远矣。"所以，少女可以为失去的爱情而歌唱，而守财奴却不能为他失去的金钱而歌唱。

美感经验的快感来源于人的身心之间的和谐、自由的状态，当美感产生时，生命活动达到了完满、充实状态，它是生命活动的自由创造和内在意义的表现。英国美学家科林伍德（Robin George Collingwood，1889—1943）描述为："如我们所看到的，一种未予表现的情感伴随有一种压抑感，一旦情感得到表现并被人所意识到，同样的情感就伴随有一种缓和或舒适的新感受，感到那种压抑被排除了。这类似于一个繁重的理智或道德问题被解决之后所感到的那种轻松感。如果愿意，我们可以把它称为成功的自我表现中的那种特殊感受，我们没有理由不把它称为特殊的审美情感。但是并不是一种在表现之前就预先存在的特殊情感，而且它具有一种特殊性，即一旦它开始得到表现，正中表现就是富有艺术性的。"中国传统美学总是把审美和艺术与"乐"相联系，孔子就有"闻《韶》三月不知肉味"的佳话，他感叹说："不图为乐之至于斯也。"

2. 美感具有直觉性　直觉是人与世界进行直接沟通的方式。美感经验既不是在理性分析中、也不是在概念的推理中形成的，它是人的整体生命与对象之间不假思索地在瞬间直接达成的整体契合，被称为诗性直观，是审美活动特有的感性、体悟世界的方式。

美感经验的直觉是不假理性概念或逻辑推理而获得的直接悟知。审美始终在形象、具体、直接的感受中进行，其中做出的美或不美的判断，不依赖于审美主体对审美对象所进行的概念和逻辑分析，而是直接对客观对象的一种本质的洞见，康德表述为"美是不依赖概念而作为普遍愉快的对象被表现出来"。美感经验的直觉是一种高度专注的经验，它产生之时，人们往往心无旁骛，凝神观照，全然忘记了世俗生活和身外之物。所以，美感经验的直觉是形成性和造就性的。在直觉中，情与景交融在一起，形与神结合在一起，心与造化契合为一，从而形成一个形神兼备的、有机形象的统一体，正所谓"登山则情满于山，临海则意溢于海"。

3. 美感具有表现性　表现通常指把不可见的、隐秘的或内在的东西呈现为可见的、显露的或外在的东西，也就是使看不见的东西看得见。美感经验不是单纯接受外在对象或感受外在对象的单一过程，而是一个呈现对象与表现生命同时进行的双向过程，"沿隐以至显，因内而附外"。美感经验产生时，人们不仅把握了对象、创造了形象，而且也在创造形象、把握形象的同时"投射"了自己的内在生命，"感时花溅泪，恨别鸟惊心"。美感经验的表现与其他表现不同，它是超功利的，是一种不以任何其他目的为目的，只以自身为目的的活动；它是将内在的情感、生命活力创造性的表现于外在的、可见的形象之中，是内在生命活力的创造性呈现。

4. 美感是一种自由的经验　美感经验是人的诸多经验中唯一具有自由本性的经验。人经常处于困扰与压力之中，无论是单纯生理需要的压力，还是单纯理性约束的压力；无论是自然环境的控制，还是社会环境的控制，处于这种状态的人都只能是片面的人。席勒将这种片面的人划分为两类：即只有感性的"野人"和只有理性"蛮人"，并认为片面的人无法体验真正的自由。人只有在快乐的、直觉的、表现的美感经验中，才能获得生命的整体性存在，获得他们作为一个自由存在者的体验。这种经验是感性和理性、肉体和精神、形与神处于和谐融通的经验；是人与自然和谐统一的经验；是人与自己和谐统一的经验。美感经验的自由特征，使人们在美感经验中体验到娱乐性，从而也使美感经验具有游戏品质。持有美感经验的人，能够"从心所欲不逾矩"，是自由的人、全面的人。

二、医学美感（经验）

医学美感是将美学的情感研究运用于医学活动中，以保持和追求健康为目的，医务人员与患者（包括患者家属等）作为审美主体与审美客体，相互依赖、相互作用，共同产生的愉悦感受、和谐体验。

1. 医学美感的特点　医学美感之所以能够产生，是因为人们不仅将医学看作认知活动与道德活动，还看作审美活动，以审美视角观照医学，挖掘医学本有的艺术特征。虽然医疗活动具有审美活动的特质，但它离不开防病、治病，增进身心健康，提高生命质量，医学的根本目的是医学审美活动无法超越的功利，所以医学审美与纯粹"无功利性"的审美活动又有所不同。

（1）医学美感以理性认识为基础：医学理论、医疗技术等医学相关领域的研究和应用，都直接或间接地围绕保障和促进人的身心健康、提高人的生命质量展开，医学审美不可能完全超越医学的基本目标，所以，必须秉持实事求是的科学态度，以情入理，情理结合。治疗应该以促进患者功能和健康的恢复为基础，综合考虑诸如外观、形式上的美感；医学建筑既要美观，更要满足医学科研、临床及患者的需求；医疗器材设备存在的前提是作为医学与治疗手段而存在，功能的提高永远是第一位的，同时它们的尺寸、外形设计等应使人感觉舒服，起码不要引起人们的惊恐、抵触等不适；药物是否存在过大副作用等。只有在充分考虑医学基本目标的基础上，医学审美才能显出它的意义。

（2）医学美感以"生命活力美"为核心：人体是生命的载体，形态结构完整、生理功能健全是构成人体健美的两个基本要素，具备生命活力才能赋予人体真正的健康与美感。生命活力美感是医学人体美追求的核心，也是医学发展的高级目标。医学审美固然包括医疗活动所涉及一切事物、对象和过程，如医者（包括所有为患者提供服务的人员）、患者（患者的亲属、陪护者）、医疗过程、医疗技术设备、医院建筑与医疗环境等，但医学美感的核心却是一种生命美感，是人体生命在生理、心理、社会上的自由感，"生命活力感"是生命自由感的集中表现。

（3）医学美感以审美沟通为中介环节：在医学实践中，医务工作者和患者既是审美主体又是审美客体，他们之间的审美沟通对医学美感的产生和强化有着十分重要的作用。什么样的医患沟通是审美沟通？至今难有统一的定义，甚至完全描述其步骤与环节都是不可能的，但有一个基本方面是确定无疑的，即沟通的过程与结果，医患双方都感觉表达充分，尽己所言，都感受到了释放、愉悦和舒适。从医者来说，他们感到自己的学识、能力、品格、情感等被患者认可与尊重，自己的价值得以实现，油然而生的职业幸福感；从患者来说，他们感受到自己被当成一个有血有肉的活生生的人，而不仅仅是躯体上的孤零零病人。他们因解除了担心、忧虑、恐惧等烦扰，而使自己一下子轻松起来，积极配合治疗，并乐意与医者共同承担治疗后果。这种沟通是将"情"渗入"理"，以"通情"之"矢"至"达理"之"的"的共情。

医学审美沟通，以共情为目的，使医患双方建立起信任、包容、和谐的共生关系，这是在基本的治疗功能之外，医学给予患者更多的关怀与服务。有人认为目前恶化的医患关系与患者的素质高低有较大关系，但医者在提供人性化、高质量的医疗服务方面，也存在较大的提升空间。尤其在医患沟通方面，要重视审美思维并用其统驭整个思维过程，建立以情感为中心的沟通，如果仅仅从技巧层面学习、培训沟通技能，将难以实现共情目的。

2. 医学美感的作用

（1）医学美感可以加快现代医学模式变为现实：20 世纪 70 年代，西方学者根据社会与医学发展的状况提出了医学模式的转变问题，而我国现行的医疗管理体制不合理，医务人员人文与社会科学知识缺失，实践过程中的重技轻学、重病轻人等问题，使现代医学模式的转变仍旧徘徊在说起来很重要，但落实起来却流于形式、不知所措的状态。医学美学通过对医学美感的研究，培养医务人员的医学审美素养，使他们真正从生命本质感悟医学的真谛，在研究与实践中自觉融入知、情、意统一的健康观念，同时满足患者的生理、情感、审美等心理需要，以及社会适应能力的需要，在人的生理健康、心理健康、道德健康之间保持适当的张力，这一过程恰恰是生物、心理、社会医学模式发挥作用的过程。

（2）医学美感有利于审美医疗环境的形成：医疗环境是指医疗场所的内部环境和外部环境。患者对医疗环境要求不断提高，现代医学把环境列为具有治疗意义的重要因素。审美医疗环境包括医疗卫生机构所处的地理位置等自然环境以及人际关系、建筑设备等社会人文环境。其中人际关系居于核心地位。1988 年，我国有学者系统提出了医院审美环境建设的理论，并将审美医疗环境划分为生理、心理和社会三个层次。

优美的自然风光、和谐的人际关系等良好医学环境，可以使医患双方放松舒适、沟通畅快，增进身心健康。然而现实并不尽如人意，人与自然、人与自身、人与社会的矛盾与冲突，在医疗领域中普遍存在。医学美感要求在医疗环境的建设中以人为本，充分考虑人性及情感，从和谐的审美视角设置医院环境，挖掘并发挥医疗环境对增强人类身心健康的作用。

审美医疗环境的建设，应该从人本身、生命本质出发，既使就医者感受到美的愉悦与享受，又使医务人员体会到工作幸福感和职业自豪感。如医院地址的选取，室内格局、装饰色彩、光线的考虑；医疗技术实施中，考虑到就医者视觉上的赏心悦目、听觉上的动听悦耳、嗅觉上的芳香气息等；医务人员职业形象的塑造，包括知识广博精通、爱岗敬业、遵守职业规范等。

（3）医学美感是医护人员综合素质的有机组成部分：与知、情、意相对应，人的素质包含认知素质、道德素质、情感素质三个方面，也就是人们常说的科学、人文与社会素质。人的知识通过内化形成主体的素质，人的素质经由实践外显为主体的能力，所以人的能力与素质关系密切。长期以来，我国医务人员的素质培养存在偏差，即强调专业知识素质，口头上重视思想道德素质，实际上从评价体系、考核标准方面都极为欠缺，审美素质甚至连口头上的重视都没有（绝大部分医学院校没有此类课程），如此培养出来的医学人才只懂得用脑判断，不懂得用心体验，关键之时难以做出正确的选择，做不出医疗决策，所以他们既劳累又无助，甚至产生职业倦怠感。医学美感的体悟，对培养医护人员既用脑又用心的能力，养成正确、健康的审美情趣起到潜移默化作用，使他们在职业中欣赏美和创造美，体验到工作本身的乐趣。

（4）医学美感有助于提升医疗服务水平：医学美感的形成和发展使医务工作者在医疗服务活动中自觉地融入审美要素，有利于提高医学服务质量。且不说现在形成的求美者人群，就是普通患者在功能恢复的同时，也对人体美观提出要求。但是，目前大部分医生因将功能恢复、经济成本等作为医疗决策的前提，往往对求医者的审美需求不够重视，缺乏沟通和引导，有的甚至当成非分要求，不仅影响医疗的整体效果，也成为医疗纠纷导火索。如果医务工作者拥有良好的医学美感，在医疗实践中就可以自如地把握求医者的审美需要，并融入整个医疗活动的过程，从而弥补、提升医学服务。例如，评价手术的成功与否虽然要以科学性为基础，确保患者在机体上的完整性和功能上的健全性，但同时达到机体健美效果，越来越成为患者的需求。同时，医学美感可以激发医务人员的内在潜能。倡导医务人员和患者追求审美情趣，可以增强医务人员创造美的愿望，激发医务人员内在的审美创造能力，使医务工作者不断去探索、认识、追求、鉴别医学实践活动中的真善美。

三、医学审美活动的特殊性

1. 医学审美在美感形态上主要表现为神圣感和崇高感 崇高感，又叫阳刚之美、壮美。杜甫的"车辚辚，马啸啸，行人弓箭各在腰"，唤起人的心理感受就是崇高。康德认为，有三种对象可以唤起崇高感，分别是数量的无限多、力量的无限大以及"绝对"、"无上"的神性和道德律令。医学是以维护和促进人的身心健康，提高生命质量为宗旨的活动，医学审美面对的是生命，生命类似于康德所说的"绝对"、"无上"的神性和道德律令，因为生命权利对任何人来说都是至高无上、无条件的，任何有限的感性形式都难完全把握，人们只能心存敬畏，这种对生命的尊重与爱惜，决定了医学审美具有高度的神圣感和崇高感。

崇高与优美等其他美感形态不同。优美给人的心理感受是"顺受"的，也就是说，优美的事物通常能够自然而然引起人们心理上的愉悦、舒适，而崇高感与人的心理感受之间却是"逆受"的，生命自身存在的价值让人对待它的态度只能是"如履薄冰"。作为生命载体的人出现在医生面前，通常是生命力呈现的最弱时期，如形体及生理功能的缺陷、心理状态的焦虑、性格孤僻、人际关系疏离等，其中至少一个甚至几个方面表现出不健康、不和谐，让人压抑、沉重、不舒服，很难给周围人包括医者以欣快、轻松等美的感受，与人的心理处于"逆受"反应。这种从形态上多以崇高感与神圣感而存在的医学审美，是"道德的象征"，是美的最高形态，需要人们具备高度的道德情操和文化修养，以及强健的精神力量和直面残酷现实的气概，并具备超越现实的能力才能体验得到。

2. 医学审美具有复杂性 与其他认知活动相比，审美活动较为复杂，而医学审美活动因审美主体与客体的双向互动关系，则更为复杂。

（1）生命有机体的特殊性：医学审美的对象是人体、是生命，这与其他审美对象有本质区别。审美活动的对象通常分为有生命与无生命两类，无生命的物质（如石头），人们可以依据自己的审美趣味随意加工，将其雕刻成不同类型的艺术品，而且形式及所反映的内容相对稳定，易于长久保存。某些动植物虽然有生命，但人们也可进行一定程度的创作。如龚自珍《病梅馆记》，一开头就批评了时下流行的对梅的审美倾向："或曰：'梅以曲为美，直则无姿；以欹为美，正则无景；以疏为美，密则无态。'"所以有些人"斫其正，养其旁条，删其密，夭其稚枝，锄其直，遏其生气"，使梅生长为以曲、以欹、以疏为美的形状，"以求重价"。龚自珍以反对、批评的态度，说明梅可以按人们的审美需求进行加工以使外形符合审美情趣而不会影响其生命，甚至可以成为一种时尚，他意在以此为喻，抨击清王朝压抑、摧残人的思想与精神。在他看来，即便是梅这类植物也不能够随心所欲地加工，何况是人呢？更应该尊重人自身成长、成才规律。人体及生命的价值是存在本身，它的美取决于其自身固有的形态、结构、功能，医学审美必须尊重人的本质特征以及生命演化规律。

生命本身是一个复杂多变的动态系统，呈现在医生面前的个体千姿百态、差异性很大，生命力的呈现形式丰富多彩，医学审美要求医生将这些生命个体不仅看作认知对象、价值评判对象，更要进行审美观照，将其视作具有情感的个体，从全人的角度，常常去帮助，总是去安慰。如果说其他审美创造以形式的雕琢为主要手段，那么医学审美中的创造则以心灵的雕琢为前提，并结合形式美的塑造，目的是达到审美对象的功能与形式、生理、心理与社会的多样性统一，使审美主客体都获得美感。

（2）医学审美需求的复杂性：患者作为医学美创造的对象，总以某种方式自觉或不自觉地介入医护人员的创造活动。在疾病祛除、功能恢复的基础上，患者根据自己的意见，或综合亲友的意见，对形体美方面提出愿望与要求，对医护人员的决策产生一定的影响。如对就医环境、医疗设施、医者言辞、行为举止、最终的医疗效果等，都会有自己的心理感受，做出审美评价。医疗部门又可根据这些反馈意见，改进工作，为患者提供优美、舒适、方便的就医环境。医学实践活动所涉及的因素往往比一般的活动更加复杂，医患双方在知识结构、专业素质、思想观念等方面存在差异，审美情趣、审美理念也不同，有时对某一环节（特别是疗效评价环节）难以达成共识，往往成为产生冲突与引发医疗纠纷的导火索。

（3）医学审美主体的多元化和非对等性：医学审美活动的主体是医护人员与患者，他们的关系不是单向而是多向的，两者互为主体。从医院来说，与患者接触的不仅有医生、护士，还有其他服务人员如导医、护工、电梯工、看门人等，他们都是审美主体；从患者角度来看，患者自身肯定是审美主体，但患者的亲属朋友也越来越多地参与到医疗过程中，成为影响医疗决策的重要因素，也是审美主体。医学审美主体的多重性、多维度，形成了医学审美主体的多元化特点。而且同一医学活动中，医学审美主体的审美科学性、预见性、稳定性以及审美标准、审美期望值和满意度等各方面又存在着高低、强弱等不对等性。

（4）医学审美客体及其特点：医学审美客体是指为了全面实现医学目的而展开的医学审美实践过程中所涉及的一切审美对象。可分三大类：一是保障实现医学目的的"物"，包含各种医疗设备、构成医疗环境的建筑和设施等。二是实现医学目的的"行为"，包括医疗技术的实施、医护人员的言行举止等。三是彰显医学目的"效果"的主体即患者，患者是"行为"效果的载体。所以，临床实践的诸多方面皆可成为审美对象（即审美客体），不仅仅局限于患者。

患者作为医学审美客体，具有特殊性：

第一，医学审美客体与医学审美主体的长期相兼性。

患者作为医学审美客体，同时又具有医学审美主体的身份。例如，患者被实施手术后，其本身成为医护人员及其他社会人士的审美对象，因而不可避免地成为医学审美客体，但同时患者必然会自己审视自己，如患者在手术前通常会问大夫："我的手术做在哪儿?""术后缝几针?"此时他（她）兼具了审美主体的身份，这也是医学审美的特殊性及复杂性的所在。这种相兼性特点，在其他领域的审美中往往不具备，即便是有（如演员、模特等），也有很大的区别。患者一旦成了医学美的建构对象，其作为医学审美客体就具有不可逆性（机体上所进行的形态塑造，具有侵入性和不可逆性的特点，不可能像化了装的演员卸妆后即可脱离审美客体这一角色那样）。这种不可逆性决定了患者作为医学审美客体和医学审美主体的长期相兼性。这种相兼性，迫使医护人员作为医学美的直接建构者必须以一种严肃认真的态度去履行自己神圣的职责，尽自身最大努力建构作为审美客体的患者可以接受的医学美（如重塑后的人体美）。

第二，医学审美客体的社会开放性。

由于患者是与社会有着千丝万缕联系的人，他（她）在生活工作中，与社会人群中的其他个体发生强度不同的关系，尤其在交通、资讯高度发达的今日，人的交往频率不断提高。成为医学美建构对象的求医者，作为医学审美客体展露于社会，无论主观意愿如何，都必然要接受其他个体作出的审美评价，并承受鼓励或打击，而这或多或少会对其生活、工作以及身心健康产生正面的或者是负面的影响。对此，从事医学实践的医护人员必须有所了解并引起足够关注，并通过方方面面的努力，尽可能使医学审美客体所具有的社会性产生积极的正面作用。

第三，医学审美客体的变化性。

生命体新陈代谢的复杂性、变化性，使得患者作为医学审美客体具有动态性、变化性。如颌骨畸形患者，在儿童时获得矫治，随着年龄进入青春后，颌骨畸形可能会再次出现。这种由生长发育所引起的治疗与审美效果的改变或反复，口腔医生自身有时也难以掌控，甚至难以作出肯定或精确的预测，更别说患者。作为医务人员，既要考察医学美的当下静态效果，也要对其动态效果作出相当的预见，虽然这种预见非常困难。充分注意患者作为医学审美客体的这一特征，有助于医务工作者以动态和发展的眼光去审视疗效，并采取必要的临床对应措施，降低对患者的伤害及医疗纠纷的风险。

第三节　医学理论与技术中的美学神韵

英国医学家罗纳德·罗斯（Ronald Ross，1857—1932），为了查清疟疾的传播媒介，日复一日地与蚊子打交道。1893年的一天，他在显微镜下对蚊子逐个观察近8个小时，眼睛酸痛，精神疲惫，加上天气炎热，蚊蝇叮扰，他汗流浃背，心烦意乱，但他仍不愿放弃令自己着迷了几年的课题。这时，只剩两只蚊子尚未观察，他坚持做完当天的工作。突然，在这两只蚊子身上发现了一种细而圆的细胞，其中含有黑色物质组成的小颗粒，那美妙的颜色与疟原虫的色素完全一样，他最终证实了蚊子是传播疟疾的元凶。"从严格的生物学意义上说，人需要美正如人的饮食需要钙一样，美有助于人变得更健康。"（Abraham Harold Maslow，1908—1970）审美需要的满足恰恰是有助于人的自我实现等意动需要以及认知理解需要的满足。

一、医学科学美

1. 医学科学美　医学科学美指以人的全面健康为目的，主要运用审美思维，结合使用理性思维、价值思维揭示、感悟与把握人与自然、人与社会、人与自身及人自身各部分中的秩序与和谐关系，其实质在于反映人的内外环境之间的多样性统一。医学科学美是人类审美心理、审美意识发展到较高阶段，理论思维与审美意识相互交融、相互渗透的产物。医学科学美具有简约性、理智性、精确性三个特征。

2. 审美在医学研究领域中的价值

（1）是推动医学研究的内驱力：审美需求是人的需要系统中不可缺少的组成部分。在《动机与人格》一书中，马斯洛将人的需求分为三大互相重叠的类别：意动需要、认知需要和审美需要。人们所熟悉的马斯洛（Abraham Harold Maslow，1908—1970）关于人需要的五个层次实际上属于意动需要的范畴，认知需要与审美需要不可简单归入意动需要层次中，也不能由意动需要所代替，三者既相互重叠又相互区别，共同构成人的需要系统。在马斯洛看来，"从严格的生物学意义上说，人需要美正如人的饮食需要钙一样，美有助于人变得更健康。"审美需要的满足恰恰是有助于人的自我实现等意动需要以及认知理解需要满足，所以有人说科学家的动机从一开始就显示出一种美学的冲动。从某种程度上说，科学在艺术上不足的程度，恰好是科学上不完善的程度。

人们常常形容搞科研、写文章要有"板凳坐得十年冷，文章不说一句空"的精神，其实是用坐冷板凳之喻，言只有具备甘于寂寞、全心钻研、百折不挠、长久吃苦态度和准备，才能有所成就之义。科学创造是一件费心劳力的艰苦工作，科学家之所以能够孜孜以求，而且乐此不疲，就在于他们对揭示自然、社会及人体奥秘心存渴望，源于他们对科学美的发现与需求。

对科学现象充满美的兴趣与好奇可以激发医学家探索的欲望，激活他们的创造性思维和想象，形成他们持久的动力。从纷繁复杂的医学现象中寻找出内在规律，建构一套完美的符号体系，并准确、简洁、概括地传达所发现的规律，追求医学科学理论的不断完美，是医学家进行医学探索的恒久动力。很多医学家是自觉依据审美尺度，按照美的规律从事医学研究和医学创新的，他们认为科学理论不仅应当是真的，而且应当是美的。正如彭加勒所说："科学家之所以研究自然，不是因为这样做很有好处。他们研究自然是因为他们从中得到了乐趣，而他们得到乐趣是因为它美。"

（2）启迪医务工作者的思维：研究与创造是理性与非理性的统一。理性思维在近代科学发展中发挥了举足轻重的作用，但以还原论为主的思维方式也造成了人的感性与理性、理性与非理性的割裂，这种思维方式在限制人的非理性思维发挥，影响人的创造力形成的同时，也使人的完整性遭到破坏。席勒对此描述为"理性冲动"与"感性冲动"的分裂。越来越多的事实证明，离开了非理性思维，科学研究与创造几乎是不可能的。而美感经验作为一种自由经验，使科学家将研究与创造过程视作审美创造活动，沉浸其中如同处于游戏状态般地超然所有物我之外，他们思维异常集中、活跃、兴奋、愉快，在物质方面、感性方面和理性方面都恢复极大自由，思维获得启迪、训练与解放。

（3）以美启真的科学预构作用：审美预构是指科学家在科学资料、实验设备缺乏的情况下，受到相关领域中事物的美学特性的启发，以美引真，提出科学理论的过程。这种预构通常缺乏实验根据以及严密的逻辑推导，但是按照审美方式进行的，符合审美规律。有位科学家曾说："我们宣称，如果有两个都可以用来描述自然的方程，我们总要选择能激起我们的审美感受的那一个。'让我们先来关心美吧，真用不着我们操心！'"对于广义相对论，爱因斯坦说："任何充分理解这个理论的人，都无法逃避它的魔力。"科学家透过表面杂乱无章现象，窥探到相互联系和相互作用中必然具有的和谐、秩序、简单、对称等特性，这既是真的目的，也是美的表现。

二、医学技术美

1. 医学技术美及其特征　技术美是技术美学的最高范畴，它是技术活动和产品所表现出的审美价值。物质生产过程最终以物质产品的形式表现出来，任何产品都具有外观形态，人们在选购和使用产品时，外观形态是重要的考量依据，因为它会引起人们不同的心理反应与审美感受。人们的审美感受作为社会文化和精神生活的一部分，又会直接影响人们的物质生产活动和日常生活。从构成上看，技术美的主要内容是功能美，它的核心要素在于"有用"，也包括形式美和艺术美。

"前进的社会目的形成了对象合规律（如桥造得巧、飞机有气势）的形式，也就是说，善成了真的形式，人们直接看到的是合目的性。飞机、大桥是为人服务的，但它所以能建成，却又是符合规律性的，这就是技术美的本质。"医学技术美应该理解为医疗技术活动和医疗产品及成果所具有的美，它是医务工作者在从事医学研究和治病救人过程中，运用医学科学技术知识和艺术手段达到的合规律性与合目的性的统一，即人的健康与生命活力的呈现。因此，医学技术美不是具体的、形象的，而是抽象的生理或心理的状态，缺乏医学美的鉴赏能力的人，就难以感受到医学技术美，这是它的基本特征，合规律性、合目的性是其另外两大特征。

2. 医学审美疗法

（1）医学审美疗法：医学审美疗法，涉及医学美学与临床治疗相结合的一个崭新的课题。它根据病人的身心特点，自觉运用审美规律、审美形态、审美形象、审美手段、审美环境、审美感受等审美思维与方法，对病人或亚健康人群进行治疗、康复及保健。具体采取非药物、整体治疗手段，如改变患者的心理环境和精神状态、调动人的整体生命节律系统、激发人们战胜疾病的信心和勇气、强化人们的自身抵抗力、缓解紧张情绪、减轻病人疼痛感等手段，实现治疗疾病、康复身体、增进人的全面健康的目的。

医学审美疗法被学界与患者广泛认可并应用于临床实践。国外已建立起了专门运用音乐、舞蹈、绘画、喜剧、自然山水等审美疗法的专科医院和诊所，国内也有不少医院建立了医学审美治疗室，专门对病人进行审美治疗，并取得了很好的治疗效果。

（2）医学审美疗法的生理学基础：把审美作为治疗疾病的手段（审美疗法），是有一定的生理基础的，而这种生理基础，又与脑机制密切相关。审美过程产生美感，美感令边缘系统兴奋增加，边缘系统作为内脏调节中枢兴奋增加时，可通过神经调节和体液调节的途径使内脏的功能调整到理想状态，同时在美感的作用下，机体释放的一些免疫类化学物质的水平会增高。审美疗法的生理学基础有以下两个方面：

第一，维持内环境稳态。

内环境的稳态是细胞维持正常生理功能的必要条件，也是机体维持正常生命活动的必要条件。内环境稳态保持正常与均衡机体就处于健康状态，内环境稳态遭到破坏而失衡机体就出现疾病。内环境稳态的维持有赖于各器官尤其是内脏器官功能状态的稳定、机体各种调节机制的正常以及血液的纽带作用。而内脏器官的功能状态的调节，与边缘系统关系密切。机体对内脏器官功能状态的调节主要通过神经调节和体液调节两种方式来完成。如血压升高的病人，通过审美疗法，可以引起交感神经活动减弱，而副交感神经兴奋增强，从而使血压下降，达到治病的效果。

第二，促进免疫类活性物质的释放，增强人体免疫力。

研究发现，审美主体的思想、情感、美感等审美活动是由某些化学物质推动的，而这些化学物质的作用经常是多方面的。当人心情愉悦时，下丘脑——垂体释放的β-内啡肽神经激素水平会增高，同时β-内啡肽作为重要的免疫调节因子，在血液和关节液中的浓度也会增高，它作用于几乎所有的免疫活性细胞，引起免疫反应的增强，从而增强机体的抵抗能力。

在医学审美活动中，随着美感的产生，首先是审美主体的神经系统受到影响，进而通过自主神经、内分泌、免疫活性物质等对主体的组织器官进行调节，维持主体的内环境稳态并增强主体的抵抗力，使主体的生命活动达到平衡状态，从而祛除疾病，增进健康。相反，如果主体的审美需要得不到满足、审美情感遭到破坏，就会出现焦虑、愤怒、抑郁、悲伤等不良情绪，从而导致人体免疫力下降、内环境失衡，最终致病。

（3）医学审美疗法的心理学基础：在医学审美活动中，美感的实质就是审美主体通过感官（主要是视觉和听觉）作用于中枢而引起的审美愉悦在大脑中的认知。其中，大脑皮质和皮质下中枢的交互作用，形成了主体对审美对象的感知、想象、情感、理解等审美心理的基础。

第一，医学审美感知。

医学审美感知是医学审美过程的初级阶段，它是感觉到医学审美对象的色彩、形状、线条、声音等外表特征而产生的快感，包含感觉和知觉两个层次。

医学审美感觉，是指医学审美主体的感官接受医学审美对象的刺激，对该对象个别的、局部的、单一的、表面属性的反映。如欣赏绘画、音乐等艺术美，就是通过审美主体视觉和听觉来把握审美对象的审美属性，并在此基础上将审美活动推向知觉、想象、情感和理解的更高层次。一切高级复杂的审美心理现象都是在感觉的基础上产生的。

医学审美知觉，是指医学审美主体对审美感觉信息的组织和解释过程，是对审美客体整体属性的反映。知觉就是大脑将视觉、听觉、嗅觉、味觉、触压觉、温度觉、平衡觉、本体感觉等各种感觉信息进行组织、分析、解释、综合等处理，并最终形成一个有意义的总体反映的过程，也有学者将这一过程称为"感觉统合"，"感觉统合"以我们过去的经验为基础。审美知觉是人类特有的一种审美心理过程，也离不开过去的审美经验，如同样的琴声，对于知音者就有"巍巍乎若泰山，洋洋乎若流水"之美，而对"牛"弹琴则只会充耳不闻、无动于衷。

第二，医学审美想象。

医学审美想象是审美主体在直接观察、审视、感知、体验审美对象的基础上，调动脑中的记忆表象，对审美对象进行加工、改造，从而丰富、完善并形成新的对象的心理过程。审美想象是审美感知的延伸，比审美感知更高级、更复杂，它具有灵敏度高、穿透力强、自由驰骋、情感强烈、创造性突出等特点，是一种特殊的想象，是科学创造、审美创造的源泉。爱因斯坦认为，想象力比知识更重要，因为知识是有限的，而想象力概括着世界上的一切，推动着进步，并且是知识进化的源泉，严格地说，想象力是科学研究中的实在因素。完成世界上第一例心脏移植手术的著名外科专家贝尔纳医生说："成功的界限取决于我的想象力的界限。"

从某种意义上来讲，医学是一门发现、维护、修复和创造人体美和人的生命活力美的科学，是一门卓越的艺术，医疗实践活动本质上是一种对生命美的再创造活动，离开审美想象，难以完成对生命力及健康的创造。

第三，医学审美情感。

医学审美情感是主体对审美对象的一种特殊态度，具有独特的内在主观体验和外在行为表现。

审美需要是审美情感产生的重要基础。当审美对象满足了主体的审美需要时，便能引起肯定的审美情感，如满意、愉快、喜爱、赞叹等；相反，若审美需要得不到满足，便会引起不满、苦闷、哀伤、憎恨等否定的情绪情感。因此，不同的审美对象和不同的审美主体所产生的审美情感是不同的；即使相同的审美对象，在不同的主体也会引起不同的审美情感。

一般的情感通常有肯定和否定之分，如喜、怒、哀、乐等，而审美情感则更多的趋向于积极的、肯定的方面，往往给人一种愉悦的体验，如车尔尼雪夫斯基（НиколайГавриловичЧернышевский，1828—1889）说："美的事物在人心中所唤起的感觉，是类似我们当着亲爱的人面前时洋溢于我们心中的欢喜"。

医学审美情感在医疗工作中有特殊作用。随着审美愉悦的产生，患者的身心节律会与审美对象的审美节律发生共振，并通过共振消除患者的负性心理体验，从而激发患者产生防治疾病的精神力量，促进各器官、各系统的功能达到平衡，免疫力增强，抗病能力增加。医务工作者应充分认识医学审美情感的特殊作用，并努力构建良好的审美情感，保持稳定、振作、愉悦的精神状态，用自身焕发出的生命活力美感去唤起患者对美好未来的向往，以增强他们战胜疾病的信心和勇气。

第四，医学审美理解。

医学审美理解是指人在审美过程中对审美对象的内容、形式及相互关系等审美特性、规律的认识、领悟与把握，这是审美经验中的认识因素。审美理解是审美心理中不可或缺的要素，如果主体对审美对象没有理解，那么主体就不可能进入审美状态，也就无法产生美感。与其说我们缺少发现美的眼睛，还毋宁说我们缺乏对审美对象的理解。审美过程中，主体对审美对象的感受要借助与审美对象相关的知识和经验加以理解，审美理解是主体从审美对象中欣赏美、感受美和评价美的先决条件。

审美理解作为美感中的认知因素，是兼具形象思维和逻辑思维的心理活动。它始终渗透在审美感知、审美想象、审美情感等心理因素之中，并与之融为一体共同发生审美作用，审美理解和审美形象相结合，构成的认识是非确定、多义性的。

（4）美学疗法的临床应用

第一，自然美疗法。

自然美疗法是指利用自然界中美的形态、色彩、线条、光线、声音、状貌等诸多因素，使主体进入一种专注的状态，唤起他们对生命活动的力量、智慧、意志和价值的美感体验，感受到对现实的超越和物质转换，从而使主体的身心达到平衡的状态。自然美疗法通过患者与自然美的互动，达到人与自然的和谐状态，从而构成"病人-环境"的动态平衡。目前国内外存在的自然美疗法包括：森林疗法、草原疗法、海滨浴疗法、景观疗法、芳香审美疗法等。

第二，艺术美疗法。

艺术美疗法是将某些艺术及审美形式运用于临床治疗，通过调节患者的心理情绪与精神状态，进而影响机体功能以达到治疗目的，促进健康的方法。包括色彩艺术疗法、音乐审美疗法、诗歌审美疗法、书法审美疗法，当前人们还发明了更多其他的审美疗法，比如综合艺术疗法、绘画审美疗法、戏剧审美疗法、钓鱼疗法、集邮疗法、舞蹈疗法、美食疗法等。

第四节　医务人员的职业形象塑造

2008年10月20日的人民网《健康时报》刊登题为"医生'四句话说死病人'"的文章：一个从乡下到县城看病的患者，好不容易借了点钱，在他认为"水平最高"的县医院挂了专家号。专家看检查报告，第一句话："你来晚了"。第二句话："没治了。"第三句话："回家吧。"连珠炮似的三句话，病人精神上已经难以承受了，急忙央求医生是否还有其他办法。没想到医生的第四句话，让病人当场就站不起来了："你早干什么去了?"医生不会说话，并不仅仅是不善说话、不会表达等沟通层面的问题。俗话说，言为心声，语言是一个人认知、品格、情感的外在表现形式，是医务人员职业形象的重要组成部分。据中国医师协会统计，90%以上的医患纠纷实际上由沟通不当或不畅造成，如此高的比例也恰恰说明语言承载了更多有价值的内容。

一、"仁心"是医务人员重要的内在美

内在美是指蕴含在人的性格、品德、思想、情操等人类本质中的美，通常所说的"医者仁心"，或者如张孝骞先生倡导的"传教士的心灵"，就是指人的内在美，它内隐于心，需要通过语言、行为等外在形式表现出来。内在美外显时，能够引起审美主体深切的共鸣，使他们感受到愉悦、轻松和自由。内在美决定一个人的基本素质，医务人员的内在美有其特殊性。

1. 医务人员的德行　医务人员的职业道德亦即医德，是指医务人员在医疗卫生实践中应该遵守的行为规范的总和，它主要依靠社会舆论、传统习惯和内心信念来维持，是一般社会道德在医学领域中的具体体现。

（1）医务工作的根本任务和医务人员的神圣职责是救死扶伤，防病治病。因受主客观因素的影响，现今的行医、就医环境使人感觉不适、不堪，医学行业、医者、患者及相关领域不良风气日甚，对利益共同体产生了极为严重的负面影响，困扰、纠结与冲突的复杂性、高频率，甚至暴力化倾向等前所未有，导致有些医生消极无为、抱怨抵触。避免医疗事故发生，保护自身利益成为第一要务，患者的利益与需求放在次要位置，甚至不加以考虑与权衡，不愿也不敢冒一丁点儿风险，长期的不作为、少作为，致使医患之间缺乏起码的信任。而一旦出现医疗事故，不是一味的推卸、撇清责任，就是用其他方式（用钱等打发）息事宁人，不予以合情、合理、合法的积极处理，这是缺乏社会良知与社会责任感的

行为，无疑影响医患的共同利益及医学事业的健康发展。

（2）持有良好的诚信意识，实行人道主义。医务人员应该把社会效益放在首位；尊重病人的人格、价值和正当愿望；对所有患者都应一视同仁。鲁迅说过："诚信为人之本也！诚信比金钱更具有吸引力，比美貌更具有可靠性，比荣誉更具有时效性。"医学打交道的是人，诊疗过程必须建立在医患彼此信任的基础之上，医生应该诚实的对待自己，坚持"慎独"，更要对患者讲究信誉，做到"大医"而"至诚"，真诚地对待自己与患者。

（3）秉持良好的服务意识，全心全意为人类健康服务。在医疗工作中，始终坚持"以人为本"，热情耐心的对待患者，全面了解并正视他们的愿望、要求，并给予充分理解和尊重，对患者过分或不当的要求，应耐心解释，妥善加以劝阻。有人说，医生只有脱掉白大衣穿上病号服时，才能理解病人的感受，充分说明医生在诊疗过程中，与患者共情的重要性。作为医生，要能够与患者在疾与苦、病与痛、生与死等人性基本问题上保持相同频率，产生共鸣，将患者的痛苦和后遗症减至最小程度。世界医学教育联合会在福冈宣言中，强调如果医生不懂、不会与患者共鸣，就应该被视为缺乏知识与技术，是无能的医生。

2. 医务人员的智识　智识指智慧与知识两方面。智慧与知识的主要区别在于：第一，知识仅仅是已经获得并储存起来的学问，而智慧则是指运用学问去指导工作、改善生活的各种能力。第二，比较而言，知识具有外在的、客观的、被动的属性，智慧具有内在的、主观的、主动的属性，智慧的本质是自由，智慧总是人的自由自觉特性的产物，总是人的自主性、自由性、创造性和超越性的结晶。第三，知识尤其是现代自然科学知识主要侧重于物理世界、事实世界和现实世界，智慧既关注于这些方面，又注重于价值世界、心理世界和未来世界。智慧在本质上是精神性的，是探索性或是指向未来的。

思维方式、科学知识和价值观念构成的认知结构，决定了一个人的智识水平、作用方向与程度，智识是内在美的重要组成部分。人的智识水平越高，精神生活越丰富，越有利于心灵美的塑造与培养。同时，合理的认知结构也会极大促进个人的职业进步，一个具有批判性思维能力、完整的知识结构与科学的价值观的人，他的专业造诣不仅会超越于其他认知结构有缺陷的人，而且更能自觉地"转识成智（慧）"。所谓"转识成智"是指人在认识和实践过程中将客观、外在的知识转化为个体自身的理性智慧、价值智慧和实践智慧，形成自由创造人格的过程。正如美国哲学家杜兰特所说，"真理不会使我们发财，却会给我们自由！"

3. 医务人员的审美修养　具备一定的感悟美、认识美、鉴赏美和创造美的能力，是现代医务人员必备的人文素质。美的事物具有鲜明的形象，它能够对自己情感发挥愉悦作用，使人在潜移默化中接受美的感染、影响和教育，陶冶情操，提高生活情趣和审美能力，从而有效地培养对神圣职责的爱，更好地在医疗实践中认识医学美、评价医学美、追求医学美、创造医学美。医务人员的审美修养不同于普通人的审美修养，可有可无，可低可高，而是职业的必然要求。培养和提高医务人员创造美的自觉性和能力，使医务人员善于进行自由自觉的创造性劳动，把美的创造原则贯彻到医疗实践的各个领域中去。

培育审美修养的途径和方法涉及人们生活的各个领域，贯穿于人生的各个时期。如可以从家庭环境的清洁美化、生活秩序的有条不紊、家庭成员间的和睦相处等日常生活中寻找美；可以从病房环境的布置、语言情感的净化、科研工作的开展、诊疗方案的设计等临床医学审美实践中寻找美；可以从各种有益身心健康的活动中感受美，等等。其中较重要的有两个方面。第一，系统学习美学相关知识。医务人员要系统地学习一些美学的理论，诸如：美与生活、美的本质和特征、美的表现形态及存在领域、美感的心理过程及本质、审美意识与审美个性等，用这些美学理论去指导自己的审美实践。第二，在生活中培育审美修养。可以通过欣赏艺术作品、文艺表演甚至各种景观提高修养，还可以通过社会活动、特别是仪式感强烈的社会活动提高修养。

二、医务人员的"仁术"

1. 医务人员的专业技能

（1）全面客观地掌握与判断患者信息：医学致力于采用医学手段满足患者的健康需求，现代健康观念既包含可量化的客观指标，如体温、血压等生理量度，也包含心理、美学、社会等主观性评判，人们对健康的感受、理解越来越具个体化特征。全面了解患者信息是满足其健康需求的重要条件，收集患者的临床信息，包括了解患者的整体健康状况，倾听患者的健康诉求，还包括了解患者的心理特征、情绪状态。

（2）娴熟准确的临床操作能力：临床操作能力最能体现医务工作者的审美情趣、审美能力。医学审美创造以维持人的健康为底线，严重威胁或破坏健康的临床操作应该禁止。对于有创伤性的手术，对形体、身心的创伤都应降低到最小。从审美角度，要求熟中生巧，巧中生精，让患者所见、所听舒服而不刺激，心里感觉放松，体验到与医生一起为生命、为健康而创造。

（3）全力减轻患者的痛苦：对医学来说，减轻乃至祛除患者痛苦是保持健康的第一步。无论现代医学技术条件能否满足患者的健康需求，医者都应该更加重视对患者的心理、情绪抚慰。大多数患者，无论身患何种疾病尤其是重大疾病，通常都伴有严重的心理障碍，如自卑、焦虑、纠结、失望、绝望等，迫切期待通过医疗技术手段回归健康，回归以往生活。所以要常常对患者提供尽可的帮助，在提供现有的医学知识、医疗技术治疗外，帮助他们认识医学的局限性，使他们面对、接受生病的状态，并以此为前提，调整以后的家庭、社会角色，想方设法去安慰他们，让他们学会与疾病和平共处，了解疾病本身就是生命的组成部分。

2. 医务人员的沟通技能　以审美思维看待医患沟通，是指在医疗实践中，医患各方敞开心扉，围绕伤病、诊疗及相关因素等主题，进行全方位信息及多途径交流，共同营造愉快、温馨、共谅的气氛，建立起信任、合作关系，以形成情感共鸣的统一体。

医患沟通是书面、口头、肢体等多种形式相融合的复杂系统，而且医患沟通具有法律效益，其中部分沟通形式为法律强制规定（如术前告知等）。

医患各方进行的沟通以专业为目的，不是随意的沟通。由于沟通双方专业水平不对称，所以沟通难度较大，对沟通技能要求也就较高。针对知识水平不高的患者，应避免使用过多的专业术语，尽可能地采用合理的比喻使患者能够充分理解；医务人员一定要认识到患者的医学基础知识水平的有限性，耐心解答患者的各种疑问。建立与患者友好的情感交流，医务人员除了掌握相关的沟通知识，也应该掌握一定的沟通技巧。

（1）注重并善于语言沟通：学习沟通知识，讲究与病人沟通的语言技巧，主要应该善于使用正面、美好语言，避免负面、伤害性语言。现在的医者与患者概念从内涵与外延两个方面都发生了较大变化，这是医患沟通中特别要关注到的点。对患者来说，在医院里工作的人员都是医者，并非仅指为自己提供诊疗的医生，针对非特定医生的伤医事件时有发生，也说明了这一点（这种泛化趋势危害程度极大）；从医生角度，患者及其亲朋好友都应被视作患者，事实上，很多医疗纠纷首发于患者家属与医者的言语不和，而非患者本人，所以使用医患各方的说法比医患双方的称谓更符合实际。还要注意的是，患者大多伴有不同程度的心理问题，必然给其亲朋好友带来些许心理影响，特别是重大疾病，患者及整个家庭包括其他亲属或许都会被牵扯进来，压力非常大，整个就诊过程，医方稍有不慎，言语表达欠妥或不当，就常常极为敏感的患方不满，甚至给他们心理带来创伤。

医生语言表达力求科学准确，通俗易懂，同时要注意语调语气，适当使用幽默性语言，为自己解围，让患者放松、舒心。

（2）沟通方式灵活多变：诚信原则是医生沟通的底线，术前要告知可能出现的并发症及意外情况，获得患者对手术方式的认同。临近手术时，患者的心理负担加剧，心情紧张，应该针对患者的情绪做好心理疏导工作，医生可在手术前谈论一些轻松幽默的话题，以有效地缓解患者的紧张情绪。手术期间，严禁大声交谈，尤其是讲一些不利于手术的话，很多医疗纠纷，患者往往列举医生在手术过程中的不当言语以证明手术过程的"漫不经心"，因此手术中医生的言语应特别谨慎。术后对患者进行心理辅导与支持，通过交流及时了解患者的各类担忧和不适感受并给予合情合理的解释。

三、医务人员的职业形象

1. 医务人员职业形象的基本要求　职业形象指在一定历史时期，社会公众对从业者（团队或个人）的外在表现和内在素质的印象、看法和观点，这是一个综合评价体系，如公众通过其工作状态时的着装、言谈、举止、能力等对其气质、人格、精神等方面形成的整体印象。从业者美好的职业形象可以大大提升个人或群体的社会认可程度，既有利于交流沟通，又有利于各项业务工作的开展。

不同行业对职业形象有不同的要求，但美的塑造是所有职业共同的要求，而这也是恰恰长期被忽视的。100年前任广济医院（现浙江大学医学院附属第二医院前身）院长的苏格兰医生梅藤更（Duncan Main）认为"好的医生应该具有三个'H'：Head是知识，Hand是技能，Heart就是良心。"这三个"H"综合起来应该是医务人员理想的职业形象。

（1）高尚的心灵美：医务人员的道德信念、道德品质与道德修养，决定他们的工作态度，影响和制约着工作质量。医务人员要具备美的职业形象，就要具备崇高的精神境界，培育自身美好的内心世界。当今有些医生对所从事的职业缺乏认同感，面对生生死死似乎习以为常，甚至麻木冷漠，对日复一日的重复工作很难怀有兴趣与激情，常常倦怠无奈。主要原因在于他们只是将"当医生"作为谋生的手段，或当作利用知识与能力为患者提供服务的职业，而不是将其作为融入"仁心"的事业，愿意为其奋斗一生。像张孝骞、林巧稚那样"大医"，是医者职业形象的典范，他们超越世俗功利需求，不会为了职称的晋升而去做科学研究，守在病人身边、时时给予患者帮助与安慰，成为他们生命的一部分，从中他们体验事业的成就感与尊严感。医生只有深怀职业感情和献身精神，才能超越现实的纷扰、医疗环境的不如意，以高度的责任感和同情心对待病人，真正做到诚心悦意为患者服务，从灵魂深处热爱本职工作。

（2）庄重的仪表美：要获得患者的信赖，就要在患者面前树立正面形象，也就是人们通常说的仪表美。仪表美主要是指人的装扮与神态让见者赏心悦目，良好的仪表对树立医务人员的正面形象至关重要。医务人员仪表美，从整体上说应该具备淡定的气质，主要体现在：以健康为主旨，方便为患者服务（不穿高跟鞋，不披金戴银、不浓妆艳抹，不留长指甲等），服装整洁、合体，装束朴实大方；神态自然沉静，温柔体贴，面容和气，给病人以宽慰、慈爱、诚恳、可亲之美感；人格庄重独立，处事谨慎，不急不躁，遇到突发事件时沉着冷静，应对自如；保持乐观的情绪，时刻以积极、开朗、友好的态度去感染患者，激发患者与疾病作斗争的积极情绪。

（3）良善的言行美：如前所述，语言在医务人员职业形象中占有特殊地位，是直接影响医疗服务质量的因素之一。学会说话、交流的艺术，讲究语言表达，追求语言美的境界，对医务工作者来说十分重要。医务人员的行为美是指他们在职业活动中的所作所为，能够满足患者的需求，让患者身心愉悦，这是现代健康的重要组成部分。在医疗过程的每一环节医务人员都要注意给患者以专业熟练的印象，包括问诊、体检、病情观察、手术治疗、精神护理、书写医嘱等各个具体细节，从实施手段到医疗效果上都给人以美的享受。

规范自身行为，养成认真负责的习惯，事无巨细都严格执行操作规程，涉及患者健康与需要的任何环节都从多方面仔细思考。在任何情况下都保持清醒的头脑，按照客观规律的要求有条不紊地完成工作。

2. 医务人员的职业形象塑造途径

（1）内在美的塑造是核心：无论从时间的持久性还是从影响力、完备性来说，于人而言内在美远胜于形体的美。歌德就曾说过："外在美只能取悦于一时，内心美方能经久不衰"，雨果说："假如没有内在美，任何外在美都是不完备的"。医生对科学的潜心研究、对手术操作的精益求精、面临危重病人的沉着淡定、社会重大医疗事件暴发时的忘我担当等，给人以崇敬、钦佩与羡慕之感，他们的美不在外表，而是深入灵魂，这是集冷静的理智与炽热的情感于一身的崇高之美。

在塑造医务人员职业形象美的过程中，要始终以内在美为核心，不断提高发现美、欣赏美和创造美的能力，要能够在较高层次上保持与病人情感和情态的融合与统一。医生给病人开的第一张处方是"关爱"，要能够用病人的心情来体察心态、事态，尽量用病人的思维去考虑问题，成为病人的知心人，使他们能够在身心放松、欣然地接受治疗和护理。只有始终把病人放在首位，围绕着病人的需要积极进取，不断改进工作的方式方法，不计较个人的得与失，才能将内在美淋漓尽致地表现出来，使职业形象美表现出来。

（2）外在美的训练是必要条件：外在美主要是指人的外部形态所显示出来的美。外在美的性质和内容都较为复杂，从性质上讲，外在美既有自然美的属性（如躯体的自然形态），也有社会美的属性（如穿、戴、语言等所显示的思想文化状况），还有艺术美的属性（如化妆和装扮等）。从具体内容上讲，可以涵盖人的一切外在表现，诸如语言表情、坐行姿态、五官长相、穿戴打扮等。

医务人员的外在美是人的外在美在医疗卫生服务中的特殊表现，表现在他们的职业活动中，有庄重的仪表、良善的言行、亲切的态度、得体的举止、精巧的操作、规范的服务等，都会给患者以良好的心理刺激，拉近与患者的距离，使他们积极配合治疗。外在美可以经过后天训练得以提升。

（3）内在美与外在美的和谐统一是目标：内在美是外在美的根据，决定外在美。外在美是内在美的表现，如果没有美的外在表现，内在美就难以发挥作用；而外在美如果没有内在美为依托也是空洞的、不完备的。

优秀的医务人员医生不仅要有较高的业务能力和水平、丰富的临床经验，还必须有医学美学等较高的医学人文素养，特别是要树立对病人生命健康的高度责任感，不仅要"治病"，更要"救人"。"不为良相，便为良医"，自古以来我们就将"相"与"医"相提并论，将"救人"上升到"治国"的高度，认为只有品德高尚的人才配得上"良相"与"良医"的称号。三国时期董奉"居山不种田，日为人治病，亦不取钱。重病愈者，使栽杏五株，轻者一株，如此数年，得十万余株，郁然成林……奉每年货杏得谷，旋以赈救贫乏，供给行旅不逮者，岁二万余人"，由此医界美称"杏林"。孙思邈在其《大医精诚》言："所以医人不得恃己所长，专心经略财物，但作救苦之心，于冥运道中，自感多福者耳。又不得以彼富贵，处以珍贵之药，令彼难求，自衒功能，谅非忠恕之道。"张仲景鄙视"竞逐荣势，企踵权豪，孜孜汲汲，唯名利是务"的庸俗之辈，"感往昔之沦丧，伤横夭之莫救"，这都是古代"良医"职业形象。我们前面所说的梅藤更、张孝骞、林巧稚等则为医务人员树立了现代"大医"的职业形象，他们是内在美与外在美和谐统一的典范，既具有合理科学的认知结构（head），又有精湛的专业技能（hand），更有纯洁的心灵及高尚精神素质（heart），他们的言行体现了爱心、知识、能力以及正直等职业特征，是人们心目中的"白衣天使"。

第五节　医学审美教育

爱因斯坦说："用专业知识教育人是不够的。通过专业教育，他可以成为一种有用的机器，但是不能成为一个和谐发展的人。要使学生对价值有所理解并产生热烈的感情，他必须对美和道德上的善有鲜明的辨别力。否则他连同他的专业知识就像一只受过很好训练的狗，而不像一个和谐发展的人。"医学审美教育在于通过培养医学生的审美心理和体验，提高他们感受美、鉴赏美、运用美和创造美的能力，激发学生对事物的兴趣与好奇心，使他们成为和谐发展的人，而不是治病、祛病的机器。

一、医学审美教育

1. 审美教育　"美育"一词的最早使用者是席勒。他觉察到人性受到多种压抑，如在自然状态中受制于自然，在道德状态中又受到理性的压抑。理想的人格应该是全面的，是感性和理性自由完美的融合，这种融合他称作"优美的灵魂"，而造就"优美的灵魂"，审美教育是必经之路。席勒是从人道主义的立场出发，提出了美育概念，人道主义代表了古希腊罗马和文艺复兴时期教育的最高理想，它把教育看作是由多方面内容组成的整体，并以一个教育的整体来培养整体上完善的人。

中国最早使用"美育"术语的是蔡元培先生。1901 年他在《哲学总论》一文中，将席勒使用过的德文词组 Asthetische Erziehung 翻译过来，并提出"美育"。1903 年王国维在《论教育之宗旨》中，把西方美育理论较为全面地引进中国，将教育分为德育、智育、体育、美育"四育"。王国维认为教育的宗旨在于培养"完全之人物而已"。1922 年蔡元培在《美育实施的方法》一文中写道："我国初办新式教育的时候，只提出体育、智育、德育三条件，称三育。十年来，渐渐的提到美育，现在教育界已经公认了。"蔡元培先生提出了"以美育代宗教"的著名命题，直觉到了艺术与宗教有共同之处，就是它们都能作用于人的情感，使人怀有爱的情感、具备爱的能力。情感与理智构成了人类把握世界的重要方式，与之相适应形成了两种把握世界的能力，这些能力不是天赋的，要通过后天的培养和教育形成。

如前所述，智育主要培养人们使用概念、判断、推理等逻辑思维的能力，离不开思维的抽象、概括；德育主要作用于意志，培养人依靠传统习俗、社会舆论和内心信念等方式，自觉地调整自己的行为的能力，德育侧重理性的说教；美育则侧重情感体验，把真、善的理念、知识融合在一起，形成具体可感的美的形象，以情感触动人、感染人达到智、情、意的交柔贯通。美育有德育、智育、体育不可代替的特点，与德育、智育、体育相互联结，相互促进、相辅相成，共同组成教育的完整系统。有学者认为，"教育为立国之本，美育为立教之本，审美为立人之本"，足见审美教育的重要性。

2. 医学审美教育　医学审美教育，是指以美学的基本知识及医学审美理论、医学审美意识、医学审美心理等为内容，以提高医学生的审美感受力、鉴赏力以及创造力为手段，帮助学生了解、体验、树立以情感为基础的审美思维，培养学生的美好情感及共情能力。

（1）通过医学审美教育陶冶性情：医学审美教育在于帮助医学生形成健康、丰富的情感世界。医学审美教育归根结底属于情感体验教育，情感体验不只是以往经历的回忆、体味，而是一种当下的、即时的、活生生的体验，主要通过形象思维的联想作用，将生命的过去、现在、未来融为一体，超越现实存在，获得完整的生命体验，并因对生命的感悟而获得审美愉悦。正如唐代诗人陈子昂的《登幽州台歌》所写："前不见古人，后不见来者。念天地之悠悠，独怆然而涕下。"这首脍炙人口之作，虽以《登幽州台歌》为名，但对"登临"及"风景"通篇未着一字，而是借景抒发他对生命的感悟，即生命之有限与时间之不可跨越的纠结，一种难以把握的人生孤独之感。这是生命的情怀，虽悲壮却畅快淋漓，痛并快乐着。所以审美教育对人的情感浇灌是多层次的，学生获得情感上的愉悦体验是立体的，既有和风细雨的优美，更有面对生死的壮美崇高；既有享受人生喜剧情调，也有痛饮人生悲剧胸怀。

（2）通过医学审美教育促进思维完整：艺术应为教育的基础，因为教育只有运用艺术才能解脱人类心灵所受的压制，才能达成民主社会的教育目标即自我实现及人的全面发展。黑格尔曾把审美活动"看做一种灵魂的解放，摆脱一切压抑和限制的过程"，提出"审美带有令人解放的性质"的著名命题。想象力和创造性是审美思维的基本品质，审美的过程是形象思维发挥作用的过程，它可以突破某些固有框架的约束，弥补逻辑思维的不足，从而使学生的思维在收敛性与发散性之间保持应有的张力。爱因斯坦就说过："想象力比知识更重要，因为知识是有限的，而想象力概括着世界上的一切，推动着进步，并且是知识进化的源泉。"

孙中山、鲁迅、郭沫若等人"弃医从文"，很大程度上源于他们（如鲁迅）看到了医学研究与实践中占统治地位的科学思维的局限性，影响了人的想象力与创造力。这恰恰从另一角度告知人们，以人为主要研究对象的医学，需要逻辑思维与形象思维的"双轮驱动"。中外古今诸多医学名家都酷爱艺术，也特别强调艺术思维、审美思维对医学研究的重要性。

（3）医学审美教育促进智力完善：从功能上看，美育的主要功能在情感，智育的主要功能在理性；从思维方式来说，美育侧重于形象思维，智育侧重于逻辑思维。在教育实践中，应该通过不同的学科体系与训练方法，使学生的两个方面素质与能力都得到培养与提高。通过审美教育丰富人们的情感，改变学生只习惯使用的线性、单向度思维，学会形成立体性、多向度思维，从多个角度思考问题，寻求并接近答案。科学事实证明：通过音乐、美术等艺术形式对儿童进行审美教育，已经成为培养他们创造性思维、开发智力的最有效的手段。

（4）医学审美教育具有伦理储备功能：医德的培养对医学生来说至关重要。自古以来，美就被当作是道德的象征，美与善密不可分。所以在学生的道德培养中，离不开审美教育的辅助、滋润。通过审美教育的情感体验，调动学生的兴趣，提升他们的品味，让他们感受到善的事物的美好，从内心追求、向往真诚善良。蔡元培先生认为，美育可以"陶养人之感情，使有高尚纯洁之习惯，而使人我之见，利己损人之思念，以渐消沮者也"。美育中包含着审美理想和人生态度，美育的实践过程侧重于培养人的道德自觉性，让道德教育的"他律"转化为内心追求的"自律"。如前所述，德育毕竟不同于美育，鲁迅曾说："美术之目的，虽与道德不尽符，然其力足以渊邃人之性情，崇高人之好尚，亦可辅道德以为治。"美育与智育相辅相成，最终目的是培养道德高尚的人。

医学美育使学生在与社会互动中，接受社会关于美与丑、尊与卑、悲与喜的概念，净化和丰富思想感情，逐渐形成自觉的审美取向；培养人的审美知觉和审美体验能力，完善人的审美趣味，使他们不仅在艺术活动中，更在医学研究与医疗活动中具备欣赏美和创造美的能力。

二、医学审美教育的主要内容

1. 树立医学审美观　人们对世界的认知与把握，除了探究真相之外，还有对善恶之分、美丑之悟，三个方面的知识构成人们常说的真理观、伦理观、审美观，所以审美观在人们认识形成、发展中具有重要地位，不可小视。所谓审美观，是指人们在社会实践活动中形成的关于美、审美、美感、美的创造等问题的基本观点、原则，由趣味判断构成，主要包括审美理想、审美情趣、审美标准、审美评价等，其中最重要的是审美标准，即人们在审美活动中衡量和评价客观对象美丑及其审美价值高低的尺度和原则。如果说真理观注重的是认识对象的本质与规律的探讨，伦理观注重的是认识主体需要满足及满足程度的探讨，那么，审美观则是综合了以上两个方面，探讨的是认识主体与认识对象在相互观照中达到的整体契合、直接统一，这是人与自然、人与社会、人与自身的和谐关系，在这里认识的主体与对象地位平等，没有任何一方被忽视或隐藏，双方同时呈现自身，即人的知识、能力、品质、人格等智慧得以实现，价值得到体现，愉悦感、幸福感油然而生。对于医学生来说，树立医学审美观，首先要把自身作为目的，而不是未来谋生的手段；其次找到医学生身份的认同感、自豪感，能够自如地应付繁重的业务学习并保有兴趣与乐趣；最后培养自己作为一个"自由人"的博雅品味，既不被现实所累，急功近利，也不被理性禁锢，机械呆板，在真、善、美中张弛有度，善于在不确定性中做出决策。

2. 提高医学审美能力 审美能力是指人们在审美实践中发现、感受、欣赏、判断、评价美的能力，主要包括审美感受力、审美鉴赏力、审美创造力。所谓审美感受力是指人们借助感官（主要指视听觉）对审美对象的认识和把握。只有先获得审美感受，准确地把握了审美对象的感性属性，如颜色、声音、线条、形状等，才能进一步获得美感。审美感受能力不是天生的，而是人类在长期的社会实践过程中形成和发展起来的，如果缺少美的感受能力，就不可能获得丰富多彩的美感经验。试想：读诗不能感受音节韵律的美，听音乐不能感受旋律节奏的美，欣赏自然风光不能感受到形、声、色、光、影的美，这样岂不是"身在美中不知美"？所谓审美鉴赏力，是指对事物审美价值的鉴别、欣赏和评价能力。包含两方面内容：一是感悟事物美丑的能力，二是识别事物的审美特征、范畴、程度、类型的能力。在现实生活中，如果对客观事物不能加以正确鉴别，就会导致美丑不分，甚至以丑为美，以美为丑，步入审美的误区。在医学审美教育过程中，树立高标准的审美规范对提高审美鉴赏能力具有重要作用。所谓医学审美创造力，是指在医疗实践活动中按照医学美的规律创造医学美等各种形态美的能力。人与世间万物的根本区别就在于人具有审美创造力，正是这种能力，才使主观世界和客观世界不断变化，充满生机和活力，变得无限美好、可爱。在某种意义上可以说，社会进步史就是人类追求美、创造美的历史。因此，医学审美教育的内容之一，就是要通过各种有效的形式和手段，提高医学生的审美创造力，尤其是对医疗环境美、医学社会美（如高超的医疗技术、高尚的医德、优质的服务、科学的管理等）、医学技术美（如医疗、护理、检测艺术）的创造能力，构建治病、防病的最佳服务措施，有利于社会群体健康水平的提高。

医学审美创造是医学审美活动的最高成果，也是医学美的归宿和医学美育的最终目的。培养创造医学美的能力要注意三个方面的培养：一是医学审美理想的培养。因为医学审美理想在创造医学美的活动中起指导作用，它支配着医学美的创造目标，并激发创造动力和敏感。其二要提高创造医学美的心理素质。医学美的创造需要医学审美感知、理性，更需要医学审美情感和想象。其三要发挥个性特点，创造出新意。人人都发挥出自己的特点，自由地追求医学美，那么创造出的医学世界才能是全面的、和谐的。在创造世界美的同时，也创造了自己本身的美和完善。

3. 塑造医学生完美人格 如果说树立正确的审美观是医学美育的首要任务和内容、提高医学审美能力是医学美育的基本内容，那么提高医学生的综合素质、塑造医学生完美的人格则是医学美育的核心内容。所谓完美人格是指人能得到全面、自由、和谐的发展。医学审美教育可提高医学生个体的情感水平，开发人的智力、技能，有效地建立医务人员、自然环境、患者三者间的和谐关系，让医学生在医疗实践工作中领略到人生的意义、情趣及职业的神圣。

审美教育具有完整性与和谐性的特点，它使受教育者变被动为主动，自然而然地与外在对象的融合获得既合规律又合目的的自由愉悦。所以黑格尔说："审美带有令人释放的性质"。医学审美的基本功能就是塑造医学生完美的人格。

席勒说："把感性的人变成理性的人，唯一的途径是先使人成为审美的人。"他认为在古希腊时期，人在物质与精神、感性与理性两方面是和谐统一的，是完整的人，因此，是自由的。到了近代，由于科学技术的严密分工和国家机器造成的各个等级、各个职业之间的严格差别，使本来处于和谐统一的人性分裂开来。这样就使得在人身上产生两种相反的要求，即"感性冲动"和"理性冲动"。所谓感性冲动是指人的欲求，这种欲求要受到自然必然性的限制，如人需要饮食才能维持生存；而理性冲动要受到来自道德必然性方面的限制。他认为这两种冲动中，人都没有自由，人是双重奴隶。如何才能回到理想中的完整的人性呢？审美的自由活动是其必要途径。通过审美，人类可以从受自然力量支配的"感性的人"，变为发挥自己意志及主动精神的"理性的人"，从物质生活中以不妨碍他人自由为界限的消极自由上升到以自由意识觉醒为标志的积极自由，这是理想的完美人格。

三、医学审美教育的实施

1. 医学审美教育的基本要求 实施医学审美教育过程是指根据医学美育目标和审美能力形成发展规律，有目的地指导学生参加、体验审美活动，促成其审美观形成、审美能力发展的过程。审美教育实施的要求有：

（1）内容的思想性和艺术性融合统一：医学美育内容包括正确的医学审美观、较高的审美鉴赏能力、完美的人格等，这些健康的、积极的内容，要通过医学生动、鲜明的形象表现出来，或医疗机构的优美环境，或是良善的人际关系、或是医务人员优雅职业形象等，体现了内容的思想性与艺术性的统一。

（2）方式的情感体验和逻辑思维交替渗透：进入大学，人具备了初步的知识结构，理性思维得到了相应的训练，可借助学生的已形成理解能力，发挥医学美育以美感人、以情动人的作用，引发、调动学生的情感体验，通过对审美对象的感受，帮助他们领悟、理解并掌握审美知识，逐步培养学生情感，从而形成情感与逻辑共同参与活动的思维方式。

（3）医学美的内容和创造方法的相得益彰：医学美内容总要通过一定的创造方法将其赋形，以外在的、在感的形式表现出来，而这种形式只有具备宜人性的特点，才能引起观者的美感。医学生既应对医学理论与实践以美的视角去观照，即学习医学美的内容，又应通过艺术手段、医疗手段的学习，领会和掌握医学美的创造方法，不可偏废。如医疗美容，只有很好理解了医学人体美内容，又熟练掌握人体美塑造方法，才能表现健康与人体美的价值。

2. 医学审美教育的实施途径 医学审美教育的实施，可以参照艺术教育的形式来进行，但更要帮助学生接触医学美的各种形式，如医学人体美、医学科学美、医学技术美、医学环境美等来实施。医学审美教育的具体形式是多种多样的，在家庭美育、学校美育和社会美育三种形式中，重要的是学校审美教育。

（1）家庭美育：按照人的成长规律，0~12岁主要是"心"的教育，也就是"躯体——情感意志"为主的教育，培养"审美的人"是这一时期的教育目标。所以，家庭开启了人们最早的教育包括美育，对一个人的审美素质的形成，父母是孩子的启蒙老师，应当担当起教育者的责任。从家庭的自然环境、物质环境（包括家具的摆设、室颜色搭配、光线的明亮等）到饮食起居、再到生活习惯和生活方式等各个方面，使孩子们享受优美的日常生活环境，接受美的熏陶。家庭美育的方法和途径灵活多样，不同家庭应根据具体条件和孩子的个体情况，选择和创造行之有效的方式与措施，为培养孩子的"躯体——情感意志"做出努力。

（2）学校美育：12~18岁主要是"脑"的教育，也就是"理性灵魂"为主的教育，培养"具有审美精神及和谐发展而又有创造能力的人"是这一时期的教育目标。18岁以后进入大学，主要是"心、脑、手合一"的教育，培养具有人文修养并善于解决问题的人"为教育目标。通常孩子6岁以后入学，主要的教育目标都要通过学校的系统教育与培养才能完成。学校通过教学理论与实验教学，如开设医学美学课、各类艺术课程、美学及艺术讲座、论坛等，帮助学生确立美学观念，同时也可通过组织实际审美活动，如开设第二课堂，培养学生欣赏美和创造美的能力。加强美育的师资、设备、设施建设，巩固美育的支撑点，把审美教育作为深入开展人文教育的基础，将其渗透到校园的文化建设中，营造具有美学气息的校园人文精神氛围，寓美育于学校教育的各环节之中，拓宽美育的实施途径。

美育是情感、审美、思维方式和创新精神的教育，它更多的蕴涵于科学教育之中，内化于师生生活之中。所以医学生审美教育要主动向学校教育各领域渗透，尤其要渗入到学校教育的各类课程的教学之中。学校教育中的各个学科、各个环节乃至学校教育的全过程都蕴涵着丰富的美育因素。依托艺术教育和课外活动，培养大学生的创新精神和审美情趣。同时，中国及世界各国的文化经典是人类几千年文明发展的记载，无不贯穿着人生境界和人格完善的思想。苏东坡在《于潜僧绿筠轩》中写道："可使食无肉，不可居无竹；无肉使人瘦，无竹使人俗。人瘦尚可肥，士俗不可医；旁人笑此言，似狂还似痴。"这种艺术享受超越于物质享受的精神，在当今重物质轻精神的社会，很值得学生学习和鉴赏。所以阅读文化经典，可以让学生了解艺术的历史，欣赏艺术的底蕴，丰富想象力，构建新的思维方式。

（3）社会美育：蔡元培先生重视美育，不仅倡导"以美育代宗教"，他还强调审美教育应该是全社会的职责。在他看来，学生不常在学校，相对于人生来说，在学校的时间很短暂，对于许多已离开学校的人，不能不给他们一种美育机会，所以社会美育是必须有的。美育是对个体行为以及文明社会都不可或缺的，营造一种氛围，引导学生亲近自然，亲近社会，亲近自身，使他们在社会生活和学校生活中具备一双"发现美的眼睛"，去创造自然之美、社会之美，最终享受生活之美。

教育的全过程要以审美教育为中心，贯彻"人格成长第一，智能成长第二，专业学习第三"这样一种教育思想。

（韩英红）

参考文献

1. 韩英红. 医学美学. 北京：人民卫生出版社，2011.
2. 韩英红. 美学与医学美学. 北京：科学出版社，2006.

3. 彭庆星. 医学美学导论. 北京：人民卫生出版社，2008.
4. 牛宏宝. 美学概论. 北京：中国人民大学出版社，2005.
5. 凌继尧. 美学十五讲. 北京：北京大学出版社，2003.
6. 张法著. 美学导论. 北京：中国人民大学出版社，1999.

第十章

文学与医学：沟通两种文化的桥梁

通过文学作品描述病人的疾苦，理解生命的价值，反映当时的医疗保健状况和人们的生命观、死亡观、健康观、疾病观，在西方文化史上俯拾皆是，从乔叟、莎士比亚、莫里哀，到济慈、毛姆、威廉姆斯。但遗憾的是，在"文学与医学"发端之前，对此并无系统的研究总结。文学与医学是医学人文学科群中一个新的成员，它起源于20世纪70年代的美国，对它的定位存在一定程度的分歧：认为它是一个新兴学科，是一个新研究领域，是医学人文下属子专业；但无论其定位如何，有一点学者们是高度一致的，即文学与医学起源于医学院校的文学教学，最关注的是医学教育，其目的是通过文学作品的研读和文学理论的学习，理解并体会生命的痛苦与欢乐、人性的卑微与崇高、死亡的过程与意义。对医生和医学生来讲，它还意味着提高倾听病人疾病叙事的能力、洞察疾病隐喻的能力、感知病人探索疾病意义的能力等。本章主要包括文学与医学的发生发展史、文学与医学的研究内容以及文学与医学的经典作品。需要指出的是，由于文学与医学肇始并发展于美国医学教育，因此本章三个层次的内容均以美国为关注点。此外，国内医学人文界更倾向于用"医学与文学"（而非英语世界使用的"Literature and Medicine"，即"文学与医学"）这个术语，更多地停留在论述二者关系的层面；这似乎在一定程度上反映了文学在中美医学教育中的不同地位。

文学与医学似乎是两个毫不相干的学科，文学主观、感性、模糊，并充满象征和隐喻；医学客观、冷静、准确，并唯数据马首是瞻；文学关注人类情感，医学治疗人类身体，二者似乎鲜有交集，这几乎是世人的共识——文学代表的人文和医学代表的科学似乎已独立为两个不同的王国，沿着各自的轨道发展并渐行渐远。这个科学的时代是否需要人文、特别是文学的滋养？英国物理学家兼小说家 C. P. Snow 早在 1959 年的演讲《两种文化》中就警告说，科学和人文已经断裂为两种不同的文化，且愈行愈远，它们之间存在着不可逾越的鸿沟，人们人为地割裂了人的情感和身体的联系，这是一种危险的倾向。关于"两种文化"的讨论持续至今，它们之间的裂痕是否可以弥合？1973 年，C. P. Snow 指出，把文学引入医学教育正是沟通科学和人文这两种文化的桥梁。

第一节　文学与医学的发生发展史

一、医学人文学科的兴起

20世纪六七十年代的美国是一个激情、动荡、反叛、反思的时代，权威和传统在波澜壮阔的黑人民权运动、女权运动、新左派运动以及青年人反抗主流文化运动的震荡中经历了前所未有的挑战，各个曾被忽略、被边缘化的群体为了自身的地位和利益而斗争；旧的秩序被打破，新的秩序得以建立。在民权运动的政治气候下，病人也意识到自己在医疗过程中的权利问题，要求自己的自主权受到尊重，更要求拥有平等地享有医疗资源的权利。病人的权利运动、同性恋权利运动、残疾人权利运动等共同对当时的医学本质、医学价值、医学模式和医学实践都提出了挑战。

第二次世界大战之后，西方医学在基础医学研究领域和临床治疗领域都获得重大突破；1957年苏联发射了第一颗人造地球卫星，强烈地刺激了美国的神经，美国开始大力加强科学教育，对技术的崇拜也达到了前所未有的高度，这一切都直接影响了医学教育的理念，医学院都致力把医学生培养成推崇技术工具的"scientific physician"，这种教育培养出来的医学生们理所当然地认为病人就是具有异常的身体、放射学和实验室检验指标的客体，疾病是脱离个人而独立存在的；医生更愿意把时间花在实验室，而非病床前——"bench"取代"bed"而成为医生关注的焦点，医学生对病人的主观感受、他们对自己和病人处境的理解都被忽略了。

与此同时，在这一时期，"现代医学什么都能做，也应当做"的观点日益受到整个社会的攻击。二战后揭露的纳粹德国和日本医生令人发指的医学暴行、美国塔斯克吉（Tuskegee）梅毒研究和其他人体试验的丑闻以及还原论理论指导下医疗技术和诊断方法导致医患之间的日渐疏离，这一切都使睿智者意识到医学已经偏离了它的本质。美国医学人文学和生命伦理学奠基人之一埃德蒙·佩里格里诺（Edmund D. Pellegrino）总结了现代医学之"罪"：

"专业划分过细；技术至上；过度职业化；忽视个人和社会的文化价值；医生角色职责过于狭窄；太多的治疗而非疗愈（healing）；预防、病人参与和病人教育强调不够；科学太多、人文太少；经济刺激过多；忽视穷人和弱势人群；日常生活过度医学化；医学生受到非人道对待；住院医师劳累过度；语言和非语言沟通能力不足等。"

这一时期"生物医学革命"的成果也初见端倪：口服避孕药、镇定药、迷幻药已投入使用，心脏起搏器、呼吸机和透析机已进入临床；体外受精和第一例心脏移植手术成功进行；"脑死亡"取代了心脏停搏和自主呼吸消失而成为新的死亡标准。人们在为这些新知识和新技术带来的治疗身体和精神疾病、击败不孕困扰和解除人类痛苦的新能力而欢呼的时候，越来越意识到人类的价值和尊严正经受着前所未有的挑战，技术理性的发展正在背离人文精神的需求；安乐死、稀缺医疗资源的分配也引发了诸多伦理纷争，并对传统道德观形成挑战。总之，生物医学的迅猛发展为人类带来了始料未及的伦理问题。针对这些问题，医学界的有识之士开始了反思。他们意识到自己的实践和医学教育中存在着价值问题，只靠他们自己的专业训练来解决这些问题是很困难的，也是不现实的；他们需要人文学者的帮助，因为人文学者的视野不似他们这些专科医生这般狭窄。这一时期对医学教育的反思既有自下而上来自医学生和社会的压力，也有自上而下来自医学教育者的激情。道德神学家和道德哲学家因为传统上一直关注生命、死亡、道义，成为医学教育反思的主体。

佩里格里诺认为要认识医学的本质，不但要关注临床决策，同时还要从科学和人道的维度去思考，也就是说，医学既要客观也要富于同情心。他对医学本质的定位已经像格言一样被广泛引用："医学是最人道的科学，最经验的艺术，最科学的人文。"医学的主体是人，因此佩里格里诺认为医学具有科学和人文的两重性。医学相遇的所有过程都涉及人与人的接触——诊断和治疗的过程就是医生和患者的互动过程，但在医学生的教科书中只见疾病不见病人，活生生的人被科学性医学还原到了分子水平。

这些对"去人性化"、"生物还原论"和"机械的医学教学"趋势担忧的神学家、哲学家、医院牧师首先行动起来。1961 年和 1962 年，美国长老会和美国浸礼公会教育办公室共同支持召开了由医学教授、医学教育家和医学院牧师参加的全国会议，讨论如何在医学院开展人类价值教育，其中医学院牧师格外活跃，他们试图从行为科学和人文学科（包括宗教学中）找到灵感，并在人类价值的旗帜下，实现人性化的医学。1969 年 4 月 28 日，这些关注在医学中实行人类价值教育的先驱们成立了健康及人类价值学会（Society for Health and Human Values），由麦克纽尔（McNeur）任执行会长。这是一个"由关注医学中人类价值的学者组成的组织，其主要目标是鼓励和推动在健康相关领域的专业教育中把对人类价值的关注作为一个必要的、明确的环节。"1971 年，学会下属机构"医学人类价值研究所"（Institute on Human Values in Medicine）成立，其主要目的就是支持医学与其他学科（具体为历史、文学、宗教、视觉艺术、社会科学）通过会议的方式进行对话，资助医学人文领域的博士后研究，从而培育医学人文师资。卫生与人类价值学会提出"要清晰确定在医学的学习和实践中缺乏或没有充分表达的人类价值，并开始弥补这个不足"，其最终目标是"通过改变医学教育而改革医学"。1974 年，医学人文专业期刊《医学人文》创刊。

此外，罗切斯特大学医学院的精神病学家兼内科学教授乔治·恩格尔（George Engel）1977 年在他著名的文章"需要新的医学模式"里批判了以还原论和身心二分论为哲学基础的生物医学模式，并呼吁建设一个新的生物-心理-社会医学模式。该文认为，生物医学模式在当下西方社会具有"霸主"地位——它不但提供了研究疾病的科学工具，而且已经发展为整个西方文化对于疾病的认识范式，并成为一种"民间模型"，渗透到社会文化当中。但是对于疾病和健康问题来讲，人应当被视为一个整体，并要充分考虑心理和社会因素对疾病的影响。

这些关于医学和医学教育本质的思考促使医学界和医学教育界开始重新关注医学实践的主体，即人本身，因而以"人"的精神、道德、情感等为研究对象的人文学科开始以自己特有的视角审视医学，"医学人文"这个内涵和外延都比较模糊的概念就初步形成了。

二、文学进入医学教育

医学人文最早关注的是医学的本质问题和最基本的人类价值问题，佩里格里诺对此做过大量的论述。他认为，医学的一端是科学和技术，另一端是苦难中的人类需求；医学的临床决策联系着技术和道德问题，医学既要客观，又要充满同情。对医学来说，技术和人类价值之间的鸿沟是最危险的，因为医学关注的中心就是人类和人类的状况。内科医生、医学人文学者埃里克·卡塞尔（Eric Cassell）也指出，在 19 世纪科学性医学出现之前医学的目的是照护病人，如果我们承认这个目标，那么其他一切目标都应从属于这个目标；如果我们认为医生治疗的是病人而非疾病，那么我们就会期盼医生知晓的不仅仅是各种处方、学习的不仅仅是关于身体的科学知识，而是期盼他们应该接受人文教育，从而才可能更好地理解并同情人类的处境。

佩里格里诺是倡导把人文教育融入医学教育中的先驱之一，他认为医生的思维方式不仅应是科学的，他们还需要进行伦理分析和道德判断，才能决定下一步应该如何行动；鉴别诊断需要使用辩证法；采集病史是使用独一无二的一手资料（病人）来发展的叙事（病人的生活故事）；医患的交流是一个需要深层次理解字句、语言和文化的交际过程。人文教育传授的认知技能使医生的决策不至沦为仅使用诊断法则和决策图表的机械操作，上述能力与基础医学知识、临床知识一样，在造就好医生的过程中同等重要。

医学教育以大量记忆为特点，医学生需要学习医学各个领域的知识，并熟悉医学中极其具体的细节；他们必须学习如何寻找证据、解释可疑数据并做出推断和决策。此外，医学生接受的教育要求他们在情感上与病人保持距离，因为医学教育者们认为情感具有主观性，会干扰医学实践中的"科学"判断。但正如佩里格里诺和卡塞尔反复强调的，医生和医学生只有专业技能是不够的。美国医学人文教育先驱之一多尼·塞尔夫（Donnie Self）首先提出了医学教育要同时培养认知能力和情感能力的观点。塞尔夫指出，认知能力包括逻辑思维能力和批判性思维能力；情感包括对患者、同事以及对自己的同情、敏感性和共情，从而能够更好地与他人进行情感上的沟通、更好地提供病人照护，但是现代医学教育中却忽视了情感能力的培养。

埃里克·卡塞尔认为文学、历史和哲学在医学生的培养过程中具有举足轻重的作用。文学由于其不囿于日常生活的特点，能够提供一幅关于人和事件的更完整的图画，医学生可以感受到患者的世界、疾病对个人的意义，以及诸如同情、共情、怜悯及其他道德品性是如何表达出来并影响他人的；文学可以让学生领悟语言的力量，学会用语言交流；历史能够让医学生明了医学并非从来就如现在这样，医学科学不是永恒的、客观的、价值中立的，它可以使医学生理解时间和进程这两个对医学很重要的概念；哲学可以促使学生思考医学的本质，对事物进行分析和评价并做出决定。故而基于文史哲的人文教育在医学教育中应该占有一席之地。美国第一个医学人文系（宾州州立大学医学院医学人文系）的创始成员之一丹纳·克劳瑟（Danner Clouser）则警告说，仅仅让医学生学习哲学、艺术、文学或其他人文学科课程不会自动产生什么"人文魔力"，它们只会是一个个孤立的"胶囊"，不能溶解也不会被吸收；重要的是引导学生运用这些医学之外学科的技巧和洞见来强健医学实践。

如果医学实践应该关注人类的价值和苦难中的人，医患的交流是一个需要深层次理解字句、语言和文化的交际过程，医生需要具备在情感上与病人交流的能力，那么文学进入医学教育就是绝对必要的了。对没有多少生活经历的年轻医学生来说，文学创造了一个可以近距离探索人的价值、人际关系、人的情绪的模拟环境，关于疾病、衰老、死亡的文学作品可以使年轻健康、没有经历过疾病折磨、甚至没有经历过家人死亡的医学生去感受这些经历给人类带来的痛苦和恐惧，反思医生在这些人生关键时刻的作用；阅读并分析文学作品中的人物有助于医学生深入病人的内心世界，产生共情。重要的是，美国学者从一开始就认为文学是医学人文的重要组成部分，文学与医学从古典时代起就有亲密的关系，在希腊神话中，阿波罗既是医学之神也是诗歌之神；文艺复兴时期的盖伦派医学理论彻底浸淫着本体论和认识论，因此当时的剧作家在使用医学形象时甚至不用上升到隐喻层次；历史上很多可敬的医生作家就是文学与医学可以成为一体的经典例证，他们的世界观没有因为"服侍二主"而分裂；相反，医生的职业给予他们探究人身体和头脑的权力，作家的敏感赋予他们对人类的痛苦和苦难以独特、深入的了解，因此，他们会是更人性化的医生，可以更好地理解病人对疾病和死亡意义的探究，能更好地见证病人的疾病过程并在此过程中与他们同在。文学是技术驱动型医学的矫正剂，阅读文学作品可以让医学生意识到慢性病、残疾、死亡、抑郁和苦难不会屈服于技术和科学，这是人类生存状况的问题，需要技术医学以外的力量和智慧来面对；此外，文学有助于培养想象力，而想象力是做出伦理决策的重要基础（想象自己处在不同的位置会带来不同的视角）；此外，文学为医学生提供宝贵的内省机会，只有省察自己才可以了解自己的能力、局限、对苦难和死亡的态度，这些都是好医生需要的品质。早在1968年，圣路易斯大学医学院和英语系就开始了文学与医学的合作项目"精神病学与文学"，项目由精神病科住院医师和英语系博士生参加，通过深入阅读讨论文学作品，达到对人和人性更深层次的理解。当然，该项目报告也提到，在所有医学分科中，"精神病学是与文学最亲近的医学分支"。基于上述对文学的理解，以及它在人文学科中的地位、它于医学意义的认识，文学进入医学院的课程体系也就顺理成章了。

三、文学与医学的诞生

1. 教席的设立　1966年美国宾西法尼亚州立大学医学院（Pennsylvania State University College of Medicine at Hershey）成立，创始院长是医学博士乔治·海若尔（George T. Harrell）。海若尔认为一个新的医学院应该具有创新性的课程设置，这种课程设置应"理解家庭及其在社区中可使用的资源，审视生活方式和行为对慢性病发病率的影响，理解疾病和卫生保健的哲学、精神和伦理因素"。在这一原则的指导下，海若尔在他的新医学院进行了三项美国医学教育的创新试验——建立了家庭及社区医学系、行为科学系和医学人文系；其中全职的医学人文系不仅是美国第一、也是世界第一，该系教授不是由人文学科各系的教师兼任，而是全职受聘于本系。1967年秋季在第一届医学生入学的时候，医学人文系也开张了。海若尔为这个医学人文系聘请的第一位系主任是曾担任德州大学医学院（UTMB）医院牧师职位的外斯岩（E. A. Vastyan）。外斯岩的本科专业是文学，进入神学博士学习阶段又继续学习了一年文学，他对文学满怀崇敬，并认为文学具有推广价值。一旦资金允许，外斯岩便于1972年在医学人文系已有的宗教研究、哲学和历史教授教席的基础上，设立了全职的文学教授教席，研究Virginia Woolf的学者琼安·卓特曼（Joanne Trautmann）成为美国第一个在医学院任职的文学教授，她的任职标志着"文学与医学"领域的诞生。海若尔认为，医学院文学课的目的是为了"培养可以跟随学生一生的阅读习惯"；因为"诗歌、小说和自传可以反映社会价值观念的变化"，给一年级的医学生讲授文学课"有助于他们在见到第一个病人之前就形成自己的哲学和伦理方法"。

2. 专业学会的成立　自 C. P. Snow 发表著名的"两种文化"论以来，探索消除两种文化的鸿沟、消除技术对人类价值异化的努力就从来没有停息过。投身其中的，不仅有人文学者，也有科学家、医生。成立于 1969 年的健康及人类价值学会（Society for Health and Human Values），其宗旨是"鼓励并促进在健康相关领域专业人员的教育中把对人类价值的关注作为基本的、明确的一部分。"为实现这一目标，学会通过一系列努力协助来自不同学科背景、但都认同这一目标的专业人员进行沟通合作，支持发展和开发与健康相关领域专业人员人类价值教育相关的知识、概念和项目。学会创始会员虽然有一些具有文学背景，但占主导地位的是神学家、伦理学家、哲学家和历史学家。即便如此，从事"文学与医学"教学和研究的学者们都认为这个学会就是他们的学会。到 1980 年，该学会会员超过 1000 人。

3. 文学与医学的对话　健康与人类价值学会下属医学人类价值研究所一个重要的项目是学科间的对话。该研究所认为，随着新课程的发展，需要考察和界定医学与人文之间的关系。医学与人文及社会学科间的对话对发展跨学科的人类价值教学有重要意义，对话的目的在于探索医学与各学科的交界点、医学与这些学科的共同兴趣及矛盾之处，以及这些交界点如何为医学生的人类价值教育服务；研究所为医学选择的对话伙伴分别是文学、历史、宗教、视觉艺术和社会科学。

文学与医学的对话在 1975 年 5 月至 1976 年 9 月之间共举行了五次。其目的是通过作家、文学学者、医生及医生作家的对话，检验文学如何能够对医生的教育起到作用，让他们能够在日常的实践中更好地理解人类的价值。通过几次会议，参与者都认识到，虽然文学与医学的对话没有历史及社会科学与医学的对话进行得顺畅（原因是文学与医学从来没有进行过对话），他们认为这样的对话目的其实不是具体的教学项目或课程设置，而是讨论文学和医学的关系、该领域的研究内容和对医学教育的作用——思想的碰撞才是真正的目的，正因为如此，自己回到学校后能够成为更好的教师。这一系列对话为"文学与医学"成为一个研究领域培育了珍贵的种子，奠定了早期的发展基调，对话讨论的主题如文学与医学的关系、疯癫与文学创作、身体、医学照护的语言、想象力和医学、医生作家等题目也大致决定了该领域在最初阶段的研究内容。

四、文学与医学的专业化进程

1. 《文学与医学》杂志的创刊　在 1976 年文学与医学对话的最后一次会议上，病理学家兼作家威廉·欧伯（William Ober）就提出，为了向更多的医学、文学同行推介"文学与医学"的概念，需要进行更多的教育和研究活动，包括创建一本文学与医学杂志。虽然到 1981 年，全美国在医学院任教的全职文学教授只有三位，但从 1977 年到 1981 年间，很多教师开始对"文学与医学"感兴趣。1978 年底，美国现代语言协会年会上特别设立了"文学与医学"讨论组，参加讨论的有 75～100 人，是那次会议上最活跃的讨论组之一。

1982 年《文学与医学》杂志创刊，第一期的主题为"迈向一个新学科"，刊登了 20 篇文章和 1 篇引论，作者包括 9 位文学教授、7 位医生和 5 位在医学院任职的宗教研究教授。其首要任务是解释、探索、阐述"文学与医学"这一"奇怪结合"的本质，探索这个"新学科"的定义，说服学术界（特别是医学界）文学和医学结合的合法性，以及文学在医学中的作用，特别是对医学教育的贡献。除此之外，在本期杂志上，作者们对"文学与医学"的性质、职能、定位和前途提出了一系列的问题，并就这些问题阐述了各自的观点，概括起来集中在以下几个方面："文学与医学"是一门学术性的学科吗？还是一场旨在改革医学实践的运动？抑或是一种教学服务？文学和医学这两个学科在其中应该是平衡的吗？如果不是，哪个应该占主导地位？其比例应该是多少？两者的结合会产生真正的智识协同效应，从而产生一个真正的新学科吗？

2. 寻求专业化　《文学与医学》杂志的创刊标志着该领域的发展进入了一个新的阶段。经过 10 年的发展，文学与医学不但在医学院得以立足，同时也逐渐受到文学界的关注并引起科学史界的好奇。1981 年著名的科学史杂志 ISIS 刊登了加州大学洛杉矶分校（UCLA）英语与比较文学系教授乔治·拉塞尔的文章"文学与医学：该领域的现状"，该文指出了"文学与医学"领域存在的两个显著问题。首先，文学与医学之间的影响是单向的——从医学到文学，并且这些影响都是没有证据支持的断言；其次，就文学与医学关注的热点即医生的形象问题，研究多是集中在某些特定的作品中，而且多是"断代史"式的（集中在 17~19 世纪），缺乏从古代到当代的全面研究。拉塞尔列举了 10 个本领域需要研究的方向，大都涉及证明文学对医学的影响，因为他认为，如果没有证据证明影响是双向的，文学与医学这个领域是无法生存下去的，更不要说被认可成为一个学科了。

1984 年，美国第一位文学与医学教授卓特曼·班克斯宣称：文学与医学正在专业化。班克斯认为，按时间顺序划分，文学与医学的专业化过程有相互重叠的四个阶段：第一阶段需明确身份和目标；第二阶段需确定其研究方法；第三阶段要制定标准；第四阶段则应该自动产生继承者。到了第四阶段，工作不再仅仅依靠几个特定的人去完成，而是可以系统地传授给其他人；目前文学与医学尚处于第一、二阶段，所做的研究大多是挖掘主要作家关于医学题目的作品以及他们对此的解释，75% 的研究运用的都是传统的文学批评方式，都是对某个文本的解释性阅读；班克斯警告说，如果这一新领域的研究范围仅仅局限在此，那么它最终必将失去其特点而成为文学史的一个分支。

1991 年，《文学与医学》创刊 10 周年的纪念回顾专刊则不同意班克斯的观点，美国西北大学的医学人文教授凯瑟琳·蒙哥马利·亨特（Kathryn Montgomery Hunter）认为当时的文学与医学："太友善了，太缺乏界定了，太不成形了；有活力、有希望，但不职业、不专业……它不是一个由学术洞见和研究塑造的学科，而更像一场草根运动……"

以上三位学者都是美国文学与医学教学和研究的先驱，但显然她们对文学与医学在这一阶段是否已经专业化，甚至是否要专业化的问题上观点不尽相同。班克斯作为"文学与医学之母"，对其成为一个独立的学科及专业化期待显然很高，提出了专业化的四个阶段设想；德州大学医学院的文学教授琼斯认为文学与医学肯定会后继有人，这一代的学者和医生作家肯定会为新一代提出建议；这恰恰与专业化设立严格的标准以区分专业从业者和业余爱好者的做法相左；对医学感兴趣并在教学和研究中使用最广泛意义的"文学"的人文学者（包括文学家、伦理学家、宗教学者、历史学家，以及对文学感兴趣并从事写作或在教学中使用最广泛意义的"文学"的医生及医学教育者）都可以被认为是属于"文学与医学的圈子"，即亨特所说的"草根运动"，这样的状况显然离专业化相去甚远。这一阶段文学与医学关注的仍然是具有明确医学主题和象征的文学作品，并刻意在文学作品中寻找医学的主题进行分析。医学人文学者斯蒂芬·丹尼尔（Stephen Daniel）警告说，如果不厘清文学和医学这两个学科在文学与医学这一领域中的关系，文学与医学就不可避免地只能扛起实用主义的旗帜，这对本领域的发展是危险的。探索研究方法是一个学科或研究领域开始成熟的标志，这表明其从业者开始系统性地反思其工作的方法并寻求指定研究范式，但显然文学与医学在这一阶段并没有开始这种探索，因此也远没有成为一个"学科"，卓特曼·班克斯"一个学科的宣称"也仅是一厢情愿的美好愿景而已。

五、对文学与医学的认同

经过文学与医学学者的不懈努力以及二十年的发展，医学界和医学教育界都认识到文学在医学教育和医学实践中的重要性，权威的医学期刊也开始刊登并逐年加大了与文学相关文章的发表比例，并刊登在重要的栏目当中或开辟专门栏目，如《内科学年报》（*Annals of Internal Medicine*）、《柳叶刀》（*The Lancet*）和《美国医学会杂志》（*JAMA*）都增设了专门的文学与医学栏目，刊登这方面的学术论文。*JAMA* 刊登所有原创性研究论文的栏目是 Original Contributions，该栏目刊出文学与医学方面的论文，是对文学与医学研究的极大肯定。《柳叶刀》从 1996 年到 2000 年间连续出版了两个系列文学与医学的学术论文，在医学界引起了不小的反响。*JAMA* 从 1980 年起开设了一个非常成功的栏目 A Piece of My Mind，为许多潜在的医生作家提供了反思性写作的笔耕园地。因为该栏目的文章都是"由医生为医生写关于医生（和医学）的事"而引起医学界共鸣，后被其他医学杂志竞相模仿。基于该栏目的巨大影响力，*JAMA* 在 1988 年和 2000 年两次出版了同名文集，这些文集被广泛使用于医学院的文学教学。此外，始于 1982 年、持续至今的"William Carlos Williams 医学生诗歌写作竞赛"培养了一大批医生诗人、作家。

六、转向叙事医学

2001 年是文学与医学发展历史上重要的一年——美国哥伦比亚大学长老会医院的内科医生、文学学者丽塔·卡伦（Rita Charon）提出了"叙事医学"这一新的名词，标志着文学与医学已经进入了叙事医学的时代。促成这一转向的有以下几个方面的原因：

1. 研究范式的叙事转向　法国哲学家保罗·利科（Paul Ricoeur）认为，人类的知识大都以叙事的形式存在，人必借助于叙事才能存留关于自己、或任何人和事的知识，也就是说，知识必以叙事的语言才能保持和被他人理解。

自 20 世纪 80 年代早期开始，故事或叙事作为研究文化的一种方式开始被广泛使用，文学理论学者们开始挖掘"叙事学"的宝库；很快，叙事的研究方法从文学批评领域扩散到学术研究的方方面面：宗教学、哲学、人类学、心理学、历史、视觉艺术、甚至自然科学都纷纷开始把故事作为重新发现本学科"叙事"特点的手段，以中和本学科中过度技术化的倾向。"叙事"取代了"论证"和"解释"成为当时哲学和跨学科研究的中心词汇；海登·怀特（Hayden White）阐述了历史叙事的文学性，消除了历史文本与非历史文本之间的鸿沟；亚历山大·尼赫马斯（Alexander Nehamas）强调叙事是理解尼采哲学思想的最佳工具；彼得·布鲁克斯（Peter Brooks）把叙事当作不可撼动的认知根基，并在此基础上重新诠释了心理分析理论；法国哲学家利奥塔（Jean-Francois Lyotard）是最著名的后现代主义理论家之一，他表现出对"宏大叙事"或"元叙事"所具有的"极端权力"的怀疑，强调要审视"微小叙事"或"局部叙事"的程度、情境和功能以及它们所展示的更真实的世界。

叙事成为一种新的认识论方法，这种方法认为，我们可以通过认知、象征和情感的方式理解"故事"的意义。叙事的研究方法具有以下主要特点：①把人的叙事作为研究对象（如心理学和社会学）；②用叙事分析来研究对象（如史学）；③用叙事来呈现并解释研究的发现（如法学和政治学）。美国文学教授马丁·凯维斯沃斯（Martin Kreiswirth）称这一现象为"关于人的科学的叙事转向"，并称20世纪80年代是美国学术界"叙事的十年"。

凯瑟琳·蒙哥马利·亨特指出，因为医学是"关于个体的科学"，医学的认识论应该是叙事的，而不仅仅是现象论（医学科学研究）或本体论（临床工作）的；叙事是连接医学理论（关于疾病的科学知识）和实践（每个病人）的桥梁。文学与医学领域的学者指出，叙事为医生提供了接近病人精神状况的工具，可使医生了解病人内心的伤痛、绝望、希望、道德上的痛苦等，这些因素既可能是疾病的结果，也可能是疾病的原因；病人的叙事提供了一个全方位了解病人疾病的框架，可为正确的诊断治疗提供一定的信息。

基于这些认识，医生和文学学者对叙事的研究呈现井喷式的增长，他们关注的是病人叙事、医生叙事、疾病叙事、叙事伦理、叙事与健康等内容。

2. 以病人为中心的医学　1996年，美国学者在分析了当时的临床医学决策过程、医患关系、卫生法案例判决结果、医学教育和临床研究的现状后宣布，美国已经进入了"以病人为中心的医学时代"。2001年美国国家科学院（The National Academy of Sciences）下属的医学研究所（Institute of Medicine）在其《全国卫生保健质量展望报告》中正式定义了"以病人为中心的卫生保健"，即"医生、病人及家属之间建立的伙伴关系，以确保临床决策是尊重病人的所想、所需和意愿，病人能得到为参与自己的照护或做决定所需的教育和支持"，有效的医患沟通被认为是实现以病人为中心的医学的第一要素；虽然医学界不能确定"以病人为中心的医学"形成的具体原因，但研究表明让病人作为伙伴参与医疗过程的确有助于病人更好地依从，从而改善预后；病人的生理和心理健康指标都得到了提高。

以病人为中心的临床方法要求医生不仅从生理、病理、病因、治疗选择等纯粹生物医学的视角来解释病人的病痛，由于病人对疾病的解释是基于他对疾病的感受，因此医生还要关注病人的叙事。随着世界范围内的医学教育、医学实践越来越多地使用病人为中心的临床方法，临床工作者越来越注意倾听病人的声音，越来越关注符合病人需求的"个性化"的医疗服务。以病人为中心的医学使叙事成为临床工作中重要的一个因素。

3. 对循证医学的质疑　"循证医学"作为一个名词最早是在1991年《美国医师协会杂志俱乐部》的社论里被提出，1992年临床流行病学家大卫·萨奇特（David Sackett）领导的加拿大McMaster大学的"循证医学工作小组"为推广这个名词所做的工作得到最多认可；萨奇特对"循证医学"的定义也被认为是最权威的定义，即"慎重、准确和明智地应用所能获得的最好的研究证据来确定患者的治疗措施"。循证医学迅速成为临床工作者、公共卫生从业者、医疗保险部门、医疗政策制定者和公众的热门话题，有关循证医学的文章也呈指数级增长，循证医学期刊和教科书也大量涌现；1993年国际性循证医学网络科克伦（Cochrane）协作网得以建立，所属的科克伦图书馆（Cochrane Library）每季度都要更新其电子出版物，已成为全球循证医学的权威数据来源。

循证医学要求临床工作者运用最佳临床证据在多种治疗方案之间做出选择，拥趸者认为它在提高治疗有效性方面的效果是显著的——有研究表明，如果临床决策采用证据而非医生的经验或常识，病人的临床治疗结果至少提高了28%；此外，成千上万的循证医学网站使病人及其家属也可以接触并比对必要的临床证据，这也有助于他们对各种治疗方法的利弊有更好的了解，从而为病人及其家属参与临床决策过程提供了必要的知识；卫生政策制定者也可以在证据的基础上分析卫生保健的成本，并决定哪些费用应由政府负担，哪些费用由第三方负担。

但循证医学从它诞生的时刻起就遭受了各种质疑和批评。美国医学信息学专家兼临床流行病学家艾伦·科恩（Aaron Cohen）等人通过文献检索，把所有对循证医学的批评归纳为以下五类：①循证医学没有正确理解和表现医学的哲学基础；②循证医学的定义过于狭窄，排除了一些对医生很重要的信息；③循证医学其实并不循证，因为它没有通过对其效率的经验性验证；④循证医学对个体病人的用处有限；⑤循证医学沦为政客和保险公司的工具，用来削减医疗投入，限制了医生的临床自由。

学者们认为循证医学跟以病人为中心的医学是背道而驰的。他们首先对循证医学的"金律"——随机临床试验的荟萃分析提出质疑：进入临床试验的病人需要满足研究者设计的诊断标准，老的、少的、有心理疾病等其他可能会影响统计结果的病人是被排除在外的；其次，循证医学是从医生的视角出发，为医生提供关于人群的知识，而不是从病人的视角出发、反映每个病人独特的需求和选择；因此，循证医学是以疾病为中心、而非以病人为中心的医疗实践。循证医学的本质是以医生为中心的，其焦点是医生如何解释证据，忽略了治疗过程中病人这一重要的"伙伴"；因此他们呼吁临床决策中要有"第三维度"——即除了来源于随机临床试验的统计证据、医生的直觉和经验，还要增加病人个人诸多的因素，如身体、心理、文化、经济和社会等因素。

人文社科领域研究范式的转变、文学界对叙事的深入研究、医学界对病人和医生叙事的重视、以病人为中心的医学所倡导的医学实践方法、对循证医学的质疑，这些因素的协同作用推动了"叙事医学"的产生。

4. 叙事医学的诞生　丽塔·卡伦是20世纪90年代末以来文学与医学领域的领军人物，也是该领域屈指可数的同时拥有医学博士学位（M.D.）和文学博士学位（Ph.D.）的学者之一。她发现，在行医的过程中，医生需要理解病人复杂的叙事，这些叙事可以是言语、描摹、手势，也可以是沉默和意象，抑或是查体结果。这些"叙事"往往是相互矛盾的，有时也是难以表达的。病人很难用确切的语言表述他们的担心、疼痛、痛苦、苦难，或者只是什么不对劲的感觉，病人"讲"的任务和医生"听"的任务同样艰难，因为大部分的医生并不具备她所说的"叙事能力"。卡伦认为，技术日益复杂的当代医学是冷漠的医学，是以牺牲病人和医生的关系为代价的。循证医学要求医生在有限的时间里吸收大量的信息和统计数字以及对这些数字的评价，同时被医疗体制的各种要求缠身，似乎没有时间去思考和理解病人所要面对的痛苦、苦难和死亡；而病人则期望医生能够理解他们所经受的痛苦，见证他们的苦难，并在这个过程中与他们同在；医生也希望能够找到一种方法，使他们能够反思自己的实践、认真而坦诚地与其他医生谈论自己对医疗实践的反思和困惑、尽可能准确地理解病人、特别是危重病人所经受的苦难，并感知死亡对人的意义等。从这点出发，她认为病人和医生都需要一种新的医学形式，即"叙事医学"。

卡伦对叙事医学的定义是从"叙事能力"出发的，而"叙事能力"是"吸收、解释、回应故事和其他人类困境的能力"，这种能力有助于医生在医疗实践中提高对患者的共情能力、职业精神、可信赖程度和对自己的反思，由具有"叙事能力"的医生实践的医学就是"叙事医学"。她认为叙事医学中使用的方法如细读和反思性写作可以促使医生认真审视医学中四个重要的叙事关系：医生与病人、医生与自己、医生与同事、医生与社会；如果医生具有叙事能力，他（她）就能与病人共情，反思自己的医学之路，认识到自己与其他健康从业人员的关系及对他们的义务，并由此可以就医疗卫生问题与公众展开对话。

2001 年秋季起，卡伦和哥伦比亚大学英语系的穆拉·斯皮格（Maura Spiegel）开始担任《文学与医学》杂志主编，直到 2007 年秋季卸任。在这 7 年中，《文学与医学》共出版了 12 期，几乎每一期都与叙事或叙事医学相关，卡伦叙事医学中的主要内容如医学的叙事本质、苦难见证、叙事能力、书写身体等主题不断在各期出现。卡伦和斯皮格认为，在她们之前，文学与医学领域中这两个母学科的差别要远远大于它们之间的共同之处，大部分的时间里它们在"隔河相望"，而叙事医学在文学和医学之间建立了一个稳固的三角平台，临床工作者欢迎文学学者来审视他们所讲的故事和他们讲故事的习惯，叙事医学提倡的细读法和反思性写作为医生和病人提供了直面疾病、痛苦和死亡的工具；现在文学和医学这两个母学科真正达到了交融，产生了一个能够、并且愿意采取行动的后代。

第二节　文学与医学的研究内容

文学与医学从诞生到转向的 40 年间，研究的内容依次包括以下几个方面：

一、为什么是"文学与医学"？——文学与医学教育

文学是除艺术史之外最晚加入医学人文学科群并以其独特视角审视医学的，但在所有的人文社会学科中，只有文学与医学被并列起来，成为专有名词。为使世人接受这一"结合"的合法性，文学与医学学者们在本领域建立之初的首要任务就是论述这两个学科之间的相似性及天然纽带，以及为什么医学需要文学，这类论述的主要园地是《文学与医学》杂志，但也散见于各种医学期刊。值得指出的是，在我国，试图把文学与医学联姻的学者也遵循着同样的路径，他们的出发点也是寻找二者在本质上的相同性以及在文化中的互补性；但遗憾的是，到目前为止，这样的文章还未被国内的医学期刊所接受。

文学与医学联姻合法性的最有力论点是文学对医学"有用"，这也是文学得以进入医学院已经十分"拥挤"的课程设置的前提。卓特曼·班克斯宣称，一个好医生最基本的特点是能够容忍模糊性，能够在数据不完整或者有多种解释的情况下做出最恰当的结论，而这些正是文学的训练可以提供的。阅读文学作品可以提升医学生的同情心和共情能力；文学不仅能改变医学生的思想，还能改变他们的行为。当然，文学最原始的功能对医学生更有现实作用——使他们能更好地欣赏生命、容忍生活。

哈佛大学医学院精神病学家罗伯特·科尔斯（Robert Coles）是最早倡导用文学进行伦理教学的人文教育者之一。他认为，医学院文学课主要是为医学生提供伦理反思的机会，而不是为学生进行"文化抛光"或让他们欣赏故事。关于"伟大的医生和伟大的医学"的文学作品创造了一个个探索伦理选择的机会，使学生可以明白伦理选择不仅仅是治疗的问题（做还是不做），也不仅仅是插头的问题（拔还是不拔），而是我们每天都在做

的一个个关于生活的决定，这些决定最终会决定我们或病人的命运。

卓特曼和克尔斯的主张和教学实践分别代表了当时在医学教育中讲授文学的两种不同路径，即"审美路径"和"伦理学路径"。前者认为"教会学生深入地阅读，就是在医学上培养他们"；这种方法关注复杂文本的文学分析，旨在培养医学生的共情能力，以及对医学这门"艺术"的了解。后者则更关注文本的内容，其焦点是文学作品中反映的道德困惑和决策，对文学风格的分析从属于对人物和行为的关注。

到了20世纪90年代中后期，医学技术进一步发展，医学采用的科学性语言、科学世界观和思维方式合谋把疾病而非病人置于医疗实践的中心地位，人本身的价值被贬低，医患交流被削弱——这已经成为美国人文学界对医学的经典批评，这一观点在医学界亦有越来越多的支持者。美国医学教育界已经充分意识到文学对医学教育的重要性，截至1998年，已经有74.4%（93/125）的医学院校开设了文学课，其中在39.2%的医学院文学是必修课。缅因州人文理事会（The Maine Humanities Council）于1997年发起了一个持续至今、影响广泛的项目，名为"文学与医学：位于卫生保健中心的人文"，期盼人文可以回归到卫生保健的中心，他们为这一回归选择的工具就是文学，因为"文学创造了一个个鲜活的世界，提供了多种时间、地域和文化关于疾病、死亡、人际关系的生动图景，从而有助于读者感受疾病、死亡、提高共情能力和沟通能力。"这个由医生、护士、社会工作者、医院管理者、医学图书管理员、医院行政人员等参加的文学与医学读书会非常有影响，截止到2014年5月，该项目已经辐射到美国26个州和阿根廷。项目的初期评估由第三方Acadia Institute实施，该机构报告显示，参与者认为文学与医学阅读项目具有以下效果：

1. 有助于医务人员理解病人及其家属对疾病的感受、以及病人与医务人员交流中的社会和文化因素。

2. 使医务人员更敏感地意识到交流中可能产生的问题，有助于他们理解对病人和同事的话语进行分析的必要性。

3. 增加了医务人员识别和处理与其他健康相关领域工作人员、同事、病人、病人家属等不同人群的各种不同的价值和观点的能力。

4. 促使医务人员审视自己在医疗保健中的角色、他们的具体工作以及这些工作如何影响他们个人。

二、疾病的隐喻

疾病、痛苦和死亡的主题伴随着人类的出现而出现，是文学作品里具有震撼力的常见主题，多被用来赋予象征意义。人类附加于某些疾病的意义，远远超过了疾病的本名，成为对患者的文化特质和道德的判断。疾病的隐喻古已有之，尤其是鼠疫、麻风、梅毒、天花、肺结核等诸多传染病，在历史上都曾有过超越疾病本身的价值记载，例如，14世纪的鼠疫几乎毁灭了欧洲三分之一的人口，史称"黑死病"，被认为是上帝对道德腐化者的惩戒；梅毒被认为是对欧洲殖民者征服新大陆的报复，鉴于其传播方式的特殊性，各国都以假想名来称呼它，以保全自己国家的名誉：意大利人说这是法国病，法国人认为是那不勒斯病，荷兰说是西班牙疮，西班牙抱怨是波兰疮；梅毒不但指向一种堕落的生活方式，也成为一种政治病。苏珊·桑塔格（Susan Sontag）在《艾滋病及其隐喻》一书中指出，与性活动相关的传染病自动地把"受到惩罚的"患者与"普通公众"区别开来，艾滋病就是这样一种承受了严厉的道德批评而被社会高度道德化的疾病。肺结核被认为是一种"激情病"，是被文学家浪漫化得最彻底的一种疾病，在文学作品中，肺结核患者总是优雅高贵、才华横溢，这点在东西方文学作品中都有淋漓尽致的体现。

桑塔格在《作为隐喻的疾病》一书中解析了长期以来社会文化赋予某些疾病的特殊意义及其对患者的道德判断，剖析了出于恐惧的疾病隐喻和对疾病进行道德判断的可怕后果，指出这些隐喻的危险性：它把社会对病人的孤立合理化，疾病是对个人不道德行为的惩罚这些观点很可能会阻碍患者为其疾病寻找医疗帮助；她呼吁还疾病以其本来的面目，使患者免受歧视之苦。桑塔格的观点在社会上、学术界和医学界引起强烈反响，文学与医学教学当中也特别注意引导医学生识别疾病的隐喻，强调医学生需要警惕，不能把患某种疾病的人等同于某种人格，作为医务人员要避免对病人进行道德判断，从而歧视他们，使病人在身体的痛苦之上再遭受精神的痛苦，甚至逃避医疗机构的专业照护，转而寻求"不适当的医疗"。

三、医生的形象

文学与医学持续关注的主题之一是文学作品中医生的形象，很多文学作品中都有对医生形象的着力描绘，有关医生的文学作品也是医学生阅读较多的作品。不过，早期文学作品中医生的形象多为负面——乔叟《坎特博雷故事集》里的贪婪医生借瘟疫发财；莫里哀戏剧《无病呻吟》里的庸医为明知是疑病症的病人开大剂量的药物骗钱；吉尔曼《黄色墙纸》中的医生（影射"休息疗法"的发明人 S. W. Mitchell）控制欲强烈，是典型的父权式医生形象；托尔斯泰的名篇《伊凡·伊里奇之死》中的医生医术差，对病人的痛苦麻木不仁；萧伯纳《医生的窘境》则刻画了一系列追名逐利、爱发号施令、贪婪、愚蠢、耍两面派的医生。直到 19 世纪末随着科学性医学的出现，医生的形象才得以缓慢改变。20世纪以来，日益发展的医学知识和技术赋予了医生前所未有的治病能力，使他们成了真正能战胜疾病的英雄。在 Flexner 报告（1910 年）促使美国的医学教育质量大幅度提高、从业医生人数大幅度下降后，医生成为令人景仰的职业。辛克莱·刘易斯（Sinclair Lewis）笔下的人物马丁·艾罗史密斯（Martin Arrowsmith）是美国最著名的虚构医生，曾经激励了很多年轻人走上医学之路。

在美国的语境中，"医生"一般指正统西医中的医疗从业者，往往是白人男性，是医学辉格史的代言人；理想中的医生是疾病和死亡的斗士、经验丰富的身体修理工、充满同情心的宽慰者——是集骑士、魔术师和慈父于一身的角色。20 世纪 70 年代第二波女性主义批判浪潮兴起后，历史学家开始追溯研究美国女性医生的出现和发展，文学学者和评论家也开始关注 1860~1920 年间文学作品中的女医生形象，因为这阶段正是女性进入美国正统医学界的开端。1847 年，伊丽莎白·布莱克威尔（Elizabeth Blackwell）在被 11 所医学院拒绝后终于被纽约日内瓦医学院（现在的 Syracuse University 即雪城大学医学院）录取，而由全体医学生投票表决招收她的决定却是个玩笑，因为他们觉得女人学医"很有趣"。但无论这些医学生对自己的决定怎样后悔，布莱克威尔于 1849 年顺利毕业，成为美国第一个完成正规医学教育的女性。到了 1941 年，美国已经拥有了 7500 名女性医生（但同时代男性医生的数量是 20 万）。

相比起女性医生来，黑人等少数民族医生更是少而又少，在 Flexner 报告之前，美国有 7 所专门招收黑人的医学院，之后就只有两所存活下来，黑人医学生也在实习等方面受到了排挤，因此黑人中医生的比例非常低——到 1930 年，在密西西比这样种族隔离严重的南方诸州中，每 14 634 人中才有 1 名医生，而早在 1910 年，马萨诸塞州这样富裕的北方州每 721 人中就有 1 名医生。但因 20 世纪 60~70 年代的黑人民权运动和妇女解放运动，这种现象得到了一定程度的纠正，少数文学作品中也出现了黑人医生或医学生的正面形象（如小说 The House of God 即《上帝之殿》）。

随着医生形象研究的深入和扩展，文学学者们开始挖掘文学作品中的非主流"医者"（healer）形象，而不仅仅局限于传统的"医生"（physician）形象。人们开始意识到，除了传统的受过正规医学院教育的白人男性医生外，还有众多的"医者"对人们的身体和头脑行使权力。因此，"医者"不但包括传统的白人男性医生，还囊括女性医生、黑人医生、以及西方医学传统中的剃头匠（外科）医生、药剂师、护士；以及其他医学传统中的医生、萨满、巫医、江湖郎中、心理分析师；甚至病人、病人的家人和朋友、作家等非传统的医者。丰富的医者形象也是反映美国社会对医疗多元化容忍程度的晴雨表，是补充和替代医学逐渐进入美国主流社会的指征之一；同时，文学家首先意识到治疗过程不是从医生到病人的单向过程，医生不是这一过程的全部，病人及其家人和朋友在这一过程中都具有重要的作用，这一觉醒使得病人或其家人的叙事进入文学家的视野。

四、医生作家或诗人

医生作家或诗人是一类独特的人群，被认为是文学与医学天然纽带的最佳体现。契诃夫论证医学对他写作的重要性时曾说"没有我的医学工作，我就不会把闲暇时间和思想投入文学"；美国著名的医生作家和诗人威廉姆斯（William Carlos Williams）也声称"医学是我的根，写作是我的翅膀"。医生的职业给与他们探究人的身体和头脑的特权，作家的敏感赋予他们对人类的痛苦和苦难以独特、深入的理解，医生作家本人及其作品激起许多文学家"猜谜"的兴趣。

医学生对阅读医生作家的作品更感兴趣，特别是这些仍然在行医的医生作家更令人好奇。学者们为医学生做的工作就是探究这些医生作家"为什么做"和"怎么做"。外科医生兼小说家理查德·塞泽尔（Richard Selzer）对此的简单回答是"写作就是为了展示做医生究竟是什么样"；他认为写作可以让医生把自己暴露给病人，是医患关系中权力平衡的一种方式，或多或少矫正了医患关系中权力的不平等。医生作家根植于自己医疗实践所创作的文学作品为医学生提供了对医生的行为进行伦理反思的真实素材；威廉姆斯的《使用武力》和《冰冷的面孔》是反思医患关系的经典作品，而塞泽尔《给一个年轻医生的信》则起到了"行业常见错误指南"的作用。

除了上述那些医生作家或诗人外，病理学家、散文家、美国科学院院士刘易斯·托马斯（Lewis Thomas, 1913—1993）也是一个经典标杆。他于 1971 年开始每月为《新英格兰医学杂志》写随笔，专栏取名为"Notes of a Biology Watcher"。在 1000 字的随笔中，托马斯利用自己广博的生物学和医学知识，反思诸多当时人们关心的话题：如药物滥用、医疗保健体制、其他星球上存在生命的可能性、国家安全、核能的使用、生命的脆弱性和适应性、个人的身份认同、死亡，等等。透过这些问题的讨论，托马斯表达了他从未改变的主题：对生命的热爱。他在《新英格兰医学杂志》上的随笔专栏持续了 10 年，其中的一些随笔在 1974 年结集出版，题为 The Lives of a Cell：Notes of a Biology Watcher，本书不仅在生物医学界反响热烈，在美国读书界和评论界也颇受好评，得到了当年的美国国家图书奖。此后他又出版了五本随笔集，被美国人认为是"20 世纪沟通科学/医学与文学最好的桥梁"。

　　1994 年，《文学与医学》杂志秋季刊发表了内科医生丹尼尔·布莱恩特（Daniel C. Bryant）的研究报告"20 世纪用英语进行文学创作的医生名簿"。布莱恩特在前人工作的基础上，通过各种途径的检索，列出了自 1900 年以来用英语进行文学创作的 173 位美国、英国和加拿大医生的名单，其中不乏著名的医生作家，但更多的还是一些名不见经传的医生作家；同时他还提供了他们的出生信息、国籍、性别、完成医学教育的年份、医学专长，以及文学创作的类型、作品名称等信息，对医学院文学与医学教师选用医生作家的作品非常有参考价值；该文于 1996 年被纽约州立大学"文学与医学网络"收录（http：//litmed. med. nyu. edu），使其影响更为广泛深远。

五、文 学 疗 法

　　本阶段文学除在医学教育中继续发挥作用外，也开始作为一种治疗方式进入医学的视野，所谓的"文学疗法"开始崭露头角。推行文学疗法的人们从亚里士多德对希腊悲剧目的论的论述中找到依据。亚里士多德认为悲剧能为观者带来情绪的宣泄，涤荡他们的自怜自艾感和恐惧感，从而使观者得到情感的净化和提升。琼斯把文学疗法分为主动方法和被动方法。主动方法就是通过日记记录自己的情绪，或通过创作诗歌和其他文学作品或书写个人日志来发现自己的内心、自我倾诉，达到疗伤的目的。虽然从 20 世纪 60 年代末就有人从事文学疗法，但直到 80 年代，医学和文学界才注意到这些人，并期望文学疗法可以成为文学与临床结合的切入点。诗歌疗法是文学疗法中最重要和使用最多的一种，诗人也是最主要的"文学治疗师"。诗人肯尼斯·科赫（Kenneth Koch）进驻养老院，教从未写过诗的老人们写诗，使他们的健康状况得到改善，他出版的书里还选登了一些老人们写的诗。

　　这种宣泄方法不仅适用于病人，也适用于医生，特别是医学生和准医生。医生的成长过程漫长而艰难，年轻的医学生和准医生们经受着体力、脑力、心理和灵魂的多重考验，每个人都有故事要讲、都有情感要宣泄。《白大衣、紧握的拳》（White Coat, Clenched Fist）、《上帝之殿》（The House of God）、《温柔的报复》（Gentle Vengeance）等作品都展示了成长中的医生所经历的磨难和面对的困境甚至危险，是典型的 Bildungsroman（德语，意为"成长小说"）。化名为 Samuel Shem 的斯蒂芬·伯格曼（Stephen Bergman）以自己在哈佛大学医学院附属的 Beth Israel 医院的实习经历为原型，创作了讽刺小说《上帝之殿》，描写了实习医生们"与自己的人性斗争"的一年，讽刺了医学教育的"神圣核心"——实习医生和住院医师的培养过程，因此也就讽刺了整个医学界。实习医生们没有榜样，可以模仿的对象只有同样也跌跌撞撞的住院医师；没有人关心他们内心的恐惧和无助；"永远为所有病人做一切可以做的事"的医学模式让他们目睹医学如何剥夺人的尊严，医生变成了机器的一部分；各种机器执着地维持着只想有尊严地死去的老人们的生命，但遭遇突然创伤的青年人却在医生面前无助地死去；现实的医学实践完全是召唤他们从事医学事业那些理由的反面。这部小说不但为其作者宣泄了负面情绪，也成为医学生必读的"地下读物"和焦虑宣泄途径。虽然作者声称他所做的只是"忠实地记录了现实"，但小说仍然引起了医学界的强烈质疑和反感，斯蒂芬·伯格曼被认为是医学界的"叛徒"，同名电影也从来没有上映过。

文学疗法的被动方法就是病人通过阅读治疗师为其选择的诗歌或其他体裁的文学作品，并与医生、咨询师或教师讨论，找到作品与他（她）的心理契合点，从而达到治疗的目的。这种方法虽然更适用于心理疾病患者，但对身体疾病患者也并非不适。

六、病历作为叙事文本

后结构主义和后现代主义的文学评论家已经解构了小说和非小说之间的界限——两者都是文本，两者都在自己的文本中构建各自的实在；因此，文本不仅指文学文本，同时也包括社会文化的大文本，它不仅指文学作品，也指任何形式的语言符号或其他符号构成的整体。

西方医学从希波克拉底时代起就把病人的叙事作为诊断的重要依据，但细菌理论之后的科学性医学却认为疾病是独立存在的客体，病人的故事无关紧要，因此在 20 世纪 80 年代之前很少有医生再去关注医学和病人叙事之间的关系。劳伦斯·韦德（Lawrence Weed）在 20 世纪 60 年代确定的病史书写方法即"SOAP"方法，被临床工作者广泛接受和使用。到了 20 世纪 80 年代中期，学者们开始关注病人及其叙事在医学记录中的缺失，临床病历作为最重要的医学记录引起了广泛的研究兴趣，学者们批评了 SOAP 病历书写法中使用的抽象、还原论的语言，病历中病人视角的缺失，以及病历中忽略病人故事中多层次、整体性的意义的现象。虽然他们的侧重点不同，但这些批评都指出病历中缺乏"人"、特别是病人这一重要的维度。

文学与医学学者呼吁改进总是以第三人称的角度讲述病人"故事"的 SOAP 病历书写方法，在这样的病历中，所有内容都是由他人拣选记录下来的，病人可能对此并不认同。病人自己如何经历和感受疾病、周围的人和事、他们对他采取的行动以及这些行动的结果都是出自他人的视角；即使病历中所谓的"subjective"（主观陈述）即病人自己说的一句话，也是经过了他人的理解后选择记录的。因此，虽然一个病人的病历可能由医生、护士、心理医生、社会工作者等临床工作者记录，但这些记录都是单一维度的。这个病人的性格如何？他在生病之前是个什么样的人？他的性格对他今后的康复会有什么影响？没有人涉及对病人这个人的理解，因此这些学者呼吁在病历中给病人更多的声音；也有学者强调病历中应该能听到"医生叙事的声音"，这有助于医生理解疾病对病人的意义，保持自己的人性，也许只有当医生被当作完整的人来对待的时候，病人才可以被当作完整的人来对待。学者们一致相信，只有理解了病历的叙事和其文学性的一面，才能真正有效地使用它。找到病历书写中临床信息的记录和医生、病人叙事记录的平衡也许是解决问题的唯一途径。

神经内科医生、作家奥利弗·萨克斯（Oliver Sacks）就是一个著名的践行者，他把由病历衍生来的叙事称之为"临床故事"（clinical tale）。萨克斯决定扩展"机械的神经科学"，在病历中增加疾病对病人身份认同和性格的影响。他以神经科病人的病史为基础，创作了充满人文细节的畅销书，这些书展现了病人在一个因疾病而改变的世界里的生存抗争，以及医生对病人的理解，使读者在平凡中感受到伟大，在痛苦中感受到温暖，在苦难中感受到意义。

七、疾 病 叙 事

叙事及其诠释理论在 20 世纪 90 年代成为当时认识论转化的强劲动力。随着叙事作为研究手段被人文、社科甚至科学界广泛使用，文学与医学学者开始唤起医学界及医学教育界关注医学实践中病人声音的缺失，要求他们不仅要听到医学界的公共声音，更要听到病人个体的声音，理解疾病对病人的意义。对病人来说，疾病叙事是诠释"自我"的方式之一，经历了疾病痛苦或濒临死亡的我已经不是原来的我，因此他们需要通过叙事来理解现在的我，以及疾病对他们的意义。对医生来说，叙事提供了接近病人精神状况的工具，可使医生了解病人内心的伤痛、绝望、希望、道德上的痛苦等，这些因素既可能是疾病的结果，也可能是疾病的原因；病人的叙事提供了一个全方位了解病人疾病的框架，可为正确的诊断治疗提供一定的信息。哈佛大学精神病学家及医学人类学家凯博文（Arthur Kleinman）最早使用了"疾病叙事"这一说法，并特别强调了"疾病"和"病痛"两个词的区别：前者是当代医学对疾病的认识方式，是脱离于个人而独立存在的客体，是还原论在医学上的体现；后者指病人对疾病的感受、经历，是具有心理和社会性的主观体验。凯博文区分二者的意义在于告诫医生，要乐于聆听病人的故事，理解并建构疾病对于病人的意义。疾病叙事有时也被称为"疾病志"，疾病志与疾病叙事的最大区别在于疾病志具有严格的定义："关于疾病经历、治疗以及死亡的病人的自传或传记"（书写的疾病经历）；而疾病叙事可以是任何"关于疾病的非小说性的第一人称叙述"（口头叙述的疾病经历）；二者的共同之处在于都是病人从自己的角度讲述疾病的历程，分析并理解疾病的本质，强调"经历过的疾病"，以及疾病对"自我"的认识和改变，是高度的自我"凝视"，这与医生对疾病抽象的理解具有本质性的区别。疾病叙事与疾病志的功能和意义基本一致，学者们经常对二者并不进行区分，而病人就更不在乎它们的区别，对他们来说，记录自己的疾病经历是一种宣泄，因此具有治疗意义。此外，在社交网络风靡的时代，这种记录还具有利他性质——病人在网络上分享他们的感悟可以帮助患有同样疾病的人尽快从"为什么是我"的埋怨中平静下来，他们的经验也可以警告其他人不要犯同样的错误，并寻求可以利用的资源，实际上起到了病人互助小组的作用。

因此，如果医生能够倾听病人关于自己疾病经历意义的叙述，并在诸如查体、实验室结果等诊断工具的帮助下，与病人共同构建病人关于疾病的叙事，治疗过程就会既提供治疗方法也提供疗愈，医患关系也会更为有效。

八、叙事与健康

对病人叙事的关注激发了大量关于叙事对健康状况影响的研究。从 20 世纪 80 年代后期起，心理学家就开始通过设计实验室研究，试图发现书写创伤经历对健康的作用。他们认为，构建故事以帮助个人理解他自己及其经历的意义，似乎是人类与生俱来的一种自然的行为。在世界范围内，研究人员发现，如果人们可以把自己的负面经历诉诸文字，他们的生理及心理健康都会得以极大的提高，报告的受益人群包括大学生、医学生、犯罪受害人、失业者、初产妇等。吉姆斯·彭巴克（James W. Pennebaker）是美国最早研究写作个人痛苦经历对改善健康状况的心理学家之一，他用不同的人群做过实验，甚至和同事开发了一个软件，通过分析受试者写作中情感领域和认知领域词汇的使用频率，判断何种写作能够更有效地提高受试者的健康状况。约书亚·史密斯（Joshua M. Smyth）等在彭巴克研究的基础上进行了自己的研究，于 1999 年在《美国医学会杂志》（JAMA）上发表了他们的研究报告，题为"书写痛苦经历对哮喘病和风湿性关节炎患者症状减轻的作用：一个随机实验"。作者团队在 14 个月的实验当中，要求实验组（39 个哮喘病患者、32 个风湿性关节炎患者）每周连续 3 天、每天 20 分钟书写他们人生中最痛苦的经历（不限于疾病经历），而控制组只描述当天的计划和活动。结果发现，在实验结束 4 个月后，虽然所有参与者一直在接受同样的治疗，但实验组的病人表现出具有明显临床意义的症状减轻。虽然在世界范围内，书写痛苦经历能够直接、肯定地、极大地提高书写者当前及未来健康状况的假设已经一再被证实，但 JAMA 的这篇文章是第一个由医生团队给出的结论，《纽约时报》一篇文章指出，JAMA 这篇文章因其受试人数多（107 人）以及"严密的科学性"而备受关注；斯坦福大学精神病及行为科学系主任大卫·斯皮格（David Spiegel）因为这篇文章而在 JAMA 本期的社论中反省："现代医学界是隐藏的笛卡尔身心二元论信徒——我们曾经相信，虽然心灵对身体的疾病会有反应，但除此之外，二者是没有关系的，"而史密斯等人这篇文章促使医学界重新审视他们的哲学，使他们认识到人的心灵会因叙事得到释放，又因心灵的释放带来身体的康复。因为本实验运用"严格的科学方法"，得出的结论是写作确实能够减轻慢性病病人症状，医学界也开始认真关注写作这种叙事方法和治疗的关系；《英国医学杂志》（BMJ）同年发表了题为"写作疗法"的社论，指出医生们可能会本能地认为写作疗法是"art"而非"science"，但应该抛开偏见，用更多针对不同病人群体的实验来验证约书亚·史密斯等人报告的结论。到 2006 年，世界各地的实验室共发表了 200 多篇论文，报告写作对健康、人的生物性活动、情感和行为的影响。

治疗的目的不仅在于让身体恢复到良好状态，也应该是一个能够让受到（身体或心灵）伤害的人理解其艰难经历是一个动态的象征过程，受伤害者需要把这段经历编织到自己的叙事当中；而一旦可以将这些不可言说的痛苦经历诉诸笔端，他们已经理解了这段经历的意义，控制了这个"恶魔"，这种经历就变成了可以忘记的"他者"，而他们也可以开始新的一页了。

九、医生叙事

西方的"绅士医生"历来就有从事文学创作的传统。随着医学界对文学的日益重视，权威医学期刊纷纷开辟专栏，大量刊登医生的叙事，最著名的有《美国医学会杂志》（JA-MA）的专栏"A Piece of My Mind"以及《内科学年报》（Annals of Internal Medicine）的"On Being A Doctor"。但曾经，现代医学拒绝给予医生讲故事的机会，医生们被告知对病人及其疾病做出个人回应违背了医学客观、标准化的原则——不论医生是谁，对病人的诊断和治疗都应该是一致的，在医疗过程中医生不可以表露任何个人感情。但医生同样富有普通人的情感，叙事医学鼓励医生讲出他们自己的恐惧、焦虑、内疚、无助，对生命的赞美、对死亡的感悟、对职业意义的思考。此外，医生的叙事能力就是他的"共情能力"，是进入病人视角、体验病人之苦，从而可以与病人有效沟通的能力。其结果必然是愿意见证病人的痛苦、采取不同的视角看待问题，从而带来医患关系的积极改进。哥伦比亚大学医学院的"平行病历"和哈佛大学医学院的"危机事件报告"都鼓励医学生采用不同视角，对自己、病人和医学实践进行反思性写作，可以毫不夸张地说，这些反思是医学生成长的助力器。医生叙事与病人叙事一样，在 20 世纪 80 年代后期日益兴盛起来。

十、叙 事 伦 理

　　文学与医学创建前十年的两种教学途径是"伦理途径"和"审美途径"。作为传统医学伦理教学的补充，文学作品被频繁使用，以便学生更好反思医学实践中的伦理问题。20世纪 80 年代开始，文学与医学学者也像其他各学科的学者一样，越来越多地研究叙事及其理论，他们最感兴趣的是医学实践中叙事的地位；通过运用文学理论的方法，他们深入探讨医学知识的习得和传播，研究医患相遇过程中的叙事本质，分析各种医学写作中的叙事传统，考量医生的叙事水平和病人接受诊断结果以及遵守治疗方案之间的关系。此外，文学与医学学者们已经不满足于只把文学作品当作医学伦理的补充阅读材料，他们认为，医学知识和实践内在的叙事性、医生自身的知识结构和经验使他们更适合一种叙事的伦理，而非传统的分析伦理，叙事伦理是深受临床工作者拥趸的案例法（casuistry，即以过去的典型案例为基础为当下的案例做出伦理决定）的延伸。同时，由汤姆·比彻姆和詹姆斯·邱卓斯（Tom Beauchamp & James Childress）提出的以生命伦理四原则（即"尊重自主性、不伤害、有利和公正"原则）为基础的"原则主义伦理学"受到越来越多的批评，在这种情况下，"叙事伦理"这一概念就应运而生。

　　叙事伦理的概念和方法来源于叙事学等文学理论以及哲学，是进行道德理解和评论的一个新工具。众多的叙事学家、文学学者、哲学家、思想家对叙事伦理都有过不尽相同又相互关联的阐释。叙事伦理的核心内容如下：

　　1. 每一个伦理情境都是独一无二、不可重复的，普适性原则无法获得每个伦理情境的全部意义。

　　2. 在任何一个与健康相关的情境中，任何决定或行动是否恰当的评判标准是看它是否与病人个人的生命故事相一致；而病人的这些生命故事必须要在"叙事的反思性平衡"的基础上来理解。

　　3. 以上做法的目的并非为了统一道德信条或道德责任，而是为了开启对话、挑战固有的观点和标准，并探索个人意义与普遍意义之间的张力。

　　《文学与医学》杂志很早就开始关注病人叙事以及其中的伦理问题，探讨过以叙事伦理的方法应当如何告知坏消息，如何避免医生采用父权式的方式面对不服从的病人；也分析过伦理学家建构其案例时的内在价值偏见，展示了伦理学家如何从观点、用词、意向、以及文体风格的选择上，一步步建构起每个案例，并引导读者得出伦理学家想要他们得出的结论这一过程。但这样的伦理是伦理学家的伦理，并不一定是病人的伦理选择。与此相反，叙事伦理要求医生及卫生领域相关工作人员关注以下这些问题：叙事者是谁？他（她）的叙事是否可靠？叙事者是从什么角度来进行叙述的？叙事中是否有什么被省略了？是否还有谁的声音没被听到？为什么？叙述者运用了什么语言技巧和意象？这些语言的使用对创建叙事所要表达的意义起到了什么作用？这些问题实际上都是文学分析和批评过程中要问的问题，即卓特曼·班克斯所说的"最完全程度上的阅读"。这些问题的提出实际上反映了叙事伦理方法对传统的原则主义伦理的警惕，在一定程度上保证了伦理学家或伦理委员会和病人及其家属之间的权力平衡，其最终目的是希望伦理决策真正是病人同意的决策，而非伦理学家的决策，真正体现"自主"的原则。经过多次"论战"交锋，原则主义伦理和叙事伦理的利弊得以廓清，现今的伦理决策基本上要同时遵守伦理四原则，并关注个人独特的经历及叙事，并在此基础上做出最适合个人的伦理决策。

第三节　文学与医学的经典作品

传统上，文学作品是理解客观世界的工具，亚里士多德甚至认为"文学优于历史"，因为历史总是有缺憾的，而文学的力量却可以创造一个理想的世界；但同时，文学也是历史和客观世界的真实镜像，以它自己的理论、语言和方法映射着升华的人间百相，为读者提供了一个可以从各个角度安全剖析的、"仿真的"人生和社会。美国医学院的文学教育在四十年的积淀当中，逐渐形成了一些被广泛认可的医学生必读的"正典"作品。本节将对一些作品进行简单的介绍。

一、《弗兰肯斯坦》（出版于 1818 年，作者玛丽·雪莱，英国）

瑞士贵族弗兰肯斯坦曾留学德国，研究电化学和解剖学。他认为现代科学有超越自然的力量，梦想通过科学解除人类的疾病痛苦。弗兰肯斯坦狂热地研究生命和死亡的秘密，他夜夜流连于墓地和停尸房，很快他的实验室就堆满了令人作呕的人体部件。他相信，他会用这些材料创造一个完美的人。弗兰肯斯坦目标专一，在两年的时间里潜心于他的创造，甚至无暇与家人朋友见面。在一个雨夜，他创造的高达 8 英尺（约 2.4 米）的缝合尸体被闪电赋予了生命，但这个新的生命却奇丑无比，弗兰肯斯坦被吓跑了。当他终于鼓起勇气回到实验室之后却发现怪物已不知去向。这人造的怪物闯入了人类社会，他偷听农夫一家的谈话学会了说话；捡到了一本米尔顿的《失乐园》学会了阅读。开始时，他秉性善良，对人充满了善意和感恩之情。但是，当他因丑陋的面目而处处受到人们的嫌恶和歧视时，他感到非常痛苦，他憎恨一切，想毁灭一切。他杀死了弗兰肯斯坦的弟弟威廉，又栽赃弗兰肯斯坦视为姐姐的仆人贾斯汀，导致贾斯汀被处死刑。弗兰肯斯坦看到自己造的怪物害了自己最亲的两个人，开始了对怪物的追逐，一直追到阿尔卑斯山上，怪物向弗兰肯斯坦倾诉自己的遭遇，他认为自己没有受到公平的待遇，要求弗兰肯斯坦为他造一个女人，然后两人就一起远离人世。在造好女怪物即将通电的一刹那，弗兰肯斯坦犹豫了：如果女怪物本性邪恶又不愿意离开人世怎么办？如果他们真的恋爱繁衍，又会给人类带来什么样的厄运？于是他马上毁掉了女怪物。怪物看到这一切后暴跳如雷，对人类社会和自己的前途彻底绝望，并发誓要让弗兰肯斯坦付出代价。他杀死了弗兰肯斯坦的好友，又在婚礼上杀死了弗兰肯斯坦挚爱的新娘伊丽莎白。弗兰肯斯坦怀着满腔怒火追捕他所创造的恶魔般的怪物直到北极，最后，弗兰肯斯坦又冷又累死于冰原，而怪物在弗兰肯斯坦死后也自杀了。

弗兰肯斯坦（Frankenstein）是创造生命的科学家的名字，但现在这个词被用来指代他创造的怪物，成为一个脱离了其创造者控制并最终毁灭其创造者的代名词。Frankenscience 一词也应运而生，意为人类创造的、最终会毁灭人类的技术，如克隆、生物恐怖主义、异种器官移植，等等。

创作于 200 多年前的《弗兰肯斯坦》是一部喻诫小说，对今天的科学家来说可谓是一堂惊心动魄的生命伦理学课程，它告诫科学家：人对知识的无限渴望、对上帝般创造力和完美的追求将最终导致邪恶进入人类社会，威胁到人类自身的生存。

二、《伊凡·伊里奇之死》（出版于 1886 年，
作者列夫·托尔斯泰，俄国）

45 岁的圣彼得堡高等法院法官伊凡·伊里奇死了。伊凡·伊里奇出生在官宦之家，法律学校毕业后，顺理成章地进入了政府部门工作，凡是上司认为应该做的，他都奉为自己的天职，身体力行去完成，刚开始时他还觉得有些事情十分卑鄙并因此憎恨自己，但后来看到位高权重的官员们对此并无不安，他也心安理得，越发尽忠职守完成上司旨意；在社交场合他是个讨人喜欢的人——活泼、机灵、幽默，因此官运亨通、节节升迁，最后在圣彼得堡谋了年薪五千卢布的肥缺。有了这丰厚的收入，伊凡·伊里奇找到了令人羡慕的大房子，自己亲自出马采购家具窗帘，甚至亲自与工人一起安装窗帘，干活过程中左腹被梯子撞了一下。没过多久，伊凡·伊里奇感觉左腹部总有一种不舒服的感觉，嘴里有一种奇怪的味道。他变得易怒，跟妻子的争吵更加频繁。最后伊凡·伊里奇终于承认自己生病了，去看了各种有名没名的医生，而这些都是令人失望的医生，对他的病情不置可否，在他的再三追问下，他们告诉他疼痛可能是因为盲肠炎或"游走肾"。他的病情一天天加重，某天听到内弟跟妻子的对话："天哪，他要死了！看看他的眼睛，没有一丝生气！"

随着身体越来越虚弱，伊凡·伊里奇突然意识到自己可能真的要死了（当代医生诊断他可能是患了胃癌或直肠癌），他对死亡感到无比恐惧，健康的人让他感动愤怒。他告诉自己：不，他不会死的，并试图用工作来否定死亡的来临，回到家里还要花时间美化自己的新客厅，试图树立一座抵抗疼痛和死亡的心理屏障，但疼痛和死亡的提醒总是如影随形。患病的第三个月，他已经无法上班了。现在，死亡像个有形的敌人出现在他的面前，任何希望的火花都泯灭了。对伊凡来说，精神上的痛苦甚至超过了肉体的痛苦——在他与死亡斗争的过程中，他的家人和医生没有给他半点支持和安慰，他的妻子甚至说这是他自己的错：他不听医生的话、不按时吃药、不好好吃饭。圣彼得堡最有名的专家来了，虽然他已明白伊凡将不久于世，但当伊凡问他是否还有康复的可能，他却说"我不能保证，但还有希望。"他的同事也在尽力回避死亡，所有的人都说："你没事，不会死。"他们的自私和虚伪使伊凡得不到任何同情，他的痛苦雪上加霜。

伊凡唯一的安慰是农民出身、但干净利落的仆人格拉西姆，他从不对伊凡撒谎，毫无怨言地服侍他，为了减轻伊凡的疼痛，他甚至整夜用自己的肩膀扛着伊凡的双腿。伊凡实在过意不去，打发格拉西姆去睡觉，他却直率地说："我们都是要死的，我为什么不能服侍你？"他的坦诚和临终关怀终于惊醒了伊凡的自我意识，他认识到自己的一生都是在扮演各种角色当中度过，而这些角色都是可以替代的，只有死亡是人不可替代的命运归宿，一旦解开了这个症结，折磨他三天三夜的痛苦就结束了，他终于接受了那个"黑口袋"，不再挣扎地进入了那个"黑洞"，发现洞的那边是一片光明。

《伊凡·伊里奇之死》是托尔斯泰"死亡之思"的高峰力作，通过一个濒死之人的心路历程来追问"生"的意义，是一篇充满哲学和神学思辨意味的文学作品，历来都是美国医学院经典的死亡教育教材，也是研究濒死和死亡学者必涉猎的作品，它提供了研究生命和死亡意义的最佳素材，伊凡"向死而生"的顿悟对读者也有一定的启示。对医学人文教育者来说，它打开了一扇了解濒死者心理的窗户。我们看到，医生和家人对死亡的掩盖和回避徒然增加了濒死病人的痛苦，每个人都在逃避死亡，以虚伪、自私的态度遮蔽死亡，没有人关心濒死者此时的感受，他也因而孤立无援，只有仆人格拉希姆的照顾、理解与宽慰才给了他直面死亡的勇气。对临床工作者来说，我们必须意识到，在生命的最后时刻，濒死者希望周围的人能够坦诚地承认他将不久于世的事实，与他一起回顾他的人生、讨论死亡对他的意义，给予他应有的同情和关怀，减轻他的疼痛，使他能够坦然接受每个人必然的归宿。

三、《变形记》（出版于 1915 年，作者弗朗兹·卡夫卡，捷克）

推销员格里格·萨姆撒承担着养家糊口的任务，他最大的梦想是能攒足够的钱供妹妹去音乐学院学习小提琴。一天早上醒来，格里格突然发现自己变成了一只巨大的甲虫，开始时他以为这只是个噩梦或者是暂时的状态，谴责自己睡过了头，但很快就发现变化是永久的。这时上司来到家里质问他为什么没去上班，格里格一边大声解释一边想方设法开门（但他不知道他的声音已经不再是人声了）。当门终于打开，上司吓得逃走了，母亲晕倒了，父亲挥起了拳头，又捂着脸哭了，最后拿起拐杖把他的甲虫儿子赶回卧室摔上了门。

被关在卧室里的格里格试图适应自己的新身体，家人失去了格里格这个靠山，也逐渐找到了各种谋生的工作，每晚格里格都贴在门上听他们谈话。妹妹是全家最"勇敢"的人，她给格里格送来各种食物供他选择，而他也知趣地在妹妹进来前躲到床下，以免吓到她。家人已经接受了格里格变形的事实，他们自认为把他卧室所有的家具搬走会给他更大的空间，但格里格非常沮丧，爬上一幅他最喜欢的画，保卫它不被搬走。当母亲看到"印花墙纸上一只庞大的棕色甲虫"时又晕倒了。格里格很难过，爬到客厅里，试图向妹妹解释。这时父亲回来了，看到这种情景，顺手拿起桌上的苹果袭击他，又一次把格里格赶回了他的卧室，一只苹果压到了他的背甲上，给他带来了巨大的疼痛。随着时间的推移，这只苹果在他的背上腐烂，格里格变得很虚弱，没有任何食欲，长时间地蜷缩在床下，而妹妹也懒得再打扫他的卧室。家人为了增加收入出租了一个房间，三个有洁癖的房客住了进来。一天晚上，为了取悦房客，妹妹在客厅为他们演奏小提琴，病重的格里格被美妙的琴声打动，他情不自禁地、缓缓地爬到客厅，爬到妹妹脚下，想扯她的裙子让她到自己的房间里为他演奏。当然，他的出现又吓坏了三个房客，他们没付房租就逃跑了。格里格亲爱的妹妹建议立刻除掉格里格，并声称这个讨厌的甲虫不可能是格里格——如果它真是她的哥哥，它就应该有人的情感，应该自动离开，不给家人的生活造成麻烦。失去了家人最后一点感情，格里格失去了一切活下去的动力，悲惨地死在了自己的床下。而他的家人在他死后丝毫没有悲伤，如释重负地看着他们变形的儿子和哥哥被清洁工扫到垃圾堆里，全家人沐浴着温暖的阳光，一起去郊区庆祝他们的"新生"。

《变形记》是卡夫卡最著名的作品之一，可以从多个角度解读。有人从中读出了资本主义人与人关系的冷淡；还有人认为这是一篇批评现实主义的小说，社会对人的精神和肉体的压迫使人丧失了自己的本质而异化为非人……如果从医学人文的角度阅读，格里格的变形可以被理解为患上一种可怕的疾病，如中风。他的身体不再是以前那个受他控制的身体，说话的声音也不再是那个熟悉的声音。面对一个突然被疾病改变的家庭成员，格里格家人的反应是恐惧、愤怒和厌恶，他们对这样一个拖累家人的慢性病患者没有什么同情。而主人公的名字似乎也彰显了这点——萨姆撒是捷克语中"sam"（孤独）和"jsem"（我是）的组合。一般来说，家人是慢性病患者长久的照护者，这个过程需要理解、体谅和关爱，特别是有的慢性病还会给病人带来容貌和身体上的变化，使病人和家人都感觉到羞耻。因此，我们要问：对因疾病而"变形"的家人，我们该如何照顾呢？如果家人都为他们的"变形"感到羞耻，把他们藏在不能见人的房间内而不予理睬，我们可以想象病人的绝望感和耻辱感。虽然中国的老话说：久病床前无孝子，但《变形记》让我们重新思考我们与久患疾病的家人之间的关系，只有我们一如既往的爱和包容，才能支持他们克服疾病带来的痛苦、耻辱和绝望。

四、《阿罗史密斯》（出版于 1925 年，作者辛克莱·刘易斯，美国，获诺贝尔文学奖）

马丁·阿罗史密斯出生在美国中西部的一个小镇，是个聪明并生来具有科学头脑的孩子，14 岁就当了小镇医生的学徒；父母和小镇医生死后，阿罗史密斯上了大学、然后进了医学院，他是医学院中为数不多的受过大学教育的学生。阿罗史密斯盼望能在这里学到最新的科学知识，但除了导师曼克斯·格特里伯，他对医学院非常失望。住院医师的生活最初让他兴奋，但不久就变成乏味的常规工作。医学院毕业后，他来到了妻子的家乡，一个位于中西部的农村小镇，成为小镇上唯一的开业医生。他对公共卫生的热情遭到当地农民的嘲笑，但幸运的是，经人推荐，他得以离开小镇，担任了一个小城市的卫生官员。但他对公共卫生的热情被上司庸俗的公共卫生理念所熄灭——上司的公共卫生是运动、是报纸的专栏、是公共讲台，而不是实验室。此后，他曾短暂地被同学开设于芝加哥一家服务富人医院的高工资所吸引，但让他无可忍受的是，在这家医院，医学研究仅仅是医院的免费广告。在这里忍受了一年之后，阿罗史密斯的第一篇研究论文在《传染病杂志》上发表了，他医学院的导师曼克斯·格特里伯看到后，邀请他到纽约著名的莫高克生物研究所（McGurk Institute，影射纽约洛克菲勒研究所）工作。在这里，阿罗史密斯全身心地投入他所喜爱的生物医学研究，发现了一种可以摧毁细菌的噬菌体。当一个虚构的加勒比岛国爆发腺鼠疫时，阿罗史密斯和妻子利奥拉前往试验他的新发现。导师格特里伯一再警告他："不要让任何事情，包括你的善心，毁了你的科学实验……善良的人并不能增加人类的知识，而你可能就是那个终结一切鼠疫的人。"医生治病救人的职责和科学家需要对照组的冲突让他倍感折磨；妻子死于鼠疫后，阿罗史密斯再也不能坚持他的实验，他无法眼睁睁地看对照组因为没有注射药物而死去，于是给当地所有的居民都注射了药物；实验流产了，他自己也离开了岛国。经过这一切后，阿罗史密斯认识到，莫高克研究所并非是他想象的科研圣地，这里追名逐利，寻求被社会认可，为了与其他国家、其他研究所竞争发现权，研究所鼓励科学家在实验结果确定之前就发表。大都市纽约和莫高克研究所追求世人眼中所谓成功的做法最终促使阿罗史密斯放弃了唾手可得的莫高克研究所所长职位和他富有的第二任妻子，与已经辞职的同事一起来到山林里建起了一个简陋的实验室，进行他们眼中纯粹的、不为物质世界所困扰的科学研究。

阿罗史密斯是美国历史上最著名的虚构医生，是个进步的、甚至是反叛的医生，经常挑战现存的体制和做法，曾激励很多青年人走上从医之路；但很多人都忘记了他最终的选择——放弃了充满名利和日益商业化的医生职业，选择成为一个纯粹的科学家。《阿罗史密斯》可以说是美国第一部描述科学文化和精神气质的小说。阿罗史密斯的职业生涯正是美国医学发展史的写照，他的每一步都影射了美国医学发展的一个阶段。20世纪20年代初，科学性医学的发展奠定了生物医学的模式，医学研究者成了人们眼中的英雄，辛克莱·刘易斯塑造的阿罗史密斯正是这样一个英雄。当时的实验室医学不能容忍临床医学的不确定性和经验性。然而，在医学模式已经转换的今天，我们甚至可以把《阿罗史密斯》中追求医学知识、牺牲病人利益的做法当作反面教材来阅读。今天，我们认为医学的本质在于治疗病人，而非认识并控制疾病，医学研究的目的虽然是为了控制人类的疾病，但不能以牺牲一部分人的利益为代价。本书的主题如医学伦理、科研诚信、利益冲突、公共卫生的意义等都是值得讨论的主题。

五、《鼠疫》（出版于1947年，作者艾尔伯特·加缪，法国，获诺贝尔文学奖）

北非地中海城市奥兰是个商业发达、物质文明丰富的城市，但市民精神空虚，以寻欢作乐来消磨人生。20世纪40年代某年四月的一天，奥兰城忙碌的伯纳德·利厄医生在送患肺结核的妻子到火车站去疗养院的路上踩上了一只死老鼠。不久，奥兰城的警长奥森、巴黎来的记者朗伯特、利厄的朋友塔罗等很多人都看到痉挛而死的老鼠。很快，成百上千的老鼠在人们眼前死去，景象非常恐怖。正当人们因老鼠死亡数量突然下降看到希望时，利厄公寓的看门人出现了发热、干渴、神志不清等症状，并很快就死了。利厄没有做出确切诊断，但他的一个病人经历过1918年的西班牙大流感，他认出这些正是大传染病第一阶段的症状。市政府和卫生官员害怕真相会引起市民恐慌，因此报纸每天只报告死亡老鼠的数量而不报告死亡的人数，市政府的公告把死亡归罪于个人卫生和公共卫生不到位。因为缺乏可靠的统计数据，利厄不能很快发现死因。但随着死亡人数越来越多，他意识到鼠疫已经突袭了这个平凡的小城，就像战争突然来临一样。市政府支持的报纸一如既往的乐观，但没有人相信，绝望的人们把希望寄托在各种各样的偏方上，如大量喝酒、服用"解毒丹"、佩戴"护身符"等。医学会的卡斯特医生曾亲历过法国和中国的鼠疫，开发出一种疫苗，马上就供不应求，但随着鼠疫变异为新型的肺鼠疫，疫苗变得毫无用处。3个月之后，因缺乏隔离措施，疫情已经失控，每周的死亡人数达到700人，市政府终于启动了医学警告，奥兰的城门终于关闭了。

生活在囚禁中的人们展现了人在灾难年代的种种行为：官吏格兰特反思自己爱工作胜过爱妻子，一心要写出"最完美的小说"，他仍旧坚持每天上班，以平静和坚持与瘟疫做着沉默的斗争；巴黎的记者朗伯特想方设法要逃离奥兰与爱人相会，但最后意识到他必须留下来，与这个城市的人一起斗争；神父帕那卢在祷告周的布道会上宣称瘟疫是"上帝对罪人的惩罚"，使那些"有罪"的人感到绝望。城里的境况不断恶化，供给日渐减少，猫和狗也被当作可能的传染源杀掉，报纸警告市民违反隔离规定要坐牢，人们已经接受了被囚禁的事实，人人都在寻找各种偏方。

夏天到了，瘟疫的爆发也到了高潮，奥兰城开始实施戒严和宵禁，人们的惊恐与日俱增，为了控制传染，有人甚至烧了自己的房子，也酿成了火灾。死亡人数大量增加，甚至连掩埋都来不及，更不要说举行葬礼和宗教仪式了。到了秋天，奥兰已彻底被瘟疫征服，活下来的人虽被恐惧所包围，但还是要沉默地活下去，偶尔还能回忆起过去的好时光。在歌剧演出中男高音突然倒地而死，人们更切实地意识到自己也可能没有明天。卡斯特医生研究出的新疫苗在奥森警长已染上瘟疫的小儿子菲利普身上做实验，菲利普经受了巨大的痛苦，最后还是死掉了。他的死迫使利厄医生、卡斯特医生和帕那卢神父追问：一个全能的上帝怎么可以让一个无辜、纯洁的小孩子受苦而死。帕那卢神父的第二场布道反思了善和恶的本质，教堂里回想着"你无处可逃"的宿命论，神父也染病死去了。人们又开始疯狂地购买防水衣物，认为橡胶材料可以防止感染。圣诞节即将来临，长期生活在孤立和囚禁中的人们身心疲惫。一天，利厄医生意识到有一段时间没有见到老鼠了，同时，死亡人数也在稳步下降，新疫苗起效了，城门打开了，奥兰又有希望了。利厄医生甚至也敢想象与妻子团聚了，但这时却收到了妻子死于肺结核的电报。听着人们对解禁的欢呼，盼望着瘟疫马上就会结束，利厄医生看到一只狗抓挠着跳蚤，他知道"鼠疫杆菌可以在家具和家纺织物中潜伏很多很多年，在卧室、地窖、后备箱和书架等待时机；然后在某一天，为了启蒙和毒害人类，它会再次唤起老鼠，让它们死在一个快乐的城市里。"

《鼠疫》是用象征手法写的哲理小说，"鼠疫"在这里只是一个隐喻，加缪把处于法西斯统治下的法国比喻为被鼠疫囚禁的城市，处于囚禁中的法国人民随时面临死亡的威胁，忍受着生离死别的痛苦。小说用细致的笔触描写了绝望之中的沉默生活，刻画了人民面临"瘟疫"时的恐惧、焦虑、痛苦、挣扎和斗争，以及在思想上和感情上巨大而深切的震撼。忘我工作、自我牺牲的利厄医生是小说着力刻画的英雄，他体现了理想中的医师职业精神，也代表着纳粹统治下的法国抵抗运动。像加缪其他作品中的英雄一样，利厄医生的生命在于"抵抗死亡"，虽然他不停息的工作无法战胜笼罩全城的瘟疫，虽然在力搏那不知从何而来的瘟疫时，他有时感到孤单绝望，但他清晰地认识到自己的责任就是跟那吞噬千万无辜者的病菌作斗争，因而绝不放弃；在艰苦的搏斗中，他感受到爱情、友谊和母爱给人生带来幸福。利厄医生不是孤军作战，他最后认识到只有通过一些道德高尚、富于自我牺牲精神的人共同努力，才能抵抗肆虐的瘟疫，人类社会才有一线希望。这个鸿篇巨著刻画了众多人物以及他们如何应对被囚禁的生活，通过与死亡和绝望的斗争追问人生的价值和道德责任，具有丰富的内涵。此外，《鼠疫》也为我们应对大规模流行传染病提供了前车之鉴，小说第一部分描写的景象似乎原封不动地出现在 2003 年我们那场"瘟疫"之中，奥兰城的政府内部与媒体面对令人惊骇、让人措手不及的疫情时，对选择淡化处理还是以实情相告不能达成一致，为了不使市民恐慌，他们错误地选择了瞒报实情，制造虚假的乐观情绪，但结果是失去了民众信任，各种偏方满天飞，贻误了隔离和治疗，从而加速了疫情的扩散。从这个角度来说，《鼠疫》还是一篇喻诫性公共卫生小说。

六、《飞越疯人院》（出版于 1962 年，作者肯·凯西，美国）

19 世纪 60 年代的俄勒冈州立精神病院是病人和体制的"角力"场所。在这家精神病院里，病房的实际"统治者"是被病人们称为"大护士"的护士长瑞秋·来奇特，她严厉地控制着这里的每一个人——不仅是病人和黑人勤杂工，甚至还包括医生。病人被分为两种：不可治愈的慢性患者和可治愈的急性患者。慢性患者中除了装聋作哑、身材高大的半印第安人"扫帚酋长"，其余的都是"拄拐杖的、坐轮椅的和植物人"，他们基本上已经无法离开这里，也不能表达自己的思想。急性病人则每天都要"开会"，这本来是心理治疗中的小组谈话疗法，但大护士把它变成了"敲打会"，大护士让病人们互相监视、互相揭发，然后抓住每个人最脆弱的地方来羞辱和攻击他，目的是使每个人服从她的权威。对不服从的急性患者，惩罚的方式有电击疗法和永久性损伤手术脑白质切断术；对这些疗法的恐惧维持着精神病院的秩序。

麦克默菲为了逃避监狱里的强制劳动，装作精神异常，被送进了精神病院，他的到来给死气沉沉的精神病院带来了剧烈的冲击。麦克默菲反叛的天性促使他挑战精神病院令人窒息的规定，他团结病人来反抗大护士的权威，为他们争取利益，逐渐赢得了英雄的地位。麦克默菲抱怨说病房的音乐太大了，盖过了他跟别人赌香烟游戏的对话，但大护士说听力不好的病人需要大声的音乐；麦克默菲要求把游戏搬到已经废弃的水疗室，遭到大护士的拒绝，但得到了斯皮威医生的同意。麦克默菲要求观看职业棒球比赛的电视转播，并跟病友打赌比赛结果，用真钱而不是用香烟下注，严重地挑战了医院的管理制度。麦克默菲要求大护士改变一下作息时间，把每天"开会"的时间改在晚上，白天让大家看棒球赛的转播，大护士让病人举手表决，虽然关键时刻"扫帚酋长"举手了，但大护士却以"表决时间已过"为理由，再一次拒绝了他的要求。气愤的麦克默菲和急性病人静坐在电视机前示威，麦克默菲突然像看到了什么似的，对着电视做起了棒球赛的现场解说，病人们和他一起看着依旧关闭的电视机欢呼雀跃，完全不理会大护士要求停止的呵斥。

麦克默菲在急性病人中的领导力与日俱增，他们也开始质疑病房的政策，比如为什么家人送来的香烟要由大护士控制。但麦克默菲现在却有些退缩了，因为他得知像他这样非自愿入院的病人，大护士有权判定他是否治愈即是否可以出院，同时他吃惊地发现好几个病人是自愿入院的，并随时可以离开，只因对外部世界的恐惧让他们选择留下。大护士感到自己又重新控制了病房，洋洋自得地告诉病人遵守秩序和纪律可以让他们适应外面的世界，并且因为他们造反而被收回的废弃水疗室可以归还给他们做游戏室。大护士自以为完全控制了麦克默菲，但她吃惊地发现他一如既往地破坏她制订的规矩，但她没有马上报复，反而静等机会。

麦克默菲想带病人们去进行一趟治疗性的出海捕鱼，但大护士一贯擅长"割卵蛋"，"已把这些人的男人本性吓没了"，没有几个人敢去。"扫帚酋长"非常想去，但不敢表示，这么多年来，装聋作哑是他的保护层，况且上次的表决后大护士已经怀疑他了。一天晚上，只有他和麦克默菲两人的时候，他打破了沉默，向麦克默菲讲出了自己的故事，麦克默菲说服他一起出海，并鼓励说以他的力气，他完全可以搬动水疗室巨大的控制台、砸碎铁窗逃离这里。麦克默菲终于争取到了要求的人数，在去码头的路上，病人们逐渐获得了勇气，在海上他们各司其职、配合默契、克服了许多困难，找回了曾经失去的男子气概，曾经忘却的开怀大笑和男人间的友谊为他们鼓起了回归社会的勇气。

回到精神病院，大护士试图离间病人和麦克默菲的关系，诬陷说麦克默菲通过棒球赛下注、游戏和安排出海挣了他们很多钱，她的计策似乎已经成功，但这时病人乔治因拒绝黑人勤务员给他服用灌肠剂与之打起架来，麦克默菲和"酋长"出手相助，他们受到了电击疗法的惩戒，麦克默菲拒不悔改，大护士命令医生给他更多的电击，并把他带回病房，让其他病人看到他虚弱的样子。麦克默菲继续他的反叛，为了让口吃、胆怯文弱的青年病友比利认识到自己男人的一面，他安排比利喜欢的女孩凯特来病院与他同房，并准备带他们一起逃跑，其他病人则敦促麦克默菲尽快逃跑，否则会面临大护士更严厉的惩罚，但麦克默菲在等待比利和凯特时却睡着了。第二天早上，大护士发现了比利的所作所为，当众羞辱他，并发誓要向比利一直惧怕的母亲告发他的行为，比利用碎玻璃割破了颈动脉自杀了。麦克默菲被大护士间接致死比利的行为彻底激怒了，朝她扑过去，紧紧扼住她的脖子，但最后被勤杂工打昏。作为报复，麦克默菲被实施了脑白质切断手术，成了白痴。在昏黄的光线下，"酋长"来到麦克默菲的床边，呼唤着他，而麦克默菲只能报之以白痴的喃喃自语。"酋长"感觉自己已经充满了力量，最后一次紧紧地抱着自己的朋友说，我会带你一起走的，之后用枕头闷死了麦克默菲，把他从生不如死的境况中解放出来，砸坏了铁窗，逃出了疯人院去寻找自己的生活。

《飞越疯人院》创作于反权威、反传统的 20 世纪 60 年代，叙述者是被剥夺了土地的印第安"酋长"，主人公麦克默菲象征着"垮掉的一代"，"大护士"则象征着政府的权威和压制，鲜明的时代特色和深刻的思想内涵使之成为美国 20 世纪最有影响力的小说之一。肯·凯西试图通过小说尖锐的黑色讽刺、善与恶角力的描写、丰富的象征和隐喻来阐述个人必须要反抗权威，才能保证自己的权利不被践踏的主题。

疯癫的历史可以追溯到有文字记载的历史。在西方，古希腊人最早开始探究疯癫，并在文学作品中有所描写。那些行为癫狂、性格古怪、因宗教原因受迫害的人，或在乡野市井闲逛，或被家人锁起与世隔绝。中世纪到前现代时期，禁闭疯人的专门机构逐渐出现了，15 世纪，西班牙的教会建立了世界上最早的疯人收容院。到了 18、19 世纪，欧洲和美国东海岸针对"疯人"的学校、监狱、改造作坊、收容院等遍地开花。美国第一所精神病院于 1773 年在弗吉尼亚州的威廉斯堡建立，是个狭小、原始的非治疗性收容机构。与其他疾病不同，有学者认为精神病是社会建构的疾病，罗兰·巴特说"疯癫不是疾病，而是随着时间而改变的异己感。"福柯更是认为关进精神病院的疯子像是动物园里锁在笼子里的野兽，社会更倾向于把他们当作动物而非患病的人。《飞越疯人院》似乎印证了他们的观点，麦克默菲发现所谓的精神病人都是"不顺服的人"；"酋长"质问"谁是神智完全正常的人呢？"

从医学人文的观点来看，以大护士为代表的精神病院完全违背了医学伦理的原则，病人甚至不能询问所服药物的用途，执意询问的病人就会受到"管教"；电击疗法和脑白质切断手术作为手段，惩罚那些不遵守规矩的病人，这严重违背了"首先，不伤害"的伦理原则；显示有"出格行为"的人被判进入精神病院的做法已经可以上升到法律层面。虽然在今天这种现象基本不会再出现，但我们的社会也目睹过为了争得财产，家人把正常人送到精神病院、不服从者被当作精神病患者而被强行关押的现象，这一切都考量着精神病学领域从业者的智慧和判断力。

七、《上帝之殿》（出版于 1978 年，作者赛缪尔·山姆，美国）

罗伊·巴什就读于"世界上最好的"医学院，在"世界上最好的医院"上帝之殿（影射哈佛大学附属 Beth Israel 医院）作了一年实习医生，即使现在身在美丽如画的法国度假，沐浴在温暖的阳光下，有爱他的女友陪伴左右，他的思想还是"像导弹一样"，回到刚刚逃离的实习生活的深渊中。

上帝之殿由在美的以色列人于 1913 年建立，因为当时犹太医学毕业生受到歧视，无法找到好的实习机会。现在它已经是美国乃至世界上最好的医院，只有最优秀的医学生才能得到来这里实习的机会；但同时，实习医生也是上帝之殿权利金字塔的最底层。

初到医院，短暂的骄傲结束后，巴什陷入恐慌之中，课本上和医学期刊中的知识完全不能用到活生生的病人身上，医院混乱的气氛让他感到像进了动物园。在这里，最多的病人是"没什么明显毛病的小老太太"，以及无法治愈、无法归类、无法死去、无休止活着的老人。最让巴什感到痛苦的是，他没有可以学习的榜样。内科部主任的哲学是"永远为所有的病人做一切可以做的事"；住院总医师靠溜须拍马上位；负责指导巴什的住院医师是这里唯一的女医生，而她是一个"没有感情的、行走的教科书"；与他们常打交道的私人执业医生则靠不断输送"没什么明显毛病的小老太太"赚的盆满钵满。绰号"肥子"的住院医师有一套令人发憷、但实用可行的医院生存法则；他把那些老人称为"Gomer"，即"滚出我的急诊室"（Get out of my emergency room）的首字母缩写，他的解释是："Gomers 不是一般的'可爱的老人'，他们失去了人之所以为人的东西；他们想死，可我们不让他们死；我们试图挽救他们对他们是残酷的，而他们拼死拼活反抗我们挽救他们，对我们也是残酷的；他们伤害了我们，我们也伤害了他们。"但肥子又是一个具有丰富医学知识、关心病人的医生，他了解实习医生们的恐惧，知道他们的焦虑需要发泄渠道，这样一个不完美的"英雄"就是实习医生的榜样。

孤立无援、麻木神呆的实习医生们处在精神崩溃的边缘：巴什的朋友、唯一的黑人实习医生查克以暴饮暴食对抗医院里无处不在的种族歧视；来自加州的摩托车爱好者艾迪为对抗内科部主任，给主任的病人实施有损害性的治疗（如穿刺）并以此为乐，最后彻底崩溃；绰号"超级桶匠"的实习医师热衷尸体解剖，最后无法面对无处不在的 Gomers；焦虑的"侏儒"把性当作宣泄途径而无法去爱；来自南方的"绅士"宝兹认为自己应对病人的死负责，无法面对自己的错误而跳楼自杀。而除了肥子之外，这些年轻的医生们发现自己竟然连为宝兹痛哭的能力都丧失了；巴什不能接受宝兹的死和实习生活的残酷，行为出现异常而被迫去看心理医生。他发现了现代医学残酷的本质：它能够让一些人永远不死，多数时候不能治愈大部分人，而在这两者之外，基本上再没有时间和精力照护需要照护的人。而他本人在这一年当中，也逐渐转变为一个机械的、用科技和病人打交道的医生。在结束了高度使用医疗技术的 ICU 病房轮转后，他竟还恋恋不舍地跑回去加班，爽约没有和女朋去看哑剧表演。女友和两位院警朋友一起把他"押"到剧院。灯光暗下，短剧开始，而巴什的心还在 ICU。逐渐地，观众的反应把他的注意力带到了台上的短剧：

"三十秒之内，演员走过了人生的少年、成年、老年和死亡。我坐着，和其他人一起被吸引了，一起叹息、感动。我们的生命一闪即逝……忽然间，我所有的感官仿佛都开启了助听器……我到底怎么了？我内心的一些东西好像已经死了……院警朋友说：'我们见过这样的事（指失去人性的感知）发生在很多实习医生身上……我们很担心会失去你。'"

这次经历是巴什重生的开始，他不断地追问自己："在实习医师训练过程中我到底失去了什么？"他发现自己失去了爱的能力，因此发誓要蜕变，"再也不离开爱的国度。"巴什的一年是试练、跌倒、被救赎的一年，他挣扎在科学和人性之间以求得平衡。很多医学生和医生像巴什一样，选择脱离脆弱的人性情感，诉诸生物医学和科技，似乎找到了比较容易的解决方法，但去人性化的医学真是我们需要的医学吗？

《上帝之殿》的作者斯蒂芬·伯格曼（Stephen Bergman）毕业于哈佛大学医学院，并在其附属的 Beth Israel 医院实习，当年他化名为 Samuel Shem 对美国的住院医师培训过程进行了辛辣的讽刺，小说很快成了医学生的地下读物和焦虑宣泄途径。虽然当年医学界的一些"长老"对伯格曼撕去医学神圣外衣的做法很愤怒，认为他是医学界的"叛徒"，由于他们的抵制，同名电影也从来没有上演过，但美国医学界在《上帝之殿》出版 30 年之际集体反思实习医生和住院医师培养中的问题，肯定了《上帝之殿》揭露的问题是促进美国住院医师制度改进的动因之一。此外，小说中提出了一系列我国医学教育和医疗实践依旧面临的问题：医学教育中如何平衡科学和人文的关系？如何实现人性化的医学？实习医生和住院医师过度劳累的问题如何解决？如何能够平衡医生的权威和病人的自主权？在致命疾病的治疗中如何适度使用技术？社会如何解决贫穷（以及种族歧视）带来的医疗后果？老年人的健康保健如何进行？这些问题都值得我们深思。

（郭莉萍）

参考文献

1. Snow, CP. Human care. JAMA, 1973, 225（6）：617-621.

2. Pellegrino, ED. Humanism and the Physician. Knoxville：University of Tennessee Press, 1979：9.

3. Cassell, E. The place of the humanities in medicine. in Callahan D. Caplan A & Jennings B eds. Applying the Humanities. New York and London：Plenum Press, 1985：167-168.

4. Pellegrino, E. D. The humanities in medical education：entering the post-evangelical era. Theoretical Medicine, 1984, 5：255.

5. Self, D. The education philosophies behind the medical humanities programs in the United States：an empirical assessment of three different approaches. Theoretical Medicine, 1993, 14：221-229.

6. Cassell, E. The place of the humanities in medicine. In Callahan D. Caplan A & Jennings B eds. Applying the Humanities. New York and London：Plenum Press, 1985：171-183.

7. Clouser, D. Philosophy and medical education. In The Role of the Humanities in Medical Education. Norfolk, VA：Eastern Virginia Medical School, 1978：29.

8. Trautmann, J. Can we resurrect Apollo? Literature and Medicine, 1（revised edition）：2, 1992.

9. Ong, WJ. Psychiatry and literature：a report with reflections. Proceedings of the First Session Philadelphia：Institute on Human Values in Medicine, 1972：22-46.

10. Hawkins, A. et al, Humanities education at Pennsylvania State University College of Medicine, Hershey, Pennsylvania. Academic Medicine, 2003, 78（10）：1001.

11. Harrell, GT. Humanities in medical education：a career experience. Perspectives in Biology and Medicine, 1985, 28（3）：382-401.

12. Trautmann, J. Healing Arts in Dialogue：Medicine and Literature. Carbondale：Southern Illinois University Press, 1981：140-144.

13. Trautmann, J. Healing Arts in Dialogue：Medicine and Literature. Carbondale：Southern Illinois University Press, 1981：10.

14. Rousseau, GS. Literature and medicine：the state of the field. ISIS, 1981：406-424.

15. Banks, JT. Professionalization of Literature and Medicine. In Delese Wear et al eds., McLean, VA：Society for Health and Human Values, Literature and Medicine：A Claim for a Discipline, 1987：18-22.

16. Hunter, KM. Toward the cultural interpretation of medicine. Literature and Medicine, 1991, 10：1-2.

17. Jones, AH. Reflections, projections, and the future. In Delese Wear et al eds, McLean, VA：Society for

Health and Human Values Literature and Medicine: A Claim for a Discipline, 1987: 38.

18. Daniel, SL. Literature and Medicine: in quest of method. Literature and Medicine, 1987, 6: 1-12.

19. Ricoeur, P. *Time and Narrative*, vol. 1, Chicago: University of Chicago Press, 1984, as cited in Charon, R. *Narrative Medicine*. New York: Oxford University Press, 2006: 73-74.

20. Lyotard, JF. The Postmodern Condition: A Report on Knowledge: xxiv. trans. Bennington G & Massumi B. Minneapolis: University of Minnesota Press, 1984.

21. Kreiswirth, M. Trusting the tale: the narrativist turn in the human sciences. New Literary History, 1992, 23 (3): 629-657.

22. Hunter, KM. A science of individuals: medicine and casuistry. The Journal of Medicine and Philosophy, 1989, 14: 193-212.

23. Hurwitz, B. & Greenhalgh, T. Why study narrative? British Medical Journal, 1999, 318: 48-50.

24. Sackett, D., Rosenberg, W. et al. Evidence based medicine: what it is and what it isn't. BMJ, 1996, 312 (7032): 71-72.

25. Dracup, K. Bryan-Brown, C. Evidence-based practice is wonderful...sort of. American Journal of Critical Care, 2006, 15 (4): 356.

26. Cohen, AM. Stavri, PZ. Hersh, WR. A categorization and analysis of the criticisms of evidence-based medicine. International Journal of Medical Informatics, 2004, 73: 35-43.

27. Bensing, J. Bridging the gap: the separate worlds of evidence-based medicine and patient-centered medicine. Patient Education and Counseling, 2000, 39: 17-25.

28. Sweeney, KG, MacAuley D. et al. Personal significance: the third dimension. Lancet, 1998, 351: 134-136.

29. Charon, R. Narrative Medicine: Honoring the Stories of Illness. New York: Oxford University Press, 2006.

30. Charon, R. Narrative Medicine: a model for empathy, reflection, profession, and trust. JAMA, 2001, 286 (15): 1897-1902.

31. Spiegel, M & Charon, R. Editing and interdisciplinarity: literature, medicine, and Narrative Medicine. Profession, 2009, 1: 132-137.

32. Trautmann, J. The wonders of literature in medical education. In Donnie Self ed. *The Role of the Humanities in Medical Education*. Norfolk, VA: East Virginia Medical School, 1978: 32-44.

33. Coles, R. Medical ethics and living a life. The New England Journal of Medicine, 1979, 301 (8): 444-446.

34. Bonebakker, V. Literature and Medicine: Humanities at the Heart of Health Care: a hospital-based reading and discussion program developed by the Maine Humanities Council. Academic Medicine, 2003, 78 (10): 965.

35. Sontag, S. AIDS and Its Metaphor. New York: Farrar, Straus and Giroux, 1988.

36. Starr, P. The Social Transformation of American Medicine. New York: Basic Books, 1982: 124-125.

37. Tavormina, MT. Richard Selzer: the rounds of revelation. Literature and Medicine, 1992, 1: 61-73.

38. Bryant, DC. A roster of twentieth-century physicians writing in English. Literature and Medicine, 1994, 13 (2): 284-305.

39. Jones, AH. Literature and Medicine: traditions and innovations. in Clarke & Aycock, eds. The Body and the Text. Texas Tech University Press, 1990.

40. Shem, S. Fiction as resistance. Annals of Internal Medicine, 2002, 137 (11): 943-937.

41. Kleinman, A. The Illness Narrative: Suffering, Healing and the Human Condition, New York: Basic Books, 1988: 3-30.

42. Hawkins, AH. Reconstructing Illness: Studies in Pathography, 2nd ed. West Lafayette, IN: Purdue University Press, 1999: 229.

43. Frank, AW. Reclaiming an orphan genre: the first-person narrative of illness. Literature and Medicine, 1994, 13 (1): 1-21.

44. Smyth, JM et al. Effects of writing about stressful experiences on symptom reduction in patients with asthma or rheumatoid arthritis: a randomized trial. JAMA, 1999, 281 (14): 1304-1309.

45. Spiegel, D. Healing words: emotional expression and disease outcome. JAMA, 1999, 281 (14): 1328-29.

46. Greenhalgh, T. Writing as therapy. BMJ, 1999, 319 (7205): 270-271.

47. Ramirez-Esparza & Pennebaker, W. Do good stories produce good health? Narrative Inquiry, 2006, 16 (1): 211-219.

48. Beauchamp T. & Childress J. Principles of Biomedical Ethics. New York: Oxford University Press, 1979.

49. Clouser KD & Gert B. A critique of principlism. Journal of Medicine and Philosophy, 1990, 15: 219-236.

50. Davis, RB. The principlism debate: a critical overview. Journal of Medicine and Philosophy, 1995, 17: 511-539.

51. McCarthy, J. Principlism or narrative ethics: must we choose between them? Journal of Medical Ethics, 2003, 29: 65-71.

52. Chambers, T. The bioethicist as author: the medical ethics case as rhetorical device. Literature and Medicine, 1994, 13 (1): 60-78.

53. Stripling, MY. Bioethics and Medical Issues in Literature. Westport, CT: Greenwood Press, 2005: 22-26.

54. Salinsky, J. Medicine and Literature, vol. 2. Oxford: Radcliffe Medical Press, 2004: 125.

55. Corngold, S. The Metamorphosis. New York: Bantam Classics. 2004: 60.

56. Brieger, GH. Arrowsmith and the History of Medicine in America. Mobius, 1982, 2 (3): 32-38.

57. May, W. F. The Physician's Covenant. Philadelphia: The Westminster Press, 1983: 63.

58. Porter, R. The Cambridge History of Medicine. Cambridge: Cambridge University Press, 2006: 247.

59. Stripling, M. Y. Bioethics and Medical Issues in Literature. Westport, CT: Greenwood Press, 2005: 104.

60. 何明蓉. 文学与医学. 台北：唐山出版社，2007：34.

61. Martin K. & Carol D. eds. Return to the House of God: Medical Resident Education 1978-2008 Kent, OH: The Kent State University Press, 2008.

第十一章

医学人类学：医学人类学与身体生命

人类学家马陵诺斯基曾经说过"人类学是人的科学"，尽管他当时对"科学"的狭义理解今天已经广受批判，至少将"人"作为考察对象是人类学研究的一项不争事实。今天的医学人类学尤其关注身体生命，与医学的关心相辅相成。同时，医学人类学对"身体"的认识也如医学（不仅仅是生物医学）一般复杂多样。

本章从医学人类学对身体生命的关心入手，介绍这门当前日益受到重视的新兴学科。同时强调，医学人类学的着眼点在于广泛的人类生命，它对健康、疾病、身体以及医疗知识体系的人类学考察，可以把握不同时间、空间维度的医者和病患所处的社会文化及政治。本章内容主要包括医学人类学的发展沿革及主要分支；医学人类学的基本观点；医学人类学研究的关键词；以及医学人类学可能做出的贡献。

第一节　医学人类学概述

医学人类学的定义是很宽范的，笼统地来说，"医学人类学"可以理解为对健康、疾病、人体，以及医疗知识体系，或者说对"医学思想"、实践及其反应的人类学研究。可以说跟健康有关的人类学研究都是医学人类学。

人类学家一直以来都关注不同文化和文明中的人们如何理解疾病、经历疾病、治疗疾病以及对其进行理论总结。医学人类学家最初就是与医生和公共卫生专家合作来改善医疗服务、提高疗效的，而且人类学家的参与表明，要达到改善医疗的目的，必须对地方医疗知识和社会组织形式有细致的了解，这正是人类学的强项。

同时，人类学所研究的"非西方社会"也在深刻地影响着人类学家关于"人"的认识：这些社会的人们如何应对生老病死，他们不同于生物医学概念上的医疗保健形式、那些社会的个人和群体在各个生命时期和遭遇生命危机时借助的宗教和精神传统，等等。对于"攸关生死"的身体生命的探询成为医学人类学的核心问题，这些探询的最终指向在于：人之为人，究竟意味着什么？

因此，医学人类学研究的课题是非常广泛的，从国际医疗卫生、精神病学、本土医疗实践体系、新兴的生物医学技术，到病患经历、身体的人类学，到医学知识及其实践之价值观、利益及偏见等，研究的角度及理论基础也各有不同。一般来说，大家公认的医学人类学的三大领域为：生物或体质人类学、批判性医学人类学、医学的文化人类学。

一、生物或体质人类学

生物或体质人类学主要研究某一人群的生物、生理学特征以及如何在进化论上适应他们生存的环境。它主要回答人类的产生和进化问题，以及当代人类生物特征上的差异以及存在这些差异的原因。它与流行病学和人口学的关系比较密切，生物医学（或者说西医）知识是其理论基础。

关于生物或体质人类学，也有很多地方把生物人类学与医学人类学分开来对待，譬如在维基百科的词条，认为医学人类学是社会文化人类学的分支；而美国医学人类学会则在它的定义中把生物学方法也包括在里面。我们在这里谈的主要是人口生物学，譬如在世界人口层面上关于健康、人类进化、适应环境，以及人口基因学等研究。

二、批判性医学人类学

批判性医学人类学主要考察贫困以及不平等的社会状况对健康所造成的影响，其背后是一种政治经济学的关怀。比如不公正的制度会加重病人的病情，也就是说社会经济环境与个人的卫生与健康有着密切的联系。代表性的研究是美国人类学家 Paul Farmer 在海地的研究，他最早考察了肺结核在海地的流行，后来又考察了艾滋病病人在国家制度不平等状态下的悲惨境遇，在国际上产生很大的影响。

这种批判性医学人类学所采用的方法论是政治经济学、统计学以及流行病学。同时，它主要关注的是权利不平等，对生物医学知识体系自身，并不做深入的批评。因此，体质或生物人类学和批判性医学人类学，这两个方面的医学人类学研究并不对生物医学自身的理论背景及理论依据加以反思。

从另一方面来说，当今世界，生物技术和高新技术的医疗几乎已经无处不在，与疾病和生物技术相伴随的是新的结构性的不平等，已不再与所谓发达和发展中国家或者高收入和低收入国家的区隔直接挂钩，而出现了许多过去不曾想到的困境和新的矛盾。比如，在生物技术所制造的希望的肥皂泡之中，全世界的家庭都面临着是否倾尽所有来治疗癌症或其他疑难杂症。人权的话语也越来越多深入这样的领域，带来多种截然不同的效果。对抗反转录病毒药的获取就逐渐被视为艾滋病病人的权利，激发了一个增加艾滋病治疗机会的全球运动。正是在这样一个复杂的新世界，医学人类学家们开始扮演研究者、活动分子、医疗提供者、教师、国际组织参与者、地方机构合作者等多重角色，这在之前的时代是不可想象的。

三、医学的文化人类学

医学的文化人类学研究主要从社会、文化人类学的角度研究医学、疾病以及治疗，还有身体生命。医学的文化人类学研究并不简单地把医学作为一个纯粹的科学知识体制化的实体，也不把人体当作一个自然而然的生物体，而是对这些医学知识信仰及实践中的一些基本范畴，如"身体"、"疾病"等概念，做深入的考察，反思这些基本范畴在医疗知识中形成的历史及其实践。

我国也早在 20 世纪 80 年代就有了医学人类学的研究，但国内目前的医学人类学研究以生物或体质人类学多见，较少从政治经济、社会历史、人文的角度考察医疗和健康。本章介绍的医学人类学以医学的文化人类学研究为主。

第二节 医学人类学发展沿革

一、人类学的人文、社会科学性质

很多人听到人类学的名称，会认为这个学科主要研究人"从哪里来"，即人类起源与进化的历史，与考古学关系密切。但这只是人类学研究的一个方面，在我国被称为"狭义人类学"。人类学的确曾经以研究"原始人"为己任，但是研究"原始的他"的目的其实是为了更好地理解"现代的我"。现在人类学越来越关心人类的各种文化现象，尤其把眼光放在当下，而非遥远的过去。与"狭义人类学"相对应，"广义人类学"包含了体质人类学、考古人类学、语言人类学、社会文化人类学等不同的分支。其中体质或生物人类学偏重于自然科学研究。而考古人类学、语言人类学、社会文化人类学等则偏重于人文、社会科学研究。如语言人类学研究语言的分布和历史形成过程，以及语言在道德风尚、社会结构及信仰体系中的重要地位；考古人类学关注物质文化（包括文字）以了解历史上人类生存、生活方式的情况；社会文化人类学的研究范围更加广泛，包括对当下人类社会文化生活的各个方面（包括知识、信仰、道德、法律、风俗、社会关系等）的研究。我们这里介绍的医学人类学就是在社会文化人类学范畴之下的一个分支学科。

二、田野调查

田野调查是经典的社会文化人类学的研究方法。它是在 20 世纪 20~30 年代由英国人类学家马林诺斯基发展起来的，一直沿用至今，成为现代人类学研究最具特色的标志性方法。具体来说，田野调查要求研究者到被研究的地点住下来，学习当地的语言，考察当地的具体实践及知识，尽量从当地人的角度来理解他们做事的"道理"。这个方法听起来简单，做起来实非易事。关键的要求是站在对方的角度考虑问题，用人类学的术语就是尽量采用"他者的眼光"，放下调查者高高在上的身段，要求"自下而上"地看待问题。这里面涉及的是一个研究者与被研究者的权力关系，或者说权力不平等的问题。后面我们还会具体讨论科研中的权力不平等问题。

三、历史回溯

最早对医学感兴趣的人类学家主要有两种，一种是生物或体质人类学，另外一种就是对民族医，或者说非西方医学的研究，这更多是从文化人类学角度进行的。其实人类学家在更早些的时候已经开始对特定人群如何照看自己的健康、病患、生死等问题感兴趣，自19 世纪晚期至 20 世纪中期，一些关于宗教、仪式、家庭、神圣或世俗观的人类学与社会学研究都涉及病患与生死。譬如 W. H. Rivers，1924，Medicine，Magic and Religion。这些人类学家对非西方社会的人们如何处理病痛感兴趣，他们认为，通过考察非西方人们治病的实践，比如通过巫术、魔法、原始宗教治病，可以了解当地的社会关系与文化范式。换句话说，他们认为当地的医疗知识与实践与其所处的社会、文化环境有着密切的关联。这样的研究采用的是经典的文化人类学研究方法，即田野调查。类似这样的研究今天也在继续，强调的是医疗实践的多样性，或者说医学的多元。

这里尤其需要提到的一个典范是埃文思-普里查德（E. E. Evans-Pritchard）对非洲阿赞德人的研究，他的著作《阿赞德人的巫术、神谕和魔法》已经被医学人类学遵为典范。该书写作于20世纪30年代（1937年出版），基于普理查德自1926年至1930年间在赞德地区前后居住将近20个月所做的人类学考察。他先是对巫术与疾病做调查，进而引发了他对神谕的关注，从中认识到阿赞德人如何建构他们的病原学、处置疾病发展的不同阶段、选择对疾病进行干预的方式以及相应魔法的作用目标。

由此普理查德看到了一个非常严谨的知识体系以及不断复制自己及其实践的能力，并进而对过去西方认为的阿赞德人"行为没有逻辑"、"自相矛盾"等话语作出了挑战。从这一点来说，普理查德的一个非常重要的贡献是他的研究一直在与西方人（或者说他的读者）对话，他问的问题是针对西方人所质疑的阿赞德人是否具备实践"理性"，而不是单纯地给人们呈现一个"他者的文化"，仿佛那个文化与研究者自身的社会与文化没什么关系。这样的关怀启发了今天的医学人类学家在研究其他族群的医学时注意反思自己所在的社会的知识体系以及医疗实践。

当然，今天我们再读这本书还是会发现一些说法已经过时了，尤其是普理查德把"科学"与当地人的"逻辑"做了区别对待，认为"科学"是更为发达的一种遵循客观规律的"理性"形式。也就是说，他虽然认为阿赞德人的知识体系是严谨、有道理的，但是不一定能够放在所谓"科学"的标尺下衡量，而他的"科学"自然是狭义的西方的"科学"概念。这是我们熟知的西方中心观，或者说当时流行的社会进化论的观点：地理位置的差异被放置到时间差异上，西方的"科学"知识体系更高级，是其他知识体系发展的方向。

四、二战后去殖民化浪潮的影响

人类学早年的研究大多在殖民地或原始部落进行，主要在结构功能主义框架下作出分析，即把非西方社会看作孤立存在的整体，认为了解这些社会的结构，即社会形式与社会制度，就足以了解这个社会的一切。上面谈到的埃文斯-普理查德的研究就是在结构功能的框架下进行的，将阿赞德人的巫术实践与其社会制度相关联。这样的视角，其主要问题在于忽视了非西方社会也有自身的历史及其与外界的互动；过去的人类学家机械地把当地社会想象为社会规范与结构一成不变，不仅忽视了人们自身的历史，也忽视了人们的主观能动性。二战后伴随着殖民地纷纷解体以及民族国家的兴起，尤其后殖民主义思潮对人类学研究整体的批评，这些在"peoples without histories"（无历史的人们）框架之下做出阐释的人类学经典研究日渐式微。

同时，二战后随着冷战格局的形成，在冷战思维的框架下，为了向"第三世界国家"输出价值，欧美国家纷纷向饱受传染病困扰的穷国派出医疗援助，当时在这些国家各种传染病是致病、致死的主要原因，有的国家甚至达到了每年5岁前儿童50%以上的死亡率。那时的抗生素被称为"神药"，与外科手术一起在这些国家传播了一种新殖民主义式的信仰，即西方在医学、科学、文化上的优越性。当然，与此相伴的还有那些营养与卫生的项目，这都是大规模外援项目的主要组成。

但在执行这些国际项目的同时，医生与公共卫生的专家们常常会遇到援助对象不合作的情况，譬如建好的诊所没什么人去，烧开水的建议也没人听，等等。这种时候，项目人员一般会确信是因为本地那些充斥着迷信思想的传统知识妨碍了他们将科学的医学知识指导下的理性行为教给当地人的这样一番好意。为了解决这个问题，他们请来人类学家做顾问。这些人类学家也基本持相似的观点，即以西方中心的角度，把文化上的差异看做线性进步论历史观之下的现代与传统，理性与非理性之间的矛盾。当然，人类学家本身的田野研究也让他们从文化相对主义的角度出发，建议医学专家们或许可以兼顾某些本地风俗的有效性，并进一步地尝试用一些本土的传统概念来阐释这些新的科学知识与实践。Benjamin D. Paul 于 1955 年出版的 Health, Culture, and Community 正是这些案例研究的一个集子，直到 20 世纪 70 年代，这本书一直是医学人类学的基本教材（人们也通过这本书来认识什么是医学人类学）。

五、转向自身社会

上面提到的这些研究，其背后的预设都是有问题的。都是研究者站在自身社会的立场居高临下地对待那些接受援助的国家与社会。二战后的去殖民化运动以及后殖民主义思潮的影响，让人类学家开始认真对待原来被认为"原始"、"落后"的社会文化，并与其他社会科学家们一起分析自身社会历史转型中的相关概念，比如现代化、西方化、职业化、医学化、全球化等。譬如到 20 世纪中期才全面铺开的接生在美国医学化（或医院化）的现象。

20 世纪 70 年代以来，后殖民主义、后结构主义、女性主义等新的社会理论的兴起促成了医学人类学家将眼光放在自己的社会以及自身所处的医疗体系。关注的话题包括基因科学和临床医学如何影响了个体经验（如生殖技术及延缓死亡的技术），以及围绕着生命本身的起点与终点如何定位的相关政治、伦理及话语的变迁等。这些都与生物科学与生物医学的发展密切相关。

具体来说，譬如传统与现代之争、个人、社区乃至社会制度对上述问题的回应，包括生育手段、基因频谱、流产、安乐死、辅助自杀、镇痛药、延长生命（或死亡期限）的医疗手段，关于人权、女权以及其他权利的话语如何支持或改变了关于人的概念，甚至如何在生命的开始与终结加以干预，等等，这些都可以生发出来丰富多样的交流对话与交涉。

也依然有很多医学人类学家关注医学多样性以及不同医学的比较。但是大多数人对非生物医学体系的研究并不只是为了增加一些博物馆类的知识，而是促使人类学家反思自身所处的社会和所处的医学。研究的主题包括：传统医学如何对应 19、20 世纪以来生物医学在世界体系中的扩展，关于医学多样化及不同医学的认识论的比较，等等。这样的一些研究在 20 世纪 90 年代更为突出，尤其在中国、印度、日本等国家的研究，如 Judith Farquhar, *Knowing Practice：The Clinical Encounter in Chinese Medicine* (1994)；Elisabeth Hsu, *The Transmission of Chinese Medicine* (1999)；Lawrence Cohen, *No Aging in India：Alzheimer's, the Bad Family, and Other Modern Things* (1998)；Margaret Lock, *Encounters with Aging：Mythologies of Menopause in Japan and North America* (1993)，等等。这些研究，从方法论上来说依然是经典的人类学参与观察某个"他者"文化的产物，但是它们的理论框架不再是那种结构功能主义，即把被研究的文化看作某个孤立的个体，与其他文化无什么关联；相反，这些民族志都会把角度放在全球化、后殖民主义以及生物科学的大框架之下来对待。

另一个研究非生物医学的例子是 David Arnold 于 1993 年出版的 *Colonizing the Body: State Medicine and Epidemic Disease in Nineteenth-Century India*。这个研究分析了在应对天花、霍乱、瘟疫等传染病的过程中，印度本土与英式医学知识及实践相互之间错综复杂的关系，及其体现出来的在印度殖民体系背后的英国人关于印度的种种观念，以及印度人对这些体系的抵抗。虽然这项研究基本上是一个医学史研究，它同时与很多学科交叉，关注医学知识与实践受到的其所处文化（空间）与历史（时间）的具体情景与条件的影响，尤其与政治经济学背景的密切关联，这在很大程度上也属于医学人类学的范畴。当前医学人类学研究的一个核心的观点就是：

一切医学知识与实践，其形成都受到其所处的文化（空间）与历史（时间）的具体情景与条件的影响，尤其与所处的政治经济学背景密切相关，而且无论在全球的视野还是本土视野，它们都在不断地改变。

六、小结：二战后的历史回溯

综上所述，医学人类学是在 20 世纪 50 年代作为社会人类学一个独具特色的分支出现的，当时主要以公共卫生学院和史密森学会的一小部分人类学家牵头，致力于与拉美和非洲的国际卫生专家合作。到 20 世纪 70 年代，这个领域开始在人类学界形成比较中心的位置。医学人类学也被重新塑造为"医疗体系的比较研究"，当时主要关注亚洲的多种医疗体系，并且与解释人类学、象征符号研究和现象学相联系而发展出自己独特的理论基础。

到了 20 世纪 80 年代，医学人类学的规模迅速膨胀，更多的人类学家开始进入临床做研究，在医学人类学会内部也发展出很多兴趣小组，医学人类学家们参与到对医学知识和体制的批评性研究，围绕贫困和疾病及医疗措施的不平等分配做了民族志研究。20 世纪90 年代科学学以及相关的医学和科学人类学家将科学反思的话题带入医学人类学，大家开始对生物技术感兴趣，关注的话题包括基因、制药、高新技术的治疗等。同时，医学人类学家与临床医生、病人和医学伦理学家们合作，拓展了医学文化新的研究取向。也有人类学家和新一代的人类学-医学家投入到全球卫生运动的发展中，将医学人类学在国际公共卫生领域的应用活动拓展到在低收入国家推广治疗之前无法医治的疾病如抗药性肺结核和艾滋病，并借助人权和社会公正的口号积极推动医疗资源的重新分配。医学人类学家和其他领域的人类学家一样越来越深入到人道主义组织介入的各种纷争之中，在充满暴力和社会瓦解的情境下做研究，既参与也批评。

也就是说，作为医学人类学者，我们要求以一种开放、流动的姿态来对待医学知识与实践。下面这个图是美国的医学人类学会在 2009 年 9 月庆祝医学人类学作为一门学科正式成立 50 年的一个海报。从这里我们可以看到，人类学的分支包含了公共政策、医学史、生物伦理、基因研究、职业科学、国际/地区研究等各个方面，尤其位于核心的是 STS（Science & Technology Studies）即科学技术研究，对医学相关的科学技术及其知识与实践的反思已经成为医学人类学研究中普遍关注的重点。

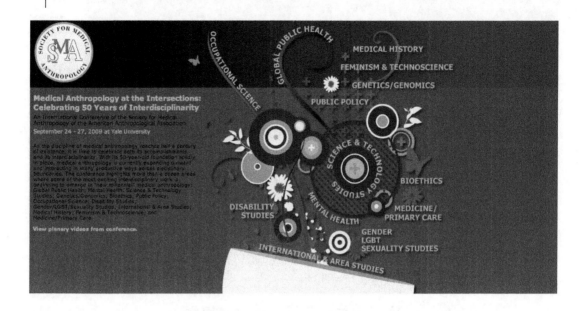

第三节 医学的文化人类学研究的基本观点

一、医疗实践也是文化的一部分

这里我们谈的是人类学意义上的广义的文化。好比我们前面提到的过去人类学家在一些非西方社会研究医疗实践以从中找到理解当地文化与社会的钥匙。

二、医疗实践还包括许多在正式医疗体制之外的活动

比如人们常说的"有病乱投医"。强调这一点是因为医疗从业者总是要给自己划地盘的，因为这涉及他们的自身利益。他们总是认为自己有权威来划分什么是真正的医疗，包括中医师（我带学生去中日友好医院参观的时候，学生告诉大夫说他们去做了足疗，大夫就非常不屑一顾）。但是我们不能否认外行人也有医疗的经验，而且这种经验是一定要纳入医学人类学家的视野的。

三、病人的经验，或者说主体性，与理解医生的知识同等重要

这里我们可以跟公共卫生做一个比较，公卫的人也强调他们要理解普通人关于健康的经验以及一些"野"的医疗知识，但是他们的目的是了解以后能够想出更好的方法来说服普通人接受正规医学的医嘱或建议。人类学对病人经验的强调还包括比较医生与病人对疾病的观点与目标的一致以及分歧的方面，以及医生与病人通过不同的方式进行沟通而取得的不同效果。还有就是不同文化以及不同历史时段中人们对疾病的经验有何不同。"患病经验"已经成为当今医学人类学研究中的一项重要内容。

四、相对主义

在比较不同的医疗卫生经验时应当对不同文化对待健康、疾病、医疗的不同方式采取

对等的态度。这也是人类学最强调的要用本地人的语言及视角来考察当地人们的实践。

五、对一些基本概念的反思，比如"身体"、"疾病"

前面提到医学人类学家非常重视患病经验。几年前医学人类学家经常使用"解释模式"的想法，比如，他们认为中医对中国人最有效，因为中医大夫的解释与中国病人的文化模式最为一致。他们假定，在医生与病人拥有相似解释模式的情况下，治疗总会更加有效。这种方法有一个重要的局限性，那就是它没有考虑身体的生命。病人总在关注他们症状的改变和其他的身体经验。他们不但用治疗的合理性来衡量疗法是否有用，更重要的是他们会参照他们整个看病经验中的各种治疗效果来做一个衡量。他们自有一套自己的治病（或者说看病）哲学，比如个人习惯如吃喝、活动、休息，这些与药物和临诊是同样重要的。因此从一定意义上来说，医学人类学在考察某种医疗知识体系的时候，不仅要考察临床和教科书，实验室和专家会诊，还有患者的身体。而这个身体绝不是一个纯粹生物解剖学意义上的物体，它是边界不定、经常处于变化之中的身体。

总结来说，医学的文化人类学研究与医学是不同的。我们医学人文研究院的王一方老师出版过一本书名为《医学是科学吗》，强调医学的社会人文特性。不过医学最终是要寻求对人们生命经验的理解以干预或改变患病的经验，或者说祛除病痛。而医学人类学不会想要马上就可以得出一个什么结论可以用来拯救个人甚至社会。人类学是一门"基础科学"，它想理解的是事情是怎样成为今天我们眼前的这个样子，而不是我们怎样来纠正这个事情。当然也有很多做医学人类学的认为他们的目的就是要去提高医疗服务，这也可以理解，医学是人文科学之珠，是为人类谋福祉的，能够提高医疗服务应该是一件很高尚的事情；而且，医学相关的研究总是能够拿到大笔的研究经费。但是如果人类学家只想到去帮助医学实现它自身的目标，我们就不能去理解医生和病人真正所处的社会状况。而正是他们作为医学知识的具体实践者，不断在特定社会的实践过程中生产与再生产着医学知识。

第四节　中国的医学人类学

大多数学者认为最近 20 年是中国医学人类学的发展期。确实，当下中国面临的健康、疾患、医疗结构等问题对社会科学领域提出了相当大的挑战，这也是医学人类学发展的契机。譬如，目前中国医学多样化的特殊社会历史情境和人们对病患的宽泛理解还没有很好地进入世界人类学的视野。因此中国医学人类学的发展可以从以下三个主要方面来考虑：

一、加深与公共卫生研究的密切合作

一直以来，我国政府都很重视对公共卫生服务体系的重组及扶持。在这一过程中，自乡镇卫生院到卫生部的各部门，都在为国家和地区的卫生政策贡献各自的地方性知识。这些各级单位也是医学人类学研究的"田野点"，人类学家应该与这些官方机构密切合作而非避开，只有这样才能充分理解中国医疗的社会情境。

二、拓展对我国医学多样化的人类学考察

医学人类学一直强调医学多元主义并且呈现了许多国家的病人和医者选择西医之外其

他医学的策略。中国更是具有不止西医一种官方承认的正规医学体系，包括民族医药、民间医药、传统医药等，这些都非常值得用人类学的方法加以研究。同时，医疗服务向国际化模式的转移和技术转向也是值得探究的范畴。

三、为医学人文的发展作出贡献

医学人类学的一些研究方法和研究取向有助于加强对医患经历的人文理解：患病经历，在资源匮乏环境下作为医疗专家的经历，身体衰弱面临健康危机的人们的生存策略，等等。叙事医学和口述史的方法在这里将会起到重要的作用，必然也会影响到更加符合实际情况的卫生政策的制定。如何去听、去读、去写，对于发展出系统成型的人文方法来说也很重要。

第五节　医学的文化人类学研究可能取得的一些社会目标

一、医疗工作者可以更好地理解病人的需要、愿望及行为

如今医患关系已经引起广泛的社会关注，而医患矛盾中一个重要的方面是医生与病人之间的沟通不畅。病人往往对自己的病情有着相当复杂的解释，这些可能与家庭矛盾、社会条件，或者对身体的非医学的想象有关，而且只有当医疗达到病人所理解的病因之后，治疗才会令病人满意。

二、为医疗政策的制定提供更好的基础

譬如清华大学的景军教授曾在 2012 年的一篇回顾中国的医学人类学的文章中提到的鄂伦春人的例子。一份 2006 年出版的研究揭示，意外损伤在鄂伦春人中为第一位死因，以冻死、自杀、溺水、枪支走火为主，而且通常发生在酗酒期间。若从考虑减少意外死亡的角度出发，预防酗酒导致的意外伤害必定首当其冲。但是根据人类学家的研究，鄂伦春人酗酒、自杀和其他意外死亡问题的严重程度与该民族的文化生存危机和环境生存危机密切联系，达到一个难以分别处理的地步。这样的研究充分说明了使用整体论分析健康问题的必要，即鄂伦春人的严重酗酒问题并不是能够依靠某个单一的公共卫生策略就可以解决的。

三、更好地理解人类生命力

如人类学家景军指出，对自然科学家而言，生物多样性对于物种保存和人类生存的重大意义非常容易被认识到。但文化多样性的意义在自然科学界并不能像生物多样性那样得到普遍认同。他指出，"所谓的文化多样性就是不同民族或群体借以表现其文化的多种不同形式，属于人类社会的基本特征，也是人类文明进步的重要动力。例如，不同的传统医学非常明显地体现着人类应对健康问题时表现出来的文化多样性。即便在现代西方医学为强势的国家和地区，传统医学的生命力仍然旺盛，有很多人依然热衷于使用传统医学应对疾病的困扰或依据传统医学的理念维持自身健康"。因此，医学人类学可以帮助我们超越生物医学的视角而更加开放地理解身体生命，以致认识人类生命无穷的潜力。

四、更好地理解并欣赏生物医学之外的其他医学

这里我们可以想到医学人类学与中医的发展相关的一些思路。人类学家一直很关注所谓"传统"医学中，医生与病人多种的信仰及实践；尤其坚持从这些"非生物医学"所依存的文化体系来进行理解与阐释。在这样对本土各种社会文化体系进行研究的过程中，人类学同时也将许多新的、陌生的概念介绍到了人类认识自身的国际语言中。譬如中医就为世界思想库贡献了一些概念（气、阴阳、五行等，尤其中医对人体的时间性的动态认识），因此，人类学（或者说医学人类学）可以帮助中医在将来让更多的人领会到他们的影响。

中医要发展，要走向世界，它与世界对话的语言不能是单一的自然科学的语言，那样它永远处于劣势。我们已经看到，即便在中国，中医科研得到的支持（主要经济上的）远远不如西医，更不用说其他医学（当然最近似乎有所好转，但是还不能与西医庞大的科研队伍相比）。当然我们不是说科研就不必再做下去，但是我们所谓的这些传统医学如何与"现代医学"一道向前发展？医学的文化人类学研究提供了一种也许更为有效的方式，并且可以帮助我们更好地整理中医理论，以中医自己的语言将其精华传给全世界。至少我们可以看到两个显而易见的好处：①人文科学研究比自然科学研究便宜，所需经费较少；②这样的研究鼓励我们不盲从科学，科学的发展应当在具体社会环境下受到不同人类群体的控制。至少它反对"科学"对"中医"的排他性。因此，人类学研究不仅可以帮助传统医学在中国发展，还可以帮助传统医学更加自信地走向世界。

（赖立里）

参 考 文 献

1. 景军. 穿越成年礼的中国医学人类学. 广西民族大学学报（哲学社会科学版），2012，（2）：011.

2. David Arnold. Colonizing the Body：State Medicine and Epidemic Disease in Nineteenth-Century India. California：University of California Press，1993.

3. Lawrence Cohen. No Aging in India：Alzheimer's, the Bad Family, and Other Modern Things. California：University of California Press，1998.

4. Paul Farmer. Infections and inequalities：The modern plagues. California：University of California Press，1999.

5. Paul Farmer. Pathologies of power：health, human rights, and the new war on the poor. California：University of California Press，2004.

6. Paul Farmer. AIDS and Accusation：Haiti and the Geography of Blame. California：University of California Press，2006.

7. Judith Farquhar. Knowing Practice：The Clinical Encounter in Chinese Medicine. Boulder，1994.

8. Elisabeth Hsu. The Transmission of Chinese Medicine. California：University of California Press，1999.

9. Margaret Lock. Encounters with Aging：Mythologies of Menopause in Japan and North America. California：University of California Press，1993.

10. Bronislaw Malinowski. A Scientific Theory of Culture and Other Essays. London：Routledge Press，2008.

11. Benjamin D. Paul. Health, Culture, and Community. New York City：Russell Sage Foundation，1955.

12. E. E. Evans-Pritchard. Witchcraft, oracles and magic among the Azande. New York City：Oxford University Press，1976.

13. W. H. R. Rivers. Medicine, Magic and Religion: The Fitzpatrick Lectures Delivered Before the Royal College of Physicians of London 1915 and 1916. London: Routledge Press, 2001.

14. Victor Turner. The Forest of Symbols: Aspects of Ndembu Ritual. New York City: Cornell University Press, 1967.

第十二章

医务社会工作：播撒人性的关怀

医务社会工作是人文关怀的重要领地，被称为播撒人性关怀的职业，但这种职业又是人们比较陌生的，目前在中国大多数人不知道医务社会工作者到底在做什么，在医院中扮演什么角色。

大家之所以对医务社工不熟悉，是因为在中国内地"医务社会工作制度建设的现状仍处于萌芽和初始状态"，这是在 2007 年 11 月发布的《中国医院社会工作制度建设现状与政策开发研究报告》中指出的。而在中国的香港、台湾及西方发达国家，这一行业已有很好的发展。我们在多年前看到的香港电视连续剧《妙手仁心》中，就有精彩的体现。影片中除了医术精湛的医生和忙碌的护士之外，还有一些没有穿着统一制服，却活跃在医院各个角落的人，他们善良、风趣、专业、精干，总在病人出现麻烦的时候，看到他们的身影，他们特别多地出现在就医指导、心理疏导、家庭援助等多项工作中，他们就是医院中的医务社工。每当医生跟病人难以沟通时，就求助于医务社工。

第一节　医务社会工作的概念与内容

医务社工是社会工作的一个分支，因此，我们首先要了解社会工作的概念。

一、社　会　工　作

社会工作最早产生于英国、美国等西方发达国家，后来逐渐在其他国家发展起来。我国的"社会工作"一词从英语"social work"直接翻译而来。

各个国家对于社会工作有不同的定义。1947 年，联合国从三种角度归纳了社会工作的定义：第一种，将社会工作视作一种个人慈善事业；第二种，将社会工作视为政府或非政府组织进行的以解决各种经济困难导致的问题为目的的有组织的活动；第三种，将社会工作视为一种由政府或非政府组织进行的专业服务。这三种定义分别代表社会工作发展的三个阶段——将社会工作视作个人慈善事业反映了社会工作发展的初级阶段；把社会工作视为政府或非政府组织进行的，以解决各种经济困难导致的问题为目的的有组织的活动是目前大多数国家现实的实践；而社会工作发展较为成熟的国家倾向于把社会工作视为一种社会职能广泛的职业。

第三种定义符合现代意义上的专业社会工作。所以，专业社会工作是社会工作发展到一定阶段才产生的。

国际社会工作者联盟（IFSW）与国际社会工作学院联盟（IASSW）于 2001 年 6 月 27 日在哥本哈根联合议定和发布社会工作的国际通用定义：社会工作专业倡导社会变革、促进有关人类关系的问题解决并推动人们的增权和解放以增进福祉。通过运用关于人类行为和社会系统的理论，社会工作介入人与环境的相互作用。人权和社会正义的原则是社会工作的基础。

它的定义阐释是：社会工作通过多种形式关注人与环境之间多重并且复杂的交互作用。它的主要宗旨是让所有人得以充分发展他们的全部潜能，使生命丰富而充实，并防止功能失调的发生。专业社会工作注重的是问题解决和改变。因此，社会工作者是社会中以及他们所服务的个人、家庭和社区生活中变革的作用者。社会工作是一个价值观、理论与实务相互关联的系统。

社会工作发源于人道主义与民主的理念，它的价值观是基于对所有人的平等、价值与尊严的尊重。通过百年的发展，如今的社会工作实践已将关注的焦点放在满足人类需求与开发人类潜能上。

无论是哪种定义，它的落脚点都在于沟通、交流，使关系融洽。在构建和谐社会的当代中国特别需要从事这样工作的人。因此，2006 年 10 月中共中央十六届六中全会作出《中共中央关于构建社会主义和谐社会若干重大问题的决定》（以下简称《决定》），《决定》指出要："建设宏大的社会工作人才队伍。造就一支结构合理、素质优良的社会工作人才队伍，是构建社会主义和谐社会的迫切需要。建立健全以培养、评价、使用、激励为主要内容的政策措施和制度保障，确定职业规范和从业标准，加强专业培训，提高社会工作人员职业素质和专业水平。制订人才培养规划，加快高等院校社会工作人才培养体系建设，抓紧培养大批社会工作急需的各类专门人才。充实公共服务和社会管理部门，配备社会工作专门人员，完善社会工作岗位设置，通过多种渠道吸纳社会工作人才，提高专业化社会服务水平。"

2010 年党中央、国务院颁布实施的《国家中长期人才发展规划纲要（2010—2020年）》，第一次将社会工作人才作为一支独立的人才队伍纳入国家人才工作全局。《纲要》明确提出，要培养造就一支职业化、专业化的社会工作人才队伍，到 2020 年使我国社会工作人才总量达到 300 万人。这充分表明社会工作人才是我国人才队伍中的一支生力军，是建设人才强国的一支重要力量。社会工作人才作为一支独立的人才队伍，有利于充分调动社会资源，推动人才队伍发展，加快建设人才强国；有利于在社会发展各个方面落实人才政策，凸显人才对社会发展的智力支撑和第一资源的作用。这是非常可喜的一件事情。

按照中共中央《决定》的精神，结合国内外经验，有关部门指出，社会工作是社会建设的重要组成部分，它是一种体现社会主义核心价值理念，遵循专业伦理规范，坚持"助人自助"宗旨，在社会服务、社会管理领域，综合运用专业知识、技能和方法，帮助有需要的个人、家庭、群体、组织和社区，整合社会资源，协调社会关系，预防和解决社会问题，恢复和发展社会功能，促进社会和谐的职业活动。这一概念从基本要素、工作方法及功能的角度对社会工作进行描述，比较具体地说明了社会工作的内涵。

随着社会工作在我国的出现和发展，人们越来越多地接触到这样几个词：社工、义工、志愿者。究竟他们的异同在哪里？

社会工作者是社会工作的主体，是社会服务的提供者，从英文"social worker"直接翻译而来。《中国社会工作百科全书》将社会工作者定义为从事社会工作的专业人员。社会工作者是特指以助人为职业的专门从事社会工作的人。他们受雇于公、私立社会福利机构从事社会服务，以社会工作为职业的人。其特定含义是从事这一工作须具有一定资格要求。对于社会工作者的资格，虽然不同国家和地区在受教育的级别上有差别，但为国际社工界所认可的"社会工作者"应符合以下要求：一是具有社会工作专业教育的背景；二是持有社会工作执照；三是从属于社会工作专业组织或协会；四是以社会工作为职业；五是受社会工作道德伦理和职业守则的制约。

义工是指个人基于社会责任及义务，自愿贡献自己的时间、精力、技能，不计报酬地参与社会服务的工作。中国青年志愿者协会对志愿者的定义为：不为物质报酬，基于良知、信念和责任，志愿为社会和他人提供服务和帮助的人。从事义务工作的人被称为义务工作者，简称"义工"，也称"志愿者"或"志愿工作者"，英文"volunteer"。义工是人人都可以从事的，没有资格要求，是可以随时随地参与的。

因此，义工、志愿者与社会工作者的区别在于：义工无需专业背景，服务没有报酬，而社会工作者则要经过一定的专业训练和教育培养的过程，是具有社会工作专业知识和技术，以社会工作为职业的人。

目前社会工作实务分类主要包括：儿童社会工作、青少年社会工作、老年人社会工作、妇女社会工作、残疾人社会工作、医务社会工作等。

二、医务社会工作

所谓医务社会工作，就是指医务社会工作者运用医务社会工作知识与方法，为有需要的个人、家庭和社区提供对于疾病的预防、治疗、康复以及有关的经济的、社会的、情绪的和家庭方面的专业的医务社会服务。这一服务可起到舒缓、解决和预防医务社会问题的作用。在医疗卫生机构中，从社会暨心理层面来评估并处理病患的问题，与医疗团队一起共同协助病患及其家属完成医疗工作，提高医疗效果，使病患达到身心平衡。

随着我国现代医学的进一步发展以及专业社会工作的成熟，当代医务社会工作的服务内容得到进一步扩展。

在我国，从国外引入医务社工的概念时有各种称谓，如医院社会工作、医学社会工作、医疗社会工作等。到2009年4月，中共中央、国务院发表的《中共中央、国务院关于深化医药卫生体制改革的意见》中，正式把医疗领域开展的社会工作统称为"医务社会工作"，为医务社会工作在我国的良好而有序的发展奠定了基础。

另外一个需要厘清的概念是，医务社会工作与医院中的行政工作的区别。有人会把医务社会工作等同于我们概念中的医院内的社会行政工作，认为医务社会工作就是有关医院的医疗管理、医疗监督、医疗纠纷的处置，来信来访的回复接待等。其实，这是两个不同的概念。医务社会工作是指在医院围绕医疗过程而开展的社会工作，这包括对病人的心理援助、情绪问题的处理、解决病人及其家属的心理问题、解决病人与家属成员或社会交往上的障碍、提升病人的自助能力、帮助病人寻求获取社会资源、安排病人的康复计划、为病人提供出院转介服务等。医院中的行政工作则是协调和处理医院内部各部门的关系，以及协调和处理医院与社会其他部门的关系。医院的社工部应该是独立运作的，不参与医院行政操作的流程管理，只是从事与为病人提供各类服务的相关工作，不与其他行政职能部门有任何隶属关系。

医务社会工作在医院工作中的重要作用日益显现，也许不久的将来将列入医疗工作序列，使之成为卫生领域内继医生、护士、医技后的第四种职业。

三、医务社会工作与医学人文关怀

社会工作本身起源于各种人文和民主理念，它的核心价值观是尊严和人的价值、人类关系的重要性等。医务社会工作继承了社会工作为"有需求者"提供必要帮助的核心价值与理念，与医学人文关怀关系紧密。

医学人文的内容包括以人为本、全心全意为人民服务，充分尊重病人的选择权、回应和满足病人需要、改善病人及其家庭生活质量、为病人提供个性化优质服务和医学专业精神等。它是宏观制度安排、主流价值理念、医学专业精神、专业伦理与职业道德、医疗文化传统、公共财政制度和社会氛围的综合体。最为重要的是，医学人文的核心与实质是关怀、照顾（care），是专业责任与专业伦理、职业道德。医学人文关怀是卫生保健服务的灵魂，是医学专业精神的精髓和医学专业使命的核心。医学人文关怀的核心是专业价值观与专业使命，是只真正的、无形的"看不见的手"。与此相联系的医学人文学科是探讨医学起源、发展历程和规律、医学目的、医学价值、医学规范及预防、医疗、保健等与医学有关的其他社会文化现象的学科群。

北京大学前常务副校长柯杨特别强调大学教育的目的应该是对全人的塑造和职业能力的培养，二者互相依存不可分割。学生特别是医学生应当具备强烈的人文精神、利他主义精神。很多医学院校都特别强调教育中的人文精神。例如在中国台湾的高雄医学大学的校训就是"欲为医者，必先为人也"。台大医学院也提出了"视病犹亲"的沟通态度，特别强调作为医者要与病人、家属有良好的沟通。同时提出"为良医不为名医"的理念。这些思想都为培养具有人文关怀的医务工作者打下了基础。在此思想指导下出现了出版《爱呆西非连加恩——摄氏零上四十五度小医生手记》的连加恩这样的医生。1976年生于中国台北的台湾青年连加恩于2001年11月份，自愿到西非的布吉纳法索（Burkina Faso）去。那是在赤道以北9到15度之间的一个非洲小国。在那里，平均十万人中只有一名医生；在那里，平均每五百只蚊子里就有一只是疟蚊；在那里，平均五人中就有一个是艾滋病患者；在那里，人们见面总说：你没有泻肚吧？在那里，夏天六月份的平均气温在零上50度；在那里，人的平均寿命只有40岁。连加恩在那里工作了二十多个月，为当地人凿了三口深水井，通过e-mail为那里的人成功地募捐了八万件衣服，还修建了一座孤儿院。他做这一切只因为是"一个房间只要有一根蜡烛，光明就可占据大部分空间，但愿每个人都能成为一根蜡烛。"2003年12月，出版根据他自己的经历所写成的书《爱呆西非连加恩——摄氏零上四十五度小医生手记》。他曾经说：做这些事情，只是希望人生多一种尝试，分享爱给需要的人。这应该就是医学人文关怀的精神。

而医务社会工作者可通过开展患者心理卫生咨询、社会适应指导、健康科普知识传授以及病人和家属应对疾病、死亡等方面的社会心理调适工作，提高病人对面临问题的适应能力，调动病人机体内在的自愈力，促进病人尽快康复，实现医疗服务的人文关怀与照顾，与医护人员一起努力实现医疗的"全人"服务目标。医务社会工作的开展也是弥补原有医学模式中人文关怀和心理支持的缺失，有效地预防和减少医疗纠纷，改善医疗服务质量，增加医患服务的人性化和人文关怀色彩。因此，医务社工的发展状况是衡量医学人文关怀与医学专业精神、衡量公民身心健康需要满足与社会福利总体状况以及构建和谐社会与和谐医患关系的指标体系。医务社工是医护人员的专业助手与专业合作伙伴。医务社工在卫生保健领域中提供"免费"福利服务，是医学人文关怀与医学人文精神的专业使者，是现代卫生保健服务与社会福利服务的整合者。

2009年3月17日发布实施的《中共中央、国务院关于深化医药卫生体制改革的意见》，在"构建健康和谐的医患关系"的条目下，首次明确提出"开展医务社会工作，完善医疗纠纷处理机制，增进医患沟通"要求，确立了医药卫生体制改革与医务社工的内在联系。为深化医药卫生体制改革，构建和谐医患关系提供了制度化、系统性、可操作性的改革思路。最重要的是，医务社工为医学人文关怀应关怀什么和如何关怀提供了权威答案。

第二节　医务社工的工作范围与内容

医务社会工作有广义和狭义的范畴。广义的医务社工是指健康照顾体系、健康服务处境以及健康服务相关领域内的社会工作；狭义的医务社会工作主要指医疗保健机构中开展的社会工作。

一、医务社工的工作范围

概括地说，医务社工可在公共服务、社会服务、国际卫生保健、环境保护、人口与计划生育服务、医疗保障、公共卫生、医院、精神卫生、康复、社区卫生服务等领域发挥作用。

医务社会工作对个人防病治病、改善健康状况，对健全现代健康照顾体系，对提高生活质量和发展社会福利，对促进宏观经济发展，构建和谐社会发挥重要作用。

从工作领域来看，医务社会工作具体包括：①政策与制度层面的医务社会工作，如健康需要评估、健康促进和公共卫生社会工作、疾病预防和初级卫生保健中的医务社会工作。②医院和社区的医务社会工作，包括：急诊、门诊和医院病房医务社会服务工作；医患关系、医疗纠纷和医疗保险方面的医务社会工作；出院计划和愈后康复服务医务社会工作。其中，社会支援是医务社工的重要工作之一，因为在治疗的过程中还可能涉及经济、法律和社会问题等。如对"因病返贫"、"因病致贫"的患者，医务社会工作者可以帮助他们争取相关政策和社会各界的支持，解决患者经济上的困难。对于一些因罹患疾病导致身体损伤而失去劳动能力或社会适应困难的患者，医务社会工作者可以利用各种社会资源为患者提供帮助。③面向弱势群体的医务社会工作，如：医疗救助和弱势群体健康照顾服务；弱势人群的长期照顾及医务社会工作；临终关怀和善终照顾医务社会工作等。

二、医务社工的工作内容

1. 对病患及其家属方面的服务，包括为病患及其家属提供相关的医疗资讯，协助他们对病情和诊疗有更多的了解，开展病人及家属的心理调试工作，辅导他们办理住院、出院、转院等手续，提供治疗后期的康复服务；协调医疗资源，协调医疗过程中出现的各种人际关系障碍，向病患解释收费等相关服务政策，化解医患矛盾，促成良好医患关系的形成。

2. 对医院方面的服务，包括参与医疗团队的治疗计划，为相关人员提供病患的心理及社会信息，沟通病人与医师之间的关系，促使医院内部在对病人服务的政策、措施、程序等方面做出改善，协助医院开展对相关医护人员的医疗伦理学习与职业道德培训，发挥社会工作在病人、医护人员以及社会之间的桥梁作用；促进树立医院及医务人员的良好形象。

3. 对社区与社会方面的服务，包括倡导健康理念模式，促使社区形成良好的卫生习惯与环境，提供疾病预防服务，促进人们合理的就医行为；建立和实施社会医疗保险；为社区有需要人士提供家庭治疗与辅导、临终关怀等服务。

在社区卫生服务中，担负活动策划、组织、协调以及志愿者发动的职责，促使医院良好公共关系的形成，并得到社会各界人士的支持与捐助，为实现单纯临床医疗模式向预防、医疗、康复、保健的大卫生服务模式转变服务。

第三节　医务社会工作的产生与开展

一、社会工作的起源与发展

西方的社会工作形成于 19 世纪末至 20 世纪初。社会工作起源于贫民救济或慈善事业，它是伴随工业化引发的社会问题而产生的。工业化先行的国家解决问题的方法为社会工作的产生和发展奠定了基础。最初这些工作是由教会或私人举办的、无组织的个人施舍或慈善，它成为此后有组织的社会救济和社会服务及社会保障制度的基础。

17 世纪初到 19 世纪末，社会工作主要是志愿性的社会工作，还没有发展成为专业社会工作。

英国伊丽莎白女王执政后，颁布了一些济贫法案，其中以 1601 年的济贫法最著名。英国最早实现工业化，其公共济贫事业发展得也最早。1601 年，英国伊丽莎白女王颁布了《济贫法》，将以前所颁布的贫民救济法令集成为一部新的系统法案，成为西方社会救济立法事业史上的一块重要里程碑，它表明贫穷救济已成为政府不可推卸的责任。它也奠定了英国政府进行公共救济的方式，确定由专门人员从事济贫事业，这也是社会工作职业化的开端。

1869 年，英国成立了慈善组织会社，将分散的慈善组织联合起来，互相配合，发挥作用。慈善组织会社认为个人应对贫穷负责，只有在有必要时，才介入救济。"这种强调个别化及社区协调合作手法，促使日后社会个案工作及社区组织工作的产生"。

1884 年，伦敦东区传教士巴涅特为纪念亡友汤恩比为贫民服务的精神，创立了第一个社区睦邻服务中心——"汤恩比馆"。它设于贫民区，工作人员与贫民一起生活；没有工作计划，按居民实际需求工作；发动当地人才为社区服务等。1886 年，美国开始创立睦邻组织，到 1937 年，建立了 300 多个睦邻服务中心。睦邻组织运动为社会工作提供了新的社区服务方式。

19 世纪末 20 世纪初，社会工作逐渐从志愿性工作发展为专业的社会工作。工业化带来的社会问题是专业社会工作产生和发展的社会基础。

社会工作作为一门专业，其诞生的标志是美国学者玛丽·理查曼于1917年出版的《社会诊断》一书的问世。在这本书里，理查曼创立了社会工作的社会诊断模式，首次对这种助人的工作加以专门的研究，试图将社会工作的方法作为一套独立的知识系统，并提出了一系列原则来界定社会工作实务和社会工作者的特殊职责。理查曼也因此被人们誉为专业社会工作的创始人。

专业社会工作开展以来，帮助人不再是一种宗教上的义务，而是一种人道主义服务。

西方的社会工作经历了几个发展阶段：专业化与学科化阶段、注重回应社会变迁的专业社会工作阶段、整合性社会工作的发展阶段。

这一时期，社会工作训练和教育得到了长足的发展，社会工作的专业组织开始建立并得到了发展。1919年美国成立了社会工作学院协会；1942年美国成立社会行政学校协会；1955年美国成立了全国社会工作者协会，自此，美国社会工作专业获得更大发展。

中国社会工作的起源可以追溯到古代。历史上，中国有关社会福利的思想非常丰富，儒家的大同思想是社会福利思想的杰出代表。

中国古代的社会救助措施也很多，但多以临时的救荒为主，长期的救济和福利很少，没有形成一种普遍的制度。

20世纪20年代，中国开始接触现代意义的社会工作，社会工作教育也起源于这个时期。一些传教士在中国的大学开始讲授社会学、社会服务等课程，一些大学的师生开始从事社会服务等活动。1922年燕京大学建立社会学系，标志着社会工作专业教育正式起步，1931年，全国有11所院校设立社会学系，1947年增为20所，其中多数开设了社会工作课程。20世纪20~30年代的"乡村建设运动"标志着专业社会工作实践的开始。"乡村建设运动"是由知识分子立志改造乡村的实际运动，带有明显的社区组织的特点。乡村建设运动可以视为社区组织和社区发展的起源，虽然没有取得预期的效果，但其促进了现代社会工作的发展。这个时期西方专业社会工作传入中国，但社会工作专业化程度还很低。政府在社会工作中起着重要作用，社会行政是主要的形式。

1949年新中国成立后，中国建立了社会主义制度。为了加速发展工业化和加强对社会的组织动员能力，国家实行计划经济，政府成为全部社会资源的占有者，也成为解决各种社会问题的责任人，于是政府成为全能政府，专业社会工作处于中断状态。1952年院系改革时，取消了社会学专业，作为社会学专业一部分的社会工作专业也相应取消了，自此，中国社会工作教育中断了将近30年。这一时期的专业社会工作在中国未能得到有效发展，但从实践上来看，以行政手段推行的社会工作还是取得了一定的成绩，政府组织下的部门和社会机构以及工会、妇联等群众团体承担了大量的社会工作。

从改革开放开始，中国的社会工作开始重建与发展，中国共产党十六届六中全会是社会工作迅速发展的标志。1979年，中断了27年之久的社会学专业得到恢复。1981年，费孝通先生指导和主持编写了《社会学概论》一书，将"社会工作"作为独立的一章，开了恢复社会工作教育的先声。到1999年，开设社会工作专业的学校有30多家，到2005年，达到200多家。1991年，中国社会工作协会成立；1994年，中国社会工作教育协会成立。

这一时期社会工作实务也迅速发展，在社区研究与社区服务、社会保障、扶贫社会工作、老年社会工作、残疾人社会工作、灾区社会工作等方面都有很好的发展。

2004年5月16日，国家劳动和社会保障部发布《社会工作者国家职业资格标准》，自此，社会工作者正式职业化。

2006年7月，中国人事部和民政部联合发布了《社会工作者职业水平评价暂行规定》和《助理社会工作师、社会工作师职业水平考试实施办法》，明确社会工作职业定位。2006年10月，中共十六届六中全会在《中共中央关于构建社会主义和谐社会若干重大问题的决定》中指出"建设宏大的社会工作人才队伍；造就一支结构合理、素质优良的社会工作人才队伍，是构建社会主义和谐社会的迫切需要；建立健全以培养、评价、使用、激励为主要内容的政策措施和制度保障，确定职业规范和从业标准，加强专业培训，提高社会工作人员职业素质和专业水平；制订人才培养规划，加快高等院校社会工作人才培养体系建设，抓紧培养大批社会工作急需的各类专门人才；充实公共服务和社会管理部门，配备社会工作专门人员，完善社会工作岗位设置，通过多种渠道吸纳社会工作人才，提高专业化社会服务水平"。2010年4月，中共中央、国务院发布《国家中长期人才发展规划纲要（2010—2020年）》，把社会工作人才作为重点发展的专业人才。2011年10月，中央18个部门联合发布了《关于加强社会工作专业人才队伍建设的意见》，2012年3月中央19部委和群团组织发布了《社会工作专业人才队伍建设中长期规划（2011—2020年）》，这些文件具有里程碑式的意义，为中国专业社会工作者的发展提供制度保障。

二、医务社会工作的发展历程

医务社会工作是社会工作的一个分支，也是社会工作的一个新兴领域，它在西方发达国家和中国港台地区得到了较好的发展。因为医务社会工作须在各种医疗机构中开展服务，相对于社会工作的其他方面（如学校社会工作、社区社会工作等），它的专业性要求更高，因此，从事医务社会工作的工作人员，需要掌握基础的医疗常识，包括患者心理方面的知识。

医务社会工作起源于英国和美国。1894年，英国伦敦慈善组织会社向皇家医院派遣女放赈员，标志着医务社会工作的开端。1905年，麻省州立医院正式成立医院社会服务部，主要从事对病患在家中的医疗照顾，这标志着美国正式推行医务社会工作。从此，美国医务社会工作经历了20世纪20、30年代的医院服务，40年代后的进入家庭，社区的社会适应服务，到70年代覆盖到健康照顾与健康相关的所有领域。特别是克林顿总统上任后，由于大幅削减医疗预算，为了符合成本效益、减少资源浪费以及绩效评估，各大医院大力发展医务社会工作，针对高危险群病人进行早期介入方案，辅导其顺利出院，并解决安置问题。美国的医务社会工作有了比较快速的发展。美国也成为医务社会工作专业化程度最高、医务社会工作实务最发达的国家。

西方发达国家的医务社会工作经历了一个志愿服务为主的医疗救助——专业服务为主的医院社会服务——医务社会工作——健康照顾处境下的专业社会工作的过程。

中国香港、台湾地区的医务社会工作很早就有了相当的发展。医务社会工作在香港开始于1939年，由"医务卫生署"直接管理。从1982年10月开始，香港政府医院的医务社会工作者被纳入"社会福利署"的管理范围，1993年底由"社会福利署"派驻医院的社会工作者近300名，他们的专业程度非常高。而私立医院的社会工作者则由医院直接雇用。

1949年台北医院首先成立社会服务部。1967年台湾省立医院普遍成立了社会服务部。1983年台湾地区成立了医务社会服务协会，并于1991年更名为医务社会工作协会。1985

年台湾"行政院卫生署"将社会工作纳入医院评价标准。资料显示，台湾地区医务社会工作人员与医院规模、医院层级成正比，医院评价标准规定社会工作人员与床位比需达到1/100，并根据医院收治病人性质不同而有所变化，如儿童医院、肿瘤医院、精神病医院和老人院等，都要相应提高比例。为了保证社会工作效果，医务社工大都经过良好的专业训练，88%以上的社会工作人员学历在大学本科以上。

在中国内地，医务社会工作出现于1921年。1920年，美国洛克菲勒基金会选派浦爱德女士到北京协和医院筹建社会服务部，经过一年的筹备，1921年，在美籍医务社会工作者浦爱德女士领导下，北京协和医院首先创立"医院社会服务部"。社会服务部的主要职责是沟通医生和病人的关系，并且把沟通的范围追踪延伸至病人生活相关的社区之中，同时举办贫民及老弱病残的医疗优待活动。著名社会学家雷洁琼在评价当时社会服务部的作用时指出："协和医学院……社会服务部的组织，这是一个使医院和社会发生密切联系的组织。病人到医院来看病后不是简单地看完病就走了，医院应该了解病人家庭经济状况有没有困难？能不能交费？病人能不能和医生配合好？他们相信不相信医生？吃不吃药？只有了解了这些情况，医院才能取得比较理想的治疗效果。不然有些病人由于不信任医生，给他药也许扔掉不吃，也就治不好病。医院了解病人的家庭情况后，对一些经济上有困难的病人，可以根据实际情况适当减免一些费用。对有疑虑的病人做好思想工作，使他们接受医生的治疗方案。这种沟通医院和病人家庭关系的做法是当时协和医学院的一大特点，进行这项工作的就是社会服务部。由于社会服务部发挥了作用，病人一般都和医院建立了良好的关系。"

由此可见，"社会部的任务首先是帮助病人与医生合作，接受医生的医嘱和治疗方案。如病人经济困难，没有能力偿付检查、治疗、买药、住院等费用；病人住院医疗结束，出院后需要长期休养，或需要经常去门诊部换药而又不具备这些条件；病人家属不耐心、不合作、不肯服侍病人等问题，这些都不是医生能解决的。在这种情况下，医生可找社会部或负责该科或该病房的社工人员。社工人员对病人进行个案调查，经过调查研究，根据实际情况，或者为病人向医院申请减免费用，或者为病人挖掘一切可以挖掘到的社会资源，如病人亲友、家属、工作单位等帮助病人克服困难，完成治疗计划，使病人早日恢复健康。""社工人员所作的个案调查、写的个案史装订在病历里，对医生作医学科研有极重要的参考价值。可以帮助医生作出准确诊断，帮助医生实现他的医疗方案。最使医生感到有帮助的，是社工人员对诊治后的病人按期作随访，随访就是根据医生的指定，对治愈出院后的病人定期信访或家访，或邀请病人来院复查。这种随访制度既能防止病人病情复发，对病人健康负责，又为医生科研工作提供需要的资料。"

在协和医院社会服务部成立之后，一系列社会服务部门先后在中国建立起来。1930年，济南齐鲁大学医学院附设医院设立社会服务部门。南京鼓楼医院、上海红十字医院、仁济医院、重庆仁济医院先后成立社会服务部。这些医疗社会服务部一方面协助医师及护士开展各项病患的家庭探访、社会心理评估以及住院照顾服务，另一方面协助政府开展难民救济、难民医疗、紧急救济、空袭救济以及特种救济活动。

新中国成立以后，随着计划经济体制的确立，政府以行政机构向人们提供各种帮助，排除了专业社会工作存在的必要性，因此，20世纪50年代初专业的社会工作中断。由于1952年高等院校院系调整，社会学、社会工作专业被取消，各医院的医务社会工作服务也随之被取消。

改革开放之后，随着经济体制改革的深入，原来由政府或单位承担的社会福利职能逐步被推向社会，专业的社会工作开始受到政府的重视，此时，医务社会工作也开始复苏。中国康复研究中心在 1987 年设立社会康复部，启用医疗社工人员服务；20 世纪 90 年代上海浦东的东方医院成立社会工作部。这之后医务社工在中国内地恢复起来。

进入 21 世纪，医务社会工作的理论研究、政策研究、实务研究、专业发展研究和专业人才培养研究同时起步。医务社工队伍也不断扩大。2010 年 10 月，中国医院协会成立"医院社会工作暨志愿服务工作委员会"。2009 年 4 月公布的医改方案首次明确提出，"完善医疗执业保险，开展医务社会工作，完善医疗纠纷处理机制，增进医患沟通"，医务社工制度的发展方向进一步明确。

第四节 医务社会工作的功能与意义

社会工作的本质属性是助人和服务，它是一种社会公益事业。尤其在现代社会中，具有为社会整体和社会成员服务的功能，特别对遭受各种困难和不幸的人进行帮助，保障他们基本生活的需要。同时，通过社会工作解决和预防社会问题，对社会运行过程中出现的一些矛盾问题，进行协调解决，发挥调节的功能，促进社会的稳定发展。因此社会工作体现着明显的服务性、调节性和稳定性。

医务社会工作的任务和作用是为有疾病和亚健康的人提供帮助的专业化社会工作。医务社会工作作为社会工作的分支体现着社会工作的性质。

医务社会工作者的任务是关注病人的社会属性，把握病人的社会心理因素，分担医护技术之外的社会工作，扩展有利于病人和家属应对疾病、死亡等方面的社会心理调适工作，提高病人的适应能力，调动病人机体内在的自愈力，构建医疗技术之外的另一条途径，促进病人尽快康复。目的是强化医疗服务的人文关怀与照顾；与医护人员一起努力实现医疗的"全人"服务目标。医务社会工作者在医疗服务中的角色根据所处的具体情景不同而不同。Ruth J. Parsons 等在《整合社会工作实务》一书中提出，社会工作者应扮演六种角色：咨询者、促进者、经纪人、倡导者、调解者、监护人。

一、医务社会工作在医疗机构、家庭与社区中发挥的作用

在医疗体制改革与和谐医院构建中，医务社会工作充分发挥了资源整合、和谐倡导、社会稳定以及医患沟通的重要作用。他们注重对患者身心的体验，注重各种社会因素之间的相互作用和影响，协助医疗团队提供全面的医疗服务，促进和推动现代医学模式的转变。具体来说包括：①诊断与评估功能，充当病人与医院之间的桥梁。为病人提供有关的病情分析及照顾，对病患及其家属的需求与问题作出诊断以及社会心理的评估，与之沟通治疗计划，提高治疗效果，帮助病人了解医院的医疗资源，包括专业特色、治疗项目。②谘商与辅导功能，协助病人及其家属挑战和改变行为、态度、情绪和环境。充当病人与其家属的桥梁，为病人解决因疾病而引发的与家人之间的紧张关系或交往困难，协调家庭问题，帮助家属弄清病人的真实病情和各种可供选择的医疗方案，对家属的心理状态进行深刻把握，舒解他们的紧张情绪与恐惧，以更好地配合病人的治疗。③寻求与整合资源功

能，充当病人与社会及社会资源之间的桥梁。帮助病人与其家属寻求、获取合理必要的社会资源，解决其因生病而引起的困难，减轻病人精神上的压力。也可以为病人推荐、安排出院后的康复机构或进一步深入治疗的方向，发挥中介作用。帮助建立社会支持网络。④倡导功能，帮助医护人员获取更多的病人信息或帮助病人得到更多有关诊疗的信息，以促进诊疗的效果。促使医院内部在对病人服务的政策、措施、程序上的改善，并积极倡导各项符合医患双方利益和谐的方案与政策。⑤咨询与协调的功能，医务社会工作者以第三方的角度，中立的立场协调和化解医患纷争，使冲突各方达成共识。联络医院内外机构的关系，为相关人员提供专业咨询，促进医院、医护人员、病患以及社会之间的沟通与合作。

医务社工的存在改变了之前医院单纯的治疗"身体疾病"的模式，让患者在医院能够得到身心各方面的照顾。因此，医务社会工作被誉为和谐医院的"守护者"、医疗发展的"安全阀"以及病患利益的"代言人"。研究医务社工的学者们也普遍赞成医务社会工作是解决医患冲突问题的"缓冲器"和"润滑剂"。

在家庭医护体系中，社会工作是非常关键的一个环节。他们为病人提供个案服务，追踪治疗和康复计划，帮助病人早日康复。协助病患及家属解决因为疾病而带来的心理、经济等困难，向其介绍相关的福利政策、家庭服务或者是相关的经济补助，也是医务社会工作者的服务范围。

在社区卫生体系中，医务社会工作者协助医院发展社区公共关系，促使医院充分运用社会资源；协助医院向社区提供卫生教育，使社区居民得到预防疾病的知识和服务；发展社区志愿者队伍，从事社区老年病人或残疾人服务工作，并且有组织地从事某些疾病的预防、教育工作；协助医疗机构、社会机构或学术机构从事疾病调查研究工作，推动社区的疾病预防。

可以说医务社会工作是社会工作专业服务与健康照顾体系结合的重要领域，是现代卫生保健体系不可或缺的重要组成部分，是衡量和确保医疗卫生服务质量的重要制度化保障。

二、医务社会工作在当代医疗体系中的意义

由于医务社会工作是从人的角度为服务对象提供专业化、个性化服务，对建立健全现代健康照顾体系是个很好的补充。医务社会工作为第三方扮演协调、沟通和服务等角色，他们秉承"助人自助"的社会工作理念，所作所为均为维护医患双方的最大利益，对缓和医患矛盾发挥着强大的社会功效，是构建新型医患模式的有效途径。由于他们的工作降低了医护人员的压力，为创造良好的医疗氛围，推进和谐医院的建设作出了贡献。另外，医务社工将社会学或社会工作方法运用到公共卫生领域，使医师和公共卫生人员能够更了解病因学的社会过程和疾病流行的关系，实施更为有效的措施，来应付人类与日俱增的危机，预防疫病的发生，为达成公共卫生的目标有所贡献。

第五节　医务社会工作的理论基础与知识体系

社会工作是一门应用性科学。它本身没有独特的概念和严密的理论体系，它运用各相

关学科提供的知识、理论，以解决助人过程中所涉及的各种问题。

社会工作的知识来自于精神分析和心理学，社会学和社会人类学，个案工作、群体工作和社区组织，行政管理、统计学和社会研究等独立学科或研究领域。

1958 年发表的由美国社会工作者协会发布的"社会工作实务的操作定义"中所界定的社会工作的典型知识为：①人类行为和整体环境的知识；②心理学给和取的知识；③人类沟通方式的知识；④群体过程和群体与个人相互影响的知识；⑤文化遗产包括宗教信仰、精神价值、法律和其他社会制度对个人、群体和社区的意义和影响的知识；⑥诸种单元之间互动过程和关系的知识；⑦社区发展和变迁的知识；⑧社会服务和社会资源的知识；⑨自我概念和专业自觉的知识。

社会工作作为一门专业，还有一系列独特的技能。如社会工作者在帮助、沟通、评估等方面的技能。

医务社会工作作为社会工作学科中专业性、实践性较强的领域，兼有社会工作和医学跨学科特点。医务社工除了要具有社工的专业知识和情怀外，作为医疗卫生和健康领域中福利服务的主要提供者，还需要具备人类疾病控制预防、治病救人等相关的医学知识和医学专业技能。另外，要对社会保障、社会福利制度与服务体系有所了解。还要具有专业合作能力、服务能力、危机处理能力和良好的心理素质。

一、医务社会工作的理论

医务社会工作的理论是社会工作学以及医学的基础理论以及交叉理论，包括社会流行病学、医学社会学、医学人类学、健康社会学、社会心理学、精神卫生学等。在医务社会工作的实际操作中，还有一些基本理论需要掌握。如生活压力与疾病适应模式理论，它分析疾病导致病患及其家属与其生活环境互动中，产生改变或适应不良，并研究如何适应改变。社会医疗诊断模式，它是运用社会系统的观点，对病患进行个别分析，包括患者的情绪、心理、文化等；对疾病的分析，包括预后和再发病的可能；对病人及其社会环境的分析，包括物质环境和社会环境的阻力和助力，以及与疾病相关的社会规范、道德伦理、种族、宗教等。危机调适的理论强调对病患面临疾病及与之相关的负面因素时所产生的焦虑和恐惧进行及时的干预，防止情况恶化。医疗团队的理论，在整体医学以及全人治疗的时代，根据不同的医疗任务，医师、护士、社会工作者、职业治疗师、临床心理师、行政人员以及技术人员等共同组成一个工作团队，通过之间的共同合作，达成医疗目标并提升医疗服务品质。

二、医务社会工作的知识体系

1. 医务社会工作的基本概念，包括医务社会工作的定义、功能与意义、起源与发展、实施领域与内容、医务社会工作者的角色等；

2. 现代医疗体系与社会工作的环境，包括医疗保健体系的基本内容、架构、特性以及我国现行医疗福利服务的内容、相关法律法规等；

3. 医务社会工作的理论基础，包括医学基础知识、医学心理学、医学社会学、社会流行病学、社会工作基础知识、健康社会学的理论，以及现代疾病与健康的各种处理模式；

4. 医务社会工作的基本方法，包括社会工作中的个案工作方法、团体工作方法、社区工作方法等，尤其是社会工作中关于面谈、询问、记录、辅导、团体活动以及社区组织的技巧；

5. 医院的社会工作行政知识，包括医院中关于社会工作部门的设置、医院开展社会工作实习与督导的知识、医务社会工作的评估技能；

6. 住院医院的社会工作服务，包括社会工作在各类型医院中开展服务的项目，如急诊室的社会工作服务，内科、外科、妇产科以及小儿科中社会工作的服务，还要包括社会工作开展出院、住院服务的各项方案等；

7. 非住院及长期照顾的社会工作服务，包括不同群体的保护性社会工作服务、社区医疗照顾服务、家庭照顾等；

8. 特殊群体照顾与医务社会工作伦理知识，包括医务社会工作的伦理道德以及如何服务有特殊需要的群体，比如器官移植服务、艾滋病病人服务、临终关怀服务等。

由于社会工作的实践性，国际社会工作学校联合会规定，所有学士学位的学生在校学习期间必须完成 800 小时的野外实习。港台地区对于社工专业的毕业生有 600~800 小时的实习时间要求。

由于医务社会工作在中国还处于起步阶段，其理论与知识体系大多从西方引进，与实践还存在脱节之处，需要通过进一步实践和总结，探索具有中国特色的医务社会工作理论、知识体系和工作方法。同时，需要加快开展医务社工专业教育的研究，对理论与实践进行整合，进一步加快其本土化的过程。

第六节 医务社会工作的程序和工作方法

一、医务社会工作的服务方法

医务社会工作的基本方法，包括社会工作中的个案工作方法、团体工作方法、社区工作方法等，以及社会工作中关于面谈、询问、记录、辅导、团体活动以及社区组织的技巧。

医务社会工作的专业技能：医务社会工作的专业技能大多来自社会工作领域，具体来说包括三大方面的技能。

医务个案工作的重点：了解患者与家属和疾病相关的各种社会、经济、家庭、情绪等问题，透过会谈方式，收集资料，予以综合分析，找出问题症结，建立社会心理诊断，再针对问题予以处置。社会工作者依据服务对象的自身特点和需求，灵活运用社会工作的理论，突出了社会工作实践中的个性化原则。在进行个案工作中，医务社会工作者要掌握和运用个案工作中的诸多技巧。如包括表达专注、复述、查证、鼓励及支持的聆听技巧；邀请、澄清、对焦、摘要、提供资料等的引领技巧；内容、感受、经验等的反映技巧；建议、教育、自我披露、演绎等的影响技巧等。

小组工作是根据患者和家属的需求，协助患者组成自助互助性的支持小组。可招募不同疾病阶段的患者参加小组，强调团体内人与人之间的互助，使个人在小组中充分感受到团队精神，体验、分享他人对抗战胜疾病的成功经验，从中增强对疾病的认识程度和抵抗能力。同时可通过小组获得疾病治疗和康复方面的信息交流，树立战胜疾病的信心。小组工作方法还可使患者家属之间相互支持，达到寻求帮助和缓解压力的作用。小组工作是西方及中国香港地区应用较为广泛的社会工作之一。以香港为例，一般的政府医院都设有病人资源中心，中心组织不同病种的病人组成小组进行活动。医务小组工作一般能产生比较理想的效果，给小组成员以较积极的正面影响。医务小组大多是治疗型的小组，其目标的设定和内容的安排一般目的明确、系统性强。同时，小组工作也可作为个案工作的跟进服务和转介服务。在小组工作中要掌握包括提问、总结、集中焦点、关切、保证公平参与、阻拦与支持、质询以及回应等团体中讨论的技巧。

医务社区工作：把医院的资源和社区的资源，通过社会工作者的桥梁有机地联系起来，并通过社会工作的理念和方法，把这些资源输送至有需要者，从而推动医院及社区相关层面的协调和更好地发展的专业活动。医务社会工作者可为社区提供健康咨询、健康检查、健康教育讲座，组织社区义诊等活动。它能起到医疗预防、保健和健康教育的作用。在社区工作中要注重包括文献分析、参与式观察、访问、社区普查在内的社区分析技巧；工作人员组织、深入基层，加强地区联络等关系建立与问题介入技巧；社区宣传、居民活动、社区志愿队伍的培训等的社区组织工作技巧等。

二、医务社会工作的其他服务方式

除了个案、小组和社区三大服务手法以外，医务社会工作还有其他一些服务方式，如医务社会行政、志愿服务、安宁照顾、悲伤辅导等。

医院中的志愿服务：医院志愿者代表医院与社会对病人及家属提供关怀与协助；增加与病患的沟通，促使员工改善态度；在社会上倡导志愿服务的理念，促进社会和谐发展。医院开展志愿服务的最终目的是满足患者的需求，提升服务质量。其服务内容包括资讯服务、陪伴服务、照顾服务、康乐服务等。2009年原卫生部推出"志愿服务在医院"活动，使医务志愿服务在全国范围内开展起来。志愿服务成为医务社会工作的发展先导和必要的历史过程。

安宁照顾和缓和照顾：安宁照顾是为即将死亡的人和他们的家属提供生理、心理、社会和精神上的持续照顾，又称临终照顾或善终服务。根据世界卫生组织的定义：当患者的疾病无法治愈时，肯定生命并把死亡视为一个正常的过程，既不加速也不拖延死亡，对病人给予积极完善的照顾，缓解痛苦、控制症状，并对其心理、精神和社会方面等问题给予帮助和解决。这种服务和照顾是全程的、全面的。社会工作者在安宁照顾中的工作重点是：①情绪的疏导与支持。协助病人家属甚至医疗工作人员的情绪表达与相互支持。②维持良好的沟通与关系。使病患的家人、医疗团队人员等保持良好的沟通，坦诚分享感受与期待。③协助病人达成愿望。计划病人的生活，以及协助病人做好后事交代等事宜及特殊心愿的完成。④缅怀过去和生命回顾。帮助病患寻找存在的价值及生命与死亡的意义，为患者提供情感慰藉，维护自我价值感，减轻焦虑心理，鼓励病人与他人做完整的道别。⑤对逝世病患的家人的悲伤辅导。⑥资源的运用。包括安宁志愿者的组织、招募、训练、管理和督导。

缓和照顾是指对不能治疗的病患采取积极的、全人的照顾，其目标在于确保病患和其家庭的最佳生活品质。缓和照顾的重点在于控制疼痛及其相关症状，减轻痛苦和增进剩余生命的品质。临终关怀的对象主要是濒临死亡的人,即通常诊断生命只有6个月或不足6个月的病人。临终关怀也会将服务延伸至病人家属或者医护人员。

悲伤辅导:对遭遇亲人故世等不幸之事或经受重大挫折而陷入悲伤之中的人,予以悲伤辅导。协助当事人认识失落,界定并表达感情,鼓励和帮助当事人在失去逝者的情况下如何生活,将情感从逝者身上转移。为服务者阐明正常的悲伤行为,并提供持续的支持。

第七节　目前开展医务社会工作存在的问题与困难

医务社会工作在中国正在起步和发展,并得到医疗机构以及国家层面越来越多的重视,然而它的发展还存在着一系列问题和困难。

我国社会工作从业人员总量不足,普遍学历较低、年龄偏大、素质不高,多数没有接受过系统的社会工作专业教育,每年进入社会工作行业的专业毕业生很少。与国际上社会工作开展较好的国家和地区差距较大。虽然我国已经建立了社会工作人才职业资格制度,但通过考试取得职业认证的人数远远不能满足社会需要。社会急需大量社工,而社会工作专业的就业率又低得可怜,医务社会工作的发展存在着同样的现象。

一、国家宏观制度与政策层面的限制

目前国家还缺乏有关医务社会工作的政策法规,社会福利和社会服务政策与法规还不完善。如缺乏医务社会工作的规章制度、内容、目标、服务群体、服务理念、服务方法等,也没有明确岗位设置形式、岗位名称、岗位规模、岗位合作等。我国尚未出台关于医务社会工作的职责权限、待遇,医务社会工作在医疗工作中地位作用、医务社会工作人员的准入制度等的相关的明确的法规和规定,使得医务社会工作的开展缺乏法律依据,缺乏在医院评估指标中有关医务社会工作的规定,某种程度上制约了医务社会工作的发展。同时我国缺乏培养和吸收专业医务社会工作者的机制,使医务社工的专业人才配备不足。

在西方发达国家和中国港澳台地区,医务社工被视为社会工作的重要组成部分,在医务社工的队伍建设方面有完备的培养体系。而在中国内地没有真正把医务社会工作当作一个重要的专业领域来发展。医务社会工作者还没有相应的考核晋升制度,现在全国为数不多的医院社会工作部中工作人员或专业医务社会工作者的身份一般都属于"行政编制"。他们既无可以评聘的专业技术系列,也不属于专业技术人员。不仅如此,这些社工机构普遍缺乏开展服务所需的办公用房、资源和专业服务的工作支持体系。在社会工作的整体发展中,这是普遍现象。

二、社会对医务社会工作的认同度低

到目前为止,政府及医疗主管部门未把医务社会工作当作一个重要的专业领域来发展,医院管理者也对医务社会工作缺乏认识。目前从事医务社会工作的人数少且大多为非专业人员,所能提供的社会服务项目有限,远不能满足患者多层次和高水平的服务需求。社会大众极少体验过医务社会工作者对其疾病的预防、治疗与康复带来的积极影响。加之社会上对医务社会工作的宣传报导较少,全社会的社工意识还没有形成,对医务社工的认

知度不高。大多数社会成员不了解医务社会工作，不知道在寻求医疗服务的过程中可求助社会工作者。由于是新生事物，社会工作者的专业能力和服务效果还没有得到完全展现并获得社会的充分认同。人们对医务社会工作制度更是缺乏认识，即使在医院内部对医务社会工作也不熟悉，患者对该工作的了解更少。由于社会对社会工作的性质缺乏了解，社会工作专业的学生去应聘，十有八九会不得不跟招聘方解释什么是社会工作。他们参加工作后，又往往被当成护理或杂工来使用。全国有200多所高校开设社会工作专业，每年培养的社工人才约为10 000人，尽管按照社会需求，这些人远远不够用，但实际上却仅有10%~30%的学生选择了相应的社会工作，其他相当部分的毕业生则进了机关、企业等单位从事"不对口"的工作。

三、医疗机构自身条件的限制

医院管理理念与社会工作所提倡的价值观和理念有差距。医院管理理念多局限在疾病和医疗服务上，而缺乏社会公平、公民权利、社会福利和包括预防、医疗、保健、康复、健康教育等在内的大健康服务理念，对医务社工的发展有所限制。同时，医患之间的不信任日益严重，医疗纠纷不断增加，伤医、杀医事件多次出现，医院面临急需改善医患关系的局面。在此情况下发展医务社工，有助于缓解医患关系紧张状况。为此，医院管理者也在想方设法增设社会工作部和医疗纠纷协调办公室。但另一方面，医疗机构的生存压力与社会工作服务的福利性之间存在矛盾，增设社会工作部和聘用医务社会工作者越多，就意味着医院"非创收性"负担越大。同时，各医疗机构专业技术人员岗位设置普遍超编，无法再增加新的专业技术岗位。因此经费短缺、编制紧张，使医疗机构吸收医务社工的能力不足，医疗机构在发展医务社会工作中面临着需求与制度制约的矛盾。在西方国家，医务社工属于政府雇员，独立于医疗体系之外，与公务员的收入相当，无创收任务和工作指标，主要为弱势群体和有需要的人提供免费的服务。

四、医务社会工作者的培养、使用、待遇、评价问题突出

医务社会工作涉及社会工作和医疗工作两个领域，而目前社会工作教育制度与医疗卫生制度之间相互脱节，沟通不畅。两种体系独自运行，相互依赖程度偏低。医疗卫生机构专业性较强，而且较为封闭，目前社会工作专业学生较少接受有关医学的教育，社工专业也缺乏医务社会工作课程。社工专业学生较难进入医疗卫生机构实习，获得医疗卫生机构提供的就业机会也很少。大专院校培养的社会工作者难以符合医务社会工作专业人才的要求，医务社工人才短缺。医院和卫生机构设置社会工作部（或社会服务部）的数量还是很少的。在岗的医务社会工作者数量少，受过专业训练的更是少之又少，他们大多由医护人员转型而来，其中很大一部分人员不具备医务社会工作专业教育背景，很难提升服务质量、增加医疗服务的人文关怀，远远不能满足患者与社会的需要。另外，对于医务社会工作没有统一的工作规范，工作标准化程度低，工作参考标准和评价标准都很欠缺。这些问题制约着社会工作制度的健康发展。不言而喻，如果没有整体、系统、长远、配套的改革措施，医务社会工作制度建设也将任重道远。

可喜的是，目前党和国家都已认识到了社会工作在构建和谐社会中的重要作用，因此，中国共产党的十六届六中全会《决定》明确提出了"建设宏大的社会工作人才队伍"

的战略决策，并要求"建立健全以培养、评价、使用、激励为主要内容的政策措施和制度保障"。这为我国社会工作和社会工作人才队伍建设带来了前所未有的机遇，同时，也给我国的社会工作研究和实践提出了巨大挑战，对推动我国社会工作及其人才队伍建设的实践提出了新的要求。

随着《全国助理社会工作师、社会工作师职业水平考试大纲》获得人事部审定通过，社会工作者首次被纳入国家专业技术人员范畴，社会工作师成为具有职业资格的人员。通过考试的考生将获得人事部（现人力资源和社会保障部）、民政部颁发的不同等级的职业资格证书。

面对目前医疗纠纷不断增加，医患冲突日益严重的状况，国家也越来越重视医务社工的工作。为改善医务社工发展的状况，《中国医院社会工作制度建设现状与政策开发研究报告》提出了13条政策性建议。其中卫生系统成立管理机构和工作机制；力争用最短时间和最适合中国社会的方式建立医务社工制度；全国所有二级以上的医院均应设立"社会服务部"或"社会工作部"；建立卫生系统国家级医务社会工作专业技术系列和专业技术职称评审系列等建议。这些建议的提出和被采纳，将加速推进我国医务社工制度建设。

2010年10月，中国医院协会"医院社会工作暨志愿服务工作委员会"成立，2011年3月，上海医学会"医务社会工作专科分会"成立。医务社会工作越来越受到国家和社会的重视。中国社会工作制度的发展离不开政府的推动和支持，医务社会工作的发展也同样如此。希望通过政策倡导在我国推动医务社会工作的发展，大力推行医务社会工作制度进入医院，改善现有的医疗服务体系。

第八节 几种医务社工的发展模式

目前国内医院开展的医务社工服务有几种模式的存在。有医院自发开展以志愿服务为主的（北京人民医院、上海儿童医学中心等），有外来引入第三方服务的（以深圳地区的医院为主），有以医务协调办的形式出现的医务社工服务。

一、以上海东方医院为代表的社工服务模式

上海东方医院于2000年5月成立了医务社工部。医务社工部隶属于浦东社工协会，是医院的一个独立行政部门。在不断的探索、尝试过程中，社工部逐渐找到了一条发展之路，即围绕医院中心工作开展"以人为本"的医疗服务，创立医院服务新观念，力争成为医院精神文明建设的主体。

社工部相继开展了社区服务、义工服务、病友互助小组、个案工作和为病人寻求社会支持等工作，并且取得了较好的社会反响。社工部组建了糖尿病患者病友互助小组——"糖友乐"、乳腺癌患者病友互助小组和直肠癌患者病友互助小组——爱康乐、青光眼患者病友互助小组——青光眼之友和心脏病患者及其家属互助小组——开心小组等。在个案服务中力求通过与患者一对一的接触了解患者的基本情况，排除患者对疾病的心理恐惧，个人自信心下降等问题。

社工部代表医院于2000年底与浦东梅园街道社区签订了社工部与梅园街道合作的大型社区居民健康教育项目共建协议，承担起整个社区居民的健康教育，定期为社区居民开

设专业病种的课堂，派出资深医师为居民们讲解疾病知识和保健常识，介绍医院在治疗这些疾病中的特色项目。

2000年7月，东方医院在我国大陆医疗机构中率先推出了"义工服务"，包括门诊护送、病房探访和病友互助参与。

二、政府购买服务的深圳医务社工的实践

2007年10月25日，中共深圳市委、深圳市人民政府下发了关于加强社会工作人才队伍建设，推进社会工作发展的意见，提出按一定的比例，在社会福利与社会救助机构、学校、医院、社区等设置社工岗位。按照这一文件，深圳市从2008年开始以政府出资向民间组织购买社工服务的形式，开展了一院一社工的医务社工的试点服务，走在了全国的前列。

在深圳从事医务社工的人员认为，深圳医务社会工作的发展是经历了从"赤脚社工"到"江湖社工"，再从"江湖社工"到"专业社工"的发展历程。深圳医务社工的服务内容包括心理辅导、入院和出院计划、家庭支持、社区资源链接等。通过实践，使医院对医务社工从观望到接纳，再到主动配合和要求，使医务社会工作有序地发展。

2009年广东也有多家医院以向第三方社会服务机构购买项目的形式开展医院医务社会工作服务。

这种模式越来越多地被医疗机构所认同，他们希望政府通过购买服务的方式为医院配备医务社会工作者，使医务社会工作从医疗体制中剥离出来，形成专业的医务社会工作制度。这样既可体现医务社工服务的福利性，又可确保医务社工站在客观公正的第三方立场上，为患者谋福利，从而减轻医院创收的压力和负担。这种做法符合卫生改革现状与社会发展方向。

三、以志愿者服务为主体的北京大学人民医院的医务社工服务

2008年10月中央精神文明建设指导委员会下发了《关于深入开展志愿服务活动的意见》；2010年，原卫生部等八部委共同下发了《关于开展2009年国际志愿者日"志愿服务在医院"活动的通知》，进一步推进医院志愿服务工作。北京大学人民医院积极落实这一系列文件精神，同时总结并借鉴国内外较为成熟的体系和经验，以志愿者服务作为医务社会工作开展的切入点，建立医务社会工作模式。它包括志愿服务培训体系、志愿服务评价体系以及志愿服务管理体系。2009年成立北京大学人民医院医务社会工作暨志愿服务工作部，其工作内容包括志愿者和志愿服务工作管理。主要任务是负责志愿者的组织与管理工作，形成一套医院志愿者管理模式，包括招募体系、培训体系、管理体系、评估体系和激励机制。2010年12月该院牵头成立了中国医院协会医院社会工作暨志愿服务工作委员会。他们以志愿服务为切入点，逐渐向社会工作的其他方面扩展。他们开展的志愿服务主要有：门诊大厅就诊引导服务、自动查询检验报告指导、协助办理门诊就诊卡、急诊室就医引导服务、血液透析室患者陪伴服务、手术室术前患者陪伴服务、志愿者培训等多项志愿服务工作。同时志愿者们还结合志愿服务过程中遇到的问题，向医院提出合理建议和方便患者的服务举措，为解决看病难，方便患者就医作出了积极的贡献，广获好评。

该院在志愿者管理方面形成了一整套管理模式，包括招募体系、培训体系、管理体

系、评估体系和激励机制。志愿者申请者要提交申请表、个人有效证件和推荐信；志愿者管理者要依照条件进行初选、面试，面试合格者接受岗前培训。培训内容包括志愿服务理念、医院及科室介绍、志愿者风险规避及责权，采用讲课、小组讨论、技巧示范、实地讲解、角色体验和个别辅导等形式进行岗位培训。他们的志愿服务正向常态化发展。

目前，该院的医务社会工作除了志愿服务外，已扩展到社区工作、团体工作、行政工作和个案工作，如目前医院积极开展社区健康促进工作。为倡导社区健康生活理念，提高全民健康意识，医院社会工作暨志愿服务工作部开展了一系列社区服务，如社区大讲堂、健康咨询、义诊筛查、健康宣传等，将医院内的医疗服务延伸到患者在住院前的保健及出院后的康复服务和社区照顾。目前他们的工作还在进一步拓展中。

（王　玥）

参考文献

1. 王思斌. 社会工作概论. 第 2 版. 北京：高等教育出版社，2006.
2. 刘继同. 医务社会工作导论. 北京：高等教育出版社，2008.
3. 区月华，陈丽云. 医务社会工作. 台北：台湾巨流图书公司，1996.
4. 隋玉杰. 社会工作——理论、方法与实务. 北京：中国社会科学出版社，1996.
5. 顾东辉. 社会工作概论. 上海：上海译文出版社，2005.
6. 周永新. 社会工作学新论. 香港：商务印书馆，1994.
7. 周沛，葛忠明，马良. 社会工作概论. 武汉：华中科技大学出版社，2008.